Brian R. Gastman

Cutaneous Malignancies

A Surgical Perspective

皮肤恶性肿瘤

外科观点

主　编　〔美〕布莱恩·R. 加斯特曼

主　译　刘天一

天津出版传媒集团

天津科技翻译出版有限公司

著作权合同登记号:图字:02-2018-378

图书在版编目(CIP)数据

皮肤恶性肿瘤:外科观点 / (美)布莱恩·R. 加斯特曼(Brian R. Gastman)主编; 刘天一主译. —天津:天津科技翻译出版有限公司,2022.7

书名原文: Cutaneous Malignancies: A Surgical Perspective

ISBN 978-7-5433-4110-4

Ⅰ. 皮… Ⅱ. ①布… ②刘… Ⅲ.①皮肤肿瘤-外科手术-指南 Ⅳ. ①R739.5-62

中国版本图书馆 CIP 数据核字(2021)第 018265 号

授权单位:Thieme Medical Publishers, Inc.
出　　版:天津科技翻译出版有限公司
出 版 人:刘子媛
地　　址:天津市南开区白堤路 244 号
邮政编码:300192
电　　话:(022)87894896
传　　真:(022)87893237
网　　址:www.tsttpc.com
印　　刷:天津海顺印业包装有限公司分公司
发　　行:全国新华书店
版本记录:889mm×1194mm　16 开本　17 印张　400 千字
2022 年 7 月第 1 版　2022 年 7 月第 1 次印刷
定价:198.00 元

(如发现印装问题,可与出版社调换)

主译简介

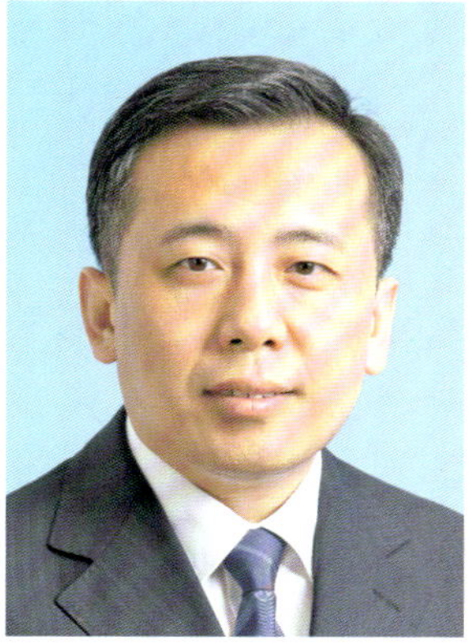

刘天一　上海复旦大学附属华东医院整形美容外科主任，主任医师，教授，硕士研究生导师，“上海市卫生系统跨世纪百名优秀学科带头人”，先后主持及参加多项“国家自然科学基金”、“国家重点基础研究发展计划（973计划）”、“国家高技术研究发展计划（863计划）”、上海市“重中之重”临床重点学科资助项目，以及上海市科学技术委员会、上海市卫生健康委员会等10余项科研项目。发表论文100余篇，其中SCI论文30余篇，获国家专利30余项，主编系列科普图书《整形美容外科必须知道的问题》荣获“上海市优秀科普图书”。任中国医师协会美容与整形医师分会委员，中华医学会医学美学与美容分会青年委员，中国医师协会美容与整形医师分会眼整形亚专业委员会委员、脂肪整形亚专业委员会委员，中国整形美容协会鼻整形美容分会委员，中国整形美容协会瘢痕医学分会委员，中国研究型医院学会美容医学专业委员会委员，中国职业安全健康协会医美与整形安全专业委员会常务委员，海峡两岸医药卫生交流协会海西乳腺微创美容外科专家委员会委员，上海市医学会整形外科专科分会委员，上海市医学会医学美学与美容专科分会委员，上海市中西医结合学会整形与美容医学专业委员会委员。获得深圳市科技进步一等奖、上海康复医学科技奖二等奖、上海市医务工会科技创新发明之星等多项奖项。

擅长皮肤良、恶性肿瘤治疗，眼、鼻整形，乳房整形，以及面部年轻化综合治疗。

译者名单

主　译

刘天一　复旦大学附属华东医院整形美容外科

副主译　(按姓氏汉语拼音排序)

陈　骏　上海交通大学医学院附属第九人民医院皮肤科
黄一雄　上海交通大学附属仁济医院整形外科
刘广鹏　同济大学附属上海第十人民医院整形外科
徐　楠　同济大学附属上海市东方医院皮肤科
殷于磊　复旦大学附属华东医院病理科
郑向鹏　复旦大学附属华东医院放疗科
朱美抒　深圳大学附属深圳市第二人民医院整形外科

译　者　(按姓氏汉语拼音排序)

安彩霞　厦门市第五人民医院皮肤科
毕　波　复旦大学附属华东医院
陈　亮　复旦大学附属华东医院整形外科
邓辰亮　上海交通大学医学院附属第六人民医院整形外科
郭　妤　复旦大学附属华东医院整形外科
贾传龙　同济大学附属上海市东方医院皮肤科
焦玉新　上海交通大学附属仁济医院整形外科
卢勇舟　同济大学附属上海市东方医院皮肤科
钱郭嫔　复旦大学附属华东医院
秦登科　同济大学附属上海第一妇幼保健院
任艳萍　复旦大学附属华东医院放疗科
万伟东　同济大学附属上海市东方医院整形外科
王万晨　复旦大学附属华东医院整形外科
吴心愿　复旦大学附属华东医院整形外科
杨　平　江苏昆山达拉斯美容医院
杨清建　复旦大学附属华东医院整形外科
周轶群　复旦大学附属华东医院整形外科
朱晶晶　复旦大学附属华东医院整形外科

主编名单

主　编

Brian R. Gastman, MD
Director
Cleveland Clinic Foundation Melanoma Program
Associate Professor of Surgery
Cleveland Clinic Lerner College of Medicine
Cleveland Clinic
Cleveland, Ohio, USA

副主编

Neilendu Kundu, MD
Medical Director
Plastic and Reconstructive Surgery
Mercy Health Physicians
Cincinnati, Ohio, USA

编者名单

Andrea M. Abbott, MD, MS
Division of Oncologic and Endocrine Surgery
Medical University of South Carolina
Charleston, South Carolina, USA

Karri Adamson
PGY5 Resident
Plastic and Reconstructive Surgery
Medical College of Wisconsin
Milwaukee, Wisconsin, USA

Philip L. Bailin, MD
Dermatologist
Cleveland Clinic Dermatology
Cleveland, Ohio, USA

Trevor Batty, DO
Fourth Year Resident
Midwestern University
Rochester, Minnesota, USA

Elizabeth M. Billingsley, MD
Professor of Dermatology
Director
Mohs Micrographic Surgery & Dermatological Surgery
Penn State Hershey Dermatology
Hershey, Pennsylvania, USA

Jerry D. Brewer, MD
Associate Professor
Dermatology
Mayo Clinic
Rochester, Minnesota, USA

Morgan Brgoch, MD
Resident, PGY III
Division of Plastic Surgery
Penn State Health
Milton S. Hershey Medical Center
Hershey, Pennsylvania, USA

Klaus J. Busam, MD
Staff and Director, Dermatopathology
Department of Anatomic Pathology
Memorial Sloan Kettering Cancer Center
New York, New York, USA

Matthew P. Doepker, MD
Assistant Professor of Clinical Surgery/Surgical Oncology
Palmetto Health/USC Medical Group
Columbia, South Carolina, USA

William W. Dzwierzynski, MD, FACS
Professor and Program Director
Department of Plastic Surgery
Medical College of Wisconsin
Milwaukee, Wisconsin, USA

Oliver Eng, MD
PGY-4 Resident
Rutgers Robert Wood Johnson Medical School
New Brunswick, New Jersey, USA

Brian R. Gastman, MD
Director
Cleveland Clinic Foundation Melanoma Program
Associate Professor of Surgery
Cleveland Clinic Lerner College of Medicine
Cleveland Clinic
Cleveland, Ohio, USA

Nikhil Purushottam Joshi, MD
Assistant Professor of Medicine
Department of Radiation Oncology
Cleveland Clinic Taussig Cancer Institute
Cleveland, Ohio, USA

Howard L. Kaufman, MD, FACS
Professor and Chief
Division of Surgical Oncology
Chief Surgical Officer
Associate Director for Clinical Science
Surgical Oncologist
Rutgers Cancer Institute of New Jersey
New Brunswick, New Jersey, USA

Jennifer S. Ko, MD, PhD
Dermatopathology Medical Director
Cleveland Clinic Central Biorepository
Department of Anatomic Pathology
Pathology and Laboratory Medicine Institute
Cleveland Clinic
Cleveland, Ohio, USA

Vadim P. Koshenkov, MD
Professor of Surgery
Rutgers Robert Wood Johnson Medical Group
The Cancer Institute of New Jersey
New Brunswick, New Jersey, USA

Shlomo A. Koyfman, MD
Assistant Professor of Medicine
Departments of Radiation Oncology and Bioethics
Cleveland Clinic Taussig Cancer Institute
Cleveland, Ohio, USA

Neilendu Kundu, MD
Medical Director
Plastic and Reconstructive Surgery
Mercy Health Physicians
Cincinnati, Ohio, USA

Charlene Lam, MD, MPH
Assistant Professor of Dermatology
Dermatology Department
Penn State Hershey
Hershey, Pennsylvania, USA

Bindu V. Manyam, MD
PGY-1 Resident
Radiation Oncology Department
Cleveland Clinic
Cleveland, Ohio, USA

Eugen C. Minca, MD, PhD
Department of Pathology
Pathology and Laboratory Medicine Institute
Cleveland Clinic
Cleveland, Ohio, USA

Deepak Narayan, MD
Professor
Plastic and Reconstructive Surgery
Yale University School of Medicine
New Haven, Connecticut, USA

Rogerio I. Neves, MD, PhD
Professor of Surgery, Dermatology, Pharmacology, and Medicine
Melanoma and Cutaneous Malignancies Disease Team Leader
Penn State Hershey Plastic Surgery
Hershey, Pennsylvania, USA

Amrita Pandit, MD
Research Fellow
Section of Plastic Surgery
Yale University School of Medicine
New Haven, Connecticut, USA

Christine Poblete-Lopez, MD
Vice-Chairman
Dermatology Department
Cleveland Clinic
Cleveland, Ohio, USA

Sashank K. Reddy, MD, PhD
Administrative Chief Resident
Department of Plastic and Reconstructive Surgery
Johns Hopkins School of Medicine
Baltimore, Maryland, USA

Michael Schowalter, MD
Dermatologist
Cleveland Clinic Dermatology
Cleveland, Ohio, USA

Vernon K. Sondak, MD
Chief of the Division of Cutaneous Oncology
Director of Surgical Education
H. Lee Moffitt Cancer Center and Research Institute
Tampa, Florida, USA

Anthony P. Tufaro, MD, DDS
Director
Head and Neck Program for General Surgery
Vice Chief
Plastic & Reconstructive Surgery
Associate Professor
Plastic and Reconstructive Surgery
Johns Hopkins Hospital
Baltimore, Maryland, USA

Allison Vidimos, RPh, MD, FACMS
Chairman
Department of Dermatology
Vice Chairman
Dermatology and Plastic Surgery Institute
Cleveland Clinic Professor of Medicine
Cleveland Clinic Lerner College of Medicine
Case Western Reserve University
Cleveland, Ohio, USA

Sue S. Yom, MD, PhD
Associate Professor
Departments of Radiation Oncology and Otolaryngology
Head and Neck Surgery
Helen Diller Family Comprehensive Cancer Center
UCSF
San Francisco, California, USA

Calvin J. Young MD, MHS
General Surgery Resident
Department of Surgery
Yale-New Haven Hospital
New Haven, Connecticut, USA

中文版序言

伴随我国人口老龄化的来临，皮肤恶性肿瘤发病率也与日俱增，传统诊疗水平及治疗手段已不能满足当前所需。与皮肤恶性肿瘤的斗争不仅是整形外科或皮肤外科医生的任务，它还需要多学科联合的诊治，但无论如何，手术仍是皮肤肿瘤治疗的关键步骤之一。另外，也不能离开日常的预防、术前检测、术后系统治疗和长期随访。

在临床工作中，我们经常遇到一些皮肤肿瘤患者，由于疾病被忽视甚至误诊，而错过最佳治疗时间，最终耽误病情，致残甚至致死。所有医疗人员，尤其是外科医生，对皮肤肿瘤的诊断意识和治疗水平均需进一步提高，因此迫切需要大量相关内容的优秀专业书籍供临床医生学习和参考。

《皮肤恶性肿瘤：外科观点》由国际著名皮肤病专家、整形外科专家、肿瘤外科专家、肿瘤放疗专家及病理学专家等共同编著，可以说是皮肤肿瘤综合治疗，尤其是外科治疗领域的权威著作。在本书中，编者们不仅对常见的皮肤肿瘤综合治疗手段进行具体描述，还就这些常见癌症的许多新表象以及临床上很多不为人知的皮肤恶性肿瘤进行展示，如 Merkel 细胞癌和皮肤纤维肉瘤，同时将多年的临床经验与当前先进的诊疗技术融入其中，将所有信息和知识井然有序、合情合理地展现给广大医生。

本书主译刘天一教授及其团队长期致力于皮肤肿瘤诊疗，他集合国内各相关领域的临床一线专家，共同完成了这部专著的翻译工作，旨在为我国临床皮肤肿瘤诊疗方面提供有价值的参考。

我衷心地希望每一个人都能喜欢这本书，相信它能使我们在皮肤肿瘤领域的学习更加高效，也相信在未来几年，这本书将成为我们皮肤肿瘤相关领域医疗人员可以参考的重要文献。

李斌
上海市皮肤病医院/同济大学附属皮肤病医院
2021.12.1

中文版前言

虽然现有统计数据均显示白种人皮肤恶性肿瘤发病率较黄种人为高，尤其是高致死率的恶性黑色素瘤，但不容忽视的一个现象是，亚洲人群的发病率正在不断升高。由于患者主观上对皮肤恶性肿瘤缺乏足够重视，没有足够的辨别良、恶性的能力，导致就诊时疾病已经迁延许久，甚至处于晚期，全身已经发生广泛转移。

临床上，由于首发病损解剖部位不同，所以皮肤恶性肿瘤的接诊科室非常之多。皮肤科、整形外科、普外科、妇科、眼科、神经外科、耳鼻喉科、骨科、泌尿科、胸外科、口腔颌面外科、放射治疗科等手术或侵入性治疗科室都可能是首诊科室。虽然在这些科室均可能接受到良好的治疗，但是由于学科分类过细，所以有些跨专业的序列治疗无法得到确实性保证。而且，目前还没有得到广泛认可的涵盖所有学科的疾病诊治指南，客观上导致各个学科只注重本学科局部性的治疗，缺乏对疾病更加全面、广泛的认知和诊治知识。这种多学科分散性的疾病特点需要一本相对普适性的书籍来提供一个较为权威性的参考。

布莱恩·R. 加斯特曼是美国著名的皮肤恶性肿瘤专家，他认为皮肤恶性肿瘤涉及多学科，外科医生必须在掌握经典手术技术的基础上，全面认识肿瘤的发生、发展，以及化学治疗、免疫治疗等各方面综合治疗的重要性。他特别邀请了肿瘤内科、外科以及放射治疗等各个学科的专家共同编撰了《皮肤恶性肿瘤：外科观点》一书。该书内容丰富、结构严谨、重点突出、临床实用性强。尤其难能可贵的是，书中增加了疾病发生的流行病学调查，统计了相关的致病因素及预防措施，呼吁早期预防、早期干预，这对行政性措施的制订亦具有积极的参考意义。同时，该书对分子治疗等最新研究进展也做了相应论述。总的来说，对于相关科室的临床医生、科研人员，以及对皮肤恶性肿瘤有兴趣的医务人员和医学生来说，这确实是一本难得的、较为全面的参考书。

基于此，为了对各个亚专业的内容进行最真实的还原，我们特别邀请了整形外科、皮肤科、放射治疗科、病理科及护理科等方面的专家参与进来，共同完成相应章节的翻译工作。所有译者均以极大的热情投入工作中，在繁重的医、教、研工作之余，大家任劳任怨，牺牲自己宝贵的休息时间，认真阅读、反复斟酌、仔细修改。所有参与者都希望通过努力，使得广大对皮肤肿瘤感兴趣的同道能够尽快阅读到这本优秀著作的中文版。在此，首先要感谢这些无私奉献的译者，感谢你们辛勤的工作，感谢你们将知识和语言完美融合、创造、呈现。

我们还要衷心感谢在本书翻译过程中给予无私关心和帮助的所有朋友们，你们的鼓励和支持是我们能够坚持工作，确保本书顺利付梓的动力。

另外，还要感谢天津科技翻译出版有限公司在稿件审阅、排版等方面所做的专业性工作，这是保证本书能够呈现给读者的关键因素之一。

在翻译过程中，译者们力求如实再现原著精髓，但由于翻译和知识面的局限性，书中难免存在不足之处，敬请广大读者批评指正。

刘天一

2021 年 12 月

前　言

这本书是为了满足现代外科医生面对的、日益增长的皮肤恶性肿瘤治疗的需求而编写的。虽然目前有多种外科专业治疗手段，但对于如何应对这些皮肤恶性肿瘤，尚缺乏强有力的统一描述。此外，近年来许多非手术治疗方法已经发展起来，显著地影响了治疗这些疾病的外科医生。

手术是皮肤恶性肿瘤治疗的一个重要方面，从预防和检测开始，直到长期随访和系统治疗的结束。任何外科医生在处理肿瘤患者时都需要对皮肤恶性肿瘤诊治护理的重点有一个全面的了解。通常，手术干预是患者治疗中最不复杂的部分。在当今时代，皮肤恶性肿瘤的许多新表象可能不是所有外科医生都熟知的，例如，免疫抑制疗法越来越多地被应用于移植和风湿性疾病患者，使得患者易患这些皮肤肿瘤。此外，临床上还发现了越来越多的不为人知的皮肤恶性肿瘤，如 Merkel 细胞癌和皮肤纤维肉瘤（DFSP）。

在考虑对这些患者进行全面诊治时，还需要综合考虑外科治疗本身的方方面面。这可能包括：Mohs 手术、前哨淋巴结活检、合适的切除边缘尺寸、重建方法，以及高质量的皮肤病理学。最后，靶向治疗、免疫治疗和放射治疗方面的进展会影响到患者何时、如何，甚至是否需要进行手术。

随着皮肤恶性肿瘤研究的大量新发现，特别是对于那些在手术后处理方面取得的进展，我们认为有必要编写一本关于这些肿瘤治疗的较为全面的书籍。随着全国外科医生转诊模式的改变，对于所有专业的外科医生来说，这本参考书的编写是及时和必要的。不仅如此，这本书的编写方式可以使非手术从业者了解外科医生在这些疾病中所起到的作用，同时他们可从书中获取大量信息来指导实际的操作。因此，这可能会影响到何时转诊这些患者、转入哪个科室，以及医生应该从外科咨询中获取什么信息。最后，对于任何治疗这些疾病的医生（无论是否为外科医生）来说，我们希望这本书可作为一个重要的参考，使他们从许多角度得出最新的诊治护理标准。

关于皮肤恶性肿瘤综合治疗的教科书已经过时了。由于各外科专业之间缺乏一致性，以及针对现代外科治疗皮肤恶性肿瘤的书籍缺乏，所以有必要根据这种情况出版一本崭新的书籍。通过邀请众多著名的外科专家，以及其他在诊治和前沿知识方面都非常著名的皮肤恶性肿瘤专家，我们编写了这本书，并且完全相信在未来几年，这本书将成为外科医生可以参考的重要文献。

我想把这本书献给我的妻子——Addie，她的爱和支持让我专注于这项重要的工作。我的孩子们，Rachelli、Dovid、Binyomen 和 Esi 并没有得到我足够的照顾，但他们仍然自立自强、茁壮成长，任何父母都应该为他们感到骄傲。我希望这本书的出版是证明我值得抽身离开他们成长的具体过程并专注于此项工作的最佳理由。

作为一个医学“高能”的普通人，我希望这本书将帮助到地球上那些正在帮助病患挑战皮肤癌的少数人。

目　录

第 1 章 皮肤癌的预防

Trevor Batty, Jerry D. Brewer

1.1 引言

非黑色素瘤性皮肤癌(NMSC)是人类最常见的恶性肿瘤。在美国,每年超过200万人中有大约350万例NMSC被确诊[1]。实际上,皮肤癌的发病率相比乳腺癌、前列腺癌、肺癌、结肠癌发病率的总和还要高[2]。在过去30年中,黑色素瘤的发病率显著上升。最近的资料显示,从2006年到2010年其发病率上升了2.7%[2]。在2014年,黑色素瘤分别占男女最常发生癌症的第三位和第四位[2]。美国每年皮肤癌[包括黑色素瘤、基底细胞癌(BCC)和鳞状细胞癌(SCC)]的治疗总费用大概为81亿美元(1美元=6.46元)[3]。除了治疗费用,失业、活动能力丧失等方面的费用每年也会达到1.062亿美元[2]。除了费用和社会伤亡人数,对于皮肤癌的高发病率有一个令人吃惊的发现就是:在人一生的前18年中,每天仅仅需要应用防晒指数(SPF)为15的防晒用品(防晒霜),就会显著降低78%的NMSC罹患概率[4]。这些统计学结果强调了皮肤癌预防的重要性和有效性。

1.2 皮肤科的作用

1.2.1 初级预防

皮肤科医生可在预防皮肤癌方面发挥积极作用,按照美国预防医学工作组(USPSTF)的定义:初级预防包括提供对这一类皮肤癌的个体预防措施,以预防靶向性疾病的发生[5]。一般来说,初级预防内容包括患者咨询、其他医生的参与、进行一些社区推广计划、支持学校阳光安全计划和政策。化学预防也是一个重要的措施,并将在本章后面做详细描述[5]。因为NMSC和黑色素瘤与紫外线照射及强烈的日光晒伤关系密切,建立的基本预防措施应聚焦于紫外线防护习惯,这样对于皮肤癌预防可以达到最大化的效果。

当皮肤科医生要求患者做好日光防护,并教育患者防止日晒的重要性时,这种预防作用会得到有效增强。美国国家医院急救医疗服务调查发现,只有1.6%的皮肤科医生在患者咨询的时候会询问防晒霜的使用情况[6]。咨询和分发教育小册子能使皮肤科医生有机会改变患者对皮肤癌的看法和理解。在皮肤科检查中,重要的是对那些暴露在已知黑色素瘤的化学危险因素(如煤、焦油、沥青、杂酚油、砷、镭和杀虫剂)中的患者,要密切讨论监测情况和个人防护服穿戴情况。在患者就诊的时候,要教育患者关于皮肤癌的征象,以及黑色素瘤和非黑色素瘤性皮肤癌的外观,这很重要。Cheng等发现,59%自检发现原位黑色素瘤的患者,都有一位经验丰富的皮肤科医生的参与,很多患者把这归功于在皮肤科就诊中获得的教育[7]。

利用多学科的方法体系,皮肤癌预防可以做得更为有效。皮肤科医生有机会争取到那些住院医生,特别是家庭医生的帮助,以强调皮肤癌预防中基础性知识的重要性,包括防晒和避免特意晒黑,以及常规给患者使用防晒霜等遮光剂。美国皮肤科学院(AAD)已经为公众创建了一个免费的基础皮肤科网络课程(表1.1)[8],该课程是针对医生和学生的。学习模块包括光线性角化病(AK)、SCC、BCC、色素性病变评估和黑色素瘤。这些模块非常有助于他们在告知或转诊患者的时候,提供一些建议或者指导。USPSTF对预防皮肤癌行为方式的有效性证据进行了系统性回顾,发现在提供咨询的社区医疗背景条件下,全国有意晒黑情况呈下降趋势,而日光防护行为有所增加[9]。这篇回顾的另外一个发现是:聚焦于肿瘤预防信息,最有利于减少较大龄青春期女性进行皮肤晒黑美容的意向[9]。在这

表 1.1 有帮助的网站信息

主办者	网址	内容信息
美国皮肤病学会	https://www.aad.org/member/education/continuing#	医生和医学生基础皮肤科课程
皮肤癌基金会	http://www.skincancer.org/prevention	皮肤癌预防的教育环节和有益建议
皮肤癌基金会	http://www.skincancer.org/get-involved	参与募捐、宣传、学校和社区的建议
美国皮肤病学会	https://www.aad.org/spot-skin-cancer	通过链接找到皮肤科医生、免费癌症筛查和教育信息
美国癌症学会	http://www.cancer.org/healthy/morewaysacshelpsyoustaywell/acs-skincancer-prevention-activities	皮肤癌宣传与教育资源
美国癌症学会	http://www.cancer.org/healthy/toolsandcalculators/quizzes/sun-safety/index	阳光安全问答
疾病控制和预防中心	http://www.cdc.gov/cancer/dcpc/resources/features/SkinCancer/	皮肤癌、教育链接和阳光安全小提示
全国皮肤癌预防委员会	http://www.skincancerprevention.org	新闻、参与、倡导和教育链接

Soure: http://www.skincancerprevention.org.

篇回顾之后，2012 年 5 月，USPSTF 建议对 10~24 岁皮肤白皙的儿童、青少年和年轻人进行咨询，以尽量减少其在紫外线照射下的暴露，从而降低皮肤癌的发生风险[9]。美国国家医院急救医疗服务调查发现，只有 0.07%的就诊患者提到过使用防晒霜，只有 0.9%的具有皮肤病病史的患者被告知防晒霜的重要性[6]。这个调查结果表明，皮肤科医生和其他卫生保健提供者应努力提高对皮肤癌预防重要性的认识。

皮肤科医生的另一个职责是，在社区中增强人们对皮肤癌的预防和对皮肤癌的认识能力。全国调查发现，只有 30%的成年人每天常规进行防晒来保护自己；大约 60%的父母会给孩子使用防晒霜，以及 25%的父母会使用遮光物来保护他们的孩子[10]。这项调查的结果表明，需要通过国家或地方层面的防晒运动，以提高群体参与皮肤癌预防的意识。例如，美国癌症协会发起的全国皮肤癌防护的活动，口号为“穿、涂、扣、戴”，这句口号就是“穿上衬衫、涂上防晒霜、扣上帽子、戴上太阳镜”。美国癌症协会也指定阵亡将士纪念日的前一个周五为“无暴晒日”。“池酷”是一项阳光安全教育计划，包含 8 个简短的阳光安全课程，会在常规的游泳课上教给儿童和家长[11]。人们已经发现使用该课程的泳池，有更好的游泳池内防护环境，游泳者和救生员都会养成更好的防晒习惯，从而极少产生晒伤[3]。澳大利亚的一项随机对照试验表明，黑色素瘤防护意识筛查行动措施的实行，使活动期间诊断出的黑色素瘤病理切片下的肿瘤厚度都明显减少[12,13]。1999 年进行的一项研究，对澳大利亚过去 20 年的初级卫生预防项目进行了评估，发现人们在阳光照射和日光浴的知识、态度、信念和行为上有了很大的转变[14]。这些国家行动的参与和支持，可以提高人们对阳光安全的认识和应用。

对澳大利亚移民的研究表明，儿童期和青少年期的阳光暴露是 NMSC 发展的主要危险因素[15,16]。儿童晒伤是日后患皮肤癌的一个危险因素，而且已经证明，在早期养成更健康的防晒习惯，成年后就能得到更好的防护[17,18]。皮肤科医生和其他卫生保健机构可以帮助推动当地学校制订政策，以教育学生养成健康的防晒习惯。皮肤科医生和其他卫生保健机构可以通过鼓励学校阳光安全战略的实施，在学校政策中产生积极的影响，例如允许学生在学校应用防晒霜，在阴凉地区安装锻炼设备，合理安排休息时间以避免阳光峰值强度照射，鼓励学生穿戴防晒衣物，如帽子、长袖衬衫和裤子。阳光安全课程也被证明在皮肤癌预防中起着重要的作用。已证实这些课程对学龄儿童和学龄前儿童都有效[19]。一项随机试验发现，互动多媒体课程与教师指导相结合可以有效提高学龄儿童的阳光安全性[20]。亚利桑那州是最早将皮肤癌预防作为健康教育课程一部分的州之一。自从 2004 年，亚利桑那州就已在所有公立学校 K~8 级学生中推行关于阳光防护的 SunWise 课程[21]。SunWise 是关于健康和环境教育的课程，可为学生提供免费的材料，以促进有关阳光安全、紫外线照射与臭氧科学的跨课程学习。SunWise 课程在增强意识和增加阳光防护安全行为方面取得了成功[22]。该课程还被证明在所有参与者中，大约 11 000 例皮肤癌得到预防，在预防教育上每花费 1 美元就相当于节省了 4 美元疾病治疗的费用[23]。参与并认可当地学校的政策和课程，可极大地影响年轻个体，从而进一步降低皮肤癌的发病率。

有日光损伤史和(或)存在癌前病变的患者，可以通过几种方式进行治疗，以防止未来发展为皮肤癌。预防性治疗的风险和获益应与患者商讨并达成一致，以促进患者的依从性和对疾病的意识。随后的章节将讨论各种预防方法及其各自的功效。治疗包括冷冻疗法、光疗法、局部药物疗法、激光疗法和化学剥脱。

1.2.2 化学预防

USPSTF 认为化学预防属于初级预防措施[5]。化学预防这个主题是广泛的，有多种预防方法并具有显著的效果[23]。基于本章的目的，化学预防主要是 AK 治疗。每年大约有 520 万个 AK 门诊访问量，治疗费用可达 9.2 亿美元[25]。AK 1 年内发生原发性侵袭或原位 SCC 的概率为 0.6%，4 年为 2.57%[26]。Dodson 等人评估 AK 转化为 SCC 的 10 年风险为 6.1%~10.2%[27]。在白种人患者手部、腕部或前臂背侧的直径<1cm 的肥大性 AK 被发现有 50%的转化率[28]。Criscion 等人发现，原发性 SCC 中约 65%的患者最初被诊断为 AK，而 BCC 中约 36%的患者最初被诊断为 AK[26]。治疗可以是针对单个 AK，或多个 AK。如果在大范围内存在多个边界不清的 AK，那么行区域治疗可能是非常有益的。区域治疗的靶点是临床可见的 AK 和亚临床的 AK。最后，化学预防方法的选择应该针对每位患者进行个性化选择。

冷冻疗法

冷冻疗法是治疗单个 AK 病变的首选方法[29]。多中心研究发现，治疗 3 个月后，当病灶冷冻 2 秒时，清除率为 67.2%；当 AK 冷冻至少 10 秒时，可获得>80%的清除率[30]。Krawtchenko 及其同事报道，每一个病变治疗持续 20~40 秒，经过一次或两次治疗，6 个星期后可达到 68%的临床清除率，组织学上则显示有 32%的清除率[31]。在一项为期 12 个月的随访中，6%的患者可保持最初治疗的病变清除状态[31]，而 Lubritz 和 Smolewski 的研究结果显示，在 8.5 年的随访中，病变的清除率可达 98.8%[32]。不良反应包括发红、起疱、结痂、渗出和溃疡[29]。Thai 等人报道，在治疗冷冻时间 >20 秒的患者中，色素减退高达 29%[30]。在 Cochrane 的综述中，冷冻疗法显著低于 5-氟尿嘧啶(5-FU)和氨基乙酰丙酸(ALA)光动力疗法(PDT)的治疗效果[24]。

光动力疗法

PDT 的原理主要是，当选择性累积的光敏剂暴露于光照时会产生活性氧产物，进而导致癌前和(或)恶性细胞选择性凋亡。ALA 和甲基氨基乙酰丙酸(MAL)是局部应用的光敏剂，在暴露于蓝光或红光之前，应定期使用一段时间。在 Cochrane 的综述中，局部光敏剂和光的类型都不会产生不同的结果[24]。研究发现，与 0.5 小时、1 小时和 2 小时的较短时间相比，应用 ALA 更长的时间(4 小时)，结果更好[24]。在一项随机临床试验中，与冷冻疗法相比，PDT 治疗 3 个月后的完全清除率比对照组高 14%[33]。光照射前应用 5-ALA 贴片治疗 4 小时，12 周后可达 89%的清除率[34]。经过 12 个月的随访，同样的治疗方案有 24%的复发率[34]。常见的不良反应包括光过敏、疼痛、红斑和瘙痒[3]。PDT 比冷冻疗法和 5-FU 能产生更好的美容效果[24]。除了美容效果外，PDT 对于某些依从性不佳的患者是一个很好的选择，因为只需进行单次治疗即可。

5-氟尿嘧啶

5-FU 通过干扰在高有丝分裂率的细胞中脱氧核糖核酸(DNA)和核糖核酸(RNA)的合成，从而抑制细胞增殖并诱导细胞凋亡[24]。Cochrane 的综述指出，当直接比较时，0.5%和 5%的 5-FU 的疗效是相似的[24]。研究还发现，5-FU 的疗效与 PDT 相似，优于冷冻疗法[24]。回顾性研究表明，平均完全清除率为 52%[35]。应用 5%的 5-FU 治疗 4 周，每天 2 次，显示初始清除率为 96%，组织学清除率为 67%[31]。在 12 个月的随访中，35%的患者可保持最初治疗的病变清除状态[31]。Cochrane 的综述发现，用 5-FU 治疗的患者经受了大量皮肤刺激，但一般不会导致放弃治疗[24]。5-FU 可能在应用部位出现红斑、糜烂、水肿和干燥等不良反应[36,37]。5-FU 的推荐治疗和持续时间随应用的强度和位置而异,但通常应用时间为 1~4 周。

双氯芬酸

双氯芬酸是 2.5%透明质酸凝胶载体中的非甾体抗炎药。虽然确切的机制尚不清楚,但目前的假说是环氧合酶-2(COX-2)的抑制导致前列腺素合成的减少,并且抑制细胞分化、诱导细胞凋亡、改变细胞增殖,以及抑制血管生成[38-41]。包括 364 例患者的 3 项研究的荟萃分析显示,50%的患者治疗 90 天的累积和总损伤评分为 0,治疗 60 天的清除率为 33%[42]。对 6 例器官移植患者进行的研究显示,患者应用 3%双氯芬酸,每天 2 次,连用 16 天,6 例中有 3 例达到了临床和病理学上的完全清除,其余的患者至少达到了 30%的清除率[43]。Akarsu 等报道,每天 2 次应用双氯芬酸,持续 12 周,到 24 周时患者的完全清除率达到了 19.1%,并且没有因不良反应而停止治疗[44]。常见的不良反应包括瘙痒、鳞屑、干燥、皮疹和红斑,少数患者会出现感觉异常和感觉过敏[44]。双氯芬酸的一个缺点是每天需要 2 次用药,并且需要持续 60 天或 90 天的长疗程。

咪喹莫特

咪喹莫特是一种免疫调节剂,可增强先天性和获得性免疫应答,从而产生抗病毒和抗肿瘤效果[45]。包括 393 例受试者的 4 项研究的荟萃分析显示,用 5%咪喹莫特乳膏治疗的患者平均完全清除率为 70%[35]。每周应用 5%咪喹莫特 3 次,连续 4 周,如果最初的病灶在 4 周的休息期后没有被清除,则重复该方案,在最终治疗 8 周后组织学清除率和临床清除率可分别达到 73%和 86%[31]。其他研究报道的完全清除率为 48.3%~57.1%[46-48]。在 12 个月的随访中,86%的最初达到清除的患者都表现为持续的清除[31]。初始清除的患者在 16 个月的随访中,当每周 3 次应用咪喹莫特时,复发率为 25%;每周应用 2 次,复发率为 47%[49]。Krawtchenko 等也报道,应用咪喹莫特治疗的患者中,有 81%具有良好的美容效果[31]。治疗 8 周后,相比3.75%浓度的咪喹莫特,5%的咪喹莫特可获得更高的完全清除率[50,51]。Cochrane 的综述发现,用 5%的咪喹莫特治疗的患者比用 2.5%和 3.75%的咪喹莫特治疗的患者更易出现不良反应,并且可能导致更高比例的治疗终止[24]。常见的不良反应是红斑、结痂和剥落(表 1.2)[47]。

化学剥脱

化学剥脱是治疗广泛性 AK 的另一个选择。多种化学剥脱都可用于治疗 AK,并应根据组织学水平或皮肤病理的严重程度来选择,以达到最佳效果[61]。用 70%的乙醇酸溶液和 35%的三氯乙酸(GA-TCA),以及 Jessner 溶液混合 35%三氯乙酸(JS-TCA)可以进行中深层化学剥脱,溶液渗透到乳头真皮即可用于治疗 AK[57]。化学剥脱的作用是刺激新的表皮生长和胶原形成[61]。化学剥脱已经显示出改变表皮,恢复更正常的柱状细胞,并且增加极化率[61]。JS-TCA 和 GA-TCA 剥脱后第 60 天都显示出增生的表皮和扩张的乳头真皮[57]。本研究还报道了 7%的 JS-TCA 剥脱和 15%的 GA-TCA 剥脱形成了新的弹性纤维。与 5-FU 相比,JS-TCA 可产生等效的结果[53]。本研究的受试者 AK 减少了 75%,至少 1 年内 AK 无复发。除了治疗 AK 之外,Abdel-Daim 等人建议用乙醇酸、水杨酸和三氯乙酸进行化学剥脱,可以通过去除光损伤细胞来预防肿瘤[62],这是由 Hantash 等人所做的一项研究显示的,相比于应用 5-FU 和 CO_2 激光治疗,用 30%的三氯乙酸剥脱处理后,NMSC 发病率降低至 2.5%[54]。本研究还对三氯乙酸剥脱较好的美容效果进行了评述。JS-TCA 和 GA-TCA 剥脱在 24 小时内可导致红斑、结痂和肿胀,第 7 天结痂和肿胀可消退[57]。中度与深度剥脱与深色皮肤个体的色素沉着、感染、过敏反应、愈合不佳、超敏反应和疾病恶化等相关[55,56]。

激光

多种剥脱型激光系统均可用于治疗 AK。CO_2 激光器工作的原理是加热,热能量可促进胶原合成,封闭血管和神经末梢,从而减少出血和减轻疼痛。铒:钇铝石榴石(Er:YAG)激光器的工作原理是高吸水性,而且基本不产热[63]。Er:YAG 治疗后红斑的再上皮化和红斑消退分别发生在 5~8 天和 3~6 周 [58]。相比之下,CO_2 激光治疗后再上皮化和红斑消退分别发生在 7 天和 6 周[64]。Jiang 等人用 Er:YAG 激光治疗 5 例患者,平均每例 24 个病灶,AK 减少了 93%[58]。在一项回顾性研究中,Iyer 等人用 Er:YAG 激光或 CO_2 激光或两种激光的组合治疗了 24 例患者,结果 AK 减少了 94%[60]。在 25 例患者应用相同治疗方式的回顾性研究中,Ostertag 等人发现,80%的患者保持了 1 年的清除

表 1.2 光化性损伤皮肤癌预防的常用治疗方案

治疗方式	治疗时间	初始临床清除率	长期效果	常见不良反应	评论
光动力疗法	4小时孵育结果最佳[4]	86%完全清除率[52]	12个月24%复发[34]	光敏、疼痛、红斑、瘙痒[33]	与5-FU和冷冻疗法相比，美容效果更好[24]
5-氟尿嘧啶(5-FU)	1~4周	52%[35]~96%[31]完全清除率	12个月35%保持清除[31]	红斑、糜烂、水肿、干燥[36,37]	0.5%和5%有相似效能[24]
双氯芬酸	60~90天	治疗90天50%，治疗60天33%[42]	24周19.1%完全清除率[44]	瘙痒、鳞屑、干燥、皮疹和红斑[44]	
咪喹莫特	每周2~3次，连续1个月	86%完全清除率[31]	每周3次25%复发率；每周2次47%复发率[49]	红斑、结痂、剥落[47]	81%的患者可获得良好的美容效果[31]
冷冻疗法	冷冻病损>10秒的疗效更好[30]	冷冻10秒可达80%完全清除率，冷冻2秒为67.2%[30]	6%[31]~98.8%[32]的完全清除率	发红、起疱、结痂、渗出、溃烂[29]	29%的患者在≥20秒后出现色素减退[30]
中度到深度化学剥脱	一次性治疗	AK减少75%[53]	1年无AK复发[53]，NMSC发病率降低至2.5%[54]	深色皮肤个体色素改变、感染、过敏反应、愈合不佳、超敏反应和疾病恶化[55,56]	光损伤的有效处理[57]
激光剥脱	一次性治疗	AK减少93%[58]	1年内80%[59]~87%[60]病损消失	感染、色素改变、痤疮、粟粒疹、瘢痕形成、萎缩和(或)皮肤容易瘀伤	治疗后32.7个月，平均复发率为64%[59]

缩写：AK，光线性角化病；NMSC，非黑色素瘤性皮肤癌。

率[59]，该数据类似于Iyer等人报道的87%的清除率[60]。治疗后32.7个月，平均复发率为64%[59]。这项研究未能确定仪器与复发相关的统计学差异。Er:YAG治疗后3个月的组织学研究显示，存在表皮光化损伤的逆转，以及在浅表乳头状真皮中胶原形成的增加和弹力组织变性减少[58]。剥脱型激光治疗被认为可以预防未来的角化病和癌症[58-60,65]。免疫组化分析显示，CO_2激光治疗4周后，p53和Ki-67的表达均下降[63]。一项研究报道，CO_2激光治疗后6个月，p53突变减少，作者从理论上推断这种治疗可以降低向恶性转化的风险[66]。剥脱型激光技术能显著改善皮肤光化损伤[59]。5-FU与Er:YAG激光换肤术的对比研究发现，激光换肤治疗与复发率的指标更具相关性[67]。剥脱型激光最常见的副作用是感染、色素减退、色素沉着、痤疮、粟粒疹、瘢痕形成、萎缩和(或)敏感性皮肤[59]。由于Er:YAG激光造成的组织损伤较小，所以它们的副作用(如瘢痕和色素变化)少，恢复期短[58]。

环氧合酶-2抑制剂(COX-2抑制剂)

流行病学研究提示，COX-2可能参与了NMSC的发病[68-75]。COX-2在大多数组织中不持续性表达[76]，但可以通过紫外辐射被诱导[70,73,77]。已证实塞来昔布(Celecoxib)是COX-2的选择性抑制剂[78]。动物模型显示，塞来昔布抑制小鼠紫外线诱发的癌前皮肤乳头状瘤的发生，而这与人类的AK相当[68-73]。一项随机、双盲、安慰剂对照试验中，口服塞来昔布11个月，在240例活检证实的NMSC或AK患者中，治疗组的NMSC减少了58%，但未显示AK减少[79]。Tang等人进行了一项试验，其中基底细胞癌综合征患者接受塞来昔布或安慰剂，发现治疗组在2年结束时比安慰剂组少了26%新生的BCC[80]。

抗氧化剂

硒是谷胱甘肽过氧化物酶功能所必需的[81]，谷胱甘肽过氧化物酶的作用是减少 DNA 损伤的羟自由基[82]。已证明，增加小鼠膳食中的硒可以防护紫外线引起的皮肤肿瘤[83]。对 485 例成年人进行的前瞻性研究发现，硒水平为 1.3~2.8μmol/L 的患者，BCC 和 SCC 的发病率降低[84]。然而，一项随机对照试验显示，用 200μg/d 的硒治疗 4.5 年，以及平均随访 6.4 年的患者中，硒并没有对 BCC 或 SCC 的发生有显著影响[85]。Cochrane 的一篇关于这项研究的综述指出，硒治疗组有 17%的可能性发展为 NMSC，特别是 SCC[81]。该综述还显示，治疗组的其他癌症发生风险降低了 35%。

β-胡萝卜素具有维生素 A（视黄醇）活性，是一种抗氧化剂，可以减少紫外线照射后 DNA 的自由基损伤[81]。β-胡萝卜素的补充被认为是通过减少紫外线照射引起的免疫抑制[86]。在对最近罹患 NMSC 的 1805例患者进行的研究中，患者接受每天 50mg 的 β-胡萝卜素持续 5 年，研究发现，β-胡萝卜素没有对新 NMSC 发病率产生明显影响[87]。但是，口服维生素 A 已被证实可显著降低 5 年新发 SCC 的可能性[88]。

1.2.3 饮食改变

不饱和脂肪酸是自由基攻击的主要靶标[81]，因此，降低膳食脂肪有可能降低自由基的攻击和癌变[89]。一系列的动物研究表明，高水平的脂肪摄入可显著缩短紫外线暴露与肿瘤发生之间的时间，并会增加肿瘤的数量[90]。仅以饮食为基础，高脂肪饮食的患者在 2 年间发生 AK 的风险比低脂肪饮食患者高 4.7 倍[89]。一项正常饮食和低脂饮食 24 个月的比较研究中，包括 115 位不超过 2 个 NMSC 病史的受试者，研究发现，NMSC 2~5 年的发病率呈显著降低的趋势[91]。Jaax 等人进一步分析了研究结果，低脂肪饮食组的受试者与正常饮食组相比，新的 NMSC 发病率有显著差异[92]。

1.2.4 器官移植受者的化学预防

在器官移植受者（OTR）中，AK 和鲍恩病的发病率比一般人群高 50~100 倍[93]。与一般人群相比，OTR 发生 SCC 和 BCC 的概率分别高 250 倍和 10 倍[94]。SCC 和 BCC 占移植受者皮肤癌的 90%以上[95-98]。患者肾移植术后皮肤癌的发病率随移植后年数的增加而增加，1 年后为 7%，11 年后增加到 45%，20 年后为 70%[97]。此外，皮肤癌的发病率与移植年龄有关，接受移植的患者年龄如果在 40 岁左右，则皮肤癌发病平均年龄为移植后 8 年[99]，而 60 岁后接受移植的患者，发病年龄则在术后 3 年左右[95]。皮肤癌的发展与免疫抑制水平成正比[97]。与没有皮肤病损的 OTR 相比，CD4 计数明显降低，与皮肤癌发生有显著的相关性[100]。OTR 的 SCC 似乎更具进展性[101-104]。这一点在心脏移植受者的研究中得以证实，移植后 4 年内所有死亡的患者中，27%是由皮肤癌导致的[105]。这些研究强调了在高危人群中采取预防措施的重要性，其可显著影响发病率和死亡率。

系统性应用视黄醛

视黄醛是维生素 A 衍生物，通过抑制细胞生长和诱导恶性细胞中的正常分化而起作用[106]。虽然系统性应用视黄醛的适应证并不确切，但已经表明视黄醛对多发性 NMSC 是最有效的[107]。阿维 A 是视黄醛类药物，已被证明应用于患有 NSMC 的肾移植受者可有效预防 SCC[108]。双盲安慰剂对照研究显示，在阿维 A 治疗的第 1 年内，癌前病变减少了 42%，发展为 NMSC 的风险可降低 78%[109]。在交叉研究中，George 等人报道，与应用阿维 A 相比，无药期 SCC 的发病率平均增加 42%[108]。研究表明，阿维 A 在先前多发 NMSC 的患者中具有显著的效果，皮肤癌的发病率显著降低，并具有统计学意义[109,110]。系统性应用低剂量视黄醛已被证明可以显著减少 SCC 的平均数目达 3 年[111]。系统性应用视黄醛可引起唇炎、头痛、皮疹、感光性、干眼症、掌跖脱屑、鼻出血、甘油三酯升高、现有肌肉骨骼症状加重、指甲变化、胃肠道副作用和瘙痒[108]。口服视黄醛类药物的系统性检查发现，头痛、皮疹、肌肉骨骼症状和高脂血症是最常见的治疗停止原因[112]。0.4mg/(kg·d)阿维 A 治疗 12 个月，与 0.4mg/(kg·d)治疗 3 个月，然后剩余 9 个月改为 0.2mg/(kg·d)相比，不良反应无明显差异[113]。视黄醛仅在治疗期间有效[111]。阿维 A 停药对 SCC 的发展有“反弹”的影响[107-111]，这一现象在服用视黄醛超过 12 个月的患者中最显著[111]。持续系统性应用视黄醛可加速关节周围骨质疏松、肌腱和韧带钙化、骨赘和骨刺[114,115]。

除了建议治疗以防止转化为癌前病变，皮肤科医生还应对患者进行系统的体格检查，以便于早期发现皮肤癌，以及教育患者色素痣的定位评估和自我的皮肤检查。

1.2.5 二级预防

USPSTF 将二级预防定义为，识别和治疗已经发展为危险因素或临床前疾病的无症状者的预防措施，在这种情况下，患者临床上没有明显的症状[5]。皮肤科医生通过进行皮肤检查、痣测绘和教患者如何进行皮肤检查，在实践中可始终执行二级预防方法。由于 Breslow 厚度是最重要的预后指标[116]，因此在最早的阶段检测黑色素瘤是很重要的。

皮肤科医生对早期发现黑色素瘤有积极的作用，因此会体现出黑色素瘤发病率升高和死亡率降低的现象[117]。研究发现，发病率增加主要是由于 Ⅰ 期癌症的诊断数量明显增加[117]。作者认为，由于人均皮肤科医生比例增高和公众意识的增强，这一发现使人们更容易获得相应的医疗保健服务[117]。此外，拥有私人皮肤科医生的患者更容易被诊断出原位黑色素瘤，以及诊断出更薄的侵袭性黑色素瘤[7]。

虽然目前 USPSTF 不推荐一般人群进行皮肤自我检测[118]，但有证据支持应做皮肤自我检测，特别是高危人群。黑色素瘤的危险因素包括黑色素瘤的个人病史（5%~8%）[119,120]、两个或两个以上家族成员的黑色素瘤家族史[121]、大量痣和非典型/不典型痣的存在或病史[122-124]、白皙皮肤（4 倍）[125]、红发和蓝眼睛（2 倍）[126]、NMSC 病史（2~3 倍）[127,128]、晒伤史或紫外线照射过量（2 倍）[129]、室内晒黑美容（2~3 倍）[130]。美国国家综合癌症网络（NCCN）提醒有黑色素瘤和 NMSC 病史的患者应做皮肤自我检测[37,131,132]。据估计，75% 的黑色素瘤是由患者自己或配偶、朋友或其他人发现的[133-137]。回顾性研究报道，患者发现原位黑色素瘤的概率为 41.7%，黑色素瘤为 51%，侵袭性黑色素瘤为 62.4%[7]。对 816 例黑色素瘤患者进行的研究发现，进行皮肤自我检测的患者，都与早期诊断相关[134]。在另一项独立研究中，施行皮肤自我检测的患者都会发现更薄的黑色素瘤[138]。在对 1062 例黑色素瘤患者进行的一项大型研究中，19%复发的患者最常行自我检测[139]。该项研究还观察到，自我检测可独立地预测生存率。文献综述表明，皮肤自我检测的敏感性和特异性范围十分宽泛，敏感性范围为 25%~88%，特异性为 57%~97%[140]。一项随机对照试验显示，当患者提前看到一张有痣、脂溢性角化病和早期黑色素瘤照片的小便笺时，皮肤自我检测的准确性和特异性会明显增加[141]。图 1.1 取自 AAD 的网站，演示了执行皮肤自我检测的适当方法[142]。皮肤自我检测可以与皮肤科医生共同

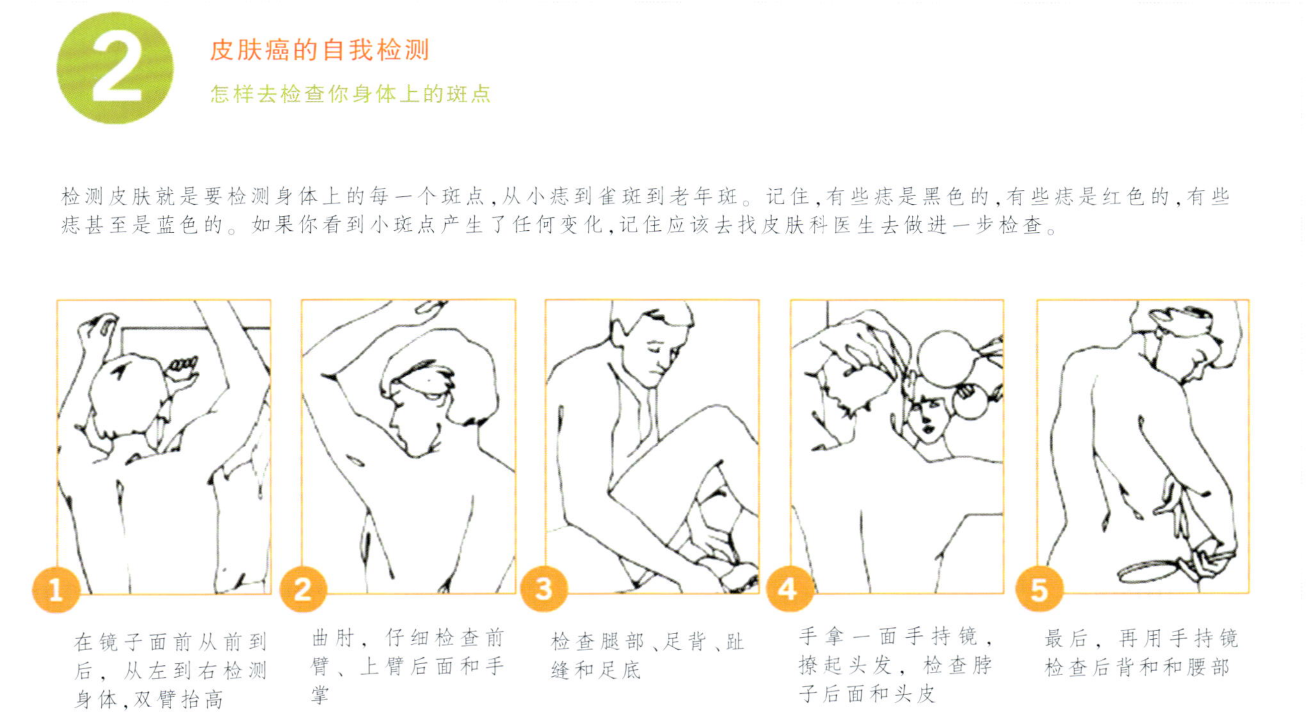

图 1.1　自我检查。（Reproduced with permission from the American Academy of Dermatology.[142] Copyright © 2015. All rights reserved.）

发挥作用,以便在早期发现黑色素瘤[143]。建议经常施行皮肤自我检测以熟悉现有的痣,然后每月比较总结(表1.3)[143]。

多痣患者与一般人群相比,黑色素瘤的发生风险有所增加。一项研究发现,对于存在11~25个痣的患者,相对危险度为1.6;26~50个痣的相对危险度为4.4;51~100个痣的相对危险度为5.4,100个以上痣的相对危险度为9.8[147]。存在非典型痣的患者也有较高的风险。同一研究报道了1~5个非典型痣的相对危险度为3.8,6个以上非典型痣的相对危险度则为6.3[147]。据估计,22%~50%的黑色素瘤表现为痣的来源[123,148,149]。痣的测量在这些个体中特别有用。简单地在线图上绘出痣的轮廓就可以明显地提高新病变皮肤自我检测的准确性[150]。AAD提供了一个极好的痣图,可显示病变日志(图1.2)[142]。其他研究已经表明,使用数码摄影增加了皮肤自我检测的诊断准确性[150-152]。总痣数通常在30岁时达到峰值,在七八十岁时下降[153]。考虑到这一点,可以对年轻患者的相关病变进行皮肤镜监测,对老年患者的新病变进行全身摄影监测[143]。

1.3 什么时候治疗?

1.3.1 非黑色素瘤性皮肤癌

治疗BCC的主要目标是肿瘤的治疗,以及功能和容貌的最大限度保留。为了实现这一目标,每个病例都应根据治愈率、功能保留和美容效果以及患者的偏好进行个体化治疗。皮肤科医生可以有效地治疗低

表1.3 皮肤黑色素瘤的危险因素

危险因子	风险比	信息
黑色素瘤的个人史		标准化发病比4.5~25.6
黑色素瘤的家族史	1.8	
11~50个常见痣>2mm	1.7~1.9	
55~100个常见痣>2mm	3.2~3.7	
>100个常见痣>2 mm	7.6~7.7	
1~4个非典型痣	1.6~7.3	不典型痣:不规则的边界;不规则的色素沉着;直径>5mm;红斑(在病变或边缘处可弯曲);皮肤斑纹加重
痣的生长记录	2.3	
巨大先天性黑色素细胞		痣在外部皮肤的直径>20cm和皮肤黑色素瘤的相对危险范围为239~1224
不容易晒黑的皮肤	1.98	
浅色皮肤	1.40~1.42	
浅色眼睛	1.55~1.60	
红色或浅色头发	1.4~3.5	
光化性雀斑样痣的存在	1.9~3.5	
非黑色素瘤性皮肤癌史		2~3倍风险[127,128]
女性		女性与男性标准化发病比为1.3:1
年龄		儿童和青少年很少发生黑色素瘤,随年龄增大,发病率升高
富裕程度		相对危险系数为3
异常多的阳光暴露	2.6	
室内晒黑		单次即可增加黑色素瘤发生风险20%
煤焦油、沥青、杂酚油、砷或镭的职业暴露[145]		
农药每年使用两次以上[145]		

Source:Modified from Scottish Intercollegiate Guidelines Network 2004.[146]

3 记录你的斑点

注意下面图像中你身体上的斑点，以便于每年追踪其变化

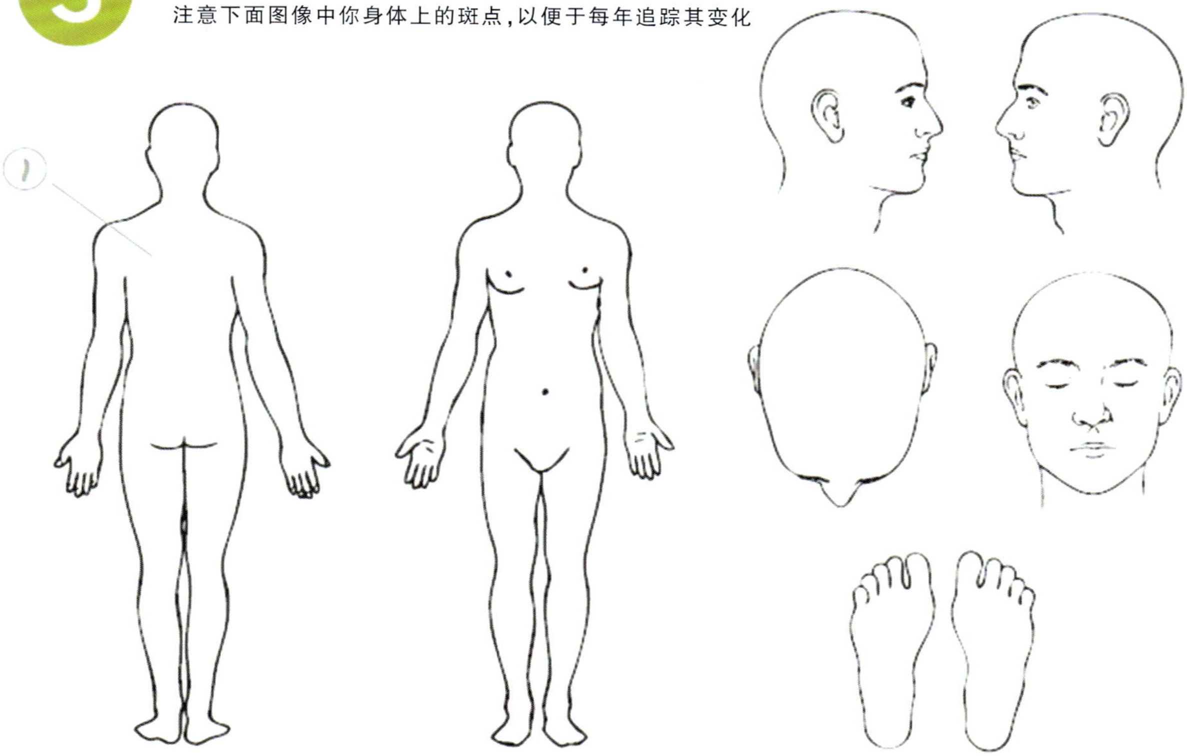

痣	A 不对称？痣的形状	B 边缘类型	C 痣的颜色	D 痣的直径/尺寸，应用尺子测量	E 痣是否发生了变化？
1	OVAL, EVEN	JAGGED	PINK	1.5MM	YES, LARGER

mm 10 20 30 40

Name:________ Date:________

图 1.2 痣图和日志示例。(Reproduced with permission from the American Academy of Dermatology.[142] Copyright © 2015. All rights reserved.)

危肿瘤和不复杂高危肿瘤。不同治疗方式的适应证、风险和获益将在本书后文讨论，本节将着重描述表 1.4 中低危肿瘤的特点。

1.3.2 黑色素瘤

明确何时治疗黑色素瘤是困难的，因为没有硬性规定。皮肤科医生可以对 Breslow 厚度<1mm、侵袭性组织学特征较少的病变进行广泛的局部切除。溃疡和有丝分裂也是重要的考虑因素。存在 T1B 黑色素瘤的患者可以找普外科医生进行前哨淋巴结活检和(或)找临床肿瘤科医生做进一步的检查。肿瘤、淋巴结、转移(TNM)分期标准见表 1.5[154]。

表 1.4 低危型复发的特点

基底细胞癌	鳞状细胞癌[142]
位于躯干和四肢,直径<20mm(不包括胫前、手、足、指甲和脚踝)	位于躯干和四肢,直径<20mm(不包括胫前、手、足、指甲和脚踝)
位于面颊、前额、头皮、颈和胫骨,直径<10mm	位于面颊、前额、头皮、颈和胫骨,直径<10mm
位于面中部、眼睑、眉毛、眶周、鼻、唇、下颏、耳前和耳后皮肤/沟、太阳穴、耳、生殖器、手和足,直径<6mm(在某些临床环境中,与大小无关的位置可能构成高危)	位于面中部、眼睑、眉毛、眶周、鼻、唇、下颏、耳前和耳后皮肤/沟、太阳穴、耳、生殖器、手和足,直径<6mm(在某些临床环境中,与大小无关的位置可能构成高危)
原发性肿瘤	原发性肿瘤
不是先前放射治疗的位置	不是先前放射治疗或发生慢性炎症的部位
免疫活性	免疫活性
边界清晰	边界清晰
小结、浅表、角化、漏斗状囊肿、纤维上皮瘤	病理学良好或中度分化
无神经侵犯	无神经或血管侵犯
	慢性生长的肿瘤
	无神经症状
	厚度<2mm 或 Clark 水平为Ⅰ、Ⅱ、Ⅲ

Source:Modified from National Comprhensive Cancer Network 2014.[131]

注意:危险因素也会增加转移的可能。

表 1.5 皮肤黑色素瘤的 AJCC TNM 标准

Tis	厚度	溃疡状态/有丝分裂
T1	N/A	N/A
	≤1mm	a:无溃疡,有丝分裂<1/mm^2
		b:溃疡,有丝分裂≥1/mm^2
T2	1.01~2mm	a:无溃疡
		b:溃疡
T3	2.01~4mm	a:无溃疡
		b:溃疡
T4	>4mm	a: 无溃疡
		b: 溃疡
N 分级	转移淋巴结数目	淋巴结转移肿块
N0	0 个淋巴结	N/A
N1	1 个淋巴结	a:微转移[a]
		b:巨转移[b]
N2	2~3 个淋巴结	a:微转移[a]
		b:巨转移[b]
		c:没有转移性淋巴结的小结或卫星灶
N3	4 个或多个转移淋巴结,或缠结淋巴结,或转移途径中或者卫星灶伴转移淋巴结	
M 级别	位置	血清乳酸脱氢酶
M0	0 个部位	N/A
M1a	远处皮肤、皮下淋巴结转移	正常
M1b	肺转移	正常
M1c	所有其他脏器转移	正常

缩写:AJCC,美国癌症联合委员会;TNM,肿瘤、淋巴结、转移。

Source:Modified from Balch et al 2010.[154]

[a] 淋巴结微转移可通过前哨淋巴结活检和完全性淋巴结清扫术(如果进行)诊断。

[b] 淋巴结巨转移被定义为临床可检测的淋巴结转移,可经治疗性淋巴结切除或淋巴结转移表现为粗大的囊外扩张而确诊。

1.4 何时转诊?

1.4.1 非黑色素瘤性皮肤癌

NCCN 建议复杂的高危肿瘤、局部复发或远处疾病发展的情况下,应由多学科肿瘤委员会管理治疗[131]。高危型基底细胞癌和鳞状细胞癌的特征见表 1.6。局部淋巴结转移 SCC 与淋巴管浸润、分化不良和周围神经浸润有关[155]。此外,局部淋巴结受累的患者复发和死亡的风险明显增加[156]。NCCN 建议,可扪及淋巴结或影像学上发现可疑淋巴结的患者应接受细针穿刺或核芯针穿刺活检,并通过再次活检和(或)再评估来证实阴性结果[131]。在罕见的转移性皮肤 BCC 的病例中,NCCN 建议,维莫德吉试验性治疗对转移性基底鳞状细胞癌也有帮助[131]。在转移性 SCC 的情

表 1.6 高危型复发的特点

基底细胞癌	鳞状细胞癌
位于躯干和四肢，直径≥20mm(不包括胫骨、手、足、指甲单位和脚踝)	位于躯干和四肢，直径≥20mm(不包括胫骨、手、足、指甲单位和脚踝)
位于面颊、前额、头皮、颈部和胫骨，直径≥10mm	位于面颊、前额、头皮、颈部和胫骨，直径≥10mm
位于面中部、眼睑、眉毛、眶周、鼻、唇、下颏、下颌、耳前和耳后皮肤/沟、太阳穴、耳、生殖器、手和足，直径>6mm (与大小无关的位置可能在某些临床环境中构成高危)	位于面中部、眼睑、眉毛、眶周、鼻、唇、下颏、下颌、耳前和耳后皮肤/沟、太阳穴、耳、生殖器、手和足，直径>6mm(与大小无关的位置可能在某些临床环境中构成高危)
复发性肿瘤	复发性肿瘤
先前行放射治疗的部位	先前行放射治疗的部位，或发生慢性炎症的部位
免疫抑制	免疫抑制
边界不清	边界不清
病理学表现为肿瘤的形态、基底鳞状细胞(不典型)、硬化、混合浸润或微结节特征	病理学低分化
神经周围受累	腺样的(棘层松解)、腺鳞状细胞(显示黏蛋白产生)或促纤维增生性亚型
	快速生长的肿瘤
	神经症状
	厚度或 Clark 水平≥2mm 或Ⅳ、Ⅴ级
	神经周围或血管受累

Source: Modified from National Comprehensive Cancer Network 2014.[131]

况下，NCCN 推荐可应用顺铂单药、顺铂加 5-FU、表皮生长因子抑制剂，或加入临床试验[131]。

1.4.2 黑色素瘤

一般来说，Breslow 厚度>1mm 的肿瘤应请普外科医生进行前哨淋巴结活检。与普外科医生讨论转诊的 T1b 癌症和(或)Breslow 厚度为 0.75~1mm 的患者情况，以及 1mm² 内有 1 个或更多的有丝分裂患者的情况，也是十分重要的。内科肿瘤学家是Ⅱ期黑色素瘤患者治疗的重要组成部分，这些肿瘤表现出侵袭性特征，如微转移和较大的 Breslow 厚度，或分期在Ⅲ期癌症以上。

1.5 随访

1.5.1 非黑色素瘤性皮肤癌

据估计，30%~50%的 NMSC 患者将在 5 年内发展为另一种 NMSC[157]。与一般人群相比，相应的 NMSC 的发生风险增加了 10 倍[158]，同时，它们也会增加皮肤黑色素瘤的发生风险[159]。所有皮肤 SCC 复发的患者 70%~80%都发生在最初治疗的 2 年内[160]。因此，密切关注这些患者是非常重要的。

非黑色素瘤性皮肤癌的 NCCN 推荐

- 有 BCC 病史的患者每 6~12 个月进行 1 次全面的皮肤检查。
- 有局部 SCC 病史的患者，2 年内每 3~12 个月进行 1 次全面的皮肤和区域淋巴结检查，后面的 3 年内每 6~12 个月进行 1 次检查，然后每 1 年进行 1 次检查。
- 存在区域 SCC 的患者，1 年内每 1~3 个月进行 1 次全面的皮肤和区域淋巴结检查，后面的 1 年每 2~4 个月进行 1 次全面的皮肤和区域淋巴结检查，然后后面的 3 年每 4~6 个月进行 1 次检查，以后都是每 6~12 个月检查 1 次。
- 不管何种类型皮肤癌，患者都要接受防晒和自我皮肤检查的教育。

缩写：BCC，基底细胞癌；SCC，鳞状细胞癌。

Source: Modified from National Comprehensive Cancer Network 2014.131

1.5.2 黑色素瘤

约 30%的Ⅰ~Ⅲ期黑色素瘤完全切除后会发生复发[161-163]。黑色素瘤复发率在治疗后 2~3 年最高[164,165]。已经报道ⅠA 期复发率为 5.2%，ⅠB 期为 18.4%，ⅡA 期 28.7%，ⅡB 期为 40.6%，ⅡC 期为 44.3%[166]。ⅢA 期、ⅢB 期和ⅢC 期患者的 5 年无复发生存率分别为

黑色素瘤皮肤癌的 NCCN 推荐

- 至少每年进行 1 次皮肤检查。
- 针对特定体征和症状的影像学检查。
- 区域淋巴结超声检查可用于明确的淋巴结体格检查、建议进行但未行前哨淋巴结活检的患者，或前哨淋巴结活检阳性但未进行完全淋巴结清扫的患者。结节基底超声不能代替前哨淋巴结活检。
- 复发的风险、原发性黑色素瘤、黑色素瘤家族史、非典型痣，以及患者或医生的关注会影响随访时间表。

Source：National Comprehensive Cancer Network 2014.[132]

63%、32%和 11%[167]。另一项研究发现，Ⅰ~Ⅲ期黑色素瘤复发的部位中，13%的患者为局部复发，17%为交界复发，46%为局部淋巴结复发，24%为远端复发[168]。在 340 例复发的Ⅲ期患者中，28%有局部或交界复发，21%出现局部淋巴结复发，51%出现全身复发[167]。疾病复发的风险使得后续随访至关重要。不幸的是，由于缺乏清晰的数据，对黑色素瘤患者适当的随访方式存在不同的意见[132]。NCCN 建议所有患者都要随访，不管黑色素瘤分期为上述的哪一个分期，都应进行随访。NCCN 还建议ⅡB~Ⅳ期的黑色素瘤患者，每 3~6 个月进行皮肤和淋巴结检查，连续 2 年；然后每 3~12 个月检查 1 次，连续 3 年，然后按临床需要每年进行 1 次检查[132]。每 4~12 个月进行 1 次胸部 X 线摄影、计算机断层扫描（CT）和（或）正电子发射断层扫描（PET）/CT 扫描以筛查复发或转移疾病十分重要，危险系数更高的患者检查应更加频繁[132]。由于 13%的ⅢC 期黑色素瘤患者有脑转移风险[167]，可以考虑每年进行脑部磁共振成像（MRI）检查[132]。5 年后的无症状复发或转移性疾病不推荐常规放射治疗[132]。

1.5.3 黑色素瘤家族史

有一位与黑色素瘤相关的一级亲属，几乎可使患黑色素瘤的风险增加 1 倍[126]。黑色素瘤家族史阳性者可能在更年轻的时候就被诊断出黑色素瘤，其中 68.6%在 45 岁甚至更年轻时即可做出诊断[169]。有家族史的黑色素瘤患者更可能存在多个非典型痣[169,170]。筛查已知家族史的患者会早期发现较薄的黑色素瘤[171-174]。一项研究表明，有黑色素瘤家族史的患者可从有针对性的皮肤病防护中获益[169]。这与文献综述内容一致，27%的指南都建议进行有针对性的监测[175]。

1.5.4 家族性非典型多痣黑色素瘤综合征

据报道，家族性非典型多痣黑色素瘤综合征（FAMMS）患者携带 CDK2NA 突变的黑色素瘤发生的中位年龄为 33~45 岁[176,177]，早期十几岁和二十几岁的黑色素瘤病例也有报道[178]。黑色素瘤患者的 FAMMS 筛查应在 10 岁开始，包括口腔黏膜和生殖器区域在内的全身检查[179-182]。所有的一级亲属和某些二级亲属也推荐进行这种筛查[183]。有人建议，每 6 个月医疗保健提供者应对 FAMMS 患者进行检查，以确保痣的稳定性[183]。在此之后，应对患者进行自我皮肤检测的教育，使其了解进行自我皮肤检测的重要性，随后的就诊访视可以每年进行，或根据需要进行[183]。

1.5.5 基因检测

FAMMS 为常染色体显性遗传性疾病，具有可变的表现力和外显率，通常表现为存在>50 颗痣[183]。CDK2NA 基因的典型种系突变是 p16（INK4）、p15（INK4b）或 p18（INK4c）的错义或无义突变[183]。黑色素瘤遗传学联盟（GenoMEL）发表声明，CDK2NA 基因检测尚不成熟，原因是外显率不同，基因检测呈阴性的家庭成员的发生风险仍高于普通人群，从而给他们提供了虚假的安全性提示[182]。所以，建议高危个体的一级亲属参与所有黑色素瘤的预防和监测计划，而不应考虑任何基因测试的结果[182]。

1.5.6 痣样基底细胞癌综合征

痣样基底细胞癌综合征（NBCCS）患者通常在约 30 岁发生 BCC，中位年龄为 25 岁[184]。在 20 岁时，BCC 的累积发病率男性为 14%，女性为 12%；50 岁时，77%的女性、80%的男性会被诊断为基底细胞癌[185]。大约 90%存在 NBCCS 的白种人会发展为 BCC，相比之下，只有 40%存在 NBCCS 的非裔美国人会发展为 BCC。有人建议，NBCCS 患者应每年进行皮肤检查[184]。

基因检测

NBCCS 是常染色体显性遗传性疾病[184]。据估计，70%~80%的突变是从父母遗传的，而剩下的 20%~30%是新的突变[184]。Evans 和 Farndon 指出，需要监测

NBCCS 的并发症，如儿童髓母细胞瘤和成人颌骨囊肿及 BCC[184]。对包括儿童在内的高危亲属进行基因检测也是恰当的预防措施[184]。

1.5.7 着色性干皮病

着色性干皮病(XP)是遗传和环境相互作用影响疾病进程的一个示例[186]。XP 患者一般在早年都会形成 AK[187]。如果 20 岁或更早诊断出 XP，那么在阳光暴露的部位发生 NMSC 的风险就会增加 10 000 倍，皮肤黑色素瘤的发生风险增加 2000 倍以上 [187]。NMSC 的中位发病年龄为 9 岁，皮肤黑色素瘤的中位发病年龄为 22 岁[187]。BCC 和 SCC 都能快速生长，侵袭迅速[188]。全面的皮肤检查，以及包括病变的整个皮肤表面和特写(包括尺子)的临床彩色照片记录，是我们推荐的治疗计划[187]。根据皮肤疾病的严重程度，每隔 3~12 个月就要进行这种频繁的皮肤检查[186]。除了定期的皮肤检查，在治疗计划中也应包括定期的眼睛、神经检查和听力图检查[187]。应指导患者或家长了解 BCC、SCC 和异常色素性病变的形态学，以便施行常态化的皮肤检查[186]。

基因检测

XP 是核苷酸切除修复的常染色体隐性突变[187]。XP 的诊断基于临床发现和家族史[187]。筛选 DNA 修复异常细胞的功能测试是优选的实验室诊断方法[187]。XP-A、XP-B、XP-D、XP-F 和 XP-G 突变的 XP 患者在轻度日光暴露后就会发生严重的晒伤[186]。高危个体可进行携带基因检测和产前诊断[187]。

1.5.8 药物

1970—1994 年报告给挪威药物管理局的药物不良反应中，光诱导药疹占皮肤不良事件的 8%[189]。可能机制涉及全身/皮肤药物或其存在于皮肤中并暴露于紫外线下的代谢产物[190]。光敏反应可分为更常见的光毒性反应和较不常见的光变应性反应[191]。光毒性药疹不是免疫介导的，并且不是所有存在高剂量药物暴露和在适当波长下辐射的个体就会发生光毒性药疹[190]。反应强度取决于光敏剂的剂量和光照[191]。光变应性反应是免疫介导的，并且不是发生在所有暴露于药物和辐射下的个体[190]。已经有患者长期服用已知光敏药物而导致癌症的病例报道。McCarthy 等人报道了 1 例慢性肉芽肿性疾病患者长期服用伏立康唑导致多灶性面部 SCC[192]。同时应用光敏药物和免疫抑制的患者更容易发展为 SCC[193-195]。Miller 等人报道了 2 例长期服用伏立康唑引起的 5 处原位黑色素瘤[196]。1380 例接受补骨脂素联合 UV-A 光疗(PUVA)治疗的患者在接受 250 次以上治疗后发现黑色素瘤的发生风险增加，最显著的风险发生在最初治疗 15 年后[197]。必须要意识到，长期应用光敏药物会增加皮肤癌的发生风险。表 1.7 是由 Moore 加以整理修改的，包括了常见的光敏药物[191]。

1.6 高危人群

1.6.1 户外工作人员

由于工作的性质和高水平的紫外线暴露，户外工作人员被认为是发生 NMSC 的高危人群[198]。“户外工作人员”通常指那些在工作日于户外工作 3 小时以上的人[199]。建筑工人日晒率为 50%~80%[200]。户外工作人员不仅在工作时有更多的时间暴露在阳光下，而且多项研究也表明，他们在非工作时间也有大量的时间在户外[201,202]。使用剂量测定法客观量化紫外辐射的研究表明，户外工作人员接受的剂量高于推荐剂量[203-206]。两项独立的荟萃分析显示，职业性紫外线暴露与 SCC[207]和 BCC[208]的发生风险增加有明显的关联。职业性紫外线暴露与黑色素瘤之间的相关性尚不明确[209]。29 份已发表的病例对照研究的系统性回顾显示，间歇性光暴露导致黑色瘤的风险显著增加，而重度职业性光暴露导致黑色素瘤的风险显著降低。这些发现得到了 41 项研究荟萃分析的支持，这些研究表明，间歇性光暴露与黑色素瘤发生呈正相关，而持续性高强度光暴露与黑色素瘤发生呈负相关[210]。一些人认为有足够的证据确定皮肤癌是一种“职业病”[198]。

职业性光暴露可以通过以下推荐的防晒策略来减少或避免，例如佩戴宽边帽、穿长袖衬衫和裤子、戴太阳镜、经常使用防晒霜、寻找遮阳处，以及在紫外线峰值时间(上午 10 点到下午 3 点)重新安排工作任务[199]。研究表明，户外工作人员对防晒策略采取不足[206,211,212]。34 项具有代表性的和介入研究的系统回顾分析表明，许多户外工作人员从来没有或很少穿长袖衬衫(50%~80%)、戴防晒帽(30%~80%)和使用防晒霜(30%~100%)[200]。已经表明，与自愿防晒政策下工

表 1.7 光敏药物

利尿剂	抗菌剂
氢氯噻嗪、呋塞米、氯噻嗪、苄氟噻嗪、苄噻嗪、环噻嗪、氢氟噻嗪、甲氯噻嗪、三氯甲烷、聚噻嗪、阿米洛利、依他尼酸、氨苯蝶呤、螺内酯、乙酰唑胺、美托拉宗、喹乙宗	地美环素、萘啶酸、磺胺甲噁唑、柳氨磺胺吡啶、环丙沙星、依诺沙星、洛美沙星、氧氟沙星、诺氟沙星、土霉素、四环素、多西霉素、美他环素、米诺环素、甲氧苄啶、异烟肼、磺胺甲二唑、庆大霉素、氯法齐明、灰黄霉素、呋喃妥因
非甾体抗炎药	抗精神病药物
萘普生、酮洛芬、舒洛芬、噻洛芬酸、吡罗昔康、二氟尼柳、双氯芬酸、甲芬那酸、萘丁美酮、舒林酸、苯基丁氮酮、吲哚美辛、布洛芬	氯丙嗪、三氟拉嗪、丙氯拉嗪、甲硫达嗪、泰尔登、异丙嗪、奋乃静、氟非那嗪、普马嗪、氟哌啶醇、替沃噻吨、三氟丙嗪、异丁嗪
抗抑郁药	心血管药物
阿米替林、曲米帕明、去甲替林、普罗替林、地昔帕明、阿莫沙平、丙咪嗪、多塞平	胺碘酮、硝苯地平、奎尼丁、卡托普利、依那普利、福辛普利、雷米普利、丙吡胺、肼屈嗪、氯贝丁酯、辛伐他汀
抗疟疾药	降血糖剂
氯喹、奎宁、乙胺嘧啶、甲氟喹	格列本脲(优降糖)、甲苯磺丁脲、格列吡嗪、妥拉磺脲、氯磺丙脲、醋酸己脲
抗组胺药	细胞毒性药物
赛庚啶、苯海拉明、溴苯那敏、曲普利啶、氯雷他定	氟尿嘧啶、长春碱、达卡巴嗪、甲基苄肼、甲氨蝶呤
抗惊厥药	激素
卡马西平、拉莫三嗪、苯巴比妥、苯妥英钠	皮质类固醇、雌激素、黄体酮、螺内酯
全身性皮肤病药	其他
异维A酸、甲氧沙林	氯金酸钠、硫唑嘌呤、血卟啉

注：药品按治疗类别和通用名称列出。在每个分组中列出药物，按报道发生频率的大概顺序列出。

Source：Modified from Moore 2002.[191]

作的员工相比，在强制防晒政策下工作的员工更少患日光角化病，并有更少的皮肤癌切除病例[202]。已经证明有几种方法和干预措施可以增加防晒的应用。结合皮肤癌保护教育和认识的随机试验证实了基于工作场所的干预的长期疗效。第一项试验使用了一个关于皮肤癌的紫外线照片和(或)视频，这使得12个月的防晒行为比例显著增加[213]。另一项试验在滑雪场员工的Go Sun智能健康宣传运动中引入了宣传策略，从而使防晒霜和防护服的使用情况得到了改善[214]。第三项试验包括Sun Wise计划和为邮政工作人员提供帽子和防晒霜，这也使防晒霜和防护服的使用得到了改善[215]。同时，提供个人防护装备并进行教育被证明可以提高以色列工人的防晒意识[216]。其他环境因素，如重视防晒的工作场所文化[217,218]和社会规范[219]都与阳光安全行为呈正相关。

1.6.2 飞行员

据报道，飞行员皮肤癌的发病率明显增加[220]。飞机的窗户会阻挡紫外辐射，在高巡航高度的驾驶舱内的测量值确实只显示有最小的暴露[221]，但飞行员经常暴露于由伽马射线和中子辐射组成的宇宙辐射[222]，这种类型的辐射很容易穿透人体，并且与黑色素瘤、脑癌等多种类型的癌症相关[220]。每年的辐射剂量取决于几个职业因素。如具体的工作(驾驶舱或机舱人员)、飞行类型(长或短距离)和飞行小时数，估计飞行员每年的辐射剂量为0.2~9.1mSv[223]。这比大多数核工作者、放射学技术人员和工业放射学家的平均年辐射剂量还要高[224]。据估计，航空公司的飞行员暴露于2~6mSv/y的电离辐射，约1mSv的伽马射线背景辐射[222]。对宇宙辐射暴露和癌症风险的回顾性研究表明，在航空公司乘务员中发生NMSC的风险为1.6%~2.5%[220]。该研究还报道了航空公司飞行员发生黑色素瘤的风险为1.8%~10.2%，空乘人员的风险为0.4%~3.7%。虽然皮肤癌的发病率较高，但一些混杂因素使发现皮肤癌发病的明确相关因素具有一定挑战性[220]。这种尚未明确的相关性使得本组皮肤癌预防的方法变得困难。

1.6.3 晒黑床

室内晒黑已被国际癌症研究机构标记为Ⅰ级致癌物[225]。平均室内晒黑1分钟估计是中午时分地中海地区日晒1分钟所产生的两倍致癌剂量[226]。25岁以下进行室内晒黑的人患NMSC的风险更高[227]。美国国民健康访问调查发现，室内晒黑者更多为非西班牙裔白种人女性，其中62%的女性年龄为25岁或更年轻[228]。美国归因危险度估计 SCC 为 8.2%，BCC 为 3.7%，对应于约 170 000 例 NMSC 与室内晒黑相关[227]。2014 年，与晒黑床相关的 NMSC 估计上升到 419 000 例[229]。一次室内晒黑可使 SCC 和 BCC 的发生风险分别增加 67% 和 29%[229]。高中和大学年龄段的个体每年 6 次室内晒黑会使 BCC 发生的风险增加 73%[230]。据估计，18~29 岁的黑色素瘤患者中，有 765 人与晒黑床使用有关[231]。如果从未进行过室内晒黑，则可以避免近 25% 的早期 BCC 的发生[232]。在欧洲，大约有 3438 例黑色素瘤可归因于晒黑床的使用[144]。在美国、欧洲和澳大利亚，大约有 10 000 例黑色素瘤与室内晒黑相关[229]。在系统性回顾和荟萃分析中，35 岁之前第 1 次使用晒黑床与发生黑色素瘤的危险度相关系数为 1.87[144]。该综述还报道，每年每增加一次室内晒黑，黑色素瘤发生风险就会增加 1.8%[144]。仅 1 次晒黑会使应用者患黑色素瘤的风险增加 20%，而在同一年中每增加 1 次晒黑会另外增加 25% 的风险[144]。根据青少年危险行为监测系统，13% 的所有高中生、21% 的高中女生、32% 的高三女生、29% 的白种人高中女生会使用室内晒黑床[233]。加利福尼亚、夏威夷、伊利诺斯、路易斯安那、明尼苏达、内华达州、俄勒冈、得克萨斯、佛蒙特州和华盛顿等州都通过了禁止未成年人室内晒黑的法律[234]。据报道，较新的晒黑床并不比旧的更安全[235]，自 2014 年 9 月以来，美国食品和药物管理局（FDA）要求晒黑床要具有Ⅱ类（中危至高危）警告[236]。

1.7 防晒方法

国际癌症研究机构已将紫外辐射归类为致癌物[237]。疾病控制中心的调查结果表明，尽管防晒霜的使用、遮阴、穿戴至踝部的较长衣物等防护行为在近几年有所增加，但晒伤的患病率仍然很高。据报道，50.1% 的成年人和 65.6% 的 18~29 岁白种人，在 1 年内都至少有 1 次晒伤[238]。调查结果显示，晒伤发生率最高的是男性、非西班牙裔白种人、年轻成年人和高收入人群，而女性和老年人则会采取更多预防措施[10]。与老年人相比，18~29 岁之间的人更常发生晒伤[238]。据估计，不到 40% 的青少年会使用防晒霜[10]。与青春期男性相比，女性青少年在大多数情况下更愿意、更频繁地应用防晒霜[239]。此外，更多的女性青少年受到她们的母亲和同伴的鼓励去使用防晒霜[239]。正如本章前面所述，大约 60% 的家长会使用防晒霜[10]。尽管婴儿和幼儿的皮肤更敏感，但有证据表明，皮肤的保护屏障在 2 岁以内仍然不成熟，而且，紫外辐射引起的皮肤变化的积累可能早在人生的第一个夏天就已开始[240]。对佛罗里达州 4000 名小学生的调查显示：51.3% 的非西班牙裔白种人学生"大部分时间或者总是"使用 SPF 15 或防晒指数更高的防晒霜，相比之下，西班牙裔学生这一比例为 35.3%，非西班牙裔黑人学生为 13.4%[241]。据全国流动医疗调查显示，儿童是最少使用防晒霜的人群[6]。在这一节中，将讨论基本的防晒方法，包括防晒霜、植物酚、防晒服、防晒帽和太阳镜。

1.7.1 防晒霜

防晒霜是美国人最常使用的防晒方法之一[238]。涂了防晒霜的皮肤产生晒伤所需的紫外辐射量与未受保护的皮肤产生晒伤所需的辐射量之间的关系，称为 SPF [3]。随着 SPF 值的增加，保护量也会增加[3]。SPF 为 30 的防晒霜吸收 96.7% 的红斑紫外线，而 SPF 为 60 的防晒霜吸收 98.3%，与 SPF 为 30 的防晒霜相比，SPF 为 60 的防晒霜几乎可以防止两倍的红斑紫外线到达皮肤[242]。大多数人只使用推荐的 $2mg/cm^2$ 防晒霜剂量的 25%~50%，这导致防晒霜只发挥了较少的防晒作用[243]。

防晒霜由有机滤光和无机滤光组成。有机滤光是通过吸收紫外光而起作用的芳香化合物，而无机滤光可以吸收、反射和散射紫外光[244]。这些滤光吸收能量，电子跃迁到激发态，然后返回到基态，以更长的波长以热或光的形式释放它们的能量[245-247]。

对氨基苯甲酸（PABA）衍生物、肉桂酸盐、二苯甲酮和奥克立林为有机滤光成分，可导致光变应性反应[248]。在北美洲，大约 1% 的过敏性接触性皮炎反应来自防晒霜，但它是光变应性反应最常见的原因[249]。美国允许使用的第一种紫外线滤光成分是对氨基苯甲酸[244]，但它也可能引起光变应性、接触性皮炎和染色衣物[250]。23 908 例患者的代表性研究分析发现，防晒霜中三种最常见的变应原是二苯甲酮-3（10% 浓度为 70.2%，3% 浓度为 64.4%）、DL-α-生育酚（4.8%）和芳香混合物 I（4%）[251]。

二氧化钛（TiO_2）和氧化锌（ZnO）在防晒霜中经常被用作无机物理防晒剂[252]。早期的 TiO_2 和 ZnO 含有较大的折射率较高的颗粒，导致厚的白色涂层具有较差的颗粒分散，以及可能会导致粉刺生成[253]。最近，制造商已经将这些矿物质改为微米和纳米尺寸[244]，其散射的可见光更少，并具有更多的透明膜，改善了美容外观[254]。由于 TiO_2 在 UVB 波长范围内、ZnO 在 UVA 波长范围内更有效，这些粒子的组合保证了更大波长范围内的紫外线防护效果[252]。与有机滤光相比，无机滤光不易受紫外线暴露的影响，具有较低的引起变态反应的可能[253]。表 1.8 是已经批准使用的防晒成分及其大概的紫外线覆盖率[255]。

应用防晒霜的目的是防止 UVB（290~320nm）和 UVA（320~400nm）辐射的不利影响[252]。UVA 和 UVB 均为免疫抑制[256]。UVA 可以穿透更深的皮肤到达真皮[244]。高能 UVB 射线可以在嘧啶之间产生共价键，导致 DNA 直接损伤[257,258]。UVA 和 UVB 均可引起间接损伤，导致活性氧的形成、DNA 氧化损伤和炎性细胞因子的激活[259-261]。最终，这些因素会导致晒伤、色素沉着、过早老化和光致癌[262-264]。UVB 防晒霜不能保护太阳光模拟辐射引起的免疫抑制，而广谱防晒霜有相同的 SPF，可以更好地保护在 UVA 范围内显著降低局部紫外线诱导的免疫抑制[265]。以接触敏感度为模型，211 名志愿者应用 UVA/UVB 防晒霜的平均免疫保护性更强[266]。UVA 防护的量在预防局部免疫抑制方面也很重要，正如一项研究表明的那样，UVA 防护系数为 14 不会产生局部免疫抑制，而 UVA 防护系数为 6 未能阻止局部免疫抑制[265]。此外，具有 UVA 吸收剂的防晒霜已被证明能显著减少嘧啶二聚体的形成和 p53 的累积[267]。

表 1.8 经批准的防晒霜的吸收范围

类型	吸收范围[a] UVB (290~320nm)	UVA2 (320~340nm)	UVA1 (340~400nm)
化学防晒剂（有机化合物）			
西诺沙酯			
恩索利唑			
右膜柳酯	√		
桂皮酸盐			
水杨酸辛酯			
奥克立林			
二甲基氨基苯甲酸			
对氨基苯甲酸 (PABA)			
三乙醇胺			
二羟苯宗	√	√	
氧苯酮			
舒利苯酮			
依莰舒		√	
邻氨基苯甲酸甲酯			
阿伏苯宗			√
物理防晒剂（无机化合物）			
二氧化钛	√	√	
氧化锌	√	√	√

Source: Modified from Joe et al 2012.[255]

[a] 范围是近似的；每一种防晒霜可能都无法阻挡所列的全部紫外线（UV）辐射范围。

[b] 结合奥克立林以确保稳定性。

每天都应该使用防晒霜，因为 80% 的紫外光可穿过云层，大约 25% 和 80% 分别被沙子和雪反射[255]。防晒霜也应在日晒前 15~30 分钟应用，将其应用于 NMSC 的常见部位，如面部、耳部、手部、手臂和唇部[255]。此外，目前的建议还规定，防晒霜应每 2 小时再涂一次，游泳、出汗、擦拭后应再涂抹[3]。

健康效益

当 SPF 为 15 或以上的广谱防晒霜与其他防护措施联合使用时，可以预防晒伤，降低早期皮肤老化和皮肤癌（黑色素瘤和 SCC）的发生风险[268-272]。自 2011 年以来，SPF≥15 的广谱防晒霜包括这样的声明："如果按照要求结合其他防晒措施使用，可减少皮肤癌的发生风险和阳光所致的早期皮肤老化[273]。"此外，在 2011 年，非广谱 SPF<15 的防晒霜中，有以下声明："长时间暴露在阳光下会增加患皮肤癌和早衰的风险[273]。"甚至红斑紫外线的剂量也已被证明会增加胸腺嘧啶二聚体、p53 表达和朗格汉斯细胞的损失[274]。用 SPF 为 8 的广谱防晒霜可以减少这些效应，同时可减少黑色素细胞的数量和大小，降低溶菌酶与弹性蛋白的比值[275]。据估计，在 5 年内每天使用 SPF 为 15 或以上的广谱防晒霜可以预防 11 个 BCC、24 个 SCC 和 838 个 AK，同时可节省 88 203 美元[276]。

光老化

光老化是一个复杂和渐进的过程，紫外线暴露会加重光老化，防晒霜被认为是最有效的预防方法[244]。对 53 例先前诊断为皮肤癌或 AK 的成人进行随机、双盲、安慰剂对照试验，结果显示，在 24 个月内应用 UVA/UVB 防晒霜的患者，其活检中更少出现日光性弹力组织变性[277]。12 名法国志愿者应用广谱防晒霜 6 周后显示，防晒霜可以减少或防止表皮增厚，降低前胶原的表达，以及提高溶菌酶与弹力蛋白的比值[275]。Nambour 皮肤癌预防试验显示，参与者在使用 SPF 16 的防晒霜后，其左手背出现微观形貌分级。微观形貌等级的单位增加与皮肤质地的恶化、可见血管的增加、面部粉刺增加有关，并会增加 AK 和 NMSC 的发生风险[16,278,279]。结果显示，每天使用防晒霜可降低较高的微观形貌等级，也可降低患 AK 和皮肤癌的风险[272]。

预防 AK

AK 与紫外线暴露高剂量累积有关[280]。随机对照试验让参加者每天使用 SPF 17 广谱防晒霜，并且在 7 个月的时间内，防晒霜组显示新病变的出现减少、总 AK 减少和更大的剂量依赖性的缓解率[281]。每天使用 SPF 16 广谱防晒霜可使 AK 减少 24%[282]。

鳞状细胞癌的预防

SCC 也与紫外线暴露高剂量累积有关[280]。在 4.5 年的时间内，每周应用 3~4 天的 SPF 16 广谱防晒霜可使 SCC 的发生减少 40%[283]。经过 8 年的随访，每天使用防晒霜的人 SCC 的发病率仍然降低了 40%[271]。

黑色素瘤的预防

黑色素瘤是多因素作用的结果，紫外线暴露被认为是可改变的危险因素[268]。Dennis 等人证明，在所有年龄组中，高剂量间歇性日光暴露相关晒伤的一生相对危险度为 1.6[284]。尽管紫外线暴露已被确立为一个危险因素，但证明防晒霜作为预防性方法的证据尚未明确且存在争议[285,286]。在一项随机对照试验中发现，使用 SPF 30 广谱防晒霜，雀斑儿童的新色素痣有轻微的减少[287]。然而，在欧洲的白种人学龄儿童的研究中，与穿戴防晒服相比，应用防晒霜会出现更多的色素痣[288]。物理屏障和防晒霜可以部分防止紫外线对痣的影响，但防晒霜在预防 UVB 光诱导的炎性改变方面不如物理屏障有效[289]。1966—2003 年的队列分析和病例对照研究的荟萃分析显示，防晒霜对黑色素瘤没有防护或有害的相关性[290]。一项研究显示，新的原发性黑色素瘤减少了 50%，浸润性黑色素瘤减少了 73%，该研究是基于为期 5 年每天使用 SPF 16 广谱防晒霜的试验并随访 10 年而得出的结果[268]。本研究的局限性是干预部位排除了躯干和下肢，对全身进行了黑色素瘤分析[291]。

防晒剂与基底细胞癌

日光暴露已被认为是 BCC 的危险因素[1]，但只有约 2/3 的 BCC 在日光照射的地区发生[292]。在每天应用 SPF 16 广谱防晒霜的初始试验 8 年后，van der Pols 等人发现，应用防晒霜组的 BCC 发病率降低了 25%，但这在统计学上并无意义[271]。这可能归因于 Situm 等所描述的潜伏期，其指出 BCC 从 UV 损伤到临床发作的潜伏期超过 20 年[292]。

1.7.2 绿茶

绿茶的健康益处是由于多酚的存在。最有效和主要的多酚是表没食子儿茶素没食子酸酯（EGCG）[293]。已经有研究表明，多酚在体外和体内系统中具有抗氧化、抗炎和抗癌活性[294,295]。小鼠皮肤外用绿茶酚（GTP）可明显减少 UVB 诱导的 DNA 损伤[296,297]。类似的，在紫外线暴露之前用 GTP 局部治疗人的皮肤发现，环丁烷嘧啶二聚体可以达到剂量依赖性的修复作用[298]。已证明绿茶或白茶提取物外用，能够为人体皮肤提供对日光中紫外线的防护[299]。口服 GTP[300]和局部应用 EGCG[301]都可显著降低小鼠肿瘤发病率、肿瘤多样性和肿瘤大小。

1.7.3 防护服

美国医务总监呼吁预防皮肤癌的行动中，建议穿长袖衬衫、长裤和长裙以获得最大的紫外线防护[3]。美国医务总监还指出，紧密的织物和较深的颜色也可以提供更多的防护。织物的孔隙率、类型、颜色、重量和厚度影响紫外线防护效果[302]。牛仔裤、运动服、运动衫、套头衫和紧身衣都具有 500 以上的紫外线防护系数[303]。研究人员还建议织物分层叠加从而增加防护作用。紫外线吸收剂在织物上的应用显著提高了紫外线防护系数[302]。与干织物相比，含 TiO_2 的湿棉织物和涤纶织物紫外线防护作用显著降低，然而湿的含 TiO_2 织物和含 TiO_2 涤纶绉的紫外线防护作用明显比干织物要强[304]。

1.7.4 帽子

美国医务总监建议戴紧密织物制成的宽边帽，可以比草帽或其他多孔织物更好地遮盖面部、耳部和颈部背侧[3]。这项研究表明，较深颜色的帽子可以提供更好的防护。美国癌症协会推荐戴具有非反射底面的宽边帽或穿着披肩或斗篷[305]。

1.7.5 太阳镜

太阳镜对于眼睛周围的皮肤以及眼睛的保护非常重要[305]。美国癌症协会指出，理想的太阳镜应该阻挡 99%~100%的 UVA 和 UVB 光线，而标记为“美容性”的太阳镜只阻挡大约 70%的紫外线[305]。提供紫外线防护的隐形化学品可以应用于镜片，所以检查标签是否有“符合美国国家标准学会对紫外线的防护要求”是很重要的[305]。可以选择带边框的大框架太阳镜，其能提供对多个方向的光防护作用[305]。给孩子们玩的太阳镜是达不到防护要求的[305]。

1.7.6 寻找遮阳处来防护

紫外线在上午 10 点到下午 4 点之间最强[305]。紫外线的强度取决于一年中的不同时间和其他因素[305]。美国医务总监提出警告，遮阳处不能阻挡所有紫外辐射，因为它不能防止散射的紫外线[3]。不同的表面具有不同的反射率。雪可以反射 80%~90%[306]的紫外辐射，沙是 20%~30%[306]，水是 5%~7%[306]，混凝土是 14%~17%[307]，草是 1%~2%[307]。窗户通常可遮住大部分 UVB 光线，但还会有一小部分 UVA 光线照射进来[305]。

1.8 结论

皮肤癌正日益引起人们的关注[2]，并成为严重的经济负担[3]，需要采取必要的预防措施。皮肤科医生在治疗和预防皮肤癌中起着关键作用。为了最大限度地预防皮肤癌，多种方法综合应用的效果是最好的。提高公众的意识、增加患者防晒措施的教育、早期发现和治疗癌前病变和早期皮肤癌，这些都是皮肤癌预防和成功处理的关键。

参考文献

[1] Rogers HW, Weinstock MA, Harris AR, et al. Incidence estimate of nonmelanoma skin cancer in the United States, 2006. Arch Dermatol. 2010; 146(3):283–287

[2] American Cancer Society. Cancer Facts & Figures 2014. 2014 [accessed September 4, 2014]. http://www.cancer.org/acs/groups/content/@research/documents/webcontent/acspc-042151.pdf

[3] U.S. Department of Health and Human Services. The Surgeon General's Call to Action to Prevent Skin Cancer. Washington, DC: U.S. Department of Health and Human Services, Office of the Surgeon General; 2014

[4] Tung R, Vidimos A. Nonmelanoma Skin Cancer. [accessed September 4, 2014]. http://www.clevelandclinicmeded.com/medicalpubs/diseasemanagement/dermatology/nonmelanoma-skin-cancer/

[5] U.S. Preventive Services Task Force. U.S. Preventive Services Task Force Procedure Manual. 2008. August 2011 [accessed September 9, 2014]. http://www.uspreventiveservicestaskforce.org/uspstf08/methods/procmanual1.htm

[6] Akamine KL, Gustafson CJ, Davis SA, Levender MM, Feldman SR. Trends in sunscreen recommendation among US physicians. JAMA Dermatol. 2014; 150(1):51–55

[7] Cheng MY, Moreau JF, McGuire ST, Ho J, Ferris LK. Melanoma depth in patients with an established dermatologist. J Am Acad Dermatol. 2014; 70(5):841–846

[8] American Academy of Dermatology. Basic Dermatology Curriculum. [accessed September 5, 2014]. http://aad.org/education/basic-dermatology-curriculum

[9] U.S. Preventive Services Task Force. Behavioral Counseling to Prevent Skin Cancer: U.S. Preventive Services Task Force recommendation statement website. 2012 [accessed September 5, 2014]. http://www.uspreventiveservicestaskforce.org/uspstf11/skincancouns/skincancounsrs.htm

[10] Buller DB, Cokkinides V, Hall HI, et al. Prevalence of sunburn, sun protection, and indoor tanning behaviors among Americans: review from national surveys and case studies of 3 states. J Am Acad Dermatol. 2011; 65(5) Suppl 1:S114–S123

[11] University of Pennsylvania. Welcome to Pool Cool. 2010 [accessed September 9, 2014]. http://www.med.upenn.edu/poolcool/

[12] Aitken JF, Janda M, Elwood M, Youl PH, Ring IT, Lowe JB. Clinical outcomes from skin screening clinics within a community-based melanoma screening program. J Am Acad Dermatol. 2006; 54(1):105–114

[13] Aitken JF, Youl PH, Janda M, Lowe JB, Ring IT, Elwood M. Increase in skin cancer screening during a community-based randomized intervention trial. Int J Cancer. 2006; 118(4):1010–1016

[14] Marks R. Two decades of the public health approach to skin cancer control in Australia: why, how and where are we now? Australas J Dermatol. 1999; 40(1):1–5

[15] English DR, Armstrong BK, Kricker A, Winter MG, Heenan PJ, Randell PL. Demographic characteristics, pigmentary and cutaneous risk factors for squamous cell carcinoma of the skin: a case-control study. Int J Cancer. 1998; 76(5):628–634

[16] Kricker A, et al. Pigmentary and cutaneous risk factors for non-melanocytic skin cancer–a case-control study. Int J Cancer. 1991; 48(5):650–662

[17] World Health Organization. Sun Protection in Schools: an Educational Package to Protect Children from Ultraviolet Radiation. 2003 [accessed September 5, 2014]. http://www.who.int/uv/publications/en/sunprotschools.pdf

[18] Crosby RA, Santelli JS, DiCliemente RJ. Adolescents at risk: a generation in jeopardy. In: Adolescent Health: Understanding and Preventing Risk Behaviors. San Francisco, CA: Jossey-Bass; 2009:3–27

[19] Loescher LJ, Emerson J, Taylor A, Christensen DH, McKinney M. Educating preschoolers about sun safety. Am J Public Health. 1995; 85(7):939–943

[20] Buller MK, Kane IL, Martin RC, et al. Randomized trial evaluating computer-based sun safety education for children in elementary school. J Cancer Educ. 2008; 23(2) in2:74–79

[21] Arizona Department of Health Services. SunWise Skin Cancer Prevention School Program. [accessed September 5, 2014]. http://www.azdhs.gov/phs/sunwise/

[22] Geller A, Rutsch L, Kenausis K, Zhang Z. Evaluation of the SunWise School Program. J Sch Nurs. 2003; 19(2):93–99

[23] Kyle JW, Hammitt JK, Lim HW, et al. Economic evaluation of the US Environmental Protection Agency's SunWise program: sun protection education for young children. Pediatrics. 2008; 121(5):e1074–e1084
[24] Gupta AK, Paquet M, Villanueva E, Brintnell W. Interventions for actinic keratoses. Cochrane Database Syst Rev. 2012; 12:CD004415
[25] Warino L, Tusa M, Camacho F, Teuschler H, Fleischer AB, Jr, Feldman SR. Frequency and cost of actinic keratosis treatment. Dermatol Surg. 2006; 32 (8):1045–1049
[26] Criscione VD, Weinstock MA, Naylor MF, Luque C, Eide MJ, Bingham SF, Department of Veteran Affairs Topical Tretinoin Chemoprevention Trial Group. Actinic keratoses: natural history and risk of malignant transformation in the Veterans Affairs Topical Tretinoin Chemoprevention Trial. Cancer. 2009; 115(11):2523–2530
[27] Dodson JM, DeSpain J, Hewett JE, Clark DP. Malignant potential of actinic keratoses and the controversy over treatment. A patient-oriented perspective. Arch Dermatol. 1991; 127(7):1029–1031
[28] Suchniak JM, Baer S, Goldberg LH. High rate of malignant transformation in hyperkeratotic actinic keratoses. J Am Acad Dermatol. 1997; 37(3, Pt 1):392–394
[29] Goldberg LH, Kaplan B, Vergilis-Kalner I, Landau J. Liquid nitrogen: temperature control in the treatment of actinic keratosis. Dermatol Surg. 2010; 36 (12):1956–1961
[30] Thai KE, Fergin P, Freeman M, et al. A prospective study of the use of cryosurgery for the treatment of actinic keratoses. Int J Dermatol. 2004; 43(9):687–692
[31] Krawtchenko N, Roewert-Huber J, Ulrich M, Mann I, Sterry W, Stockfleth E. A randomised study of topical 5% imiquimod vs. topical 5-fluorouracil vs. cryosurgery in immunocompetent patients with actinic keratoses: a comparison of clinical and histological outcomes including 1-year follow-up. Br J Dermatol. 2007; 157 Suppl 2:34–40
[32] Lubritz RR, Smolewski SA. Cryosurgery cure rate of actinic keratoses. J Am Acad Dermatol. 1982; 7(5):631–632
[33] Patel G, Armstrong AW, Eisen DB. Efficacy of photodynamic therapy vs other interventions in randomized clinical trials for the treatment of actinic keratoses: a systematic review and meta-analysis. JAMA Dermatol. 2014; 150 (12):1281–1288
[34] Szeimies RM, Stockfleth E, Popp G, et al. Long-term follow-up of photodynamic therapy with a self-adhesive 5-aminolaevulinic acid patch: 12 months data. Br J Dermatol. 2010; 162(2):410–414
[35] Gupta AK, Davey V, Mcphail H. Evaluation of the effectiveness of imiquimod and 5-fluorouracil for the treatment of actinic keratosis: critical review and meta-analysis of efficacy studies. J Cutan Med Surg. 2005; 9(5):209–214
[36] Ceilley RI. Mechanisms of action of topical 5-fluorouracil: review and implications for the treatment of dermatological disorders. J Dermatolog Treat. 2012; 23(2):83–89
[37] Askew DA, Mickan SM, Soyer HP, Wilkinson D. Effectiveness of 5-fluorouracil treatment for actinic keratosis: a systematic review of randomized controlled trials. Int J Dermatol. 2009; 48(5):453–463
[38] Adamson DJ, Frew D, Tatoud R, Wolf CR, Palmer CN. Diclofenac antagonizes peroxisome proliferator-activated receptor-gamma signaling. Mol Pharmacol. 2002; 61(1):7–12
[39] Alam CA, Seed MP, Willoughby DA. Angiostasis and vascular regression in chronic granulomatous inflammation induced by diclofenac in combination with hyaluronan in mice. J Pharm Pharmacol. 1995; 47(5):407–411
[40] Lu X, Xie W, Reed D, Bradshaw WS, Simmons DL. Nonsteroidal antiinflammatory drugs cause apoptosis and induce cyclooxygenases in chicken embryo fibroblasts. Proc Natl Acad Sci U S A. 1995; 92(17):7961–7965
[41] Seed MP, Brown JR, Freemantle CN, et al. The inhibition of colon-26 adenocarcinoma development and angiogenesis by topical diclofenac in 2.5% hyaluronan. Cancer Res. 1997; 57(9):1625–1629
[42] Jarvis B, Figgitt DP. Topical 3% diclofenac in 2.5% hyaluronic acid gel: a review of its use in patients with actinic keratoses. Am J Clin Dermatol. 2003; 4 (3):203–213
[43] Ulrich C, Hackethal M, Ulrich M, et al. Treatment of multiple actinic keratoses with topical diclofenac 3% gel in organ transplant recipients: a series of six cases. Br J Dermatol. 2007; 156 Suppl 3:40–42
[44] Akarsu S, Aktan S, Atahan A, Koç P, Özkan S. Comparison of topical 3% diclofenac sodium gel and 5% imiquimod cream for the treatment of actinic keratoses. Clin Exp Dermatol. 2011; 36(5):479–484
[45] Vidal D. Topical imiquimod: mechanism of action and clinical applications. Mini Rev Med Chem. 2006; 6(5):499–503
[46] Korman N, Moy R, Ling M, et al. Dosing with 5% imiquimod cream 3 times per week for the treatment of actinic keratosis: results of two phase 3, randomized, double-blind, parallel-group, vehicle-controlled trials. Arch Dermatol. 2005; 141(4):467–473
[47] Hadley G, Derry S, Moore RA. Imiquimod for actinic keratosis: systematic review and meta-analysis. J Invest Dermatol. 2006; 126(6):1251–1255
[48] Szeimies RM, Karrer S, Radakovic-Fijan S, et al. Photodynamic therapy using topical methyl 5-aminolevulinate compared with cryotherapy for actinic keratosis: a prospective, randomized study. J Am Acad Dermatol. 2002; 47 (2):258–262
[49] Lee PK, Harwell WB, Loven KH, et al. Long-term clinical outcomes following treatment of actinic keratosis with imiquimod 5% cream. Dermatol Surg. 2005; 31(6):659–664
[50] Lebwohl M, Dinehart S, Whiting D, et al. Imiquimod 5% cream for the treatment of actinic keratosis: results from two phase III, randomized, double-blind, parallel group, vehicle-controlled trials. J Am Acad Dermatol. 2004; 50 (5):714–721
[51] Swanson N, Abramovits W, Berman B, Kulp J, Rigel DS, Levy S. Imiquimod 2.5% and 3.75% for the treatment of actinic keratoses: results of two placebo-controlled studies of daily application to the face and balding scalp for two 2-week cycles. J Am Acad Dermatol. 2010; 62(4):582–590
[52] Hauschild A, Stockfleth E, Popp G, et al. Optimization of photodynamic therapy with a novel self-adhesive 5-aminolaevulinic acid patch: results of two randomized controlled phase III studies. Br J Dermatol. 2009; 160(5):1066–1074
[53] Lawrence N, Cox SE, Cockerell CJ, Freeman RG, Cruz PD, Jr. A comparison of the efficacy and safety of Jessner's solution and 35% trichloroacetic acid vs 5% fluorouracil in the treatment of widespread facial actinic keratoses. Arch Dermatol. 1995; 131(2):176–181
[54] Hantash BM, Stewart DB, Cooper ZA, Rehmus WE, Koch RJ, Swetter SM. Facial resurfacing for nonmelanoma skin cancer prophylaxis. Arch Dermatol. 2006; 142(8):976–982
[55] Monheit GD, Chastain MA. Chemical peels. Facial Plast Surg Clin North Am. 2001; 9(2):239–255, viii
[56] Zakopoulou N, Kontochristopoulos G. Superficial chemical peels. J Cosmet Dermatol. 2006; 5(3):246–253
[57] Tse Y, Ostad A, Lee HS, et al. A clinical and histologic evaluation of two medium-depth peels. Glycolic acid versus Jessner's trichloroacetic acid. Dermatol Surg. 1996; 22(9):781–786
[58] Jiang SB, Levine VJ, Nehal KS, Baldassano M, Kamino H, Ashinoff RA. Er:YAG laser for the treatment of actinic keratoses. Dermatol Surg. 2000; 26 (5):437–440
[59] Ostertag JU, Quaedvlieg PJ, Neumann MH, Krekels GA. Recurrence rates and long-term follow-up after laser resurfacing as a treatment for widespread actinic keratoses on the face and scalp. Dermatol Surg. 2006; 32(2):261–267
[60] Iyer S, Friedli A, Bowes L, Kricorian G, Fitzpatrick RE. Full face laser resurfacing: therapy and prophylaxis for actinic keratoses and non-melanoma skin cancer. Lasers Surg Med. 2004; 34(2):114–119
[61] Rendon MI, Berson DS, Cohen JL, Roberts WE, Starker I, Wang B. Evidence and considerations in the application of chemical peels in skin disorders and aesthetic resurfacing. J Clin Aesthet Dermatol. 2010; 3(7):32–43
[62] Abdel-Daim M, Funasaka Y, Kamo T, et al. Effect of chemical peeling on photocarcinogenesis. J Dermatol. 2010; 37(10):864–872
[63] Scola N, Terras S, Georgas D, et al. A randomized, half-side comparative study of aminolaevulinate photodynamic therapy vs. CO(2) laser ablation in immunocompetent patients with multiple actinic keratoses. Br J Dermatol. 2012; 167(6):1366–1373
[64] Rubach BW, Schoenrock LD. Histological and clinical evaluation of facial resurfacing using a carbon dioxide laser with the computer pattern generator. Arch Otolaryngol Head Neck Surg. 1997; 123(9):929–934
[65] Massey RA, Eliezri YD. A case report of laser resurfacing as a skin cancer prophylaxis. Dermatol Surg. 1999; 25(6):513–516
[66] Orringer JS, Johnson TM, Kang S, et al. Effect of carbon dioxide laser resurfacing on epidermal p53 immunostaining in photodamaged skin. Arch Dermatol. 2004; 140(9):1073–1077
[67] Ostertag JU, Quaedvlieg PJ, van der Geer S, et al. A clinical comparison and long-term follow-up of topical 5-fluorouracil versus laser resurfacing in the treatment of widespread actinic keratoses. Lasers Surg Med. 2006; 38 (8):731–739
[68] An KP, Athar M, Tang X, et al. Cyclooxygenase-2 expression in murine and human nonmelanoma skin cancers: implications for therapeutic approaches. Photochem Photobiol. 2002; 76(1):73–80
[69] Einspahr JG, Bowden GT, Alberts DS, et al. Cross-validation of murine UV signal transduction pathways in human skin. Photochem Photobiol. 2008; 84 (2):463–476
[70] Fischer SM, Lo HH, Gordon GB, et al. Chemopreventive activity of celecoxib, a specific cyclooxygenase-2 inhibitor, and indomethacin against ultraviolet light-induced skin carcinogenesis. Mol Carcinog. 1999; 25(4):231–240

[71] Rundhaug JE, Mikulec C, Pavone A, Fischer SM. A role for cyclooxygenase-2 in ultraviolet light-induced skin carcinogenesis. Mol Carcinog. 2007; 46 (8):692–698

[72] Pentland AP, Schoggins JW, Scott GA, Khan KN, Han R. Reduction of UV-induced skin tumors in hairless mice by selective COX-2 inhibition. Carcinogenesis. 1999; 20(10):1939–1944

[73] Buckman SY, Gresham A, Hale P, et al. COX-2 expression is induced by UVB exposure in human skin: implications for the development of skin cancer. Carcinogenesis. 1998; 19(5):723–729

[74] Butler GJ, Neale R, Green AC, Pandeya N, Whiteman DC. Nonsteroidal anti-inflammatory drugs and the risk of actinic keratoses and squamous cell cancers of the skin. J Am Acad Dermatol. 2005; 53(6):966–972

[75] Grau MV, Baron JA, Langholz B, et al. Effect of NSAIDs on the recurrence of nonmelanoma skin cancer. Int J Cancer. 2006; 119(3):682–686

[76] Elmets CA, Ledet JJ, Athar M. Cyclooxygenases: mediators of UV-induced skin cancer and potential targets for prevention. J Invest Dermatol. 2014; 134(10):2497–2502

[77] Rodriguez-Burford C, Tu JH, Mercurio M, et al. Selective cyclooxygenase-2 inhibition produces heterogeneous erythema response to ultraviolet irradiation. J Invest Dermatol. 2005; 125(6):1317–1320

[78] Penning TD, Talley JJ, Bertenshaw SR, et al. Synthesis and biological evaluation of the 1,5-diarylpyrazole class of cyclooxygenase-2 inhibitors: identification of 4-[5-(4-methylphenyl)-3-(trifluoromethyl)-1H-pyrazol-1-yl]benze nesulfonamide (SC-58635, celecoxib). J Med Chem. 1997; 40(9):1347–1365

[79] Elmets CA, Viner JL, Pentland AP, et al. Chemoprevention of nonmelanoma skin cancer with celecoxib: a randomized, double-blind, placebo-controlled trial. J Natl Cancer Inst. 2010; 102(24):1835–1844

[80] Tang JY, Aszterbaum M, Athar M, et al. Basal cell carcinoma chemoprevention with nonsteroidal anti-inflammatory drugs in genetically predisposed PTCH1 + /- humans and mice. Cancer Prev Res (Phila). 2010; 3(1):25–34

[81] Bath-Hextall F, Leonardi-Bee J, Somchand N, Webster A, Delitt J, Perkins W. Interventions for preventing non-melanoma skin cancers in high-risk groups. Cochrane Database Syst Rev. 2007(4):CD005414

[82] Buettner GR. The pecking order of free radicals and antioxidants: lipid peroxidation, alpha-tocopherol, and ascorbate. Arch Biochem Biophys. 1993; 300(2):535–543

[83] Pence BC, Delver E, Dunn DM. Effects of dietary selenium on UVB-induced skin carcinogenesis and epidermal antioxidant status. J Invest Dermatol. 1994; 102(5):759–761

[84] van der Pols JC, Heinen MM, Hughes MC, Ibiebele TI, Marks GC, Green AC. Serum antioxidants and skin cancer risk: an 8-year community-based follow-up study. Cancer Epidemiol Biomarkers Prev. 2009; 18 (4):1167–1173

[85] Clark LC, Combs GF, Jr, Turnbull BW, et al. Nutritional Prevention of Cancer Study Group. Effects of selenium supplementation for cancer prevention in patients with carcinoma of the skin. A randomized controlled trial. JAMA. 1996; 276(24):1957–1963

[86] Fuller CJ, Faulkner H, Bendich A, Parker RS, Roe DA. Effect of beta-carotene supplementation on photosuppression of delayed-type hypersensitivity in normal young men. Am J Clin Nutr. 1992; 56(4):684–690

[87] Greenberg ER, Baron JA, Stukel TA, et al. The Skin Cancer Prevention Study Group. A clinical trial of beta carotene to prevent basal-cell and squamous-cell cancers of the skin. N Engl J Med. 1990; 323(12):789–795

[88] Moon TE, Levine N, Cartmel B, et al. Southwest Skin Cancer Prevention Study Group. Effect of retinol in preventing squamous cell skin cancer in moderate-risk subjects: a randomized, double-blind, controlled trial. Cancer Epidemiol Biomarkers Prev. 1997; 6(11):949–956

[89] Black HS. Influence of dietary factors on actinically-induced skin cancer. Mutat Res. 1998; 422(1):185–190

[90] Black HS. Role of dietary factors in UV-carcinogenesis. Cancer Bull. 1993; 45:232–237

[91] Black HS, Thornby JI, Wolf JE, Jr, et al. Evidence that a low-fat diet reduces the occurrence of non-melanoma skin cancer. Int J Cancer. 1995; 62(2):165–169

[92] Jaax S, Scott LW, Wolf JE, Jr, Thornby JI, Black HS. General guidelines for a low-fat diet effective in the management and prevention of nonmelanoma skin cancer. Nutr Cancer. 1997; 27(2):150–156

[93] Euvrard S, Kanitakis J, Claudy A. Skin cancers after organ transplantation. N Engl J Med. 2003; 348(17):1681–1691

[94] Hartevelt MM, Bavinck JN, Kootte AM, Vermeer BJ, Vandenbroucke JP. Incidence of skin cancer after renal transplantation in The Netherlands. Transplantation. 1990; 49(3):506–509

[95] Webb MC, Compton F, Andrews PA, Koffman CG. Skin tumours posttransplantation: a retrospective analysis of 28 years' experience at a single centre. Transplant Proc. 1997; 29(1-2):828–830

[96] Winkelhorst JT, Brokelman WJ, Tiggeler RG, Wobbes T. Incidence and clinical course of de-novo malignancies in renal allograft recipients. Eur J Surg Oncol. 2001; 27(4):409–413

[97] Bouwes Bavinck JN, Hardie DR, Green A, et al. The risk of skin cancer in renal transplant recipients in Queensland, Australia. A follow-up study. Transplantation. 1996; 61(5):715–721

[98] Jensen P, Hansen S, Møller B, et al. Skin cancer in kidney and heart transplant recipients and different long-term immunosuppressive therapy regimens. J Am Acad Dermatol. 1999; 40(2, Pt 1):177–186

[99] Euvrard S, Kanitakis J, Pouteil-Noble C, et al. Comparative epidemiologic study of premalignant and malignant epithelial cutaneous lesions developing after kidney and heart transplantation. J Am Acad Dermatol. 1995; 33(2, Pt 1):222–229

[100] Ducloux D, Carron PL, Rebibou JM, et al. CD4 lymphocytopenia as a risk factor for skin cancers in renal transplant recipients. Transplantation. 1998; 65 (9):1270–1272

[101] Euvrard S, Kanitakis J, Pouteil-Noble C, et al. Aggressive squamous cell carcinomas in organ transplant recipients. Transplant Proc. 1995; 27 (2):1767–1768

[102] Adamson R, Obispo E, Dychter S, et al. High incidence and clinical course of aggressive skin cancer in heart transplant patients: a single-center study. Transplant Proc. 1998; 30(4):1124–1126

[103] Pollard JD, Hanasono MM, Mikulec AA, Le QT, Terris DJ. Head and neck cancer in cardiothoracic transplant recipients. Laryngoscope. 2000; 110 (8):1257–1261

[104] Veness MJ, Quinn DI, Ong CS, et al. Aggressive cutaneous malignancies following cardiothoracic transplantation: the Australian experience. Cancer. 1999; 85(8):1758–1764

[105] Ong CS, Keogh AM, Kossard S, Macdonald PS, Spratt PM. Skin cancer in Australian heart transplant recipients. J Am Acad Dermatol. 1999; 40(1):27–34

[106] Lippman SM, Kessler JF, Meyskens FL, Jr. Retinoids as preventive and therapeutic anticancer agents (Part I). Cancer Treat Rep. 1987; 71 (4):391–405

[107] Kovach BT, Sams HH, Stasko T. Systemic strategies for chemoprevention of skin cancers in transplant recipients. Clin Transplant. 2005; 19(6):726–734

[108] George R, Weightman W, Russ GR, Bannister KM, Mathew TH. Acitretin for chemoprevention of non-melanoma skin cancers in renal transplant recipients. Australas J Dermatol. 2002; 43(4):269–273

[109] Bavinck JN, Tieben LM, Van der Woude FJ, et al. Prevention of skin cancer and reduction of keratotic skin lesions during acitretin therapy in renal transplant recipients: a double-blind, placebo-controlled study. J Clin Oncol. 1995; 13(8):1933–1938

[110] McKenna DB, Murphy GM. Skin cancer chemoprophylaxis in renal transplant recipients: 5 years of experience using low-dose acitretin. Br J Dermatol. 1999; 140(4):656–660

[111] Harwood CA, Leedham-Green M, Leigh IM, Proby CM. Low-dose retinoids in the prevention of cutaneous squamous cell carcinomas in organ transplant recipients: a 16-year retrospective study. Arch Dermatol. 2005; 141(4):456–464

[112] Chen K, Craig JC, Shumack S. Oral retinoids for the prevention of skin cancers in solid organ transplant recipients: a systematic review of randomized controlled trials. Br J Dermatol. 2005; 152(3):518–523

[113] de Sévaux RG, Smit JV, de Jong EM, van de Kerkhof PC, Hoitsma AJ. Acitretin treatment of premalignant and malignant skin disorders in renal transplant recipients: clinical effects of a randomized trial comparing two doses of acitretin. J Am Acad Dermatol. 2003; 49(3):407–412

[114] DiGiovanna JJ, Sollitto RB, Abangan DL, Steinberg SM, Reynolds JC. Osteoporosis is a toxic effect of long-term etretinate therapy. Arch Dermatol. 1995; 131(11):1263–1267

[115] DiGiovanna JJ. Isotretinoin effects on bone. J Am Acad Dermatol. 2001; 45 (5):S176–S182

[116] Breslow A. Thickness, cross-sectional areas and depth of invasion in the prognosis of cutaneous melanoma. Ann Surg. 1970; 172(5):902–908

[117] Lowe GC, Saavedra A, Reed KB, et al. Increasing incidence of melanoma among middle-aged adults: an epidemiologic study in Olmsted County, Minnesota. Mayo Clin Proc. 2014; 89(1):52–59

[118] Wolff T, Tai E, Miller T. Screening for skin cancer: an update of the evidence for the U.S. Preventive Services Task Force. Ann Intern Med. 2009; 150 (3):194–198

[119] Goggins WB, Tsao H. A population-based analysis of risk factors for a second primary cutaneous melanoma among melanoma survivors. Cancer. 2003; 97 (3):639–643

[120] Dummer R, Panizzon R, Bloch PH, Burg G, Task Force Skin Cancer. Updated Swiss guidelines for the treatment and follow-up of cutaneous melanoma.

Dermatology. 2005; 210(1):39–44
[121] Tucker MA, Fraser MC, Goldstein AM, Elder DE, Guerry D, IV, Organic SM. Risk of melanoma and other cancers in melanoma-prone families. J Invest Dermatol. 1993; 100(3):350S–355S
[122] Tucker MA, Halpern A, Holly EA, et al. Clinically recognized dysplastic nevi. A central risk factor for cutaneous melanoma. JAMA. 1997; 277 (18):1439–1444
[123] Kelly JW, Yeatman JM, Regalia C, Mason G, Henham AP. A high incidence of melanoma found in patients with multiple dysplastic naevi by photographic surveillance. Med J Aust. 1997; 167(4):191–194
[124] Bataille V, Bishop JA, Sasieni P, et al. Risk of cutaneous melanoma in relation to the numbers, types and sites of naevi: a case-control study. Br J Cancer. 1996; 73(12):1605–1611
[125] Nikolaou VA, Sypsa V, Stefanaki I, et al. Risk associations of melanoma in a Southern European population: results of a case/control study. Cancer Causes Control. 2008; 19(7):671–679
[126] Gandini S, Sera F, Cattaruzza MS, et al. Meta-analysis of risk factors for cutaneous melanoma: III. Family history, actinic damage and phenotypic factors. Eur J Cancer. 2005; 41(14):2040–2059
[127] Bower CP, Lear JT, Bygrave S, Etherington D, Harvey I, Archer CB. Basal cell carcinoma and risk of subsequent malignancies: a cancer registry-based study in southwest England. J Am Acad Dermatol. 2000; 42(6):988–991
[128] Hemminki K, Dong C. Subsequent cancers after in situ and invasive squamous cell carcinoma of the skin. Arch Dermatol. 2000; 136(5):647–651
[129] Elwood JM, Jopson J. Melanoma and sun exposure: an overview of published studies. Int J Cancer. 1997; 73(2):198–203
[130] Ting W, Schultz K, Cac NN, Peterson M, Walling HW. Tanning bed exposure increases the risk of malignant melanoma. Int J Dermatol. 2007; 46 (12):1253–1257
[131] National Comprehensive Cancer Network. Basal Cell and Squamous Cell Skin Cancers (Version 2.2014). NCCN Clinical Practice Guidelines in Oncology (NCCN Guidelines). 2014 [accessed September 23, 2014]. http://www.nccn.org/professionals/physician_gls/pdf/nmsc.pdf
[132] National Comprehensive Cancer Network. Melanoma (Version 4.2014). NCCN Clinical Practive Guidelines in Oncology (NCCN Guidelines). 2014 [accessed September 23, 2014]. http://www.nccn.org/professionals/physician_gls/pdf/melanoma.pdf
[133] Brady MS, Oliveria SA, Christos PJ, et al. Patterns of detection in patients with cutaneous melanoma. Cancer. 2000; 89(2):342–347
[134] Carli P, De Giorgi V, Palli D, et al. Italian Multidisciplinary Group on Melanoma. Dermatologist detection and skin self-examination are associated with thinner melanomas: results from a survey of the Italian Multidisciplinary Group on Melanoma. Arch Dermatol. 2003; 139 (5):607–612
[135] Epstein DS, Lange JR, Gruber SB, Mofid M, Koch SE. Is physician detection associated with thinner melanomas? JAMA. 1999; 281(7):640–643
[136] Schwartz JL, Wang TS, Hamilton TA, Lowe L, Sondak VK, Johnson TM. Thin primary cutaneous melanomas: associated detection patterns, lesion characteristics, and patient characteristics. Cancer. 2002; 95(7):1562–1568
[137] Körner A, Coroiu A, Martins C, Wang B. Predictors of skin self-examination before and after a melanoma diagnosis: the role of medical advice and patient's level of education. Int Arch Med. 2013; 6(1):8
[138] Berwick M, Begg CB, Fine JA, Roush GC, Barnhill RL. Screening for cutaneous melanoma by skin self-examination. J Natl Cancer Inst. 1996; 88(1):17–23
[139] Moore Dalal K, Zhou Q, Panageas KS, Brady MS, Jaques DP, Coit DG. Methods of detection of first recurrence in patients with stage I/II primary cutaneous melanoma after sentinel lymph node biopsy. Ann Surg Oncol. 2008; 15 (8):2206–2214
[140] Hamidi R, Peng D, Cockburn M. Efficacy of skin self-examination for the early detection of melanoma. Int J Dermatol. 2010; 49(2):126–134
[141] Girardi S, Gaudy C, Gouvernet J, Teston J, Richard MA, Grob JJ. Superiority of a cognitive education with photographs over ABCD criteria in the education of the general population to the early detection of melanoma: a randomized study. Int J Cancer. 2006; 118(9):2276–2280
[142] American Academy of Dermatology. DETECT Skin Cancer: Body Mole Map. 2013 [accessed September 16, 2014]. http://www.aad.org/File%20Library/Global%20navigation/For%20the%20public/SPOT/Body_Mole_Map_2013.pdf
[143] Goodson AG, Grossman D. Strategies for early melanoma detection: approaches to the patient with nevi. J Am Acad Dermatol. 2009; 60(5):719–735, quiz 736–738
[144] Boniol M, Autier P, Boyle P, Gandini S. Cutaneous melanoma attributable to sunbed use: systematic review and meta-analysis. BMJ. 2012; 345:e4757
[145] Torrens R, Swan BA. Promoting prevention and early recognition of malignant melanoma. Dermatol Nurs. 2009; 21(3):115–122, quiz 123
[146] Scottish Intercollegiate Guidelines Network. Cutaneous Melanoma: a national clinical guideline. 2003. February 2004 [accessed September 25, 2014]. http://www.sign.ac.uk/guidelines/fulltext/72/section2.html
[147] Holly EA, Kelly JW, Shpall SN, Chiu SH. Number of melanocytic nevi as a major risk factor for malignant melanoma. J Am Acad Dermatol. 1987; 17 (3):459–468
[148] Marks R, Dorevitch AP, Mason G. Do all melanomas come from "moles"? A study of the histological association between melanocytic naevi and melanoma. Australas J Dermatol. 1990; 31(2):77–80
[149] Bevona C, Goggins W, Quinn T, Fullerton J, Tsao H. Cutaneous melanomas associated with nevi. Arch Dermatol. 2003; 139(12):1620–1624, discussion 1624
[150] Chiu V, Won E, Malik M, Weinstock MA. The use of mole-mapping diagrams to increase skin self-examination accuracy. J Am Acad Dermatol. 2006; 55 (2):245–250
[151] Oliveria SA, Chau D, Christos PJ, Charles CA, Mushlin AI, Halpern AC. Diagnostic accuracy of patients in performing skin self-examination and the impact of photography. Arch Dermatol. 2004; 140(1):57–62
[152] Weinstock MA, Nguyen FQ, Martin RA. Enhancing skin self-examination with imaging: evaluation of a mole-mapping program. J Cutan Med Surg. 2004; 8(1):1–5
[153] MacKie RM, English J, Aitchison TC, Fitzsimons CP, Wilson P. The number and distribution of benign pigmented moles (melanocytic naevi) in a healthy British population. Br J Dermatol. 1985; 113(2):167–174
[154] Balch CM, Mihm MC, Soong S, Gershenwald JE. The Revised Melanoma Staging System and the Impact of Mitotic Rate. The Melanoma Letter, A Publication of the Skin Cancer Foundation. 2010; 28(3):1–6
[155] Moore BA, Weber RS, Prieto V, et al. Lymph node metastases from cutaneous squamous cell carcinoma of the head and neck. Laryngoscope. 2005; 115 (9):1561–1567
[156] Mullen JT, Feng L, Xing Y, et al. Invasive squamous cell carcinoma of the skin: defining a high-risk group. Ann Surg Oncol. 2006; 13(7):902–909
[157] Robinson JK. Follow-up and prevention (basal cell carcinoma). In: Miller SJ, Maloney ME, eds. Cutaneous Oncology: Pathophysiology, Diagnosis, and Management. Malden, MA: Blackwell Science; 1998:695–698
[158] Marcil I, Stern RS. Risk of developing a subsequent nonmelanoma skin cancer in patients with a history of nonmelanoma skin cancer: a critical review of the literature and meta-analysis. Arch Dermatol. 2000; 136 (12):1524–1530
[159] Chen J, Ruczinski I, Jorgensen TJ, et al. Nonmelanoma skin cancer and risk for subsequent malignancy. J Natl Cancer Inst. 2008; 100(17):1215–1222
[160] Shin DM, Maloney ME, Lippman SM. Follow-up and prevention (squamous cell carcinoma). In: Miller SJ, Maloney ME, eds. Cutaneous Oncology: Pathophysiology, diagnosis, and management. Malden, MA: Blackwell Science; 1998:565–570
[161] Nieweg OE, Kroon BB. The conundrum of follow-up: should it be abandoned? Surg Oncol Clin N Am. 2006; 15(2):319–330
[162] McCarthy WH, Shaw HM, Thompson JF, Milton GW. Time and frequency of recurrence of cutaneous stage I malignant melanoma with guidelines for follow-up study. Surg Gynecol Obstet. 1988; 166(6):497–502
[163] Martini L, Brandani P, Chiarugi C, Reali UM. First recurrence analysis of 840 cutaneous melanomas: a proposal for a follow-up schedule. Tumori. 1994; 80(3):188–197
[164] van der Leest RJ, van Steenbergen LN, Hollestein LM, et al. Conditional survival of malignant melanoma in The Netherlands: 1994–2008. Eur J Cancer. 2014; 50(3):602–610
[165] Pflugfelder A, Kochs C, Blum A, et al. German Dermatological Society, DermatologicCooperative Oncology Group. Malignant melanoma S3-guideline "diagnosis, therapy and follow-up of melanoma.". J Dtsch Dermatol Ges. 2013; 11 Suppl 6:1–116, 1–126
[166] Francken AB, Accortt NA, Shaw HM, et al. Follow-up schedules after treatment for malignant melanoma. Br J Surg. 2008; 95(11):1401–1407
[167] Romano E, Scordo M, Dusza SW, Coit DG, Chapman PB. Site and timing of first relapse in stage III melanoma patients: implications for follow-up guidelines. J Clin Oncol. 2010; 28(18):3042–3047
[168] Francken AB, Shaw HM, Accortt NA, Soong SJ, Hoekstra HJ, Thompson JF. Detection of first relapse in cutaneous melanoma patients: implications for the formulation of evidence-based follow-up guidelines. Ann Surg Oncol. 2007; 14(6):1924–1933
[169] Fisher NM, Schaffer JV, Berwick M, Bolognia JL. Breslow depth of cutaneous melanoma: impact of factors related to surveillance of the skin, including prior skin biopsies and family history of melanoma. J Am Acad Dermatol. 2005; 53(3):393–406
[170] Grange F, Chompret A, Guilloud-Bataille M, et al. Comparison between familial and nonfamilial melanoma in France. Arch Dermatol. 1995; 131

(10):1154–1159
[171] Lucchina LC, Barnhill RL, Duke DM, Sober AJ. Familial cutaneous melanoma. Melanoma Res. 1995; 5(6):413–418
[172] Greene MH, Clark WH, Jr, Tucker MA, Kraemer KH, Elder DE, Fraser MC. High risk of malignant melanoma in melanoma-prone families with dysplastic nevi. Ann Intern Med. 1985; 102(4):458–465
[173] Masri GD, Clark WH, Jr, Guerry D, IV, Halpern A, Thompson CJ, Elder DE. Screening and surveillance of patients at high risk for malignant melanoma result in detection of earlier disease. J Am Acad Dermatol. 1990; 22(6, Pt 1):1042–1048
[174] Carey WP, Jr, Thompson CJ, Synnestvedt M, et al. Dysplastic nevi as a melanoma risk factor in patients with familial melanoma. Cancer. 1994; 74 (12):3118–3125
[175] Watts CG, et al. Clinical practice guidelines for identification, screening and follow-up of individuals at high risk of primary cutaneous melanoma: a systematic review. Br J Dermatol. 2015; 172(1):33–47
[176] Lynch HT, Fusaro RM. Pancreatic cancer and the familial atypical multiple mole melanoma (FAMMM) syndrome. Pancreas. 1991; 6(2):127–131
[177] Bartsch DK, Sina-Frey M, Lang S, et al. CDKN2A germline mutations in familial pancreatic cancer. Ann Surg. 2002; 236(6):730–737
[178] Lynch HT, Frichot BC, III, Lynch JF. Familial atypical multiple mole-melanoma syndrome. J Med Genet. 1978; 15(5):352–356
[179] Lynch HT, Brand RE, Hogg D, et al. Phenotypic variation in eight extended CDKN2A germline mutation familial atypical multiple mole melanoma-pancreatic carcinoma-prone families: the familial atypical mole melanoma-pancreatic carcinoma syndrome. Cancer. 2002; 94(1):84–96
[180] Goldstein AM, Struewing JP, Chidambaram A, Fraser MC, Tucker MA. Genotype-phenotype relationships in U.S. melanoma-prone families with CDKN2A and CDK4 mutations. J Natl Cancer Inst. 2000; 92(12):1006–1010
[181] Czajkowski R, Placek W, Drewa G, Czajkowska A, Uchańska G. FAMMM syndrome: pathogenesis and management. Dermatol Surg. 2004; 30(2)(,)(Pt 2):291–296
[182] Kefford RF, Newton Bishop JA, Bergman W, Tucker MA. Counseling and DNA testing for individuals perceived to be genetically predisposed to melanoma: a consensus statement of the Melanoma Genetics Consortium. J Clin Oncol. 1999; 17(10):3245–3251
[183] Mize DE, Bishop M, Resse E, Sluzevich J. Familial atypical multiple mole melanoma syndrome. In: Riegert-Johnson DL, Boardman LA, Hefferon T, et al., eds. Cancer Syndromes. Bethesda, MD: National Center for Biotechnology Information; 2009
[184] Evans DG, Farndon PA. Nevoid basal cell carcinoma syndrome. In: Pagon RA, Adam MP, Ardinger HH, et al., eds. GeneReviews. Seattle, WA: University of Washington; 2002
[185] Jones EA, Sajid MI, Shenton A, Evans DG. Basal cell carcinomas in gorlin syndrome: a review of 202 patients. J Skin Cancer. 2011; 2011:217378
[186] Tamura D, DiGiovanna JJ, Kraemer KH. Xeroderma pigmentosum. In: Lebwohl MG, Heymann WR, Berth-Jones J, Coulson I, eds. Treatment of Skin Disease: Comprehensive Therapeutic Strategies. London, UK: Elsevier; 2010:789–792
[187] Kraemer KH, DiGiovanna JJ. Xeroderma Pigmentosum. In: Pagon RA, Bird TD, Dolan CR, et al., eds. GeneReviews. Seattle, WA: University of Washington; 2003
[188] Lasso JM, Yordanov YP, Pinilla C, Shef A. Invasive basal cell carcinoma in a xeroderma pigmentosum patient: facing secondary and tertiary aggressive recurrences. J Craniofac Surg. 2014; 25(4):e336–e338
[189] Selvaag E. Clinical drug photosensitivity. A retrospective analysis of reports to the Norwegian Adverse Drug Reactions Committee from the years 1970–1994. Photodermatol Photoimmunol Photomed. 1997; 13(1–2):21–23
[190] Drucker AM, Rosen CF. Drug-induced photosensitivity: culprit drugs, management and prevention. Drug Saf. 2011; 34(10):821–837
[191] Moore DE. Drug-induced cutaneous photosensitivity: incidence, mechanism, prevention and management. Drug Saf. 2002; 25(5):345–372
[192] McCarthy KL, Playford EG, Looke DF, Whitby M. Severe photosensitivity causing multifocal squamous cell carcinomas secondary to prolonged voriconazole therapy. Clin Infect Dis. 2007; 44(5):e55–e56
[193] Vanacker A, Fabré G, Van Dorpe J, Peetermans WE, Maes B. Aggressive cutaneous squamous cell carcinoma associated with prolonged voriconazole therapy in a renal transplant patient. Am J Transplant. 2008; 8 (4):877–880
[194] Brunel AS, Fraisse T, Lechiche C, Pinzani V, Mauboussin JM, Sotto A. Multifocal squamous cell carcinomas in an HIV-infected patient with a long-term voriconazole therapy. AIDS. 2008; 22(7):905–906
[195] Cowen EW, Nguyen JC, Miller DD, et al. Chronic phototoxicity and aggressive squamous cell carcinoma of the skin in children and adults during treatment with voriconazole. J Am Acad Dermatol. 2010; 62(1):31–37
[196] Miller DD, Cowen EW, Nguyen JC, McCalmont TH, Fox LP. Melanoma associated with long-term voriconazole therapy: a new manifestation of chronic photosensitivity. Arch Dermatol. 2010; 146(3):300–304
[197] Stern RS, Nichols KT, Väkevä LH. Malignant melanoma in patients treated for psoriasis with methoxsalen (psoralen) and ultraviolet A radiation (PUVA). The PUVA Follow-Up Study. N Engl J Med. 1997; 336(15):1041–1045
[198] Diepgen TL, Fartasch M, Drexler H, Schmitt J. Occupational skin cancer induced by ultraviolet radiation and its prevention. Br J Dermatol. 2012; 167 Suppl 2:76–84
[199] Horsham C, Auster J, Sendall MC, et al. Interventions to decrease skin cancer risk in outdoor workers: update to a 2007 systematic review. BMC Res Notes. 2014; 7:10
[200] Reinau D, Weiss M, Meier CR, Diepgen TL, Surber C. Outdoor workers' sun-related knowledge, attitudes and protective behaviours: a systematic review of cross-sectional and interventional studies. Br J Dermatol. 2013; 168 (5):928–940
[201] Lewis EC, Mayer JA, Slymen D. Postal workers' occupational and leisure-time sun safety behaviors (United States). Cancer Causes Control. 2006; 17 (2):181–186
[202] Woolley T, Lowe J, Raasch B, Glasby M, Buettner PG. Workplace sun protection policies and employees' sun-related skin damage. Am J Health Behav. 2008; 32(2):201–208
[203] Antoine M, Pierre-Edouard S, Jean-Luc B, David V. Effective exposure to solar UV in building workers: influence of local and individual factors. J Expo Sci Environ Epidemiol. 2007; 17(1):58–68
[204] Hammond V, Reeder AI, Gray A. Patterns of real-time occupational ultraviolet radiation exposure among a sample of outdoor workers in New Zealand. Public Health. 2009; 123(2):182–187
[205] Siani AM, Casale GR, Sisto R, Colosimo A, Lang CA, Kimlin MG. Occupational exposures to solar ultraviolet radiation of vineyard workers in Tuscany (Italy). Photochem Photobiol. 2011; 87(4):925–934
[206] Gies P, Wright J. Measured solar ultraviolet radiation exposures of outdoor workers in Queensland in the building and construction industry. Photochem Photobiol. 2003; 78(4):342–348
[207] Schmitt J, Diepgen T, Bauer A. Occupational exposure to non-artificial UV-light and non-melanocytic skin cancer - a systematic review concerning a new occupational disease. J Dtsch Dermatol Ges. 2010; 8 (4):250–263, 250–264
[208] Bauer A, Diepgen TL, Schmitt J. Is occupational solar ultraviolet irradiation a relevant risk factor for basal cell carcinoma? A systematic review and meta-analysis of the epidemiological literature. Br J Dermatol. 2011; 165(3):612–625
[209] Young C. Solar ultraviolet radiation and skin cancer. Occup Med (Lond). 2009; 59(2):82–88
[210] Gandini S, Sera F, Cattaruzza MS, et al. Meta-analysis of risk factors for cutaneous melanoma: II. Sun exposure. Eur J Cancer. 2005; 41(1):45–60
[211] Glanz K, Buller DB, Saraiya M. Reducing ultraviolet radiation exposure among outdoor workers: state of the evidence and recommendations. Environ Health. 2007; 6:22
[212] Madgwick P, Houdmont J, Randall R. Sun safety measures among construction workers in Britain. Occup Med (Lond). 2011; 61(6):430–433
[213] Stock ML, Gerrard M, Gibbons FX, et al. Sun protection intervention for highway workers: long-term efficacy of UV photography and skin cancer information on men's protective cognitions and behavior. Ann Behav Med. 2009; 38(3):225–236
[214] Anderson PA, Buller DB, Voeks JH, et al. Testing the long-term effects of the Go Sun Smart Worksite Health Communication Campaign: a group-randomized experimental study. J Commun. 2008; 58(3):447–471
[215] Mayer JA, Slymen DJ, Clapp EJ, et al. Promoting sun safety among US Postal Service letter carriers: impact of a 2-year intervention. Am J Public Health. 2007; 97(3):559–565
[216] Azizi E, Flint P, Sadetzki S, et al. A graded work site intervention program to improve sun protection and skin cancer awareness in outdoor workers in Israel. Cancer Causes Control. 2000; 11(6):513–521
[217] Hammond V, Reeder AI, Gray AR, Bell ML. Are workers or their workplaces the key to occupational sun protection? Health Promot J Austr. 2008; 19 (2):97–101
[218] McCool JP, Reeder AI, Robinson EM, Petrie KJ, Gorman DF. Outdoor workers' perceptions of the risks of excess sun-exposure. J Occup Health. 2009; 51 (5):404–411
[219] Hall DM, McCarty F, Elliott T, Glanz K. Lifeguards' sun protection habits and sunburns: association with sun-safe environments and skin cancer prevention program participation. Arch Dermatol. 2009; 145(2):139–144

[220] Sigurdson AJ, Ron E. Cosmic radiation exposure and cancer risk among flight crew. Cancer Invest. 2004; 22(5):743–761
[221] Diffey BL, Roscoe AH. Exposure to solar ultraviolet radiation in flight. Aviat Space Environ Med. 1990; 61(11):1032–1035
[222] Pukkala E, Aspholm R, Auvinen A, et al. Incidence of cancer among Nordic airline pilots over five decades: occupational cohort study. BMJ. 2002; 325(7364):567
[223] Friedberg W, Faulkner DN, Snyder L, Darden EB, Jr, O'Brien K. Galactic cosmic radiation exposure and associated health risks for air carrier crewmembers. Aviat Space Environ Med. 1989; 60(11):1104–1108
[224] United Nations Scientific Committee on the Effects of Atomic Radiation. Sources and Effects of Ionizing Radiation: 2000 Report to the General Assembly with Scientific Annexes. New York, NY: United Nations; 2000
[225] El Ghissassi F, Baan R, Straif K, et al. WHO International Agency for Research on Cancer Monograph Working Group. A review of human carcinogens–part D: radiation. Lancet Oncol. 2009; 10(8):751–752
[226] Tierney P, Ferguson J, Ibbotson S, Dawe R, Eadie E, Moseley H. Nine out of 10 sunbeds in England emit ultraviolet radiation levels that exceed current safety limits. Br J Dermatol. 2013; 168(3):602–608
[227] Wehner MR, Shive ML, Chren MM, Han J, Qureshi AA, Linos E. Indoor tanning and non-melanoma skin cancer: systematic review and meta-analysis. BMJ. 2012; 345:e5909
[228] Centers for Disease Control and Prevention. National Health Interview Survey. 2010 [accessed November 1, 2014]. http://www.cdc.gov/nchs/nhis.htm
[229] Wehner MR, Chren MM, Nameth D, et al. International prevalence of indoor tanning: a systematic review and meta-analysis. JAMA Dermatol. 2014; 150(4):390–400
[230] Zhang M, Qureshi AA, Geller AC, Frazier L, Hunter DJ, Han J. Use of tanning beds and incidence of skin cancer. J Clin Oncol. 2012; 30(14):1588–1593
[231] Lazovich D, Vogel RI, Berwick M, Weinstock MA, Anderson KE, Warshaw EM. Indoor tanning and risk of melanoma: a case-control study in a highly exposed population. Cancer Epidemiol Biomarkers Prev. 2010; 19(6):1557–1568
[232] Ferrucci LM, Cartmel B, Molinaro AM, Leffell DJ, Bale AE, Mayne ST. Indoor tanning and risk of early-onset basal cell carcinoma. J Am Acad Dermatol. 2012; 67(4):552–562
[233] Centers for Disease Control and Prevention. Youth Risk Behavior Surveillance System. 2013. July 9, 2014 [accessed November 1, 2014]; Available from: http://www.cdc.gov/HealthyYouth/yrbs/index.htm
[234] Centers for Disease Control and Prevention. Indoor Tanning is Not Safe. 2014. July 15, 2014 [accessed November 1, 2014]. http://www.cdc.gov/cancer/skin/basic_info/indoor_tanning.htm
[235] Colantonio S, Bracken MB, Beecker J. The association of indoor tanning and melanoma in adults: systematic review and meta-analysis. J Am Acad Dermatol. 2014; 70(5):847–57.e1, 18
[236] Ogden N. General and Plastic Surgery Devices: Reclassification of Ultraviolet Lamps for Tanning, Henceforth To Be Known as Sunlamp Products and Ultraviolet Lamps Intended for Use in Sunlamp Products. 2014 [accessed November 1, 2014]. https://www.federalregister.gov/articles/2014/06/02/2014-12546/general-and-plastic-surgery-devices-reclassification-of-ultraviolet-lamps-for-tanning-henceforth-to
[237] International Agency for Research on Cancer. Agents Classified by the IARC Monographs, Volumes 1–100. 2012. July 25, 2014 [accessed October 9, 2014]. http://monographs.iarc.fr/ENG/Classification/ClassificationsAlphaOrder.pdf
[238] Centers for Disease Control and Prevention (CDC). Sunburn and sun protective behaviors among adults aged 18–29 years–United States, 2000–2010. MMWR Morb Mortal Wkly Rep. 2012; 61(18):317–322
[239] Abroms L, Jorgensen CM, Southwell BG, Geller AC, Emmons KM. Gender differences in young adults' beliefs about sunscreen use. Health Educ Behav. 2003; 30(1):29–43
[240] Paller AS, Hawk JL, Honig P, et al. New insights about infant and toddler skin: implications for sun protection. Pediatrics. 2011; 128(1):92–102
[241] Rouhani P, Parmet Y, Bessell AG, Peay T, Weiss A, Kirsner RS. Knowledge, attitudes, and behaviors of elementary school students regarding sun exposure and skin cancer. Pediatr Dermatol. 2009; 26(5):529–535
[242] Osterwalder U, Herzog B. Sun protection factors: world wide confusion. Br J Dermatol. 2009; 161 Suppl 3:13–24
[243] Neale R, Williams G, Green A. Application patterns among participants randomized to daily sunscreen use in a skin cancer prevention trial. Arch Dermatol. 2002; 138(10):1319–1325
[244] Mancebo SE, Hu JY, Wang SQ. Sunscreens: a review of health benefits, regulations, and controversies. Dermatol Clin. 2014; 32(3):427–438, x
[245] Gantz GM, Sumner WG. Stable ultraviolet light absorbers. Text Res J. 1957; 27(3):244–251
[246] Knox JM, Guin J, Cockerell EG. Benzophenones; ultraviolet light absorbing agents. J Invest Dermatol. 1957; 29(6):435–444
[247] Kanof NB. Protection of the skin against the harmful effects of sunlight. AMA Arch Derm. 1956; 74(1):46–49
[248] Bens G. Sunscreens. Adv Exp Med Biol. 2014; 810:429–463
[249] Scheuer E, Warshaw E. Sunscreen allergy: a review of epidemiology, clinical characteristics, and responsible allergens. Dermatitis. 2006; 17(1):3–11
[250] Celleno L, Calzavara-Pinton P, Sala R, Arisi MC, Bussoletti C. Photobiology, photodermatology and sunscreens: a comprehensive overview. Part 2: topical and systemic photoprotection. G Ital Dermatol Venereol. 2013; 148(1):107–133
[251] Warshaw EM, Wang MZ, Maibach HI, et al. Patch test reactions associated with sunscreen products and the importance of testing to an expanded series: retrospective analysis of North American Contact Dermatitis Group data, 2001 to 2010. Dermatitis. 2013; 24(4):176–182
[252] Smijs TG, Pavel S. Titanium dioxide and zinc oxide nanoparticles in sunscreens: focus on their safety and effectiveness. Nanotechnol Sci Appl. 2011; 4:95–112
[253] Wang SQ, Balagula Y, Osterwalder U. Photoprotection: a review of the current and future technologies. Dermatol Ther (Heidelb). 2010; 23(1):31–47
[254] Mitchnick MA, Fairhurst D, Pinnell SR. Microfine zinc oxide (Z-cote) as a photostable UVA/UVB sunblock agent. J Am Acad Dermatol. 1999; 40(1):85–90
[255] Jou PC, Feldman RJ, Tomecki KJ. UV protection and sunscreens: what to tell patients. Cleve Clin J Med. 2012; 79(6):427–436
[256] Damian DL, Matthews YJ, Phan TA, Halliday GM. An action spectrum for ultraviolet radiation-induced immunosuppression in humans. Br J Dermatol. 2011; 164(3):657–659
[257] Ravanat JL, Douki T, Cadet J. Direct and indirect effects of UV radiation on DNA and its components. J Photochem Photobiol B. 2001; 63(1–3):88–102
[258] Budden T, Bowden NA. The role of altered nucleotide excision repair and UVB-induced DNA damage in melanomagenesis. Int J Mol Sci. 2013; 14(1):1132–1151
[259] Djavaheri-Mergny M, Mergny JL, Bertrand F, et al. Ultraviolet-A induces activation of AP-1 in cultured human keratinocytes. FEBS Lett. 1996; 384(1):92–96
[260] Darr D, Fridovich I. Free radicals in cutaneous biology. J Invest Dermatol. 1994; 102(5):671–675
[261] Rünger TM, Kappes UP. Mechanisms of mutation formation with long-wave ultraviolet light (UVA). Photodermatol Photoimmunol Photomed. 2008; 24(1):2–10
[262] Moyal D, Fourtanier A. Acute and chronic effects of UV on skin. In: Rigel DS Weiss RA, Lim HW, eds. Photoaging. New York, NY: Marcel Dekker, Inc 2004:15–32
[263] Gil EM, Kim TH. UV-induced immune suppression and sunscreen. Photodermatol Photoimmunol Photomed. 2000; 16(3):101–110
[264] Sklar LR, Almutawa F, Lim HW, Hamzavi I. Effects of ultraviolet radiation visible light, and infrared radiation on erythema and pigmentation: a review. Photochem Photobiol Sci. 2013; 12(1):54–64
[265] Moyal DD, Fourtanier AM. Broad-spectrum sunscreens provide better protection from solar ultraviolet-simulated radiation and natural sunlight-induced immunosuppression in human beings. J Am Acad Dermatol. 2008; 58(5) Suppl 2:S149–S154
[266] Baron ED, Fourtanier A, Compan D, Medaisko C, Cooper KD, Stevens SR. High ultraviolet A protection affords greater immune protection confirming that ultraviolet A contributes to photoimmunosuppression in humans. J Invest Dermatol. 2003; 121(4):869–875
[267] Fourtanier A, Moyal D, Seité S. Sunscreens containing the broad-spectrum UVA absorber, Mexoryl SX, prevent the cutaneous detrimental effects of UV exposure: a review of clinical study results. Photodermatol Photoimmunol Photomed. 2008; 24(4):164–174
[268] Green AC, Williams GM, Logan V, Strutton GM. Reduced melanoma after regular sunscreen use: randomized trial follow-up. J Clin Oncol. 2011; 29(3):257–263
[269] Cancer IARo. IARC Handbook on Cancer Prevention. Volume 5: Sunscreens. Lyon, France: International Agency for Research on Cancer, World Health Organization; 2001
[270] Chesnut C, Kim J. Is there truly no benefit with sunscreen use and Basal cell carcinoma? A critical review of the literature and the application of new sunscreen labeling rules to real-world sunscreen practices. J Skin Cancer. 2012; 2012:480985
[271] van der Pols JC, Williams GM, Pandeya N, Logan V, Green AC. Prolonged prevention of squamous cell carcinoma of the skin by regular sunscreen use. Cancer Epidemiol Biomarkers Prev. 2006; 15(12):2546–2548
[272] Hughes MC, Williams GM, Baker P, Green AC. Sunscreen and prevention of

skin aging: a randomized trial. Ann Intern Med. 2013; 158(11):781–790
[273] U.S. Food and Drug Association. FDA Press Release. FDA announces changes to better inform consumers about sunscreen: new rules give consumers more information to help reduce risk of skin cancer, early aging. [accessed October 10, 2014]. http://www.fda.gov/NewsEvents/Newsroom/PressAnnouncements/ucm258940.htm
[274] Young AR, Orchard GE, Harrison GI, Klock JL. The detrimental effects of daily sub-erythemal exposure on human skin in vivo can be prevented by a daily-care broad-spectrum sunscreen. J Invest Dermatol. 2007; 127(4):975–978
[275] Seité S, Fourtanier AM. The benefit of daily photoprotection. J Am Acad Dermatol. 2008; 58(5) Suppl 2:S160–S166
[276] Gordon LG, Scuffham PA, van der Pols JC, McBride P, Williams GM, Green AC. Regular sunscreen use is a cost-effective approach to skin cancer prevention in subtropical settings. J Invest Dermatol. 2009; 129(12):2766–2771
[277] Boyd AS, Naylor M, Cameron GS, Pearse AD, Gaskell SA, Neldner KH. The effects of chronic sunscreen use on the histologic changes of dermatoheliosis. J Am Acad Dermatol. 1995; 33(6):941–946
[278] Green AC, Hughes MC, McBride P, Fourtanier A. Factors associated with premature skin aging (photoaging) before the age of 55: a population-based study. Dermatology. 2011; 222(1):74–80
[279] Holman CD, Armstrong BK, Evans PR, et al. Relationship of solar keratosis and history of skin cancer to objective measures of actinic skin damage. Br J Dermatol. 1984; 110(2):129–138
[280] de Gruijl FR. Photobiology of photocarcinogenesis. Photochem Photobiol. 1996; 63(4):372–375
[281] Thompson SC, Jolley D, Marks R. Reduction of solar keratoses by regular sunscreen use. N Engl J Med. 1993; 329(16):1147–1151
[282] Darlington S, Williams G, Neale R, Frost C, Green A. A randomized controlled trial to assess sunscreen application and beta carotene supplementation in the prevention of solar keratoses. Arch Dermatol. 2003; 139(4):451–455
[283] Green A, Williams G, Neale R, et al. Daily sunscreen application and betacarotene supplementation in prevention of basal-cell and squamous-cell carcinomas of the skin: a randomised controlled trial. Lancet. 1999; 354 (9180):723–729
[284] Dennis LK, Vanbeek MJ, Beane Freeman LE, Smith BJ, Dawson DV, Coughlin JA. Sunburns and risk of cutaneous melanoma: does age matter? A comprehensive meta-analysis. Ann Epidemiol. 2008; 18(8):614–627
[285] Green AC, Williams GM. Point: sunscreen use is a safe and effective approach to skin cancer prevention. Cancer Epidemiol Biomarkers Prev. 2007; 16(10):1921–1922
[286] Berwick M. Counterpoint: sunscreen use is a safe and effective approach to skin cancer prevention. Cancer Epidemiol Biomarkers Prev. 2007; 16 (10):1923–1924
[287] Gallagher RP, Rivers JK, Lee TK, Bajdik CD, McLean DI, Coldman AJ. Broad-spectrum sunscreen use and the development of new nevi in white children: a randomized controlled trial. JAMA. 2000; 283(22):2955–2960
[288] Autier P, Doré JF, Cattaruzza MS, et al. European Organization for Research and Treatment of Cancer Melanoma Cooperative Group. Sunscreen use, wearing clothes, and number of nevi in 6- to 7-year-old European children. J Natl Cancer Inst. 1998; 90(24):1873–1880
[289] Carrera C, Puig-Butillè JA, Aguilera P, et al. Impact of sunscreens on preventing UVR-induced effects in nevi: in vivo study comparing protection using a physical barrier vs sunscreen. JAMA Dermatol. 2013; 149(7):803–813
[290] Dennis LK, Beane Freeman LE, VanBeek MJ. Sunscreen use and the risk for melanoma: a quantitative review. Ann Intern Med. 2003; 139(12):966–978
[291] Goldenhersh MA, Koslowsky M. Increased melanoma after regular sunscreen use? J Clin Oncol. 2011; 29(18):e557–e558, author reply e859
[292] Situm M, Buljan M, Bulat V, Lugović Mihić L, Bolanca Z, Simić D. The role of UV radiation in the development of basal cell carcinoma. Coll Antropol. 2008; 32 Suppl 2:167–170
[293] Katiyar SK. Green tea prevents non-melanoma skin cancer by enhancing DNA repair. Arch Biochem Biophys. 2011; 508(2):152–158
[294] Baliga MS, Katiyar SK. Chemoprevention of photocarcinogenesis by selected dietary botanicals. Photochem Photobiol Sci. 2006; 5(2):243–253
[295] Katiyar S, Elmets CA, Katiyar SK. Green tea and skin cancer: photoimmunology, angiogenesis and DNA repair. J Nutr Biochem. 2007; 18(5):287–296
[296] Chatterjee ML, Agarwal R, Mukhtar H. Ultraviolet B radiation-induced DNA lesions in mouse epidermis: an assessment using a novel 32P-postlabelling technique. Biochem Biophys Res Commun. 1996; 229(2):590–595
[297] Katiyar SK, Elmets CA, Agarwal R, Mukhtar H. Protection against ultraviolet-B radiation-induced local and systemic suppression of contact hypersensitivity and edema responses in C3H/HeN mice by green tea polyphenols. Photochem Photobiol. 1995; 62(5):855–861
[298] Katiyar SK, Perez A, Mukhtar H. Green tea polyphenol treatment to human skin prevents formation of ultraviolet light B-induced pyrimidine dimers in DNA. Clin Cancer Res. 2000; 6(10):3864–3869
[299] Camouse MM, Domingo DS, Swain FR, et al. Topical application of green and white tea extracts provides protection from solar-simulated ultraviolet light in human skin. Exp Dermatol. 2009; 18(6):522–526
[300] Mantena SK, Meeran SM, Elmets CA, Katiyar SK. Orally administered green tea polyphenols prevent ultraviolet radiation-induced skin cancer in mice through activation of cytotoxic T cells and inhibition of angiogenesis in tumors. J Nutr. 2005; 135(12):2871–2877
[301] Mittal A, Piyathilake C, Hara Y, Katiyar SK. Exceptionally high protection of photocarcinogenesis by topical application of (–)-epigallocatechin-3-gallate in hydrophilic cream in SKH-1 hairless mouse model: relationship to inhibition of UVB-induced global DNA hypomethylation. Neoplasia. 2003; 5(6):555–565
[302] Gambichler T, Altmeyer P, Hoffmann K. Role of clothes in sun protection. Recent Results Cancer Res. 2002; 160:15–25
[303] Ghazi S, Couteau C, Paparis E, Coiffard LJ. Interest of external photoprotection by means of clothing and sunscreen products in young children. J Eur Acad Dermatol Venereol. 2012; 26(8):1026–1030
[304] Gambichler T, Hatch KL, Avermaete A, Altmeyer P, Hoffmann K. Influence of wetness on the ultraviolet protection factor (UPF) of textiles: in vitro and in vivo measurements. Photodermatol Photoimmunol Photomed. 2002; 18 (1):29–35
[305] American Cancer Society. How do I protect myself from UV rays? 2013 [accessed October 10, 2014]. http://www.cancer.org/cancer/cancercauses/sunanduvexposure/skincancerpreventionandearlydetection/skin-cancer-prevention-and-early-detection-u-v-protection
[306] Kinney JP, Long CS. The Ultraviolet Index: a useful tool. Dermatol Online J. 2000; 6(1):2
[307] Rosenthal FS, Phoon C, Bakalian AE, Taylor HR. The ocular dose of ultraviolet radiation to outdoor workers. Invest Ophthalmol Vis Sci. 1988; 29 (4):649–656

第 2 章 皮肤癌的临床检测

Michael Schowalter, Allison Vidimos, Philip L. Bailin

皮肤癌是一个广义的术语,涵盖了从常见的表皮癌到罕见的皮肤附属结构或附件(如汗腺管、皮脂腺或毛囊)肿瘤的所有恶性疾病。本章将聚焦于常见皮肤癌的临床检测。

2.1 基底细胞癌

2.1.1 引言

在实践中,皮肤恶性肿瘤通常分为黑色素瘤性皮肤癌和非黑色素瘤性皮肤癌(NMSC)。NMSC 是美国恶性肿瘤中最大的一类,每年出现于近 220 万患者中,约 350 万例次[1]。NMSC 又可进一步细分为基底细胞癌(BCC)和鳞状细胞癌(SCC)。其中大部分为 BCC,这使其成为美国,乃至全球最常见的皮肤癌。BCC 是一种基底角质细胞来源的恶性肿瘤,大多散发,但某些遗传性疾病患者出现多发性 BCC 的风险增高。由于 BCC 包括大量亚型,各种亚型的表现和临床检测也各不相同,我们将分别讨论。

2.1.2 病史和体格检查

散发性 BCC 主要是由过多的紫外辐射所导致的肿瘤。因此,肿瘤集中于大量日光暴露的区域。体格检查时应仔细检查头部、面部、颈部、手臂及手背,特别是在头部,包括鼻子、头皮、眼睑、耳部和唇部在内的大量紫外线暴露区域。临床医生应询问关于新生或持续存在的局部肿物的病史,以及有无自发性出血或结痂情况。BCC 有时会出现疼痛或发痒。完整的病史包括回顾既往的紫外辐射暴露情况,如日光床的使用、强烈的日光暴露导致皮肤起疱的晒伤史,或如补骨脂和 UVA 辐射(PUVA)等治疗性紫外辐射史。在有多发性 BCC 的个人史和家族史的患者中,还应该对遗传疾病进行适当的评估。Gorlin 综合征或 BCC 痣综合征(BCCNS)患者存在 PTCH1 基因的胚系突变,极大地增加了他们对肿瘤的易感性。对既往病史和医源性免疫抑制药物使用史的回顾同样至关重要。

2.1.3 结节状基底细胞癌

结节状或“典型”BCC 是最常见的类型,占所有 BCC 的 60%~80%。结节状 BCC 表现为粉红色或红色丘疹,主要集中于头部和颈部。这些丘疹可能为珍珠状的、蜡样的,或半透明的外观,常伴有明显的毛细血管扩张穿过病损。肿瘤边缘可能卷曲,形成中心区凹陷(图 2.1)。结节状 BCC 是一类相对稳定的亚型,生长缓慢,最终可能出现溃疡和自发性出血,从而导致病灶表面的痂皮形成。通常情况下,结节状 BCC 无疼痛,除非疾病被忽视,或病灶增大和破溃。

2.1.4 浅表性基底细胞癌

浅表性 BCC 是仅次于结节状 BCC 的最常见亚型,占确诊的 BCC 的 15%~20%。该亚型通常位于躯干和四肢,其特征与其他 BCC 亚型不同。病损的特征为缓慢生长、扁平或稍突出的粉红色至红色鳞屑斑块,有可能非常微小(图 2.2)。肿瘤局部可有浅表糜烂或溃疡,伴有痂皮形成,边界清晰,可从邻近的正常皮肤直接凸起。这些肿瘤可能与炎性皮肤疾病,如特应性皮炎、癣或银屑病类似。对于没有炎性皮肤既往史的患者,或当病变出现在远离关节的上背部或四肢等非典型部位时,临床医生应注意,不要误将浅表 BCC 当作非恶性的肿物。这些肿瘤同样没有疼痛或瘙痒症状,以此可有助于与炎性皮肤疾病相鉴别。浅表性 BCC 在男性中比在女性中更常见。

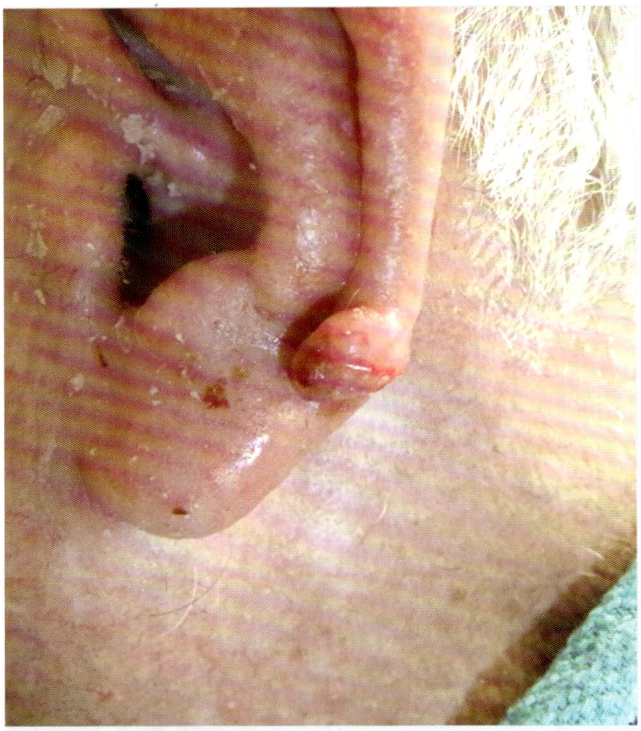

图 2.1 结节状基底细胞癌。发生于老年白种人男性左耳典型的珍珠状或半透明的外观,边缘卷曲,局部溃疡,表面痂皮。

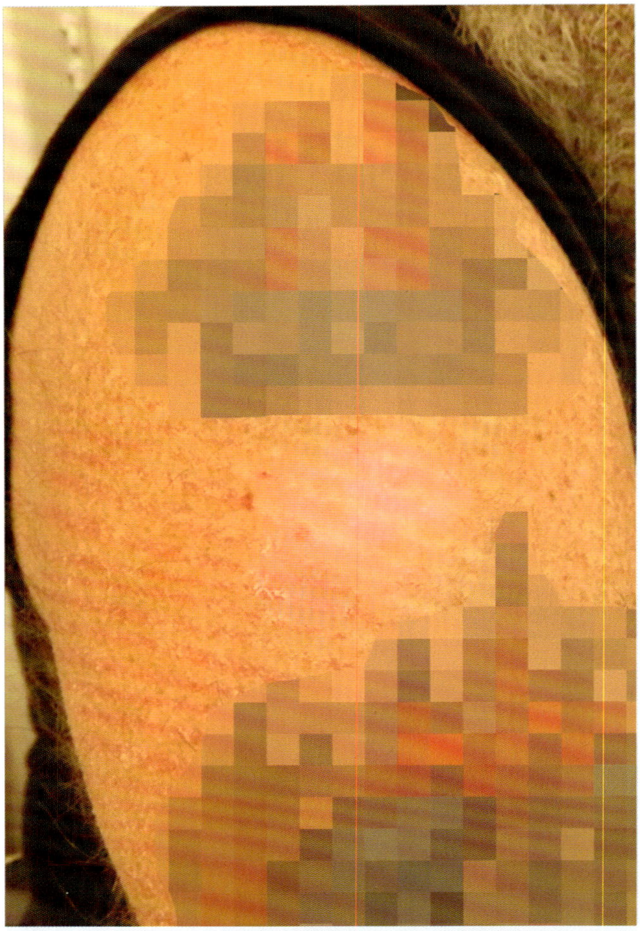

图 2.2 浅表性基底细胞癌。缓慢生长的粉红色的鳞屑斑块,伴边缘卷曲。

2.1.5 色素变异型

色素性 BCC 是结节状 BCC 和浅表性 BCC 的一种变异型,在该型的恶性基底细胞群中或多或少含有黑色素(图 2.3),常见于有色人种的患者。同时,肿瘤仍保留其主要特征。这些变异在皮肤癌的临床诊断中可能会导致误诊,因此在评估色素性病损时应予考虑。

2.1.6 硬化性和浸润性基底细胞癌

硬化性和浸润性 BCC 非常罕见,因其临床中相似的侵袭性病理表现而一起讨论。这些类型占所有 BCC 的 5%~10%。硬化性 BCC 最常见于强烈紫外线暴露的区域,如头部和颈部。它们表现为肤色、白色,或较不常见的粉红色萎缩性斑块。与大多数 BCC 不同,病变很少溃烂。这些肿瘤也可在临床上表现为光滑和发亮的斑块,触诊感觉较硬。因此,常与瘢痕混淆(图 2.4)。这种 BCC 的亚型可伴有疼痛和瘙痒,因其有极大的可能向深层侵犯到皮下脂肪、肌肉以及神经周围。

2.2 鳞状细胞癌

2.2.1 引言

鳞状细胞癌(SCC)是全球第二大常见的皮肤恶性肿瘤。SCC 是鳞状角化细胞上皮来源的恶性肿瘤。肿瘤呈散发性,也可能为遗传性疾病的一部分,如色素性干皮病(XP)、眼皮肤白化病(OCA)和疣状表皮发育不良(EV)。SCC 与紫外线暴露相关,无论是自然暴露还是职业暴露。其他危险因素包括人乳头状瘤病毒(HPV)感染、慢性免疫抑制、电离辐射、瘢痕、慢性窦道形成、慢性溃疡和化学致癌物暴露等。一般来说,散发性或紫外线诱导的 SCC 患者相比由慢性创伤、瘢痕或免疫抑制而引起的 SCC 要好得多。侵袭性 SCC,

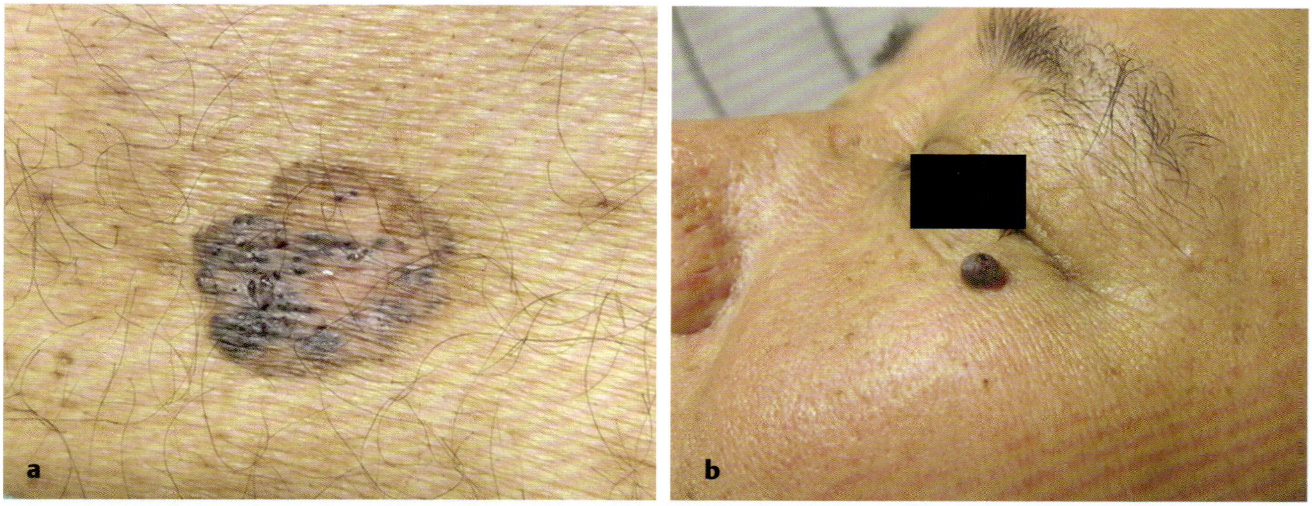

图 2.3　(a)一例中东裔患者浅表基底细胞癌的色素变异。(b)一例中年华人男性眶下缘结节状基底细胞癌的色素变异。

是指肿瘤侵犯到皮肤基底层以下，可从已有的原位 SCC 发展而来，也可直接形成。包括原位 SCC 在内的各种 SCC 的临床表现将在下文讨论。

2.2.2 病史和体格检查

瘢痕和不愈合的伤口可通过慢性紫外线暴露和慢性炎症诱导产生 SCC。临床医生应警惕患者具有的慢性紫外线暴露的常见体征，包括多发性晒斑、面部细小皱纹、皮肤萎缩、毛细血管扩张，以及 Favre-Racouchot 改变。一种称为 Marjolin 溃疡的亚型，是发生于既往创伤（如烧伤）部位的溃疡性 SCC。与 BCC 一样，暴露于紫外辐射的区域应仔细检查，包括头部、颈部、手背和手臂。同样，应注意可能的免疫抑制物质的接触史，以及既往 SCC 的个人史或家族史。

2.2.3 原位鳞状细胞癌

光线性角化病

虽然关于光线性角化病（AK）是否有恶性潜能的确切特性还存在一些争议，但 AK 通常被认为是低级别鳞状不典型增生的一种形式。研究表明，每年有 0.025%~20% 的 AK 发展为侵袭性 SCC[2]。据估计，北半球 1/4 的人口有至少一个这样的病损。临床上，AK 表现多种多样，一般为不明确的、粉红色至红斑丘疹，

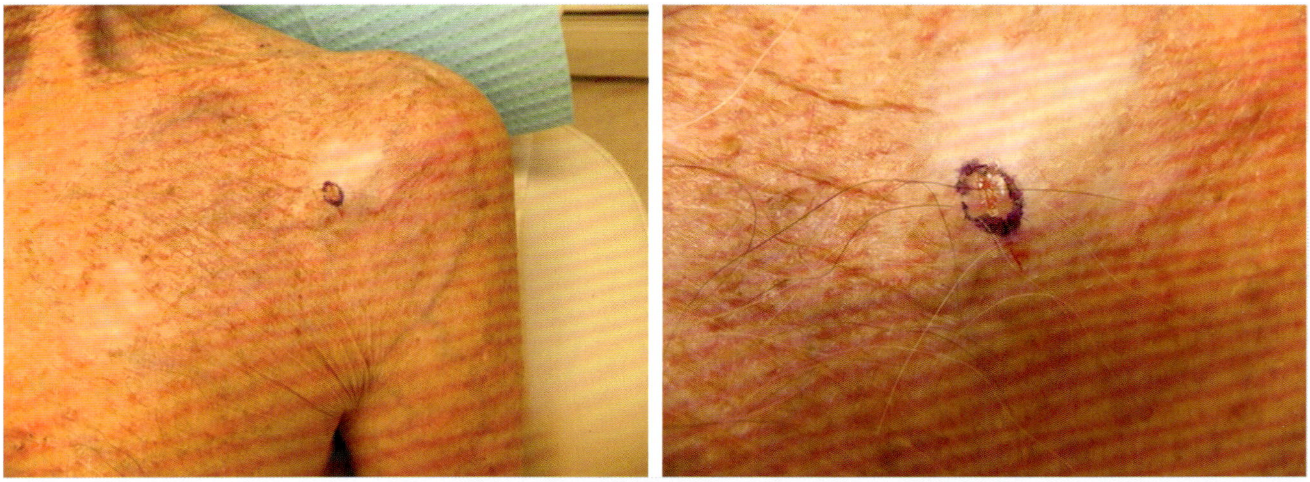

图 2.4　浸润性基底细胞癌临床上类似瘢痕。

有鳞屑覆盖。病损很小,大部分的尺寸<1cm(图 2.5a)。AK 的变异型根据临床表现来命名:色素沉着型、角化过度(或增生)型和疣型。当角化特别过度时,AK 可被称为皮角(图 2.5b)。AK 触诊时具有粗糙、鳞屑或砂纸状质地。AK 的诊断通常要在更广泛的紫外线或光化损伤的临床背景下做出。AK 的鉴别诊断包括头部和颈部的炎症性皮肤病,如脂溢性皮炎和接触性皮炎。鲍恩病、浅表性 BCC 和原位黑色素瘤等肿瘤有时难以与 AK 鉴别。

光化性唇炎

光化性唇炎(AC)是累及唇部的 AK 临床变异型。特征性的粉红色或红色鳞屑斑块可能与皲裂或干燥的唇部类似(图 2.6)。正常的边界清晰的红唇缘可能会被遮盖或变得模糊。下唇由于紫外线暴露量较多而更易累及。吸烟或咀嚼烟草制品的患者患 AC 的风险也有所增加。

鲍恩病

鲍恩病是一种特殊形式的原位 SCC,具有独特的临床和组织病理学表现。与 AK 类似,鲍恩病可出现在头部、颈部阳光暴露的皮肤和黏膜上,也可存在于口腔、肛门黏膜和生殖器上。临床表现为红色、边界清晰、有鳞屑的丘疹或斑块,随着时间的推移,皮损缓慢

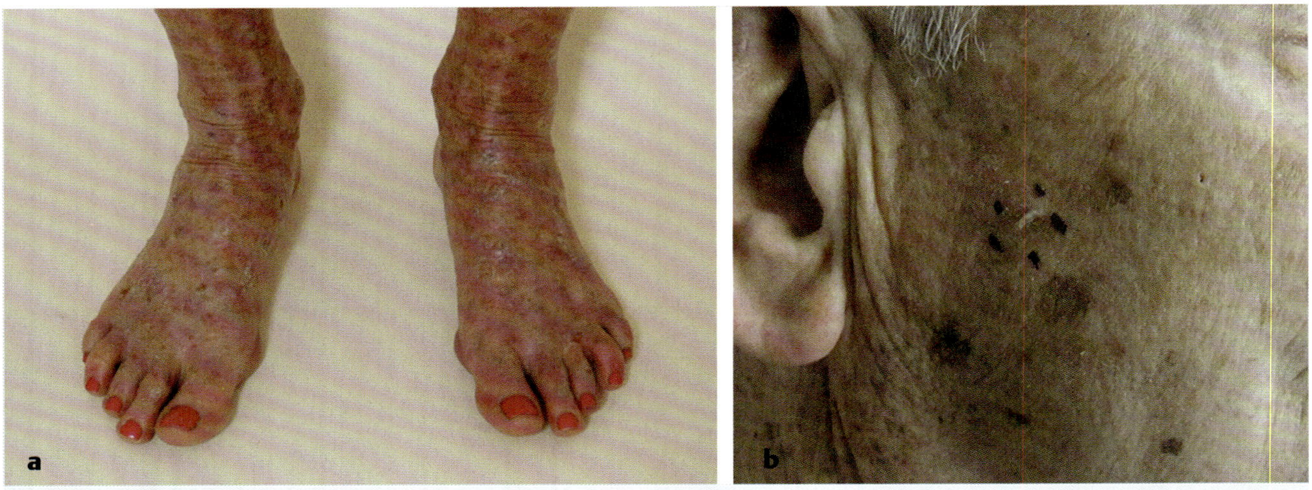

图 2.5 (a)有远期砷接触史的中年女性患者的多发性光线性角化病。(b)皮角。

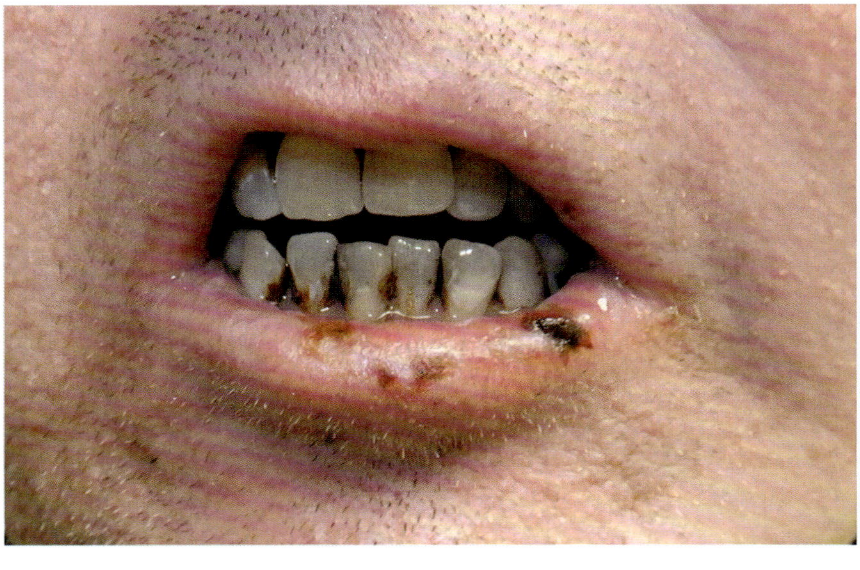

图 2.6 下唇光化性唇炎,该患者有吸烟、紫外线暴露,以及光敏性唑类抗真菌药物使用的远期既往史。

突出增大。皮损也可呈现疣状或皲裂样外观。同样，鉴别诊断包括炎性皮肤疾病，以及与 AK 的鉴别诊断类似的肿瘤。黏膜鲍恩病可能会与口腔念珠菌病或口腔起疱疾病类似，如天疱疮或类天疱疮。阴道黏膜鲍恩病可能类似于单纯阴道炎。

凯拉增殖性红斑

与鲍恩病类似，凯拉增殖性红斑表现为阴茎的红色斑块，最常见于未割包皮的男性龟头。

口腔黏膜白斑病

口腔黏膜白斑病是口腔原位鳞状细胞癌的一种，临床上表现为口腔内无法擦洗或擦掉的白色斑片或斑块。最常发生的区域是口腔外侧面的颊黏膜，但可累及包括舌头在内的任何黏膜表面(图 2.7)。口腔黏膜白斑病可呈现疣状外观，是更有可能进展为 SCC 的预兆。该病损必须与良性黏膜病变相鉴别，如口腔念珠菌病、梅毒或咬颊症(由于反复咀嚼或咬伤引起的颊黏膜浸渍和刺激)。

2.2.4 鳞状细胞癌

原位鳞状细胞癌发展而来的鳞状细胞癌

最常见的情况是，SCC 与原位 SCC 相关，并且，是原位 SCC 在缺乏治疗的情况下，随着时间的推移进展和浸润而来。同样，最常见的发病区域是那些长年暴露于紫外辐射的区域，包括头部、颈部、前臂背侧和手部。在日光浴者和女性中，包括小腿在内的腿前侧也是常见好发部位。中老年男性是最高发人群。皮肤 SCC 可能有多种临床表现；临床上不同的亚型将分别讨论。SCC 一般表现为边界清晰的斑块，直径大于典型 AK 或原位 SCC，斑块较厚，可伴有明显的糜烂或溃疡(图 2.8)。病灶区域可能有增多的鳞屑或角化过度，形成外生性生长的表现。病变可有渗出物或表面脓疱，导致鳞状痂皮黏着。SCC 会因既往治疗或局部治疗、病程、肿瘤的位置，以及患者免疫系统情况而具有不寻常或特殊的临床表现。

角化棘皮瘤

角化棘皮瘤(KA)是临床上组织病理分化良好的特殊 SCC 类型。最常出现在中老年浅肤色人群的严重紫外线损伤部位。这些肿瘤有一个特征性的变化过程：开始是大约 1 个月的快速生长，随后持续 3~6 个月的稳定期，最后是持续超过 1~2 个月的自发性退化期。KA 在临床上表现为圆拱形的红色或粉红色丘疹，或结节状，中央充满角质栓的凹陷(图 2.9)。患者经常自述病变突然出现。

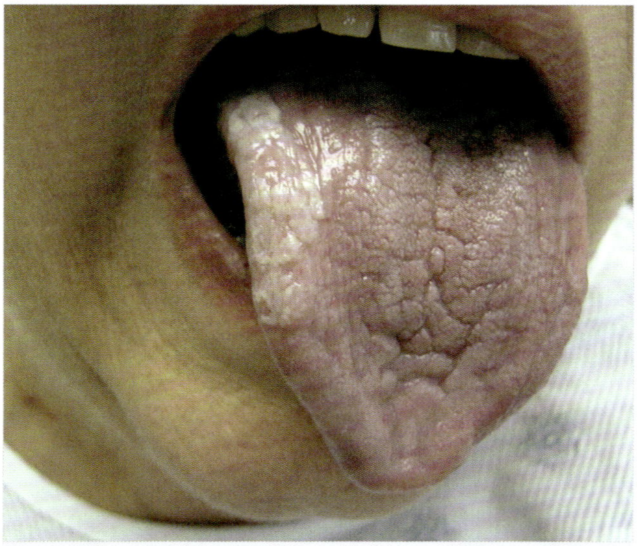

图 2.7 累及舌外侧的口腔黏膜白斑病。

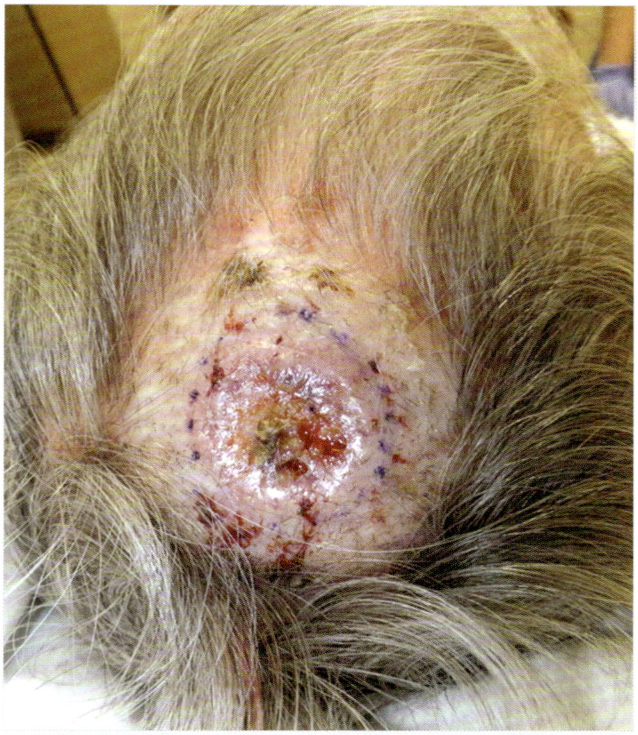

图 2.8 大面积溃疡和出血的头皮鳞状细胞癌。

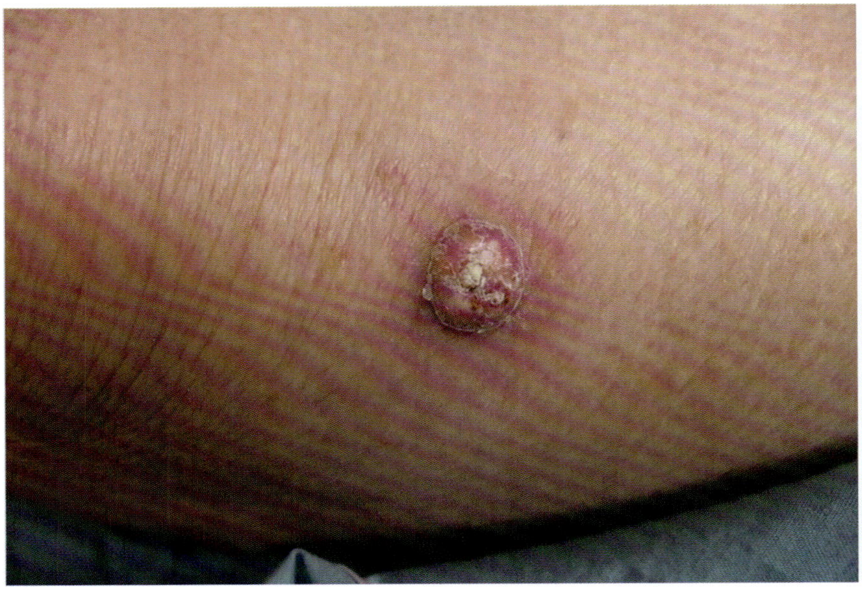

图 2.9 头皮粉红色丘疹，伴中心充满角化栓的凹陷，病理符合角化棘皮瘤。

根据临床表现、部位或病变数量，KA 有几种不同的亚型。甲下 KA 发生于甲床，可因快速生长引起明显疼痛。黏膜 KA 可出现在任何黏膜表面，并可能发生于有多发性 KA 的综合征中。巨型 KA 在形态上与典型 KA 相似，但更大，从 2cm 到 15cm 以上不等，好发于鼻部、眼睑和面部[3]。虽然它们可能会像典型 KA 一样自发性消退，但可能会产生局部永久性变形。边缘离心性角化棘皮瘤（KCM）同样较大，有时可长到 15cm 甚至 20cm 以上，但具有自发性中心退化，临床上表现为扩张的边缘红斑和中央消退。与典型或巨型 KA 相比，这些肿瘤不太可能自发性消退[4]。

Grzybowski 泛发性发疹性角化棘皮瘤是一种罕见的综合征，其特征是在多个身体表面区域（包括黏膜表面）突然出现多个 KA。数以千计瘙痒的、不同大小的病损可在短时间内出现[5]。多发性 KA 可能是多发性自愈性鳞状上皮瘤（MSSE）的一部分，也称为 Ferguson-Smith 病，这是一种转化生长因子 β 受体 1（TGFBR1）基因相关的常染色体显性遗传病。

疣状鳞状细胞癌

疣状 SCC 被认为是 SCC 低级别的亚型，常见于口腔黏膜、足部和生殖器，生长十分缓慢，具有特征性乳头状或疣状外观。虽然生长缓慢，但肿瘤可造成局部破坏和变形（图 2.10）。HPV 和致癌物暴露被认为是造成这种恶性肿瘤的诱因，而不是紫外辐射。根据发生的解剖位置，这些肿瘤使用不同的名称来描述。口腔疣状 SCC 也称为口腔菜花样乳头状瘤，而在肛门和生殖器区域的则称为 Buschke-Lowenstein 瘤（图 2.10c）。后者可能与尿道或膀胱的疣状 SCC 有关。当在手掌或足底上出现时，可称为穿掘性上皮瘤。

2.3 黑色素瘤

2.3.1 原位黑色素瘤

几乎所有的黑色素瘤都是从原位黑色素瘤开始，表皮的恶性黑色素细胞增殖最终穿透表皮基底膜进入真皮层。原位黑色素瘤的临床表现可有许多不同的形式，而且临床上与普通的痣无法区别。

恶性雀斑样痣

恶性雀斑样痣（LM）是一种特殊类型的原位黑色素瘤，通常发生在老年白种人群的头部和颈部。临床上表现为褐色、棕褐色或多种色素沉着斑点，随着时间的推移缓慢生长（图 2.11a）。对于有多年日光损害和存在大量的模糊雀斑、脂溢性角化病和 AK 的老年患者，临床诊断常常很困难，甚至不可能。提示 LM 的特征性病损表现包括：不规则边界、病变不对称以及随着时间呈放射状生长。LM 的可怕性在于其存在超过肿瘤的可见边界之外的恶性扩张。在这些情况下，

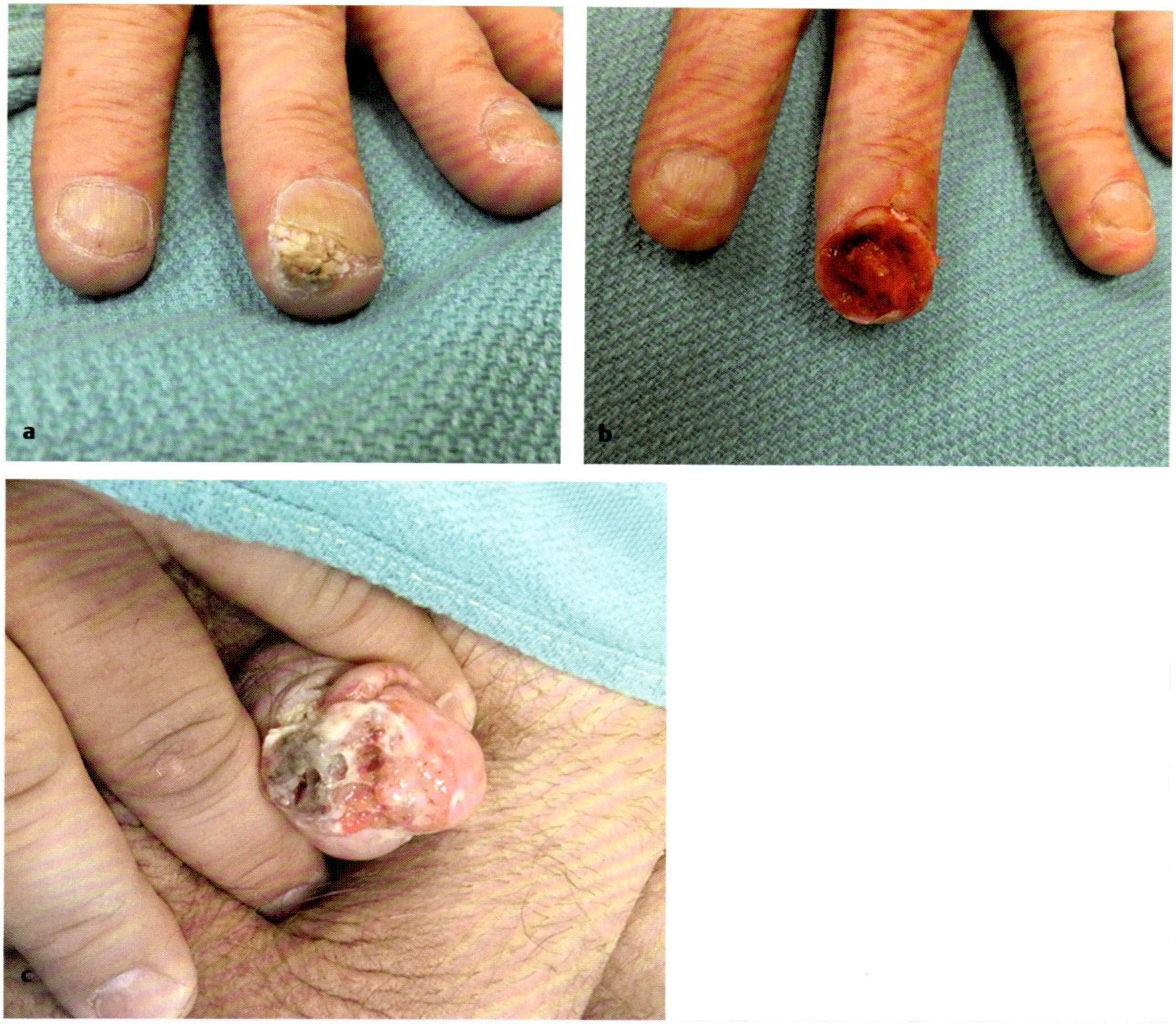

图 2.10　(a)甲下指尖的疣状鳞状细胞癌(SCC)。(b)通过 Mohs 显微手术完全切除后的照片显示病变的局部破坏性。(c)阴茎的疣状鳞状细胞癌。

可见组织学上的"跳跃区",使 LM 的临床特征更加复杂。病变可出现其他颜色作为其进行性发展的一部分,呈现黑色、蓝色、粉红色、红色或发白。病变也可能保持其褐色或棕褐色,但病变区的颜色会出现不均匀的加深。LM 表面平坦没有改变,可有助于与光化性或光线性角化病的鉴别。然而,在增大的 LM 内出现色素性结节是典型的发展为雀斑样黑色素瘤 (LMM)的先兆。值得注意的是,LM 有时与结缔组织增生性黑色素瘤有关,这将在后面讨论。

2.3.2 雀斑样黑色素瘤

雀斑样黑色素瘤与侵袭性 LM 相对应。常见的临床特征如前所述,在已缓慢生长数月至数年的、较大的棕褐色或褐色 LM 中,出现褐色至黑色的结节(图 2.11b)。这时可出现溃疡或出血。

2.3.3 浅表扩散型黑色素瘤

尽管 LMM 的发病率不断增加,但浅表扩散型黑色

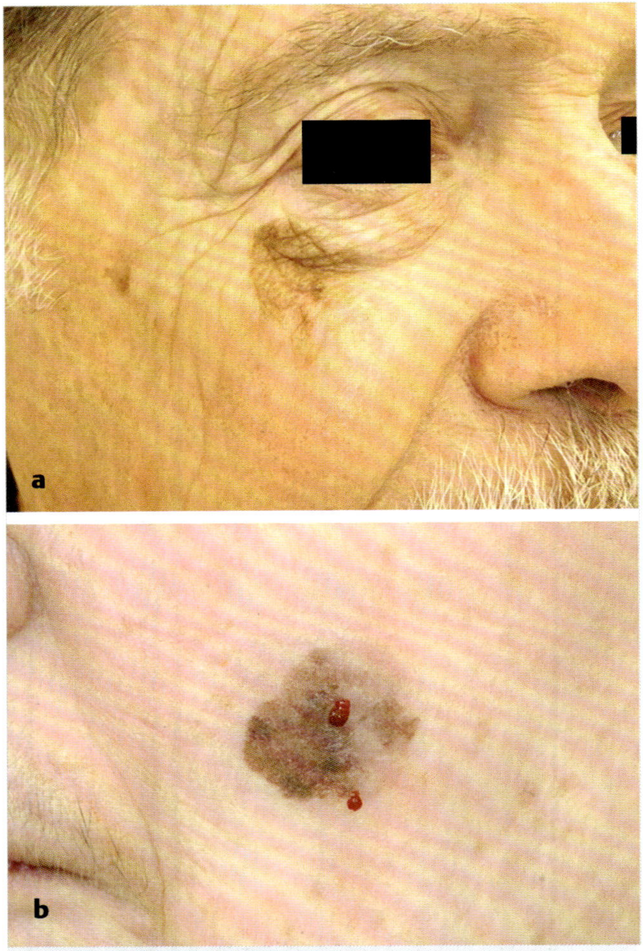

图 2.11 (a)老年男性面部的恶性雀斑样痣。(b)具有外生性红色结节的雀斑样黑色素瘤。

素瘤(SSM)是最常见的侵袭性黑色素瘤类型[6]。这种亚型可见于任何年龄的成年人，中位发病年龄是 50~60 岁，但低年龄组发病率在持续上升[7,8]。肿瘤好发于躯干、背部和下肢。经典的、容易记忆的 ABCDE 法(A-asymmetry，不对称；B-borders，边界；C-colors，颜色；D-diameter，直径；E-evolving/enlarging，进行性生长)通常用作临床工具来检测所有的黑色素瘤，对于 SMM 尤其有效。与普通的色素性病变相比，SMM 表现为明显的不对称、扇形或边界不规则；多种颜色，包括红色、蓝色和黑色；而且通常尺寸>5mm(图 2.12)。这些病损随着时间而进展，最终可能会溃烂、出血并伴随疼痛。随着病变扩大，正常皮肤标志或皮纹消失。病变内的瘢痕样外观有时反映组织学上肿瘤的退化。

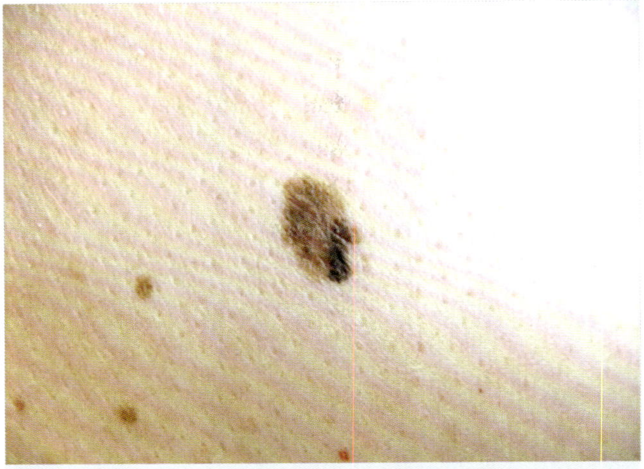

图 2.12 浅表扩散型黑色素瘤。

2.3.4 结节状黑色素瘤

结节状黑色素瘤在确诊的黑色素瘤中占比 15%~20%。肿瘤发生于紫外线暴露较多的区域，包括头部、颈部和上肢。结节状黑色素瘤表现为黑色或多种颜色的、光滑的或乳头状瘤样的结节状，在后期可能有糜烂、溃疡，或自发性出血(图 2.13)。

2.3.5 肢端黑色素瘤

肢端黑色素瘤，或称肢端雀斑样黑色素瘤(ALM)是一个常见的亚型，发生于肢端部位或指(趾)甲区域。ALM 是有色人种患者中最常见的黑色素瘤，如亚洲人、非裔美国人以及加勒比海人。男女患病率相同，患者通常为中年人。临床上，肿瘤可表现为甲下或甲周的皮肤颜色加深。Hutchinson 征，指的是在甲襞附近的深棕色或黑色斑点，呈线状条纹穿过指(趾)甲末端，这种症状可能提示为甲床的黑色素瘤(图 2.14)。同所有的黑色素瘤一样，这些肿瘤可能出现增大、颜色改变，以及最终溃疡、出血。这些病损的鉴别诊断包括化脓性肉芽肿、血管球瘤、甲下血肿、黑甲病、黑色甲癣以及卡波西肉瘤。

2.3.6 黏膜黑色素瘤

黑色素瘤可以出现在所有黏膜表面。对所有黏膜表面的色素性病损，医生都应考虑到黏膜性黑色素瘤的可能，尤其是出现向外生性生长、溃疡或出血时。

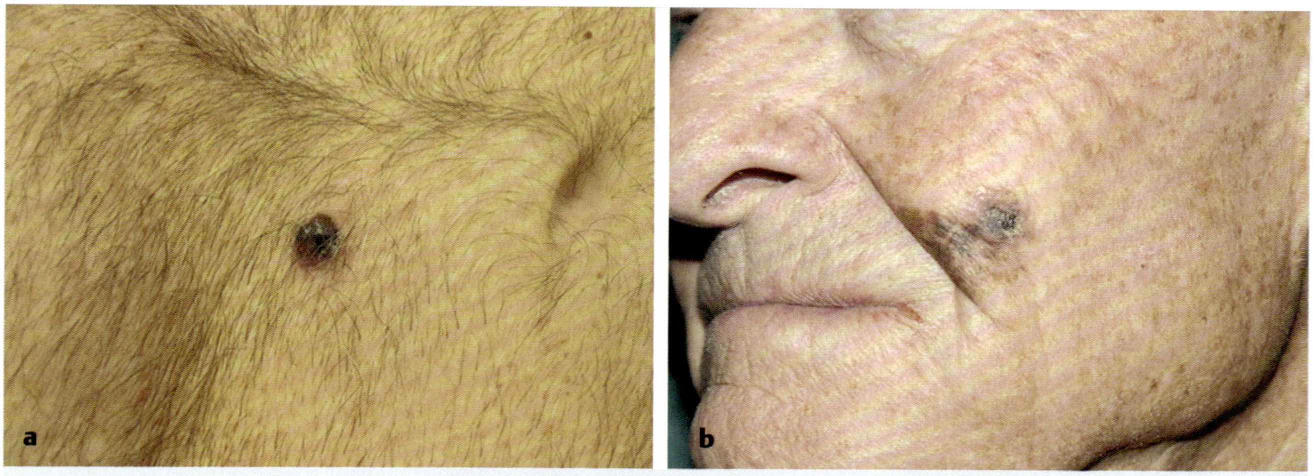

图 2.13　(a,b)结节状黑色素瘤。

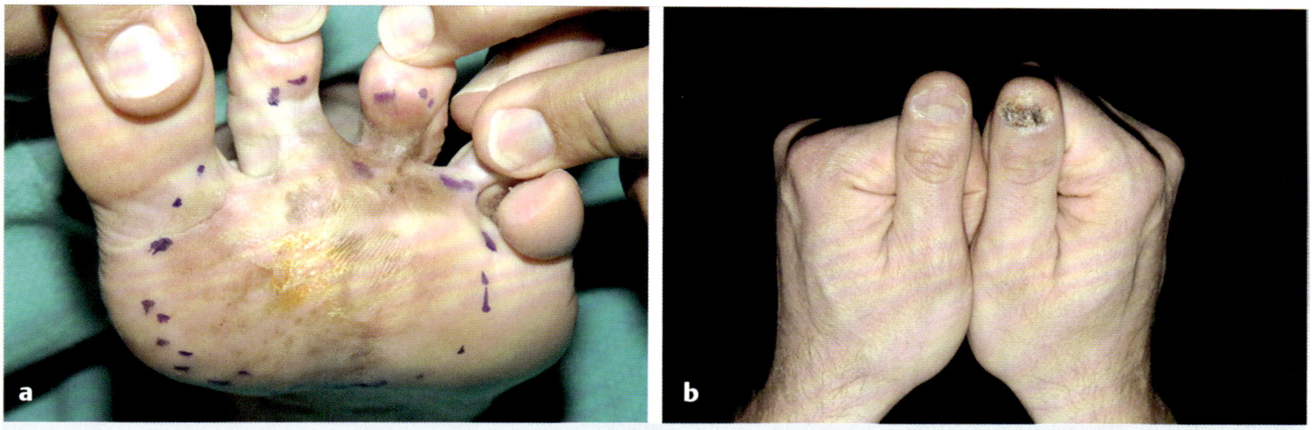

图 2.14　(a,b)肢端黑色素瘤。

2.3.7 结缔组织增生性和无色素性黑色素瘤

虽然在组织学上不同,但结缔组织增生性和无色素性黑色素瘤有相似的临床表现。这些病灶表现为肤色、粉红色或白色的丘疹。结缔组织增生性黑色素瘤通常发生在头部和颈部,外观和 LM 非常接近。无色素性黑色素瘤是白化病患者中最常见的亚型(图 2.15)。

2.4 Merkel 细胞癌

Merkel 细胞癌(MCC)是皮肤癌中一种少见的类型,被认为是来源于真皮或表皮的 Merkel 细胞。MCC 最常发生于老年白种人群,中位发病年龄为 65 岁,男性稍多。许多病例由 Merkel 细胞多瘤病毒(MCV)造成。好发于头部、颈部、面部和上肢的紫外线暴露区域。临床上,肿瘤表现为有光泽的、实质性的、暗红色到紫色的皮肤结节(图 2.16)。MCC 通常是无症状的。肿瘤一般对称,呈圆拱形。为帮助诊断,有人提出首字母“AEIOU”来确定关键的临床特征：无症状的(Asymptomatic)、迅速扩大(Expanding rapidly)、免疫抑制(Immune suppression)、年龄大于 50 岁(Older than 50 years old)和紫外线损伤(UV damaged)[9]。MCC 是一种侵袭型的皮肤癌,有局部复发和(或)远处转移的倾向。MCC 在老年人中发病率较高,中位发

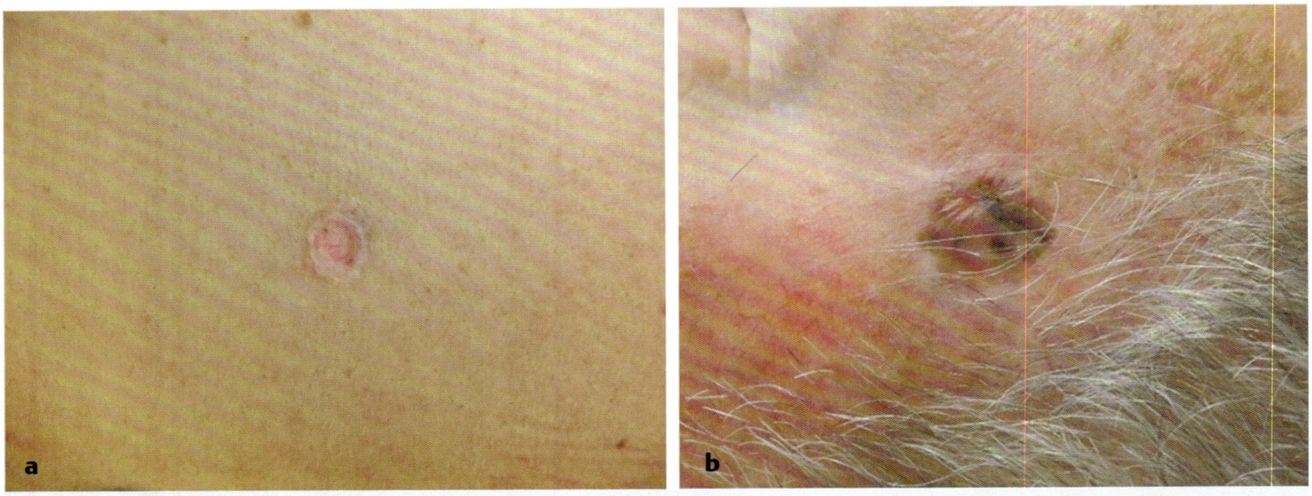

图 2.15 (a)结缔组织增生性黑色素瘤。(b)实质性有光泽的斑块,符合由恶性雀斑样痣发展而来的结缔组织增生性黑色素瘤。

病年龄为 65 岁。

2.5 隆凸性皮肤纤维肉瘤

隆凸性皮肤纤维肉瘤(DFSP)是对应于良性皮肤纤维瘤的恶性肿瘤。这些少见的皮肤恶性肿瘤主要发生于躯干和肢体近端,表现为隆起的、实质性的、肤色到红色的结节或斑块(图 2.17)。往往随时间缓慢生长,可能出现溃疡或出血。在后期,这些肿瘤常常会出现疼痛,这是由于肿瘤侵袭了神经末梢。

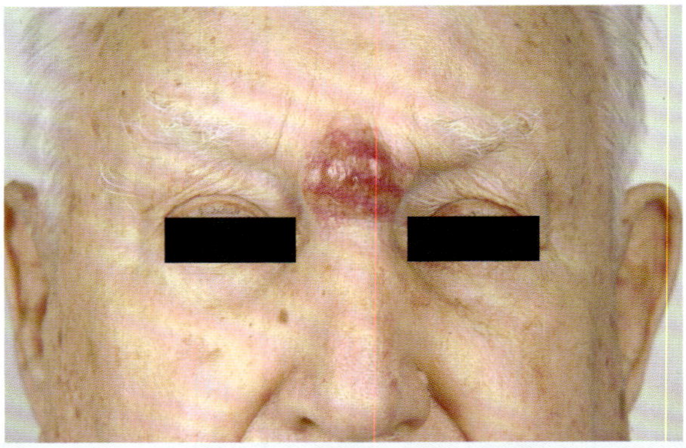

图 2.16 额部 Merkel 细胞癌。

2.6 活检技术的类型、合理性和误区

2.6.1 基本原则

对可疑肿瘤进行皮肤活检有几个原因。首要是对一个不明性质的肿瘤进行皮肤活检,可以获得组织学诊断依据。皮肤活检也能够提供重要的预后证据。例如,穿刺活检可以帮助确定侵袭性黑色素瘤的深度,以便于分期。如果组织切除已足够,病理学家诊断切缘为阴性时,活检也能对治疗或治愈有指导意义。详细的活检方法将单独讨论,这些方法应当根据各种条件来选择,比如病灶类型、身体部位、美观的考虑,以及累及的皮肤类型。

皮肤活检前,详细询问病史和体格检查很重要。关于风险和获益的讨论也应当进行,并取得患者同意。皮肤应当用异丙醇、氯己定或聚维酮碘消毒。然后,皮肤要用可注射的麻醉药进行麻醉,比如 1%利多卡因。

2.6.2 刮取活检

刮取活检是用一种皮肤刮刀(Dermablade)进行操作,使用 10 号或 15 号刀片。皮下注射麻醉,在真皮层形成一个皮丘。拉伸皮肤,使用刀片刮取病灶(图 2.18)。可使用镊子取下标本。活检后要使用止血药,如 20%氯化铝,稍稍加压。刮取活检最好应用于外生性生长的肿物,如 SCC、BCC 和 KA。对于 LM,大面积的刮取,或几个小的“侦察点”刮取比其他活检技术更适合。这种技术属于微创技术,不需要缝线,可以在诊室快速操作,通常美观度可以被患者接受。这种方法

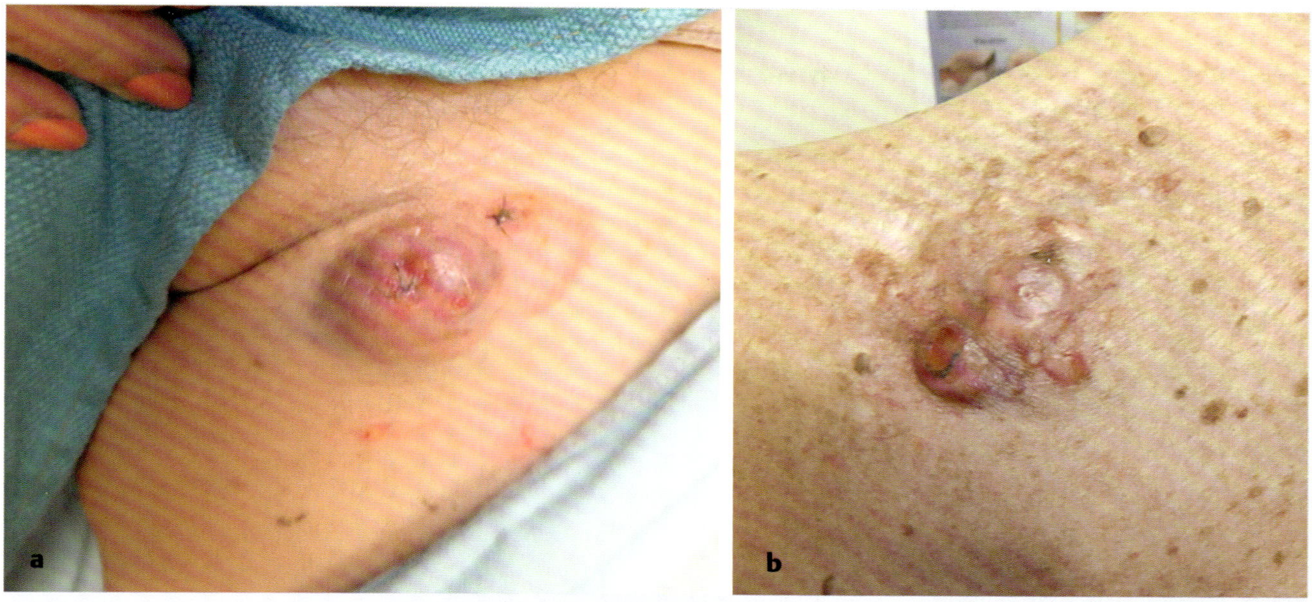

图 2.17　(a)腹股沟隆凸性皮肤纤维肉瘤(DFSP)。(b)另一个 DFSP。

的常见副作用包括在操作部位有椭圆形到圆形的瘢痕、活检后色素沉着,以及可能出现皮肤凹陷。

2.6.3 铲刮

“铲刮”应用于可能已向深层延伸到真皮层或皮下组织的病损。由于皮肤刮刀(Dermablade)固有的易弯曲性,可能更适合使用。根据刮削的深度,可能需要缝合一针或数针以止血。

2.6.4 钻取活检

钻取活检技术可以看到从表皮到皮下脂肪的皮肤全层组织学形态。因此,钻取活检对炎症性皮肤病是首选技术。对肿瘤来说,当需要了解肿瘤的浸润深度来诊断或判断预后时,钻取活检技术的应用有其独特的优势。钻取或切取活检对怀疑黑色素瘤的病损都可作为可选技术。肿瘤的深度对诊断上的分期和预后

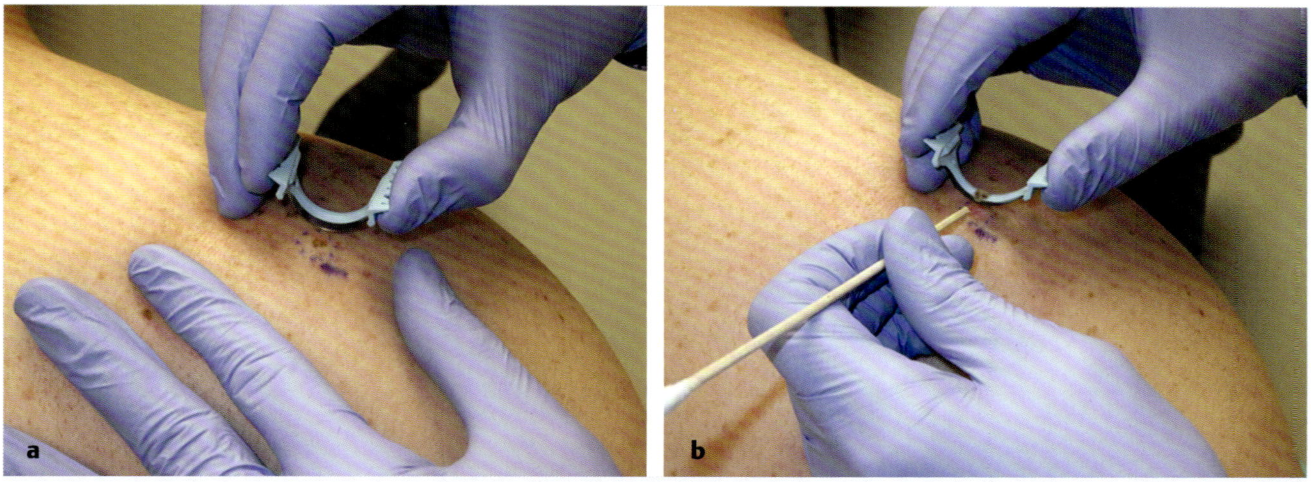

图 2.18　刮取活检演示。

判断都是关键所在，而这些因素不能通过前面提到的对病损的刮削活检来明确。当钻取的尺寸足够，证明可疑病损周围的边缘已达到治愈标准时，这项技术还可以用于治疗目的。这称为钻取切除。钻取的器械有许多尺寸。直径 1~3mm 较小的钻取可以不用缝线。通常来说，直径≥4mm 的钻取活检需要间断缝合一针或数针，以利充分止血和美观的效果。

选定一个合适尺寸的钻头后，在垂直于皮肤张力线的方向上拉伸绷紧皮肤。如果操作得当，钻取后会形成一个椭圆形的皮肤缺损，易于关闭。运用示指和拇指间的扭动，将钻头垂直于皮肤钻孔。使用镊子和剪刀，切断下方附着的皮下脂肪，获取标本。

钻取活检技术的缺点在于，较小的活检范围(2~3mm)和镊子取材过程中皮肤被夹碎而制成的组织切片，都可能导致不能获取足够的皮肤样本。为避免取样不足，在较大的皮损(例如，黑色素瘤)上往往会进行几个"侦察点钻孔"，为诊断和确定皮损的精确深度而获取合适的肿瘤样本。应该告知患者，钻取活检操作可能会导致一个小的直线瘢痕。

2.6.5 切除活检

切除活检可用于完全切除可疑的皮肤癌。对临床上高度怀疑恶性的病损，或对钻取活检来说太大的病损，切除技术具有一定优势。<2cm 的色素性病损切除活检的切缘标准为 1~3mm。在需要通过前哨淋巴结活检来确诊这些病损为黑色素瘤时，这个切缘距离可以使局部皮肤的淋巴网破坏程度最小。

2.7 皮肤镜的作用

皮肤镜，就是可放大的表面显微镜，可对活体皮肤肿瘤进行微观检查，训练有素的临床医生通过使用皮肤镜可以提高诊断的敏感性和特异性。手持的、轻型的皮肤镜可照射并放大皮肤表面至肉眼所见的 10~20 倍。结合浸液，上层皮肤可呈透明状，这就可以更好地使目标病损从表皮到真皮上层的结构实现可视化。新一代的皮肤镜安装了偏振光，不需要浸液就可实现同样的可视效果。皮肤镜可以更准确地描述皮肤肿瘤的大小范围。我们将关注这种技术在色素性病损分类中的应用，并简单描述其他常见的皮肤恶性肿瘤的诊断标准，如 BCC。临床上使用适当的话，皮肤镜相比通过肉眼检查可以提高对黑色素瘤和 BCC 诊断的精确性以及敏感性，减少不必要的活检[10]。对于高危患者，皮肤镜常常和全身数码照片联合应用，或结合各种先进的诊断仪器来使用，这种技术已经被证实可以增加黑色素瘤的检出率[11]。

2.7.1 色素性肿瘤

色素性病灶在显微镜下表现为一系列特征，如色素网状结构和伪网状结构、球状结构、条纹，以及平行结构。色素性病灶的皮肤镜标准化评估完成于 2001 年在罗马召开的皮肤镜网络大会共识(详细信息请查阅 www.dermoscopy.org)[12]。这次会议确定了一个统一的用皮肤镜对临床上色素性病灶的二步分类法。第一步将病灶区分为黑色素细胞性的和非黑色素细胞性的色素性病灶。被视为属于黑色素细胞性的病灶有以下结构：色素网状结构或伪网状结构、聚合的球状结构、条纹、均质的蓝色色素，或在手掌或足底的平行结构。如果没有发现任何一种这样的特征，那么应对病灶进行另外一些特征的评估，这些特征是与非黑色素细胞性的混杂因素的诊断相关的，如脂溢性角化病、血管性病灶，或色素性 BCC。

当确定一个病灶可能为黑色素细胞性后，分类方法共识指导临床医生对病灶的良恶性进行分级。在众多对色素性病灶分级的方法中，有四种最常用的方法：Pehamberger 等提出的图像分析法；Stolz 等提出的皮肤镜 ABCD 法则；Argenziano 等提出的 7 点检查法；以及 Menzie 法，当然每种方法都含修正和例外情况[13,14]。我们将详细说明最基本的方法：图像分析法。

图像分析法依靠离散元素来形成诊断(表 2.1)。元素分析包括色素网状结构、弥散性色素、脱色素、棕色球状结构、黑色点状结构、放射流状、伪足、蓝-灰腔，以及无色素网状结构。黑色素瘤的特征是不规则的网状结构或弥散性色素、不规则的脱色素区域、棕色球状结构，以及大小不一、分布不规则的点状结构(图 2.19)。黑色素瘤还呈现出放射流状、伪足，以及蓝-灰腔(图 2.20 至图 2.22)[15]。

2.7.2 基底细胞癌

BCC 的特征包括树枝状血管、叶状区域、有色素

表 2.1 色素性病损的图像分析

	复合痣(良性)	交界痣(良性)	表面播散性黑色素瘤	雀斑样黑色素瘤	结节状黑色素瘤
总体表现	规则	规则、均一	多形性	多形性	多形性或均一
表面	光滑;过度角化	皮肤表面完整或光滑,没有鳞片	皮肤表面不完整;可能突出;不规则	完整的表面;平整	不完整、结节状、光滑或过度角化
色素图形	规则的色素网状结构、模糊;平整规则的棕色球状结构;中心高密度均质色素;可能出现病损中央的点状结构	周边规则的色素网状结构;均一和间隔规则的棕色球状结构;中央均质色素;可能出现病损中央的黑色点状结构	不规则、显著的色素网状结构;大小不一的棕色和黑色球状结构;色彩浓烈的斑块;周边多个黑色点状结构;多个蓝-灰到棕色均质的色素沉着区域	高度不规则;显著的色素网状结构;结节区域色素网状结构缺失	通常均质性色素沉着;周围有一圈显著而不规则的色素沉着;周边均一的灰色、蓝色、棕色或黑色点状结构
边缘	规则、轮廓清晰;周边网状结构薄	规则、周边色素网状结构薄	色素网状结构不规则;在边缘突然中断;伪足和放射流状表现	色素网状结构在边缘突然中断;伪足和放射流状表现	色素网状结构不规则、突然中断;蓝色或黑色伪足;放射流状表现
脱色素或色素减退	规则;边界清晰	通常没有	异形和不规则的粉色或白色区域	白色和粉色脱色素区域,轮廓不规则	白色和粉色区域,轮廓不规则;常伴黑色和蓝色点状结构

Source:Adapted from Pehamberger et al.[13]

(蓝-灰、棕-灰)的卵圆形巢团、蓝-灰球状结构、溃疡,以及轮辐状区域(图 2.23)。BCC 中常见没有色素网状结构的卵圆形巢团和有色素的球状结构(图 2.24)。轮辐状区域是指从中心轮毂发出的色素区域[16]。

2.7.3 混杂因素

混杂因素,如脂溢性角化病表现为粟粒样囊肿和粉刺样开口、发夹状血管、边界清晰、网状结构和指纹

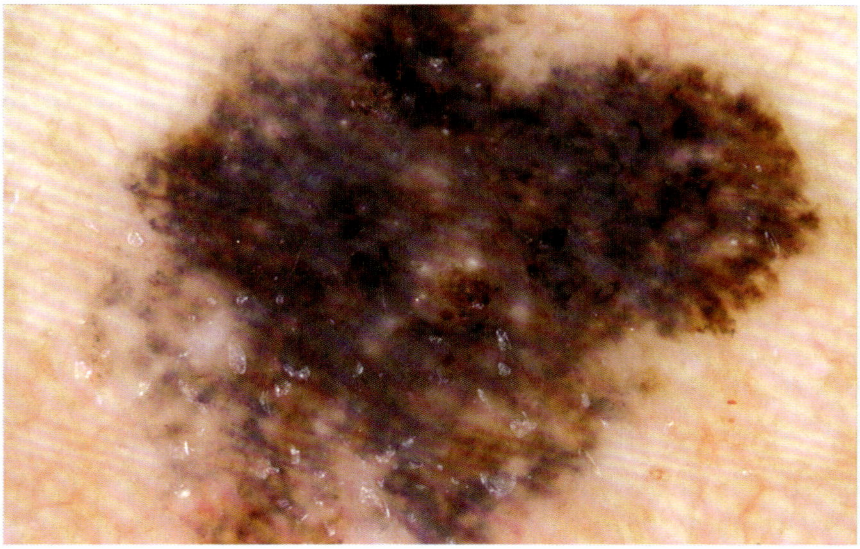

图 2.19 原位黑色素瘤表现为不规则的色素网状结构、弥散性色素区域,以及不规则的脱色素区域。(Dermatoscopic images are courtesy of Dr. Jeffrey Meffert.)

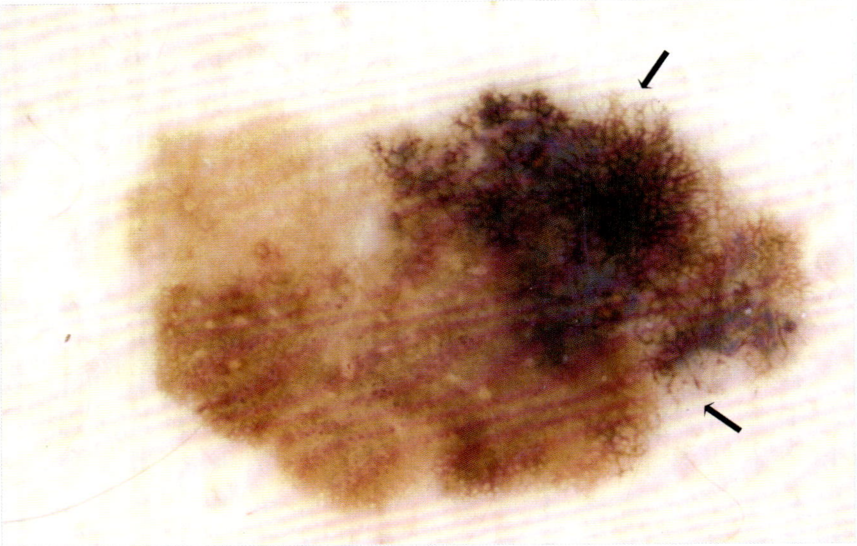

图 2.20 色素痣中产生的侵袭性黑色素瘤。箭头所示为放射流区域。还要注意明显的蓝-灰腔穿过病损的色素较深的部分。

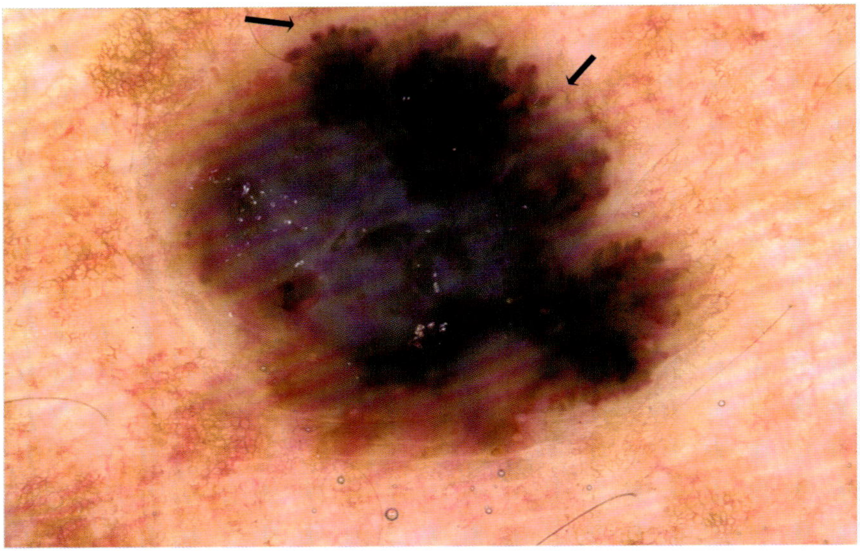

图 2.21 呈现显著蓝-灰腔的侵袭性黑色素瘤显示出明显的蓝-灰腔。箭头所示为周边的伪足。

样结构(图 2.25)。血管瘤表现为红色、蓝色或黑色均匀的腔隙(图 2.26)。扁平痣和日光性雀斑表现为规则的色素网状结构、规则的边界、色素网格上的黑色点状结构、中央棕-黑球状结构,以及颜色均质化(图 2.27)。

2.8 人工智能仪器应用

人工智能(AI)仪器正在成为辅助检测皮肤癌的临床工具,主要用于检测黑色素瘤。目前公认的黑色素瘤诊断金标准是由有经验的皮肤科医生对皮肤样本进行活检,然后进行病理检查[17]。大多数皮肤检查是通过肉眼操作的。临床医生的任务是在众多的扁平痣中找出异常的色素性病损。新型 AI 仪器的目标是提高活检确定性,并最终找出更多的皮肤恶性肿瘤。

2.8.1 MelaFind

MelaFind(MELA Sciences,Inc., Irvington,NY)是一种便于操作的手持成像装置,辅助用于在非典型的黑色素细胞病损中诊断出黑色素瘤,也就是说,那些只有一个或几个有临床特征或病史特征的黑色素瘤。该装置在 2011 年 11 月获得了美国 FDA 的上市前批准,可作为色素性病损的活检工具。完成 MelaFind 培训课程的医生可以用它进行皮肤癌临床诊断。MelaFind 利用 430~950nm(蓝光到近红外)的 10 个光

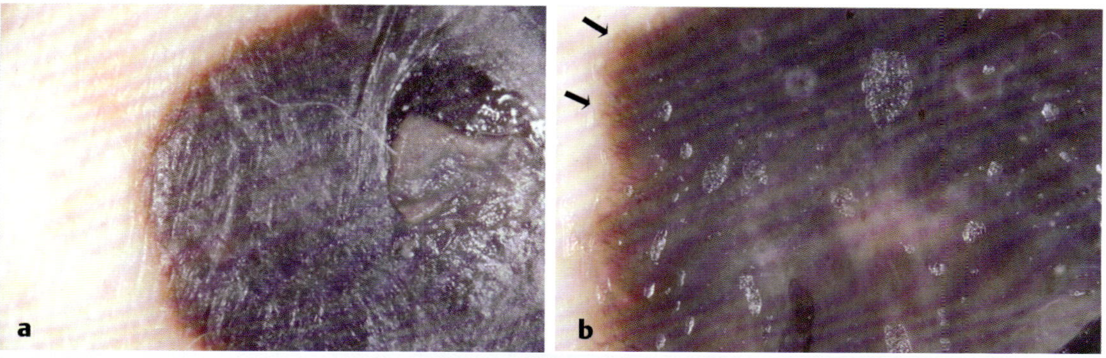

图 2.22　(a)大的、有溃疡的结节状黑色素瘤。(b)皮肤镜图像显示蓝–灰腔、弥散性色素，以及不规则的中心脱色素。箭头所示为放射流。

谱带，在活体上分析色素性病损。软件可以分析手持装置上捕获的图像，包括病损的对称性、颜色变化、周长变化、质地变化，以及特性模板大值。MelaFind 软件算法具有专利权，其资料来自 7000 例受试患者将近 9000 个活检病损的临床和组织病理学数据。与其他新兴的 AI 诊断工具不同的是，MelaFind 最终会提供"病损评分"，并会为操作者提供支持或反对活检的建议。

不是所有的病损都适合使用 MelaFind，还存在一些限制条件。它适用于 2~22mm 之间的病损，仪器的手持部分易于接近病损，眼睛至少要离开 1cm。目标病损必须是有色素的；MelaFind 不适于评估无黑色素的或肉色的痣。皮肤必须完整，无溃疡、出血、鳞屑、墨迹或杂质。最后，一些解剖部位的使用是受限的，包括手掌、足底、黏膜和甲下区域。病损应该始终在全身皮肤检查的基础之上再用 MelaFind 来进行评估。

临床试验数据已经证实 MelaFind 辅助黑色素瘤检测的效用。在美国 7 个不同机构中，这项关键的试验使用 MelaFind 检测了 1383 例患者的 1831 个皮损[18]，结果，MelaFind 对黑色素瘤的检测敏感性为 98.4%，特异性为 9.9%。相较而言，借助或不借助皮肤镜的临床标准检查的敏感性为 78%，特异性为 3.7%。MelaFind 的活检率(即为检测黑色素瘤或高级别发育不良痣而活检出的正常或良性病损的数量)为 7.6。相比而言，

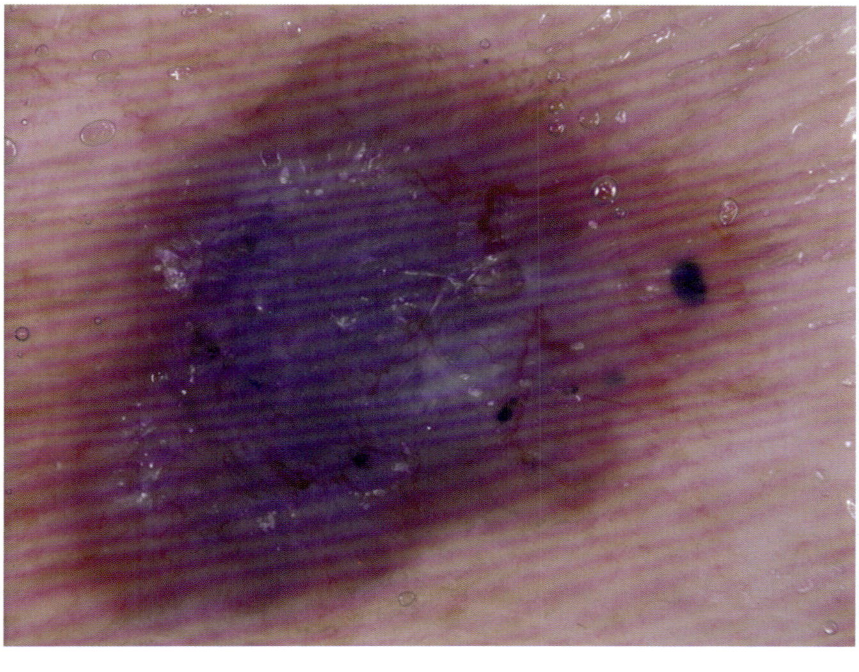

图 2.23　色素性结节状基底细胞癌。病损显示树枝状毛细血管扩张和大的蓝色卵圆形巢团。

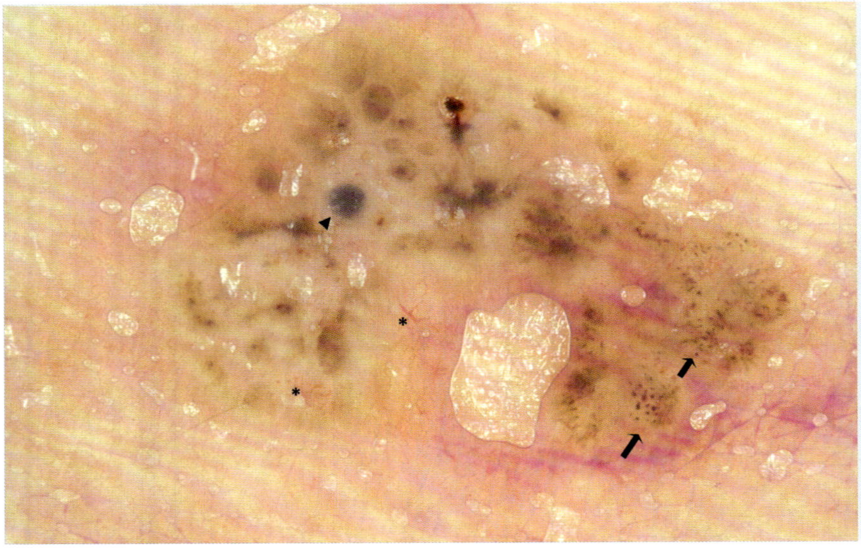

图 2.24 色素性结节状基底细胞癌。箭头所示为多个蓝-灰球状结构，三角箭头所示为大的蓝-灰卵圆形巢团，星号所示为树枝状毛细血管扩张。

不用辅助工具的医生报告中，活检率为 1:5~1:500，而 MelaFind 的活检率与报道的经验丰富的皮肤科医生借助皮肤镜得出的值类似[19,20]。MelaFind 有可能让临床医生检测出更多黑色素瘤的同时，可排除更多的良性病变，减少不必要的手术，进而可以减少整体的医护费用。

2.8.2 共聚焦显微镜及其他非标准试验和技术

共聚焦扫描激光显微镜

共聚焦扫描激光显微镜(CSLM)是另一种日益获得临床及科研关注的非侵入性成像工具。CSLM 可实时捕获活体皮肤从表皮层到真皮乳头层的平面图像。CSLM 的工作通过将一束激光聚焦在皮肤的一点，光线反射回来穿过设备上的小孔。它有两种模式：反射模式和荧光模式。临床使用时，CSLM 采用反射模式——即利用不同皮肤细胞器及附属器的反射图形之间的固有差异。黑色素颗粒具有较高的折射率，这就使得黑色素浓度和黑色素细胞的密集度及均匀度能够可视化[21]。血红蛋白也可以看见，从而可以对血流进行解读。反射聚焦显微镜（RCM）使用近红外 830nm 激光，它可显示正常皮肤 250~300μm 深度的图像，用以看到表皮深层。

临床试验显示，当训练有素的操作者利用 CSLM 来鉴别黑色素瘤或原位黑色素瘤与良性黑色素细胞

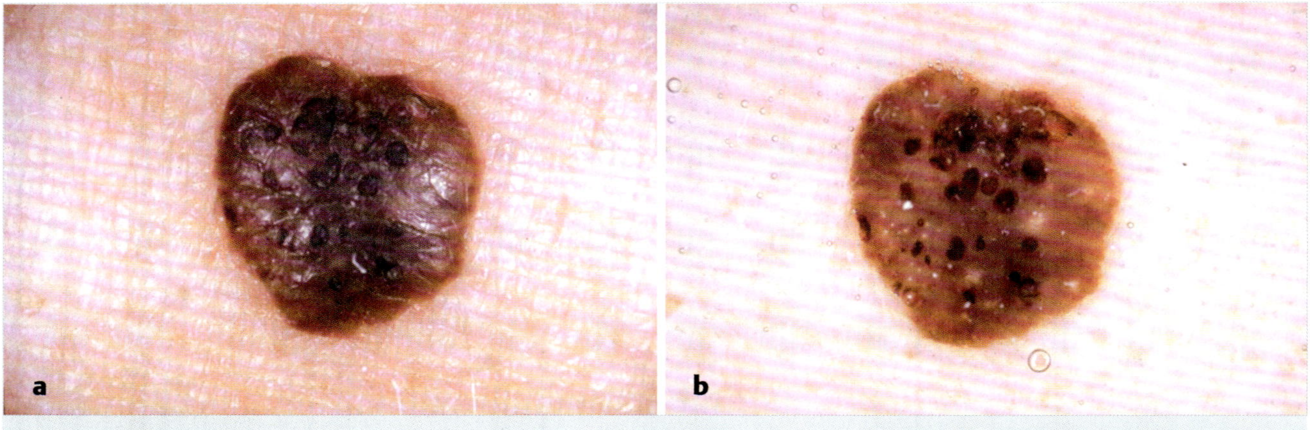

图 2.25 (a,b)脂溢性角化病。这种蜡质、棕色、“黏着”的皮损，呈现出许多粟粒样囊肿和充满皮损的粉刺样开口。

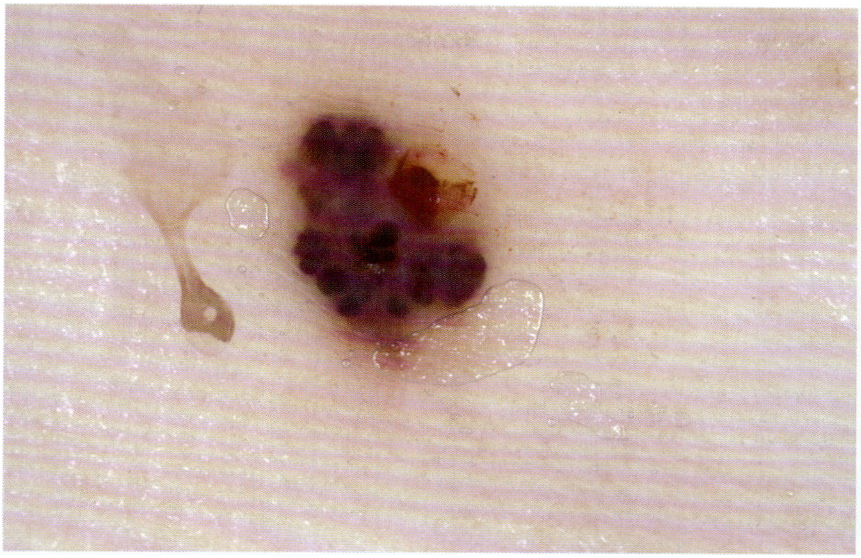

图 2.26 樱桃状血管瘤，由均一的红色和紫罗兰色的腔隙构成。

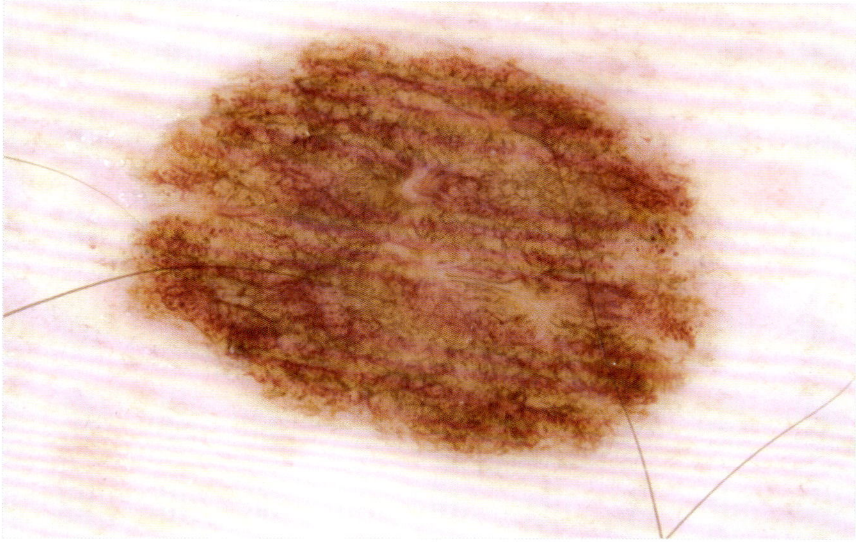

图 2.27 扁平复合痣表现为规则的色素网状结构、均一的颜色。色素网状结构在皮损的边缘突然中断。

性病损时，CSLM 具有良好的敏感性(88.15%~97.5%)及特异性 (83%~99%)[22-24]。虽然自动化模式在发展，CSLM 仍然需要依赖临床医生对输出的图像进行解读，以决定是否需要活检。

SIAscope

与 MelaFind 类似，皮内分光光度分析(SIA)利用 400~1000nm 的辐射光波获取图像，以协助黑色素瘤的临床诊断。很恰如其分的，这种临床设备被命名为 SIAscope(Biocompatibles，Farnham，Surrey)。使用 SIAscope 时，可将手持设备对准最大尺寸为 24mm 的色素皮损。8 个窄带图像在活体皮损上获取后，使用软件分析皮肤的有色基团，如黑色素、血液以及真皮乳头层内的胶原。它可以收集关于黑色素相对于真表皮交界处的位置关系的信息，也就是说，可以让临床医生实时评估黑色素细胞侵袭情况。SIAscope 获取的图像回到临床称为 SIAgraph，包含了提供给医生的皮肤组件的详细信息[25]。

临床试验证实，SIAscope 可在发现一个或多个典型图形特征时，辅助临床诊断黑色素瘤。例如，识别皮肤黑色素、血管被红晕取代(即与周围正常皮肤相比，中央血管被周边增加的血液取代)，以及皮损尺寸≥6mm，预诊断黑色素瘤的敏感性分别为82.7%和80.1%[25]。在一项对348个色素性皮损进行的检测中,有深部皮肤黑色素的存在,作为一个单一特征,其预诊断黑色素瘤的敏感性为96.2%,特异性为56.8%。

2.9 常见相似病损

2.9.1 脂溢性角化病

超过一半的成年患者会有至少1个脂溢性角化病(SK),一种良性的皮损,通常被描述为“棕色蜡质”“黏着的”或“藤壶样的”过度角化的丘疹(图2.28)。SK好发于躯干,但也可能位于全身各处。皮损是对称的,通常为椭圆形,沿着皮肤张力线伸展。此疾病的“变种”有头面部的扁平脂溢性角化斑、灰泥样角化病——下肢的多发性脂溢性角化病,以及黑色丘疹性皮肤病——就是一种在肤色较深的人群中色素更深的变体。临床上应当对脂溢性角化病进行识别,避免活检或切除。鉴别诊断包括色素沉着性皮损或寻常疣。

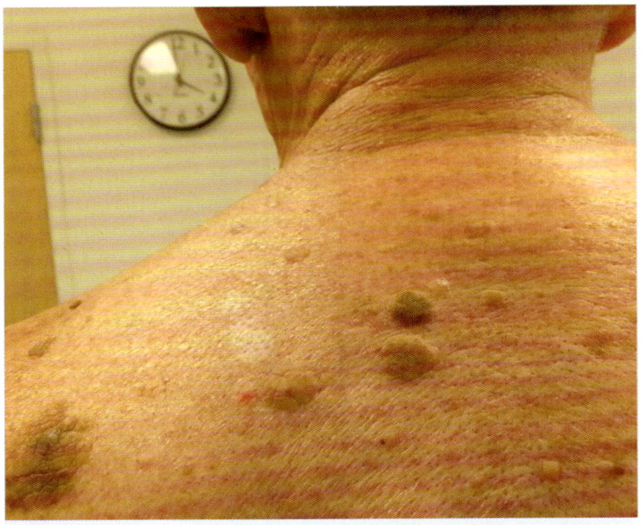

图2.28 一名老年男性上背部多发性脂溢性角化病。

2.9.2 雀斑

雀斑或单纯性雀斑,表现为日光暴露部位如面部、手背及前臂的棕褐色或浅褐色的斑点。色素多平坦,边缘清晰(图2.29)。这些皮损表现为获得性黑色素细胞增生。患者年龄通常在30岁以上,皮肤白皙,有紫外线损伤史。

2.9.3 皮肤纤维瘤

皮肤纤维瘤(DF)是一种<1cm的对称的丘疹或结节,常常发生于女性的下肢。DF可呈棕色或粉色,在皮损的周围颜色加深(图2.30)。当用手捏时,DF会出现特征性的中央凹陷;这被称为“酒窝征”。这些皮损可有瘙痒或刺痛,这是因为它们是由增生的成纤维细胞组成的,可能包含皮神经。DF被认为是由局部小创伤导致的,比如刮伤。这些皮损为良性,没有恶变倾向。

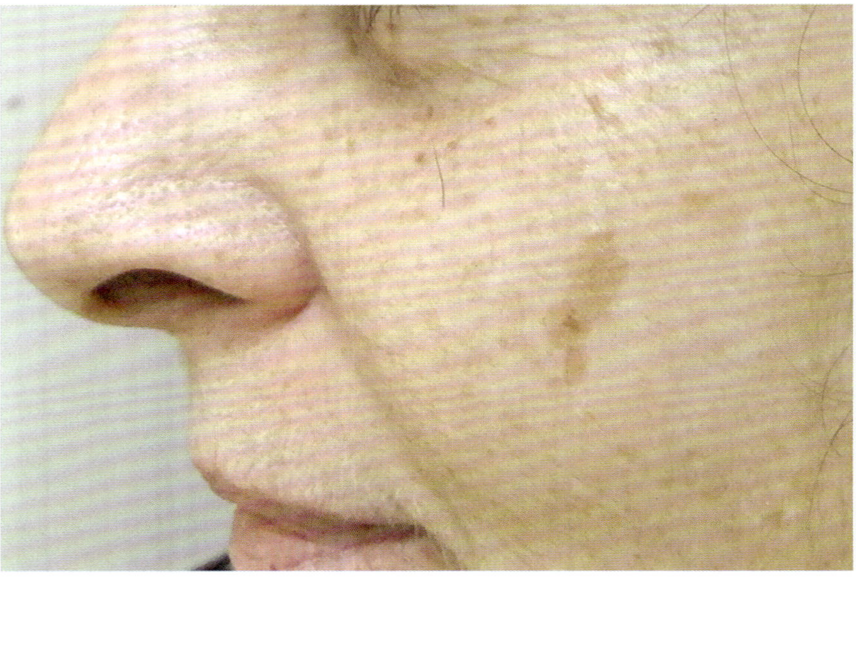

图2.29 多个明显的面部雀斑。

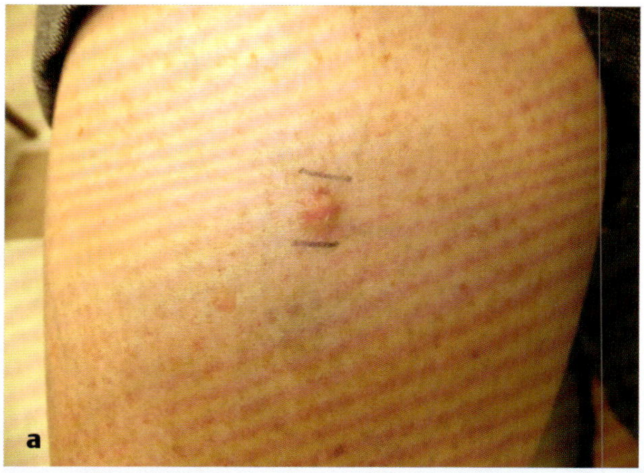
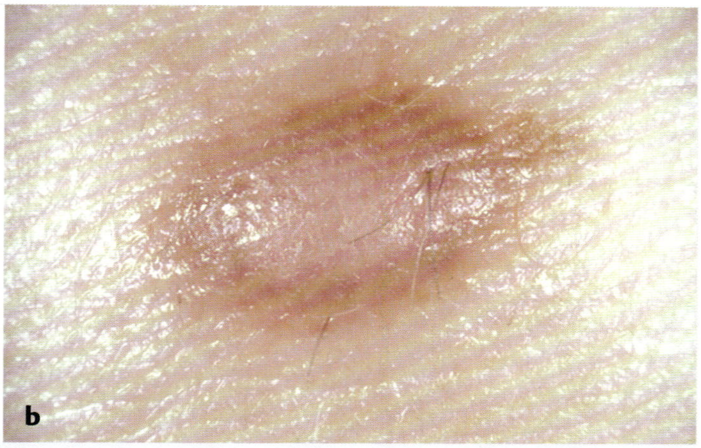

图 2.30　(a,b)皮肤纤维瘤。图中的两个示例呈现光亮的棕色或粉色丘疹，通常发生于女性下肢。

2.9.4 软垂疣

软垂疣多称为皮赘，通常发生在 40 岁以上的患者，如易发生摩擦的部位，包括腹股沟、腋窝或颈纹处(图 2.31)。

2.9.5 皮脂腺增生

皮脂腺增生表现为小的蜡状或油粒状黄色丘疹，通常发生在面中部。这些皮损较小，通常<5mm。皮损会有轻度的中央凹陷或低平(图 2.32)。它们可能会成群分布(图 2.33)。皮脂腺增生的皮损常常会与 BCC 相混淆。

2.9.6 樱桃状血管瘤

血管瘤表现为躯干多见的鲜红色小丘疹。血栓性血管瘤呈紫色(图 2.34)。有 1 个或多个樱桃状血管瘤的患者通常有明显的类似疾病家族史。这些皮损用透明的载玻片按压时会变白。

2.9.7 化脓性肉芽肿

化脓性肉芽肿是一种生长迅速的红色到紫色的丘疹，常常生长于头部、颈部、四肢或者口腔黏膜(图 2.35)。这些皮损往往会出血。化脓性肉芽肿常见于年轻人，尤其多见于妊娠期女性。

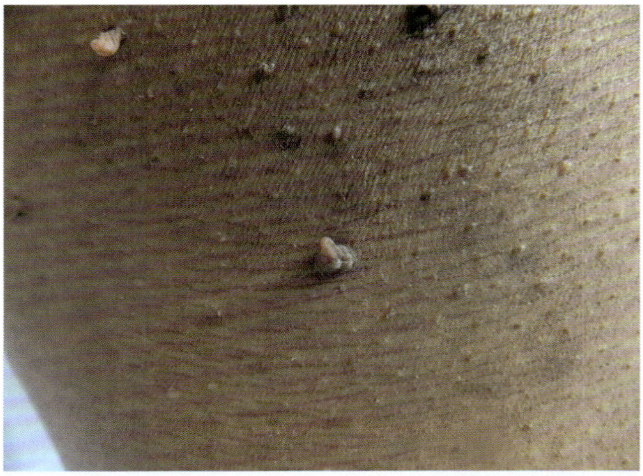

图 2.31　分布在中年非裔美国男性右腋窝顶的多个软垂疣。

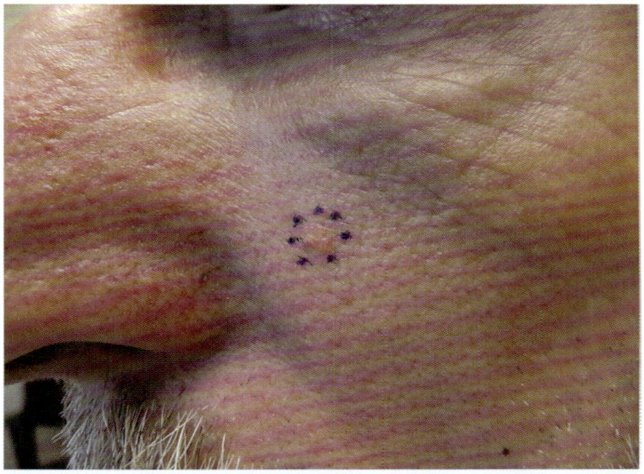

图 2.32　皮脂腺增生。病变通常呈黄色或粉色，皮损中央有凹陷或低平。

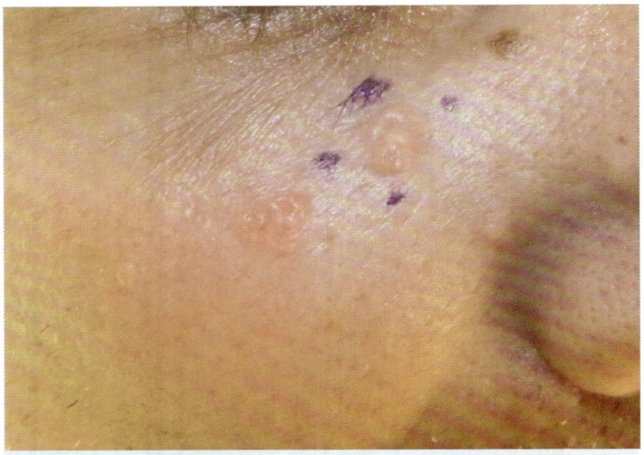

图 2.33 成群出现的皮脂腺增生。

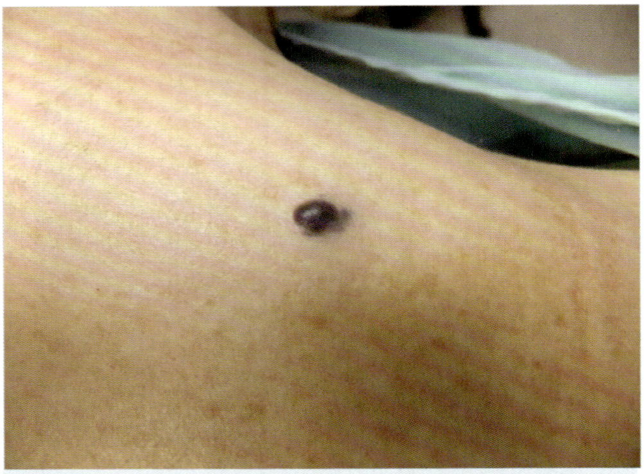

图 2.34 血栓性血管瘤。

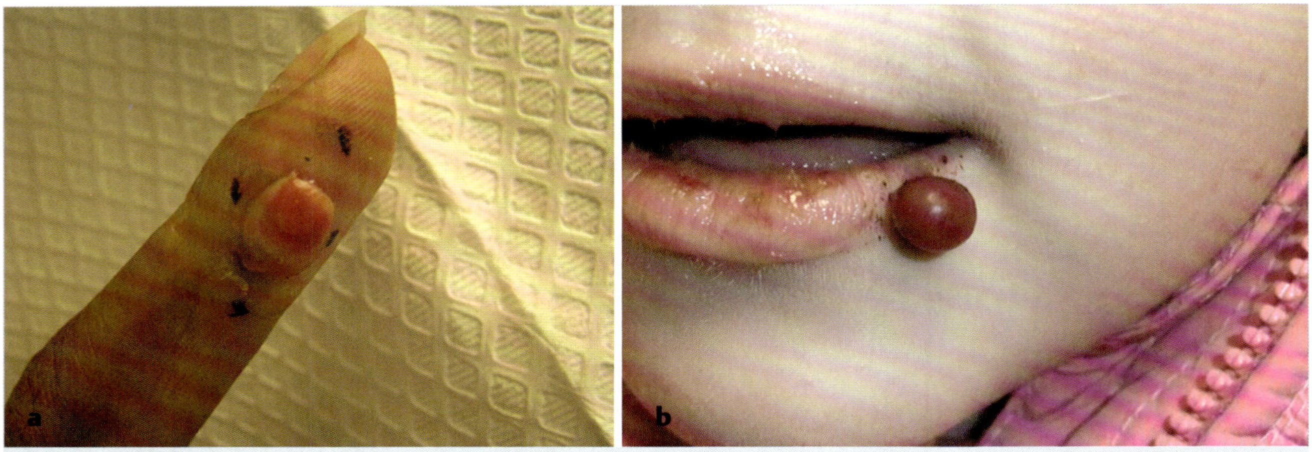

图 2.35 (a)手指远端出现的化脓性肉芽肿。(b)婴儿口角外侧附近的较大的化脓性肉芽肿。

2.9.8 头皮糜烂脓疱性皮炎

许多慢性皮肤炎症的表现可能会类似于恶性肿瘤。头皮糜烂脓疱性皮炎表现为逐渐增大的糜烂和溃疡性斑块,伴有脓液及鳞状痂皮(图 2.36)。患者多为老年,可能与日光损伤有关,而且可能会误认为是脓疱状的鳞状细胞癌或头皮多发性光线性角化病。

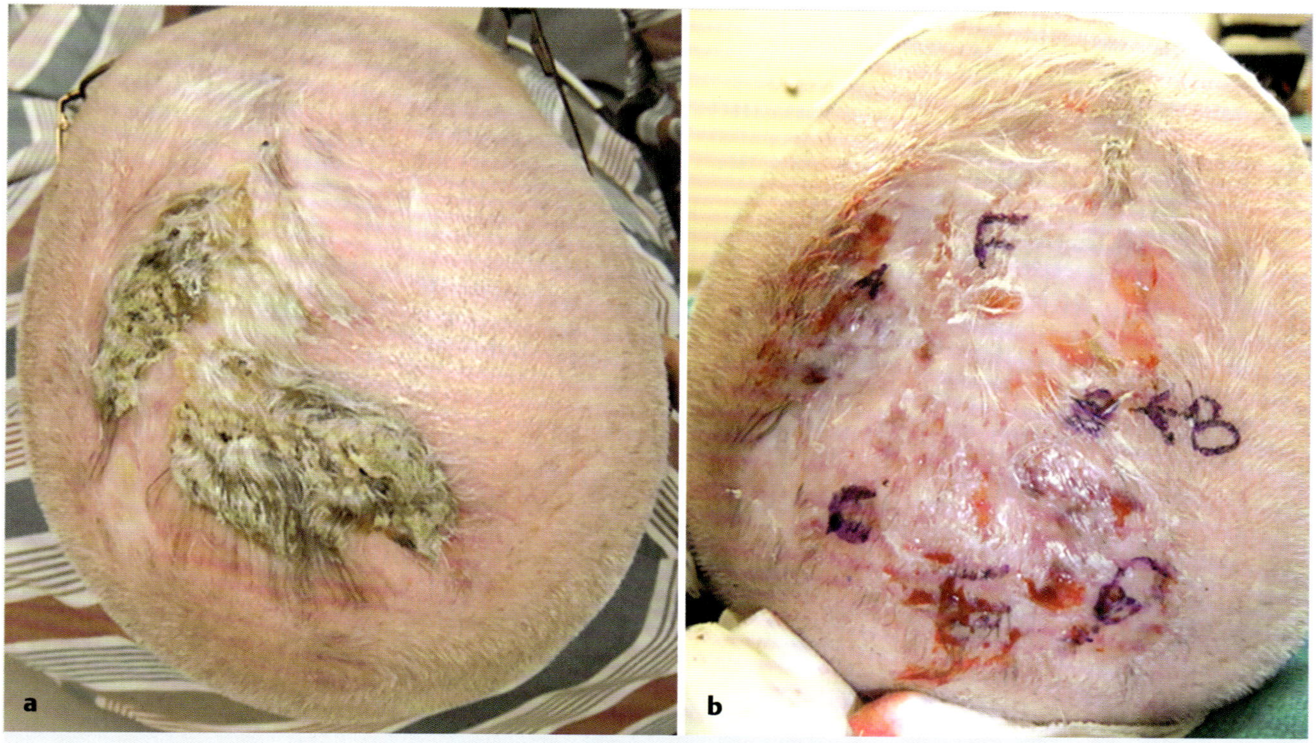

图 2.36 (a)覆盖着鳞状痂皮的头皮糜烂脓疱性皮炎。(b)去除鳞状痂皮后。

参考文献

[1] Rogers HW, Weinstock MA, Harris AR, et al. Incidence estimate of nonmelanoma skin cancer in the United States, 2006. Arch Dermatol. 2010; 146 (3):283-287

[2] Quaedvlieg PJ, Tirsi E, Thissen MR, Krekels GA. Actinic keratosis: how to differentiate the good from the bad ones? Eur J Dermatol. 2006; 16 (4):335-339

[3] Browne F, O'Connell M, Merchant W, Potts E, Fenn C, Stables G. Spontaneous resolution of a giant keratoacanthoma penetrating through the nose. Clin Exp Dermatol. 2011; 36(4):369-371

[4] El-Khayat RH, McGrath C, Walsh MY, Ferguson M, Hoey SE. Spontaneous resolution of keratoacanthoma centrifugum marginatum. Clin Exp Dermatol. 2014; 39(7):854-856

[5] Nofal A, Assaf M, Ghonemy S, Nofal E, Yosef A. Generalized eruptive keratoacanthoma: a diagnostic and therapeutic challenge. Int J Dermatol. 2015; 54 (2):160-167

[6] Swetter SM, Boldrick JC, Jung SY, Egbert BM, Harvell JD. Increasing incidence of lentigo maligna melanoma subtypes: northern California and national trends 1990-2000. J Invest Dermatol. 2005; 125(4):685-691

[7] Garbe C, Leiter U. Melanoma epidemiology and trends. Clin Dermatol. 2009; 27(1):3-9

[8] Bradford PT, Anderson WF, Purdue MP, Goldstein AM, Tucker MA. Rising melanoma incidence rates of the trunk among younger women in the United States. Cancer Epidemiol Biomarkers Prev. 2010; 19(9):2401-2406

[9] Heath M, Jaimes N, Lemos B, et al. Clinical characteristics of Merkel cell carcinoma at diagnosis in 195 patients: the AEIOU features. J Am Acad Dermatol. 2008; 58(3):375-381

[10] Carli P, de Giorgi V, Chiarugi A, et al. Addition of dermoscopy to conventional naked-eye examination in melanoma screening: a randomized study. J Am Acad Dermatol. 2004; 50(5):683-689

[11] Wang SQ, Kopf AW, Koenig K, Polsky D, Nudel K, Bart RS. Detection of melanomas in patients followed up with total cutaneous examinations, total cutaneous photography, and dermoscopy. J Am Acad Dermatol. 2004; 50(1):15-20

[12] Argenziano G, Soyer HP, Chimenti S, et al. Dermoscopy of pigmented skin lesions: results of a consensus meeting via the Internet. J Am Acad Dermatol. 2003; 48(5):679-693

[13] Pehamberger H, Steiner A, Wolff K. In vivo epiluminescence microscopy of pigmented skin lesions. I. Pattern analysis of pigmented skin lesions. J Am Acad Dermatol. 1987; 17(4):571-583

[14] Braun RP, Rabinovitz HS, Oliviero M, Kopf AW, Saurat JH. Dermoscopy of pigmented skin lesions. J Am Acad Dermatol. 2005; 52(1):109-121

[15] Pehamberger H, Binder M, Steiner A, Wolff K. In vivo epiluminescence microscopy: improvement of early diagnosis of melanoma. J Invest Dermatol. 1993; 100(3):356S-362S

[16] Longo C, Lallas A, Kyrgidis A, et al. Classifying distinct basal cell carcinoma subtype by means of dermatoscopy and reflectance confocal microscopy. J Am Acad Dermatol. 2014; 71(4):716-724.e1

[17] Patel JK, Konda S, Perez OA, Amini S, Elgart G, Berman B. Newer technologies/techniques and tools in the diagnosis of melanoma. Eur J Dermatol. 2008; 18 (6):617-631

[18] Monheit G, Cognetta AB, Ferris L, et al. The performance of MelaFind: a prospective multicenter study. Arch Dermatol. 2011; 147(2):188-194

[19] Kupetsky EA, Ferris LK. The diagnostic evaluation of MelaFind multi-spectral objective computer vision system. Expert Opin Med Diagn. 2013; 7(4):405-411

[20] Terushkin V, Warycha M, Levy M, Kopf AW, Cohen DE, Polsky D. Analysis of the benign to malignant ratio of lesions biopsied by a general dermatologist before and after the adoption of dermoscopy. Arch Dermatol. 2010; 146 (3):343-344

[21] Meyer LE, Otberg N, Sterry W, Lademann J. In vivo confocal scanning laser microscopy: comparison of the reflectance and fluorescence mode by imaging human skin. J Biomed Opt. 2006; 11(4):044012

[22] Gerger A, Koller S, Kern T, et al. Diagnostic applicability of in vivo confocal laser scanning microscopy in melanocytic skin tumors. J Invest Dermatol. 2005; 124(3):493-498

[23] Gerger A, Hofmann-Wellenhof R, Langsenlehner U, et al. In vivo confocal laser scanning microscopy of melanocytic skin tumours: diagnostic applicability using unselected tumour images. Br J Dermatol. 2008; 158(2):329-333

[24] Langley RG, Walsh N, Sutherland AE, et al. The diagnostic accuracy of in vivo confocal scanning laser microscopy compared to dermoscopy of benign and malignant melanocytic lesions: a prospective study. Dermatology. 2007; 215 (4):365–372

[25] Moncrieff M, Cotton S, Claridge E, Hall P. Spectrophotometric intracutaneous analysis: a new technique for imaging pigmented skin lesions. Br J Dermatol. 2002; 146(3):448–457

第 3 章
皮肤鳞状细胞癌和基底细胞癌的治疗

Rogerio I. Neves, Morgan Brgoch

3.1 引言

鳞状细胞癌和基底细胞癌，统一被称作“非黑色素瘤性皮肤癌”(NMSC)，是美国最常见的肿瘤。据估计，每年约 500 万例 NMSC 被确诊，超过了其他确诊肿瘤数量的总和[1,2]。在过去 20 年，仅仅在美国，NMSC 的诊断和治疗增长率达到了惊人的 77%。每年治疗的 NMSC 人数，从 2002—2006 年的 340 万增长到2007—2011 年的 490 万。在这一时期，皮肤癌的年平均治疗总费用，从 36 亿美元增加到了 81 亿美元，增加了 126.2%，而所有其他癌症的年平均总费用仅增加了 25.1%。在 2007—2011 年，近 500 万名成人接受了皮肤癌治疗，每年耗资约 81 亿美元，其中黑色素瘤年平均治疗费用为 33 亿美元，NMSC 约 48 亿美元[2,3]。虽然监测和诊断手段在不断完善，但这种常见恶性肿瘤的发病率似乎也在迅速上升[4]。

基底细胞癌(BCC)的患者数是鳞状细胞癌(SCC)的 4~5 倍。仅在美国，每年就有超过 280 万例 BCC 被确诊，估计导致 3000 多人死亡[5-7]。BCC 和 SCC 虽然很少转移，但它们可以导致病损区域的皮下局部浸润和破坏，并可能累及广泛的皮下软组织，甚至到达软骨和骨组织。

在世界范围内，皮肤鳞状细胞癌(cSCC)是排名第二常见的 NMSC。虽然大多数病变可以通过切除得到治愈，但是，有一小部分病变会发生转移，具有很高的发病率和死亡率。发病数量虽然小，但 cSCC 转移的数量已经堪比肾癌和口咽癌的转移率[8]。

皮肤是由多种类型的细胞构成的复杂器官，这些细胞可以在分化的各个点发生恶变，继而引发肿瘤，导致在组织学和肿瘤生物学方面有显著的差异性，如 BCC 和 SCC。表皮外层主要由角蛋白细胞构成，但也有其他一些较小的细胞群。底层是与基底膜邻接的基底角质层。基底膜是由角蛋白细胞的产物和真皮成纤维细胞形成的，如胶原和层粘连蛋白，是一种重要的解剖结构和功能结构。当基底层的角蛋白细胞分裂和分化后，它们失去了和基底膜的接触，进而形成棘细胞层、颗粒细胞层和角质化外层或角质层。

BCC 的真正细胞学起源仍然存在疑问，然而，BCC 和基底细胞角蛋白细胞有许多组织学相似之处。另外，毛囊的外根鞘细胞也被认为是 BCC 的起源细胞[9,10]。这提示了 BCC 主要发生在有毛发的皮肤这一现象。BCC 很少转移，但癌细胞可以侵入组织局部或区域，有嗜神经侵袭和快速传播的可能。病变中心因有浅表坏死倾向的特征，被称作“鼠咬性溃疡”，常被用来描述这种生长。

同样，关于 SCC 起源的争论仍在继续，主流的假说认为表皮干细胞来源的皮肤 SCC 起源与毛囊相关[11]。各种组织，如肺和子宫颈，也产生 SCC，因组织来源不同而具有不同的特性。SCC 来自不同解剖位置可以有中等强度的侵袭性，并且不同解剖部位的 SCC 的临床病程具有可预期性；例如，SCC 在毛发缺少区域皮肤(光滑、无毛)的转移率，经常比从唇红缘或瘢痕发生的转移率低[12]。

由于目前缺乏 BCC 数据中心登记和收集的 BCC 的具体数据，估计 BCC 的发病率是不精确的，可能低于美国癌症协会估计数值。2006 年，美国治疗了 200 多万例 NMSC。然而，另一项研究估计有更多的病变数量，这个报道证实美国大约 350 万 NMSC 患者在同一年接受治疗[1]。此外，几种基于发病率的数学模型提示 NMSC 在美国有更高患病率[13]。根据模型，2007 年大约 1300 万生活在美国的非西班牙裔白种人中，每人至少有一个 NMSC 病史。

有 BCC 病史的个体发生后续病变的风险增加，

大约40%的BCC患者在5年内会出现另一个病灶[14,15]。多项流行病学的数据让研究者对BCC的病因学有了更深入的认识。数据显示,BCC在白种人中很常见,在黑人和其他深肤色人群中非常罕见。在美国白种人人群中,BCC的发病率每年增加10%以上, 个人在生命周期内BCC发病的风险估计为30%[16-18]。此外在其他国家,如加拿大、芬兰和澳大利亚,也出现了BCC发病率越来越高的现象[19-21],有证据显示,侵袭性生长组织学亚型的发病率也在增加[22]。

发病率有明显的地理差异,可能继发于环境暴露因素和保护措施。靠近赤道的地区,如夏威夷和加利福尼亚,BCC的发病率至少是美国中西部的2倍[23-25]。发病率的全球差异也很显著。北欧国家,如芬兰,BCC发病率是美国中西部的1/4,而澳大利亚BCC的发病率是芬兰的40倍[19,26]。

男性的发病率比女性高30%, 并且浅表型BCC发病率较高[19,23,27,28]。BCC的发病率随着年龄的增长而增加,55~75岁的人BCC发病率比20岁的年轻人高100倍[29]。虽然预期寿命较高,老龄化的人群可能占据了BCC发病率的增加部分, 但是BCC在40岁以下的美国人中发病率似乎也越来越多,特别是女性[4]。

在美国,皮肤SCC发病的平均年龄为65岁[30];然而,在佛罗里达州和加利福尼亚南部等紫外线暴露较多的地区, 有越来越多20~30岁年轻人的发病报道。发病偏重于男性, 但女性腿部的SCC发病率较男性更高。增加SCC发病风险的因素包括Fitzpatrick Ⅰ型和Ⅱ型皮肤、农业和建筑业等户外职业者,以及人乳头状瘤病毒(HPV)16、18和31型的暴露[31]。

暴露在紫外辐射和阳光下是最大的危险因素,正如研究显示的那样,补骨脂素加长波紫外线(PUVA)暴露与SCC的发病率具有直接相关性[32-35]。在这项研究中显示,接受能量为350~450时的PUVA暴露与接受能量<50时的PUVA暴露相比,SCC发病相对风险值是6.01 [13,34]。PUVA暴露通过两种独立的机制增加SCC的发病风险,分别是其诱导有机体突变方面和免疫抑制作用方面。

总的来说,SCC在黑皮肤的个体中并不常见,但它仍然是非裔美国人最常见的皮肤癌。在这类个体中,癌症通常发生在没有阳光照射的地方[36]。深色皮肤中,表皮具有更多的黑色素,对于UV导致的皮肤癌变有抑制作用。因此,日晒是一种不太常见的病因。总体人口中统计,SCC在深色皮肤人群中经常发生于AK之前[37,38]。

BCC是一种常见的皮肤癌,由上皮基底层及其附件引起。由于其低转移性,这些肿瘤被称为“上皮瘤”。然而,“癌”一词是适当的,因为它是局部浸润性的、侵袭性的,以及破坏皮肤和包括骨在内的周围结构。

3.2 基底细胞癌的危险因素

3.2.1 紫外辐射

阳光暴露是BCC发病最重要的环境因素, 大多数危险因素直接与个人的日晒习惯或对太阳辐射的敏感性相关。这些风险因素包括白皙的皮肤、浅色的眼睛、红色的头发、北欧血统、更大的年龄、童年的雀斑和过去晒伤史[39-41]。

阳光暴露的类型、数量和时间与BCC发病风险增加的相关性尚无明确定义。儿童时期的阳光暴露比成人时期的暴露更为重要[40,42]。在加拿大的病例对照研究中,包括226例男性BCC患者和406例年龄匹配的对照组,BCC的发病与儿童和青少年时期的阳光暴露更加密切相关, 而不是岁月累积或近期的阳光暴露[42]。然而,在其他研究中,成年人的日晒也是BCC发病的危险因素[41]。据估计,在18岁之前进行积极的防晒措施可能会降低约80%的NMSC发病数量[43]。若干试验证实,使用防晒霜能有效降低SCC的发病率,并且没有明显的副作用[44,45]。但是,一项超过4年的随机试验,评估使用防晒霜和抗氧化剂β-胡萝卜素的作用,发现使用外用防晒霜使得SCC的发病率降低了40%,但没有降低BCC的发病率[46]。

阳光暴露的频率和强度可能是重要的因素。在同一时期内, 间歇性强烈的阳光暴露增加了BCC的发生风险,超过相似强度的持续性阳光暴露[47]。肾移植受者的证据提供了另外的数据支持,就是急性或间歇阳光暴露增加了BCC的风险[48]。此外,一项针对女性护士的大型巢式病例对照研究间接支持了阳光暴露的重要性[49]。这项研究发现,大量的阳光暴露也有一定作用,基线血清维生素D水平最高1/4的女性比最低1/4的女性患BCC的风险更大 [比值比(OR)2.07;95% CI:1.52~2.80]。作者提出,血浆维生素D水平是反映长期阳光暴露程度的一个潜在指标。

3.2.2 晒黑床

晒黑床的使用可能会增加早期发生 BCC 的风险[50-54]。一项针对大约 73 000 名女性护士的队列研究发现,高中或大学期间每年使用晒黑床 6 次以上的女性,比没有使用晒黑床的同时期女性更容易患 BCC(校正后的危险比为 1.73;95% CI:1.52~1.98)[55]。一项 2012 年荟萃分析的观察性研究结果也证实了来自室内晒黑床的紫外线暴露对 BCC 的作用[53]。任何一个有晒黑床使用史的人比那些从来没有使用过晒黑床的人更容易患 BCC(相对危险度 1.29;95% CI:1.08~1.53)。25 岁之前开始晒黑床的人发生 BCC 的相对危险度为 1.40(95% CI:1.29~1.52)。随后的一项基于人群的病例对照研究,包括了 650 例 BCC 组和 450 例对照组,发现晒黑床的使用者在 50 岁之前患 BCC 的风险增加了 60%(OR1.6;95% CI:1.3~2.1)[54]。根据报道,在 20 岁之前第一次使用晒黑床设备的人,患 BCC 的风险增加了 1 倍。

3.2.3 慢性砷暴露

浅表的多发 BCC 发生于慢性砷暴露后 30~40 年,这可能是由摄入污染的饮用水、海鲜或药物所致[56-59]。

3.2.4 电离辐射

针对面部痤疮、银屑病或头癣的浅表电离辐射治疗,可增加 NMSC 的发生风险,这其中就包括 BCC[60,61]。据估计,BCC 的发展潜伏期约为 20 年,而且病变局限于辐射暴露的位置。由于其他有效疗法的问世,皮肤炎症的电离辐射治疗的应用已经大大减少。

用于治疗儿童癌症的电离辐射也增加了后续 BCC 发病的风险,一项包括 776 个病例的研究证实,BCC 的发病率比预期的高 10 倍左右[62]。所有的 BCC 都局限于辐射范围内。另外一项病例对照研究,治疗组包括 199 例有儿童期癌症和 BCC 病史的患者,对照组为 597 例的有儿童期癌症但无 BCC 病史的患者,结果显示,BCC 的发病风险与辐射剂量的剂量-反应关系呈线性。研究发现,那些接受至少 1Gy 辐射的患者发生 BCC 的风险增加,而接受 35Gy 以上辐射的患者相比那些没有接受辐射的患者,BCC 的发病风险高了 40 倍(OR 39.8;95% CI:8.6~185)。其他非皮肤性疾病的放射治疗(RT)也与 BCC 的发病密切相关[60,63,64]。

日本原子弹爆炸幸存者的研究证实了电离辐射暴露在 BCC 发病中的作用。对核爆炸幸存者的回顾性研究表明,后续 BCC 的发病率随着接近爆炸中心而呈现爆炸性增长[65]。

3.2.5 治疗性暴露

PUVA 对于皮肤病(诸如银屑病)的治疗,增加了患者罹患 NMSC 的风险,特别是 SCC[66,67]。PUVA 治疗的患者中,BCC 的发生风险低于 SCC 的发生风险。一项 30 年的前瞻性队列研究记录证实,应用 PUVA 治疗银屑病的患者,NMSC 的发病率、BCC 发生风险的增加相比 SCC 而言是不显著的[68]。

3.2.6 光敏药物

BCC 与紫外线暴露的相关性,引发了关于光敏药物对 BCC 发生的影响问题。几项观察性研究已经证实,有应用光敏剂(如四环素类或利尿剂)史和增加 BCC 发生风险之间存在一定相关性[69,70]。此外,一项以美国人口为基础的病例对照研究对 1567 例成人 BCC 和 1906 例对照者进行了研究,发现在 51 岁之前,有使用光敏药物史的参与者,发生多个 BCC(OR 1.4;95% CI:1~2.1)和 BCC(OR1.5;95% CI:1.1~2.1)的风险呈小幅度增加[69]。要弄清光敏药物和 BCC 之间的关系,还需要进一步的研究。

3.2.7 免疫抑制

慢性免疫抑制[如实体器官移植和人类免疫缺陷病毒(HIV)感染]可能会增加 BCC 的发生风险,但这种风险的增加小于观察到的 SCC 的发生风险[71]。实体器官移植术后发生 BCC 风险的,随着时间的推移而呈现线性增加的趋势,而 SCC 发生风险的上升趋势则呈指数性变化[72,73]。器官移植受者皮肤癌发生风险的增加是由于长期使用免疫抑制剂。全身性应用糖皮质激素治疗的患者,其 BCC 发病的风险性尚不确定;对于无器官移植史的患者而言,全身性应用糖皮质激素治疗是否显著增加了 BCC 的风险,研究结论还存在矛盾性[73-75]。

有观点认为,HIV 阳性患者发生 BCC 的风险增加,一项针对非西班牙裔白种人患者的回顾性队列研究结果证实了这一观点。该研究包括 HIV 阳性(n=6560)和 HIV 阴性(n=36 821)患者,研究发现,HIV 感染患者的 BCC 发病率是未感染 HIV 者的 2 倍(校正后的比率为 2.1；95% CI：1.8~2.3)[76,77]。

3.2.8 既往罹患非黑色素瘤性皮肤癌的病史

既往曾经罹患 BCC 或 SCC 的病史与随后的 BCC 或 SCC 的发生密切相关[15]。在确诊皮肤癌后的第 1 年内，后续病变的风险增加大约 20%[15,78,79]。这些 NMSC 的平均发生年龄是 65 岁[14,15]。此外，几项研究发现，有皮肤癌病史的个体随后被诊断为 NMSC 的风险增加[80–84]。在没有其他危险因素或证据能确定癌症易感性综合征的情况下，如下文所述，鼓励皮肤癌患者遵循一般人群的筛查建议，以部位而不是整片皮肤进行筛查。

遗传变异可能对 BCC 的易感性起作用，一些基因序列变异被认为与 BCC 的发生风险增加有关，同时也与轻度皮肤色素沉着相关[85]。此外，全基因组关联研究证实，遗传变异(参见下文)可能通过其他途径影响 BCC 的发生风险，例如影响表皮基底层的生长或分化，或者影响 P53 抑癌基因或者其他防御途径[86–92]。

免疫应答的相关基因也可能影响 BCC 的易感性。细胞毒性淋巴细胞相关抗原-4(CTLA-4)在调节性 T 细胞上表达，参与了紫外线诱导的免疫耐受。在病例对照研究中，CTLA-4 位点的遗传变异影响了 BCC 的发生风险，特别是在重度晒伤患者中[93]。

BCC 最重要的遗传成分是 PTCH1 和 PTCH2 基因。编码跨膜受体蛋白 PTCH1 或 PTCH 的基因中，PTCH1 基因突变与基底细胞癌综合征(BCNS)和散发性皮肤 BCC 相关。PTCH1 是果蝇体节极性基因(PTC)的人类同源基因，是防御信号通路的一个组成部分，它起到了许多发育(附肢发育、胚胎分割、神经管分化)和调节(维持干细胞)的作用[94,95]。

在静息状态下，跨膜受体蛋白 PTCH1 催化抑制 7 跨膜平滑蛋白(SMO)，阻止进一步的下游信号传导[96,97]。Hedgehog 配体与 PTCH1 的化学计量结合释放了对 SMO 的抑制，从而导致转录因子(GLI1、GLI2)、细胞增殖基因(cyclin D、cyclin E、myc)和血管生成调节因子的活化[97,98]。因此，PTCH1(抑制)和 SMO(激活)的平衡是管理下游 Hedgehog 信号传导通路的关键调节。功能丧失突变的 PTCH1 或增益功能突变的 SMO 尖端平衡的构成性活化，是潜在的肿瘤转化过程中的关键点。

散发性和家族性 BCC 在染色体 9q22 位点等位基因丢失的现象，提示了潜在相关肿瘤抑制基因的存在[99,100]。进一步的研究发现，PTCH1 的突变定位于等位基因丢失的区域[101]，多达 30%的散发性 BCC 表现为 PTCH1 突变[102]。除了 BCC，髓母细胞瘤和横纹肌肉瘤，连同其他肿瘤，都已被证实与 PTCH1 突变相关，所有三种恶性肿瘤均与 BCNS 相关，大多数具有 BCNS 临床特征的人都显示有 PTCH1 突变，主要是截尾型[103]。

与 PTCH1 基因同源，映射在染色体 1p32.1–32.3 的 PTCH2 基因，已证实在 BCC 和髓母细胞瘤存在截面突变[104,105]。PTCH2 与 PTCH1 有 57%的同源性，区别在于亲水区的构造上，包括跨膜段 6 和 7 部分，以及 C 端的延伸段[106]。PTCH2 的确切作用仍不清楚，有证据支持其参与了 Hedgehog 信号传导通路[104]。

3.2.9 皮脂腺痣

皮脂腺痣(图 3.1 至图 3.3)是由表皮、滤泡、皮脂腺和顶泌素腺体组成的皮肤罕见型先天性错构瘤。BCC 可能在皮脂腺痣的基础上发展，尽管这种情况很少见。BCC 是最常见的恶性肿瘤，占皮脂腺痣的 0.5%~7%[107,108]。在一项回顾性研究中，成人和儿童共 596 例切除的皮脂腺痣中，有 5 例成年人(0.8%)的标本中检测到 BCC[109]。在另一项独立回顾研究中，对 631 例儿

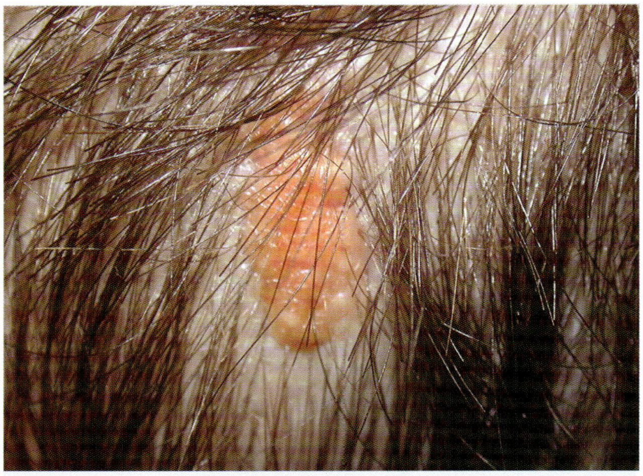

图 3.1 皮脂腺痣(NS)。在婴儿期和儿童期，由于皮脂腺无明显分泌，NS 基本保持不变。青春期时，受激素的影响，病变变厚，变为疣状或结节状。迅速生长、局限性的肿大或溃疡应怀疑为恶性转化。

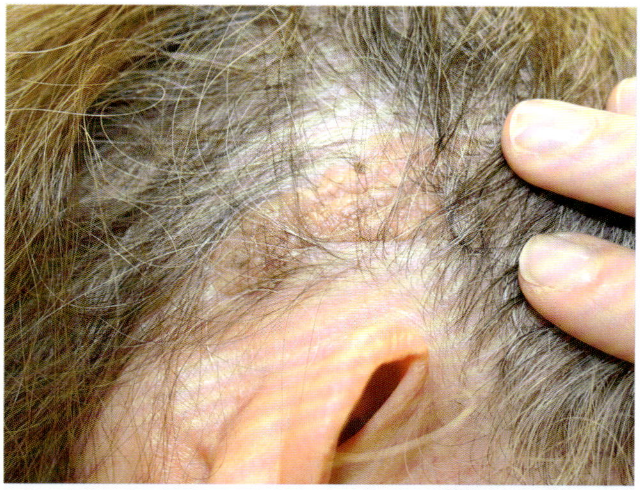

图 3.2 皮脂腺痣(NS)。NS 的诊断通常基于临床表现。在大多数情况下,NS 在出生时是明显的,并且呈现为边界清晰、薄、黄橙色或棕褐色、椭圆形、圆形或线状斑块。有时候,病损直到儿童后期或损伤后才被发现。如果临床诊断不能明确,那么病理活检是必要的。NS 的确切治疗是全层切除术,切除的方案应根据患者的具体情况决定,包括年龄、病变位置、扩展范围,以及患者或家长对美观的要求和(或)恶变风险的关注。

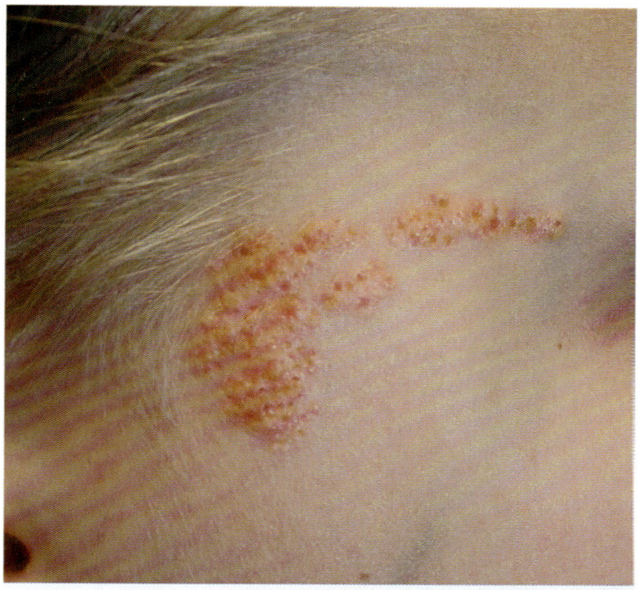

图 3.3 皮脂腺痣(NS)。各种良性和恶性上皮肿瘤可能继发于 NS。良性肿瘤包括毛母细胞瘤、乳头状汗管囊腺瘤、毛根鞘瘤、皮脂瘤、结节性汗腺瘤、汗腺囊肿和小汗腺汗孔瘤。恶性肿瘤包括基底细胞癌、大汗腺癌、毛根鞘癌、皮脂腺癌、微囊附件癌、汗孔癌和鳞状细胞癌。NS 中发生的恶性肿瘤的确切发病率和生存期目前尚不清楚。恶性肿瘤的发生风险随着年龄的增长而增加,但基底细胞癌的发生在儿童中也有报道。

童患者的 651 个皮脂腺痣病灶切除后发现,BCC 也可在儿童皮脂腺痣中发生;发现有 5 例(0.8%)切除标本中存在 BCC[107]。

3.2.10 遗传性疾病

虽然大多数 BCC 为散发病例,但其也与一些临床综合征相关,包括 Bazex 综合征、Gorlin 综合征(BCNS)和高度紫外敏感的病例[如着色性干皮病(XP)]。Hedgehog 信号通路的构成性激活被认为在大多数 BCC 发病机制中起着重要作用[110,111]。Bazex 综合征以多发性 BCC 和滤泡性皮肤萎缩为特征[112]。Rombo 综合征表现为疣状萎缩性皮炎和绒毛状囊肿,呈粟粒状外观[113]。XP 患者同时罹患 BCC、SSC 和黑色素瘤的风险有增加趋势。在 20 岁以下的 XP 患者中,这些恶性肿瘤的发病率约为普通人群的 2000 倍[114-116]。

3.2.11 家族史

患有 BCC 和(或)SCC 的个体中,其家庭成员罹患这些癌症的概率高于对照组,这一发现的重要性尚不清楚。除了已经明确可增加 BCC 患病风险的遗传性疾病,任何皮肤癌的阳性家族史是 BCC 发展的重要预测因素。

3.2.12 痣样基底细胞癌综合征(Gorlin 综合征)

痣样基底细胞癌综合征,又称为 Gorlin-Goltz 综合征,以常染色体显性遗传方式遗传;然而,30%~50%的病例表现为散发性的突变[117-119]。其患病率估计为 1/56 000,多发于青年期[120]。在大多数情况下,异常是由于定位于第 9 染色体 q22-q31 的补丁基因(PTCH)突变,从而导致增殖的上调[119,121,122]。

目前尚未开发出可普遍应用的基因检测方法,诊断仍然立足于临床标准。诊断可以根据文献中的两个主要标准或一个主要标准和两个次要标准来确定[123,124](表 3.1)。

3.3 临床特点

痣样基底细胞癌综合征的临床特征包括:大量结

表 3.1 痣样基底细胞癌综合征(NBCCS)的主要诊断标准和次要诊断标准

主要诊断标准	次要诊断标准
在任何年龄段，有多个(>2) BCC；或<20 岁有 1 个 BCC,或有>10 个 BCC	先天性骨骼缺陷：开裂、融合、张开或缺失的肋骨，或开裂、楔形或老化的椎骨
组织学证实的牙源性角化囊肿或多骨性骨囊肿	心脏或卵巢纤维瘤
掌跖凹陷(≥3 个)	髓母细胞瘤
异位钙化：大脑镰的双侧或早期(<20 岁)钙化	大头，枕额周长>97%伴有前额突出
痣样基底细胞癌综合征家族史	先天性畸形：唇裂和(或)腭裂、多指畸形、先天性眼部缺陷(如白内障、小眼或眼组织缺损)

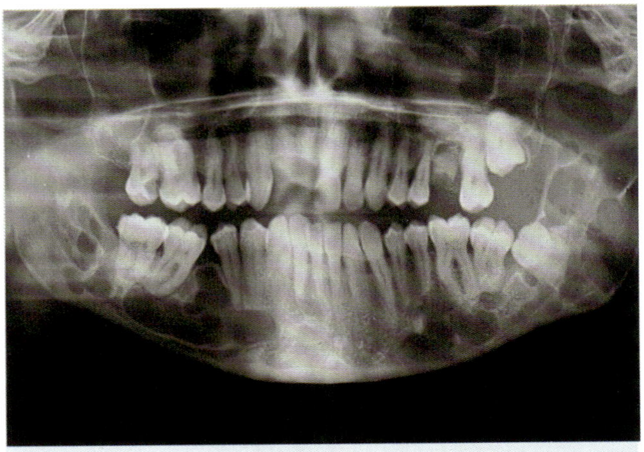

图 3.5 Gorlin 综合征的下颌骨囊肿。当 Gorlin 综合征患者有下颌骨肿瘤时，其特征为牙源性角化囊肿。以上是一个 Panorx 示例。

节性、浅表性和漏斗状囊肿的 BCC 患病率较高(图 3.4)。患者也可能有皮肤囊肿(脂肪囊瘤)和骨性囊肿,尤其是下颌骨(图 3.5)和上颌骨的囊肿(牙源性角化囊肿)[118,123],同时还存在骨骼异常,包括脊柱和肋骨畸形、颅骨和大脑镰过度骨化以及同时并发的前额突出和碟鞍桥接[118,123,125]。除了精神或神经功能障碍(包括精神分裂症、智力低下和小脑变性),掌跖凹陷(图 3.6 和图 3.7)可能出现在二十几岁[126,127]。在没有明确标准的情况下,临床推测,任何在年轻时发病的、多发性的、组织学证实为 BCC 的患者,Gorlin 综合征可能就是其表现。痣样基底细胞癌综合征(NBCCS)的发病率和早期死亡率主要与皮肤癌和其他与该综合征相关肿瘤的发展有关。

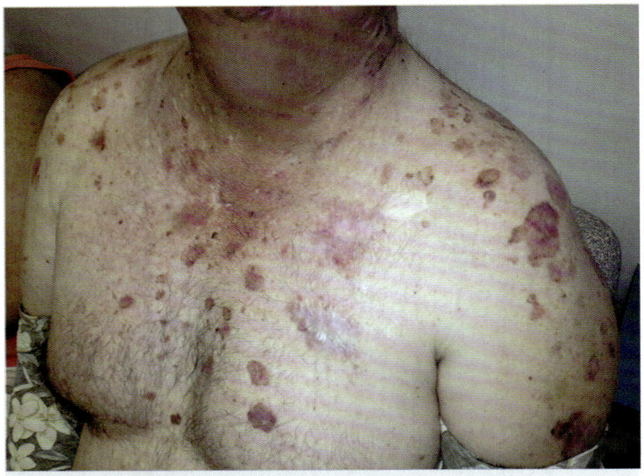

图 3.4 Gorlin 综合征。Gorlin 综合征的患者需要有关该综合征的宣教，并且还可能需要咨询和支持，因为应对多个 BCC 和多个手术通常是困难的。建议准备妊娠的父母进行遗传咨询,如果父母一方患有 Gorlin 综合征,那么他们的孩子有 50%的患病概率。

BCNS(NBCCS Gorlin 综合征)是一种罕见的、由于修补基因(PTCH)种系突变引起的常染色体显性疾病。BCNS 中 BCC 的组织学表现与散发性病例的表现没有区别。当患者有多发性 BCC,特别是当这些病变发生于早期并且主要位于躯干上时，应当考虑 BCNS 的诊断。这些患者需要积极的治疗,经常是在 30 多岁的时候采用毁损性手术的治疗方法。患者通常在 35 岁左右有明显的临床特征和多发肿瘤倾向,尤其是多发性 BCC[99]。临床特征通常包括巨头畸形、眶距增宽、肋骨裂、掌跖凹陷、骨囊肿(下颌骨)和髓母细胞瘤(3%~5%)[99,128]。

3.4 基底细胞癌的预防

预防 BCC 的主要方法是防止紫外线暴露,我们已探讨了减少日光暴露的各种技术。通过额外的药物或治疗来预防 BCC 的研究数据尚存在争议[129-132], 240 例光化受损皮肤患者进行 11 个月的随机试验,

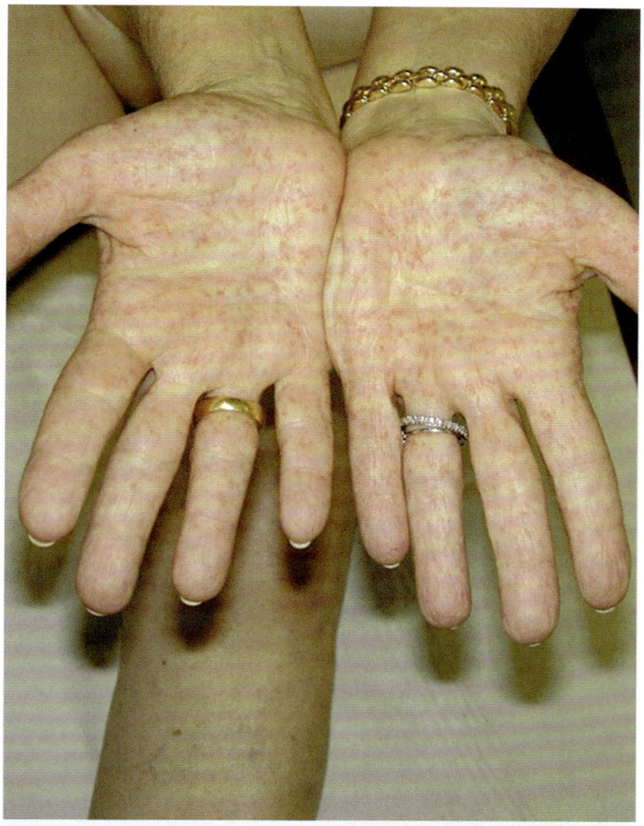

图 3.6　Gorlin 综合征的手掌凹陷。掌跖凹陷在手掌和脚掌的皮肤上表现为点状凹陷，这些变化是由部分或完全缺乏角质层引起的。它们通常是不对称的，肉色、粉红色或红色的，直径为 2~3mm，深度为 1~3mm。在 Gorlin 综合征中，30%~65%的 10 岁患者和 85%的 20 岁患者会出现凹陷。

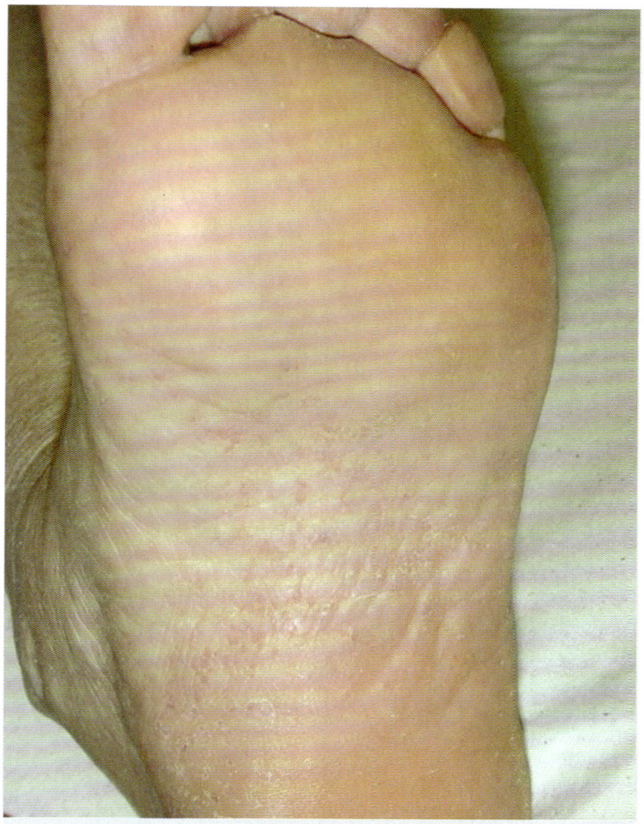

图 3.7　Gorlin 综合征足底凹陷。

结果表明，塞来昔布可能有助于化学预防。在该试验中，应用塞来昔布治疗的患者(200mg，每日 2 次，共计 9 个月)，其 BCC 的发病率低于应用安慰剂组患者(校正比率 0.40；95% CI：0.18~0.93)[133]。相反，丹麦基于人群的病例对照研究未能发现塞来昔布或其他非甾体抗炎药(NSAID)与 BCC 总体发生风险之间存在相关性[134]。另一项基于人群的病例对照研究也未发现使用任何 NSAID 与 BCC 的总体发生风险之间存在相关性[135]。在亚组分析中，长期应用布洛芬的患者观察到适度风险降低(OR 0.85；95% CI：0.77~0.94)，并且风险在单独应用者中进一步降低 (OR 0.61；95%CI：0.48~0.78)[135]。

澳大利亚口服烟酰胺减少光化性癌症(ON-TRAC)的试验初步表明，作为维生素 B_3 的一族，烟酰胺可显著降低高危人群中新发皮肤恶性肿瘤的发病率[136]。每日服用两次烟酰胺，使新发 NMSC 的发病率降低了 23%。在烟酰胺组中，AK 在 3 个月内减少了 11%，在 9 个月时减少了 20%。研究人员认为，烟酰胺有助于在阳光暴露后补充细胞能量，给予细胞能量的提升，以修复脱氧核糖核酸(DNA)的损伤并防止免疫抑制[136]。

3.5 临床表现

大约 70%的 BCC 出现在面部，与太阳辐射的致病特点一致。15%的 BCC 发病于躯干，只有很少的 BCC 发生在阴茎、外阴或肛门周围的皮肤上。临床上，BCC 表现为珍珠状和毛细血管扩张性丘疹或结节，伴或不伴溃疡，或者为硬结、红斑或溃疡斑块，具有离散的丘疹边界，并可有色素沉着。BCC 表现出不同形态的生长模式：浅表性或多灶性、结节性、微结节性、浸润性、硬化性(硬皮病样)或硬斑病样。

BCC 表型呈现的多样性，提示其起源细胞可能是干细胞或祖细胞。此外，这些观察提出的问题包括：BCC 是否是单克隆肿瘤？BCC 是否是癌恶变的结果？对 X 染色体失活的克隆模式的研究表明，大多数 BCC 确实表现为单克隆肿瘤，解剖上有区别的 BCC 有时可能有共同的细胞起源[137]。

约有 30%的 BCC 是浅表性 BCC，由于不明确的原因,男性比女性有明显更高的浅表性 BCC 发病率。浅表性 BCC 最常见于躯干,通常表现为轻度鳞状、不牢固的斑疹,斑块或淡红色、粉红色的空斑(图 3.8 和图 3.9)。病变的中心有时表现为萎缩性外观,周围可能有一圈半透明的丘疹。当浅表性 BCC 被照射时,可明显看到其具有光泽特性。偶尔,如图 3.10 所示,斑点状棕色或黑色色素的存在,可能会导致其与黑色素瘤混淆[138]。这些病变被称为色素 BCC,结节性 BCC 和浅表性 BCC 均可产生色素。浅表性 BCC 多倾向于缓慢生长,其大小可从仅直径几毫米的黄斑,到不治疗则会发展为直径为几厘米或更大的病灶。浅表性 BCC 通常无临床症状[138-140]。

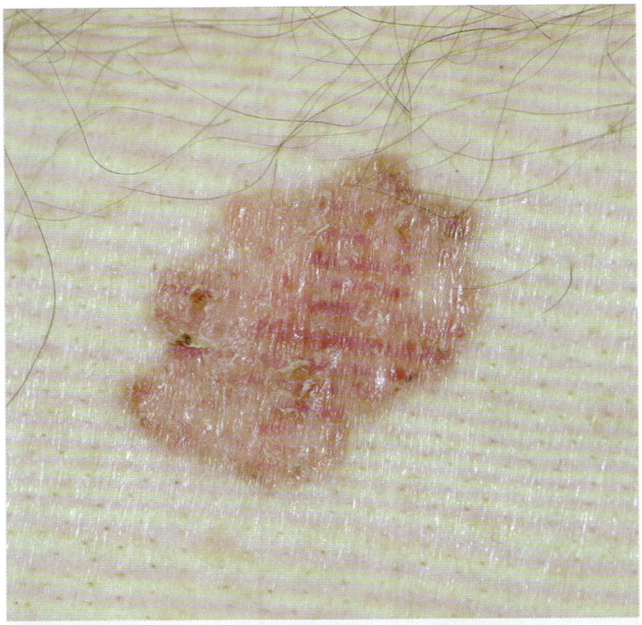

图 3.9 浅表性基底细胞癌(BCC)。通常生长缓慢,但如果被忽略,则可以长到几厘米大小。

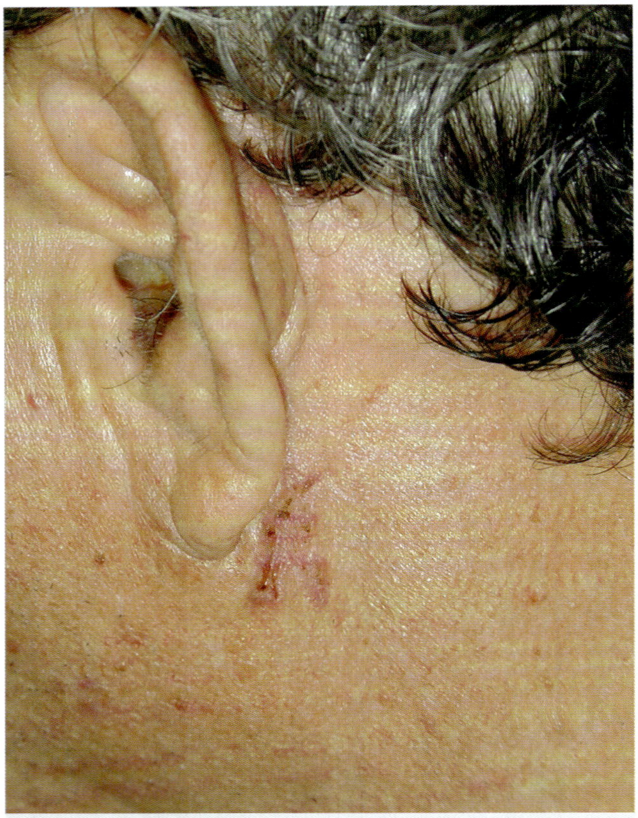

图 3.8 浅表性基底细胞癌（BCC)。浅表性 BCC 通常无症状。它们表现为片状红斑性病变,边界不规则,稍有隆起。

结节性 BCC,约占 60%,一般在面部呈现粉红色或肉色的丘疹状,如图 3.11 至图 3.14 所示,这些病变通常表现为珍珠状或半透明的外观,并且丘疹样病变内经常可见扩张的毛细血管。溃疡性病变较为常见,“鼠咬性溃疡”指的是这些溃疡结节性 BCC。结节性 BCC 在特殊情况下可能与附件肿瘤相类似,或在某些区域的 SCC，与这些 BCC 一样表现出分化类型的多样性,包括基底鳞状或多形性、囊性、腺样体、色素沉着和漏斗状囊肿[141,142]。

微结节性 BCC 表现为斑块样硬结，与周围正常组织分界不明显(图 3.15)[143,144]。病变可达真皮层,复发率较高[145-147]。尽管微结节性 BBC 与结节性 BBC 癌巢的外形和边缘具有高度相似性，但是它的体积更小,分布更广泛且不对称,可深达真皮或皮下组织(图 3.16)。

硬斑病样 BCC 或硬化性 BCC 占 BCC 的 5%~10%。这些病变通常为光滑、肉色或非常轻度的红斑丘疹或斑块,类似局限性硬皮病或“瘢痕”萎缩样外观,边缘不清。因为硬斑病样、浸润性和微结节性 BBC 临床表现相似,有些学者将它们都归类于“侵袭性生长”型的 BCC。浸润性和微结节性 BCC 比硬斑病样

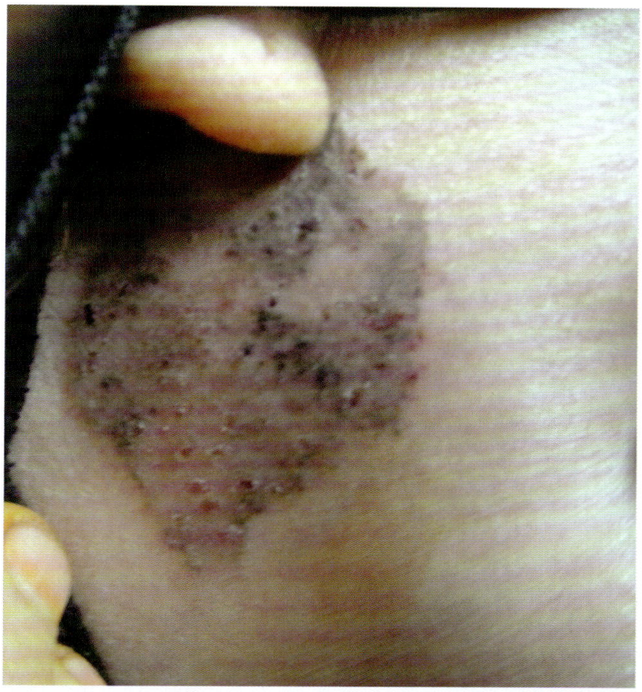

图 3.10　色素浅表性基底细胞癌(BCC)。具有色素沉着或类似良性炎症病变，如牛皮癣、脂溢性湿疹或“硬币状”皮炎。

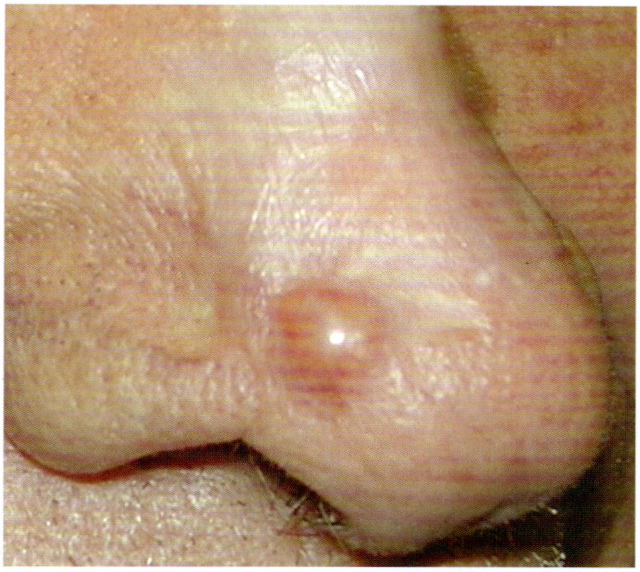

图 3.11　结节性基底细胞癌(BCC)。结节性 BCC 表现为粉红色丘疹状，呈珍珠状外观，可见毛细血管扩张。

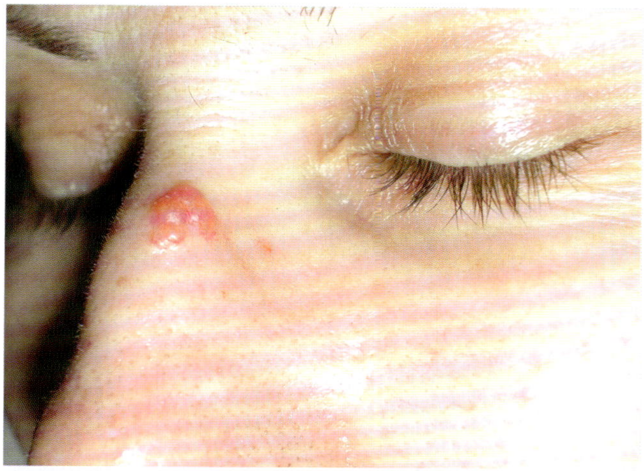

图 3.12　结节性基底细胞癌(BCC)。

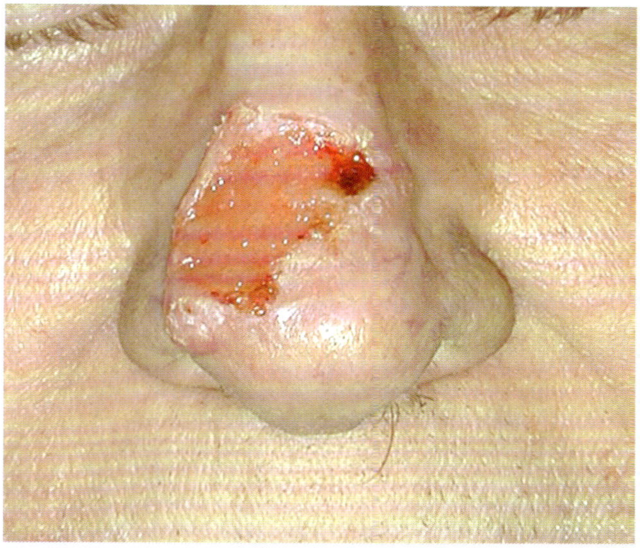

图 3.13　溃疡结节性基底细胞癌(BCC)。BCC 随时间的推移而增长。随着体积的增加，病变会发生溃烂。

BCC 少见(图 3.17 至图 3.19)。

BCC 的其他几种类型也曾被报道过，它们组织学亚型并不单一，而是混合型(图 3.20 和图 3.21)。BCC 可能会表现出一系列不同的细胞分化特征，但这对预后并无影响。这些类型包括：角化型 BCC，毛囊漏斗状囊性 BCC，滤泡型 BCC，毛母质瘤型 BBC，多形性 BCC，BCC 伴随小汗腺分化、皮脂腺分化、肌上皮分化、Pinkus 纤维上皮瘤等。基底鳞状细胞癌是一种额外的亚型，通常认为其和 SCC 具有相似的侵袭力。

熟悉这些 BCC 临床特点的医生通常能够根据临床检查做出诊断。如图 3.22 和图 3.23 所示，皮肤镜检查是每位医生都应该掌握的重要诊断工具。虽然活检

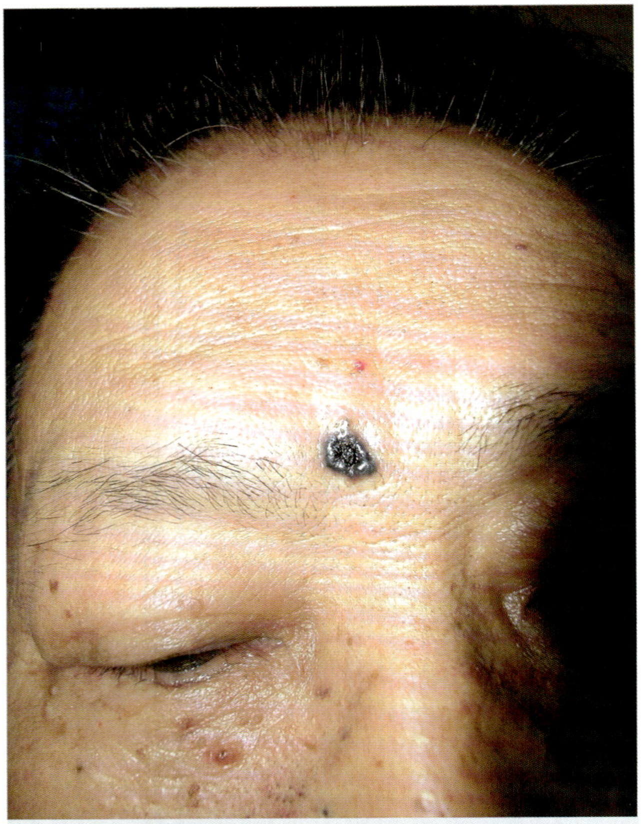

图 3.14 色素结节性基底细胞癌(BCC)。BCC 也可能有色素沉着,容易与恶性黑色素瘤混淆。色素结节性 BCC 不同部位的色素沉着可能也不同。

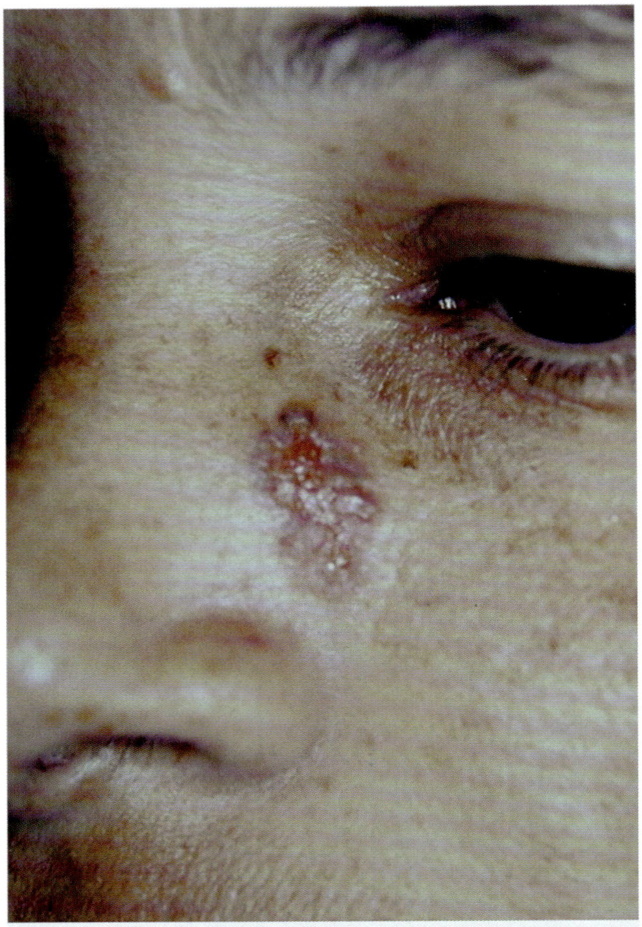

图 3.15 微结节性基底细胞癌(BCC)。微结节性 BCC 表现为多个小的聚集型结节,侵入皮肤更深,更具侵袭性。

是确诊的"金标准",但皮肤镜检查对评估 BCC 可疑的病变仍有重要的作用[148,149]。BCC 皮肤镜下特征包括"树枝样血管"(发散、增厚的类似树枝样红色血管)和蓝灰色卵形巢。BCC 染色在皮肤镜检查中表现为棕色树叶状结构,代表肿瘤细胞的大量色素聚集[149]。

皮肤活检通常可以提供组织学信息以确定诊断。当 BCC 的临床诊断可以确定,而且缺乏肿瘤复发高危因素相关的临床特征时,在诊断 BCC 方面经验丰富的临床医生有时可选择不进行皮肤活检的情况下行最终治疗。然而,在最终治疗前未行皮肤活检需要承担一定的风险。因为肿瘤的组织学特征可以为治疗后肿瘤复发的风险提供额外的信息,在最终治疗前不进行活检可能会导致无法检测到具有侵袭性组织学特征的肿瘤,而侵袭性肿瘤则最好采用不同的治疗方法。推迟皮肤活检的另一个风险是可能会将其他肿瘤(无色素性黑色素瘤、Merkel 细胞癌)误诊为 BCC,主要是那些应用刮除术和电子干燥法等破坏方法,而没有进行切除活检的患者。为降低患者的误诊风险,当临床诊断不确定,或者病变的 BCC 临床特征不典型,或者患者无 BCC 病史,或者病变表现出 BCC 的临床特征且提示具有较高的复发风险时,医生均应对患者进行皮肤活检。

刮取活检、穿刺活检和切除活检均可作为 BBC 的初步诊断手段。由于操作简单方便,刮取活检和穿刺活检在临床上应用广泛,但临床医生应该注意的是,活检仅获取了病变的一部分,并不能为肿瘤的组织学亚型提供精确评估[150-153]。仅仅通过穿刺活检诊断可能会遗漏 20%的侵袭性组织学亚型[150,151]。一项回顾性研究表明,活检方式主要为刮取活检的情况下(230 例刮取活检,27 例穿刺活检),可能会遗漏 7%的侵袭性组织学亚型[152]。

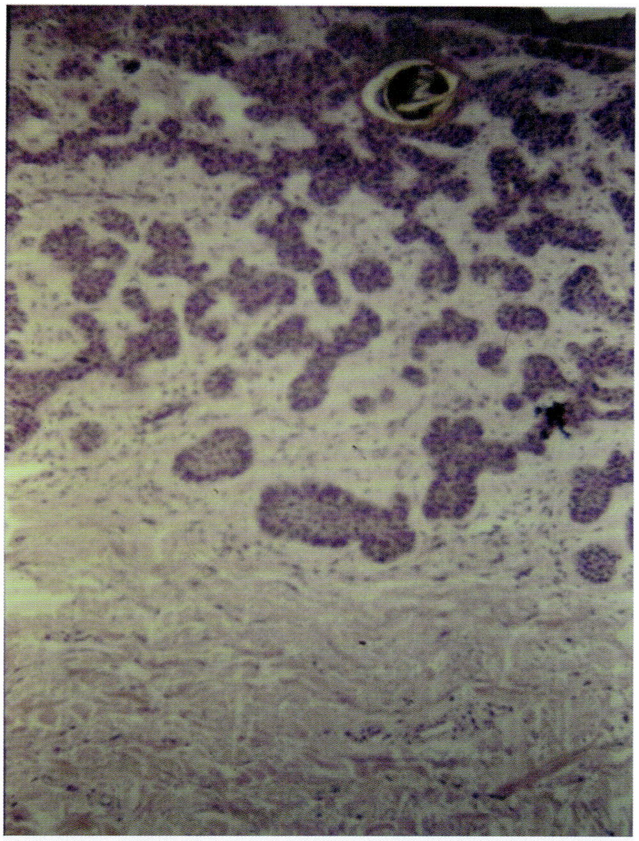

图 3.16 微结节性基底细胞癌(BCC)组织病理学。特征是小的细胞癌巢散布在无基质包绕的组织中。

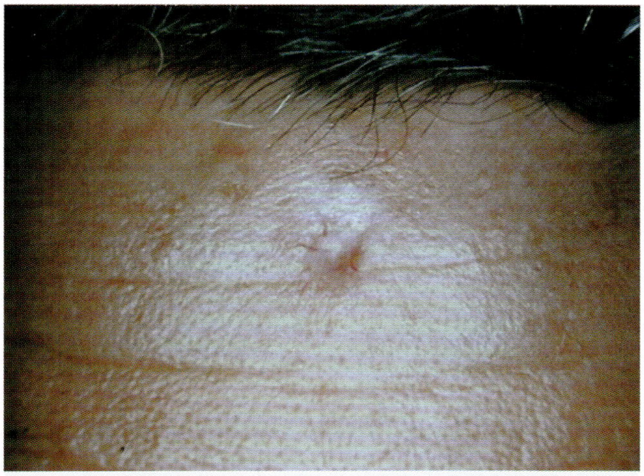

图 3.17 硬斑病样基底细胞癌(BCC)通常是光滑的、肉色或象牙白色,或呈浅红斑丘疹,斑块往往萎缩,有时伴毛细血管扩张。

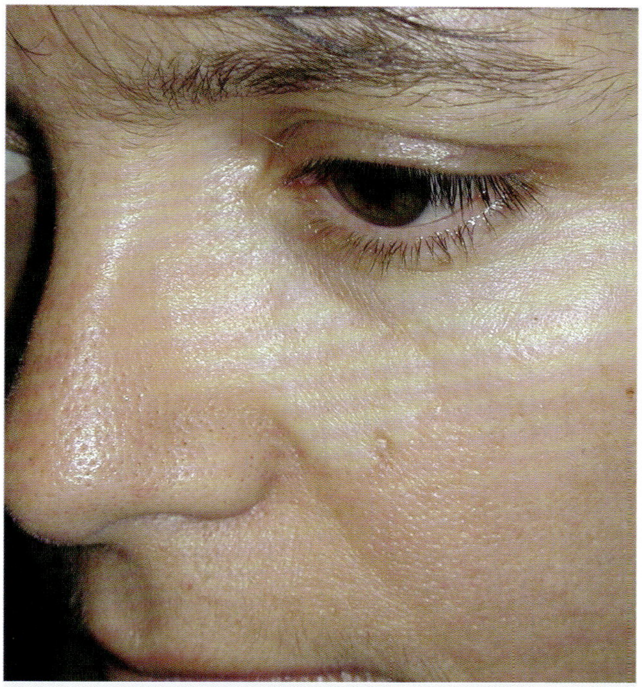

图 3.18 硬斑病样基底细胞癌。它们通常较硬或边界不清,类似硬皮病。

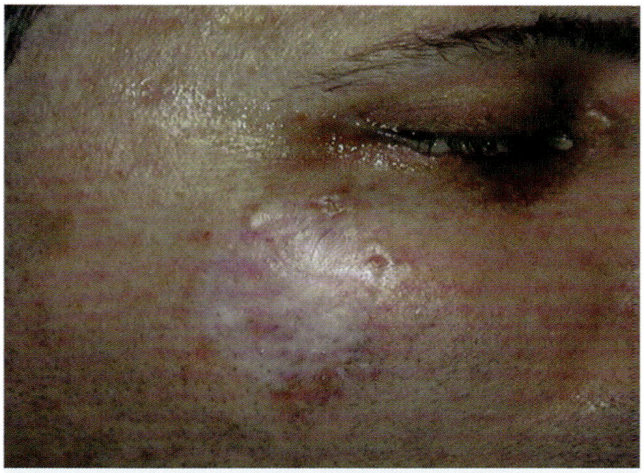

图 3.19 硬斑病样基底细胞癌。

不同病理亚型的 BCC 的鉴别诊断不同，结节性 BCC、浅表性 BCC 或硬斑病样 BCC 具有不同的临床表现。早期存在轻度溃疡的结节性 BCC 可能与良性病变表现相同,如皮肤痣、小的皮肤囊肿、皮脂腺增生。传染性软疣的病变比较单一,与无色素性黑色素瘤的外观表现相似。较大的中央溃疡病灶外观表现类似杯形,与 SCC 和角化棘皮瘤相似。浅表性 BCC 可能与钱币状湿疹或银屑病等皮肤炎性疾病相混淆;因此

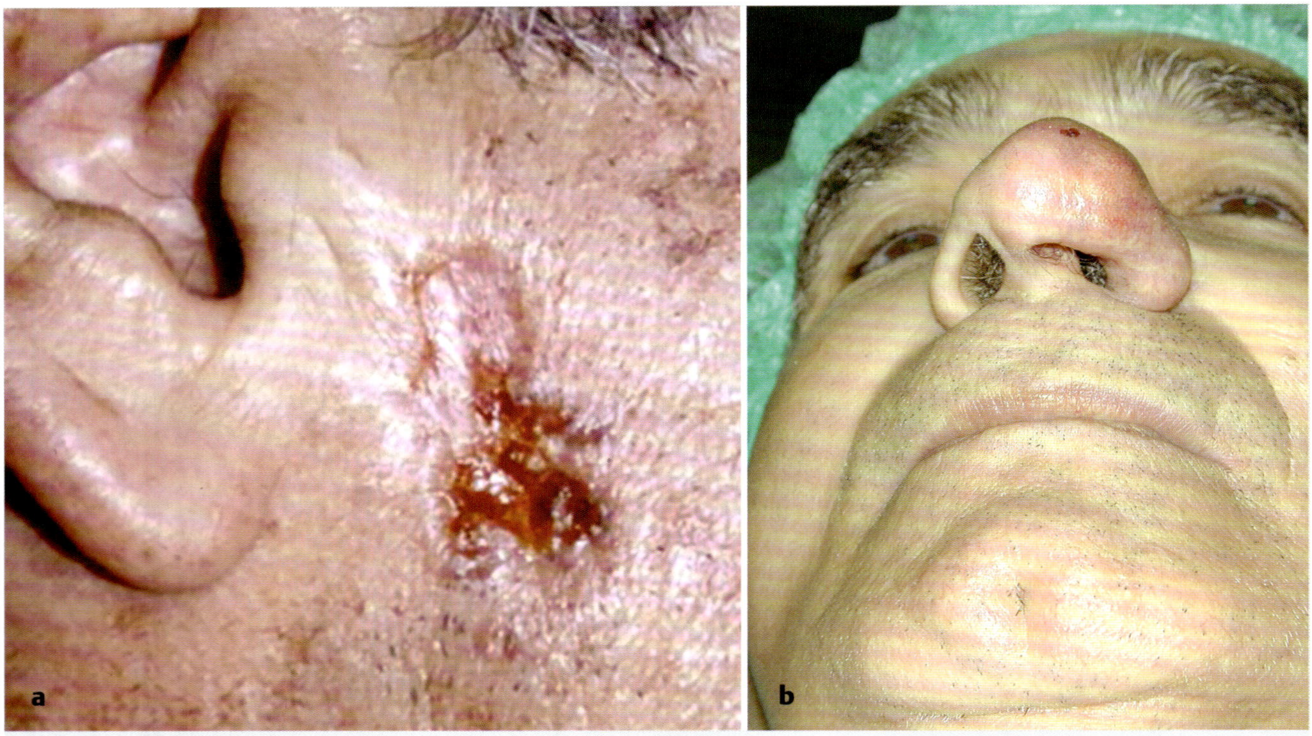

图 3.20 (a)腺样囊性基底细胞癌(BCC)。凸起的结节周边有薄层皮肤,如图示结痂的中央溃疡和不规则的卷边边缘。(b)需要手术切除的鼻部腺样分化的 BCC。

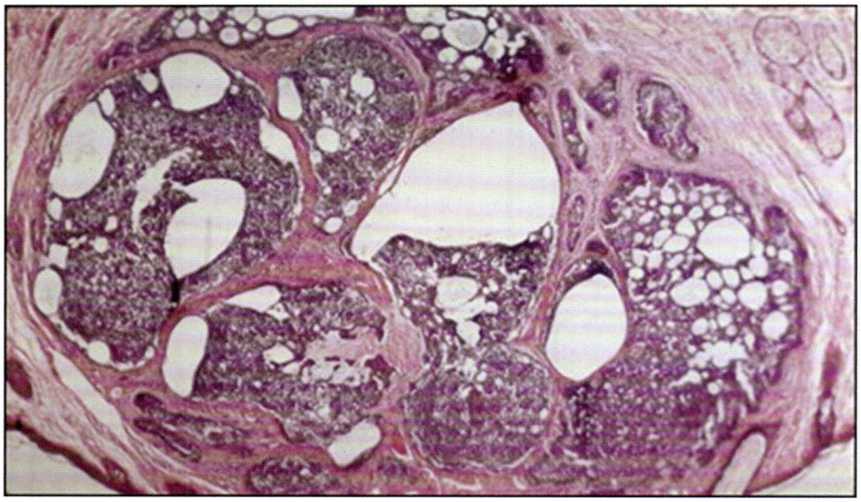

图 3.21 腺样囊性基底细胞癌的组织病理学。组织学图片显示网状排列的以稀疏基底细胞单元为主的腺样体模式,具有许多小管和含有黏蛋白的囊状扩张结构。

当局部应用皮质类固醇疗效不佳时,应考虑浅表性 BCC。硬斑病样 BCC 经常出现在或者毗邻瘢痕或其他创伤部位,病变处的硬结与局限性硬皮病类似。此外,色素结节性 BCC 或浅表性 BCC 可能与黑色素瘤相似,但与良性痣仍存在一定区别。

3.6 活检

目前有多种活检技术,应针对患者的具体情况进行选择。理想情况下,活检可以提供诊断和可能的肿瘤分期所必需的信息,这样有助于后续治疗和长期护

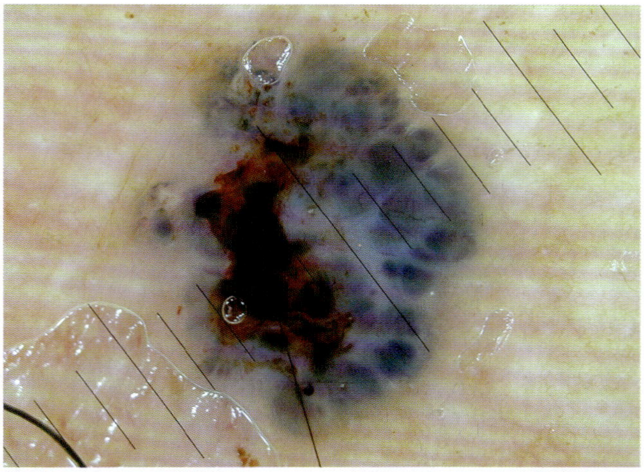

图 3.22 色素性基底细胞癌的皮肤镜显示蓝色卵巢样、无结构区域和溃疡。

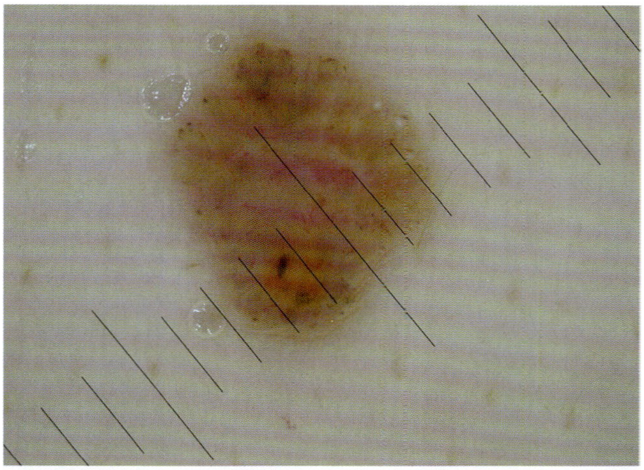

图 3.23 皮肤镜显示基底细胞癌正常结构缺如，呈粉红色网织结构，不对称的树枝样血管分布、粟粒形成以及病变周围的叶状区域。

理。忽视后续治疗的重要性有可能会导致切除失败、病变切除范围不够或美容效果不佳。例如，关于后续的切除手术，如果不能准确定位切取活检或切除活检的长轴，可能会导致最终闭合复杂化，并且会使重建的选择受限。

3.6.1 切取活检

当切除病变的范围较大，可能无法一期闭合时，这种情况下通常采用切取活检。在最终病理确诊之前，以及确定最终闭合或重建计划之前，切取活检可以应用于面部等对美观要求较高的区域。临床医生还应尝试切除样本的一小部分组织边缘，以帮助病理医生对比异常组织和正常组织的病理学改变。

3.6.2 切除活检

对于较小的病变，首选方法是切除活检，可以实现一期闭合，并可保持皮肤良好外观。切除活检的优点还包括其可帮助病理医生确诊病变结构、方向、深度和周围组织的表现。一般来说，1~2mm 的切除范围通常足以用于一期切除和初次诊断，特别要注意病变底部的切除以确定 Breslow 厚度。此外，可能需要进行术后切缘评估（POMA），以确保足够的切除范围，或者发现传统病理切片可能漏诊的阳性切缘。

3.6.3 穿刺活检

穿刺活检是一种从皮肤病变组织中获取样本的方法，操作相对简单。包括 Tru-Cut 针在内的多种针头和设备可从皮肤和（或）皮下组织内的未知肿物中获取病变组织的核心。针头的直径可以根据病变范围来确定，这样可以确保获得足够的病理样本。

3.6.4 刮取活检

刮取活检是皮肤科医生和主治医生最常应用的技术。缺损部位通常可通过二期愈合进行处理，并会产生瘢痕。尽管具有操作简单、成本低廉和并发症少等方面的优势，但刮取活检在确定肿瘤边缘的深度上仍存在一定的局限性，不利于病变的正确分期。

3.6.5 细针抽吸活检

细针抽吸活检通常用于在皮肤或皮下组织中容易看到或触到的转移病灶。该方法通过在注射器上施加吸力，同时用空心针在病灶处进行多次穿刺来获得样本，然后将收集的组织直接放置在载玻片上进行下一步的固定和分析，最终得出诊断结论。

3.7 治疗方法

3.7.1 外用药治疗

外用药物治疗包括 5-氟尿嘧啶（5-FU）和咪喹莫特，需要连续应用数周才能取得好的疗效。一般而言，在应用部位都会导致轻度至中度的炎症反应[157]。

外用5-氟尿嘧啶

5-FU 通过抑制胸苷酸合成酶活性来干扰 DNA 合成，因此处于快速增殖期的细胞对于细胞毒性反应最为敏感。外用 5-FU 有不同浓度和剂型；5%软膏或溶液用于治疗 BCC，每天 2 次，至少持续应用 3~6 周；然而，为了达到预期的疗效，有时治疗时间也可能会延长[157]。

外用 5-FU 具有严格的适应证，一般应用于非关键部位的浅表性 BCC[157]。少量的研究证明，使用 5-FU 软膏治疗严格筛选的浅表性 BCC 患者，治愈率可达 95%，但仍有一些报道表明治愈率较低[157,158]。对于非浅表、复发或其他高危的 BCC，应用 5-FU 治愈率较低，一般不推荐使用[159,160]。特别要注意的是，结节性 BCC 和侵袭性 BCC 是外用 5-FU 的禁忌证，因为皮肤浅表的恢复可能造成治愈的假象，造成治疗的不彻底性。

外用 5-FU 引起治疗部位的炎症反应比较迅速，这是药物起效的一种表现。治疗前，应该告知患者可能发生的副作用，包括对外观的影响、疼痛、红斑、水肿、糜烂和溃疡。如果患者不能耐受炎症，可终止治疗，或者通过减少药物浓度、应用润肤剂或中效的外用类固醇来进行改善耐受度[159-161]。眼部、唇部和鼻附近应用 5-FU 时应特别注意，在治疗期间应当避免阳光的剧烈照射。

停用 5-FU 治疗后，损伤愈合时间需要 2 周或更长，残留的红斑和色素沉着通常会慢慢消退。一般来说，通过长期观察，患者可以获得理想的美容结果。其他少见的副作用包括持续性毛细血管扩张、色素变化和某些区域的肥厚性瘢痕。

3.7.2 咪喹莫特

5%咪喹莫特乳膏是一种免疫反应调节剂（Toll 样受体 7 激动剂），用于治疗低危部位的浅表性 BCC。咪喹莫特可以促进皮肤癌细胞凋亡，机制可能是通过促进肿瘤细胞进入凋亡程序，或者通过刺激单核细胞/巨噬细胞和树突细胞产生细胞因子激活细胞介导的免疫调节[162-164]。

咪喹莫特用于浅表性 BCC 的疗效已在多中心随机试验中得到证实，该试验在 724 例浅表性 BCC 患者中应用 5%咪喹莫特乳膏（每周 5 次或 7 次，每天 1 次，共 6 周）[164]。治疗 12 周后，5 天治疗组和 7 天治疗组的组织学清除率分别为 82%和 79%，而对照组为 3%。红斑、侵蚀和结痂的严重程度与较高的清除率有关；然而，这项试验并没有进行长期的随访。一项随机试验评估了使用 5%咪喹莫特乳膏治疗浅表性 BCC，每天 1 次，持续 6 周的反应[165]。治疗 12 周后，咪喹莫特组和对照组的组织学清除率分别为 80%和 6%[165]。

虽然咪喹莫特的疗效已经确定，但临床医生应该认识到，手术切除的成功率更高。对 257 例浅表性 BCC 患者和 244 例结节性 BCC 患者进行的一项随机试验显示，外用 5%咪喹莫特乳膏（浅表性 BCC 治疗时间为 6 周，每天 1 次；结节性 BCC 治疗时间为 12 周，每天 1 次）或在肿瘤边缘 4mm 处行手术切除，结果发现，接受手术切除治疗的患者在 3 年内发生治疗失败或肿瘤复发的可能性明显降低[166]。在浅表性 BCC 患者中，手术切除和咪喹莫特的临床治愈率分别为 98%和 85%[166]。患者对应用咪喹莫特和手术切除治疗后 6 个月和 3 年的外观满意度也相似[166]。

浅表性 BCC 病变的深度可能影响咪喹莫特的疗效。一项包括 127 例浅表性 BCC 活检样本的回顾性研究表明：咪喹莫特治疗（每周 5 天，持续 6 周）的 19 例深度>0.4mm 的肿瘤中有 11 例复发（58%），但 108 例深度≤0.4mm 的肿瘤中无复发（平均随访 34 个月，范围 3~91 个月）[167]。后续相关的研究调查中，浅表性 BCC 的深度可能成为咪喹莫特治疗适合与否的考量因素之一。

咪喹莫特可用于手术切除结节性 BCC 之前的辅助治疗，但少量的随机试验对此进行评估却取得了矛盾的结果[168,169]。在包含 70 例面部结节性 BCC 患者的随机试验中，患者于 Mohs 手术前进行了 4 周咪喹莫特治疗，结果发现肿瘤缩小并且手术切除范围明显减少。然而，一项小型随机试验未能发现咪喹莫特有明显的疗效[168]。还有一个理论上的担忧是，应用咪喹莫特进行预治疗可能会诱导残余肿瘤的不连续区域，从而导致假阴性的手术切缘。

一般来说，咪喹莫特用于治疗低危部位的原发性浅表性 BCC，复发率较低。由于结节性 BCC 患者治疗持续时间长，并且有更有效的治疗手段[166]，因此不常规推荐使用咪喹莫特治疗。咪喹莫特用于非浅表性

BCC 的治疗,仅适用于那些不适合手术治疗或预期寿命较短的患者。浅表性 BCC 患者应用咪喹莫特治疗而不是手术切除,通常取决于患者的因素,例如患者更倾向于保守治疗[166]。

咪喹莫特治疗浅表性 BCC 的标准方案是:每天 1 次,每周 5 天,持续 6 周。如果副作用较重,患者可以停用 2~3 天,然后继续治疗。局部皮肤刺激是咪喹莫特的主要副作用,患者可能会出现瘙痒、流泪、发红、酸痛、出血和(或)治疗区域的疼痛[166]。此外,治疗后还可能会出现色素减退的现象[166,171]。

3.8 光动力疗法

光动力疗法(PDT)利用光和卟啉来破坏肿瘤。PDT 应用于病变部位,可以引起癌细胞内卟啉的浓度升高,并且能够将光聚焦在需要治疗的区域。虽然许多欧洲国家已经批准 PDT 用于 BCC 的治疗,但美国 FDA 尚未批准。

PDT 治疗是将光敏卟啉如 5-氨基乙酰丙酸(ALA)或氨基乙酰丙酸甲酯(MAL)应用于局部病变部位[172,173]。虽然卟啉可以全身应用,但全身性治疗可能会延长光敏性[172,173]。在外部局部应用卟啉数小时后,该区域可以暴露于可见光下。光子可以穿透皮肤并被光敏剂选择性吸收,其可产生活性氧簇,转而引起脂质过氧化、蛋白质交联、膜通透性增加,甚至导致细胞的最终凋亡。除了对肿瘤细胞的直接作用外,PDT 还会损伤血管,导致血流受损,并可刺激局部导致剧烈的炎症反应来加速肿瘤细胞的破坏[174]。

不同类型的 BCC 对 PDT 的反应不一,浅表性病变对治疗最敏感,有效率为 72%~100%。3 项长期随访的随机对照试验(RCT)对比了多种 PDT 方案与单纯手术切除治疗对浅表性 BCC 和原发性结节性 BCC 的疗效。所有的研究结果都表明,手术切除比 PDT 的清除率更高[179]。局部应用 PDT 的副作用包括治疗部位的光敏性、疼痛、红斑、水肿、溃疡和暂时性色素改变。这些反应通常在 2 周内恢复,瘢痕产生概率较低。

3.9 放射治疗

对于不适合手术切除治疗或手术切缘阳性的 BCC 患者,放射治疗(RT)也是一种治疗选择。RT 一般都是分次进行,以减少治疗相关的副作用,但是治疗周期较长,并且需要严格制订治疗计划(表 3.2)。RT 有利于保护病变部位的正常外观和功能,具有无创和无痛性的特点,可以用于不适合手术治疗或病变无法彻底切除的患者。与手术切除不同,RT 不能提供肿瘤组织边缘的准确数据。很多大型病例研究证实,对于从未接受治疗的 BCC,RT 总体 5 年治愈率为 91%~93%,对于复发风险低的较小 BCC,治愈率高达 96%[180-182]。据报道,复发的 BCC 患者,治愈率为 86%~91%[180-182]。经过 RT 治疗后复发的 BCC 可能比手术切除后复发的更具侵袭性,二次复发率和远处转移发生率也更高[184]。

RT 短期治疗后的皮肤副作用有红斑、水肿、鳞状、结痂、大疱、糜烂、溃疡、疼痛和偶发性感染。在治疗结束后 3~4 周内一般会慢慢愈合,但严重者症状可能持续数月。其他少见的短期副作用如"痤疮反应",良性反应的一种,其特点是在治疗区域周围出现大的开放型痤疮。

RT 的迟发作用通常包括治疗区域内永久性脱发,应在治疗前告知患者这一点,治疗前与患者的沟通十分重要。慢性放射性皮炎通常在治疗后数月至数年出现,其特征是色素减退和色素沉着形成的斑点区域、皮肤干燥、角化、萎缩、表皮光滑、毛细血管扩张和皮肤纤维化。严重的皮肤和皮下纤维化是皮肤恶性肿瘤 RT 的罕见并发症。

RT 后迟发性放射性坏死可能会持续数月至数年,特征是治疗区域内皮肤正常结构破坏,伴红斑、糜烂或溃疡、结痂等。放射性坏死的诱发因素通常有创伤、感染、暴露于寒冷或阳光照射等,照射区域的血供减少和萎缩也是诱发因素。虽然目前的治疗技术已经十分先

表 3.2 基底细胞癌的放射治疗方案

肿瘤直径	边缘	放射治疗
<2cm	1~1.5cm	64Gy,32 次,6~6.4 周完成
		55Gy,20 次,4 周完成
		50Gy,15 次,3 周完成
		35Gy,5 次,5 天完成
>2cm	1.5~2cm	66Gy,33 次,6~6.6 周完成
		55Gy,20 次,4 周完成
术后辅助治疗		50Gy,20 次,4 周完成
		60Gy,30 次,6 周完成

进，但是仍有罕见性并发症发生的可能，如 RT 导致软骨和骨结构的改变（耳和鼻部区域放射性骨坏死）。

RT 诱导继发性癌症的危险因素包括较高的照射剂量、较大的照射范围、阳光直射、浅色皮肤以及早期的辐射暴露。多次、低剂量照射可降低风险。尽管一些研究者认为通过制订合理、规范的治疗方案，RT 诱发的皮肤恶性肿瘤的发生风险并不高，但对于年轻和对 RT 诱发恶性肿瘤遗传易感性的患者来说，仍要避免 RT [186]。RT 过程中偶然照射到其他组织也可以导致迟发性并发症的产生，如白内障、不育和甲状腺癌等。这些都是罕见的并发症，在治疗期间应该做好相应的防护工作。

3.10 病灶内治疗

在病灶内使用药物（干扰素、5-FU 或者博来霉素）来治疗 BCC 过去并不常用；然而，这种疗法在现代的治疗方案中也占有一席之地[187,188]。一个关于开放性研究、病例系列报告和少数随机试验的系统性回顾表明，病灶内使用干扰素对于 BCC 是有效的。这些研究的结果发现，干扰素-β、干扰素 α-2a 和干扰素 α-2b 的总治愈率分别为 63%、68%和 76%[187]。尽管病灶内使用 5-FU 和博来霉素的数据还很少，然而一些病例报告和少部分病例系列报告表明，这些治疗对于 BCC 是很有效的[189-192]。在病灶内使用干扰素、5-FU 和博来霉素产生的副作用包括局部疼痛、皮肤红斑、坏死和溃疡[187]。病灶内注射的全身副作用比全身给药的副作用要少，但也可能发生。干扰素治疗的风险包括发烧、乏力、头痛、肌肉痛、血细胞减少、肝毒性和肾毒性。博来霉素与肺毒性、皮肤硬化和雷诺现象有关，胃肠道不适及血细胞减少为 5-FU 的潜在不利影响。BCC 病灶内治疗的长期疗效证据目前还较为有限。

3.11 局部晚期基底细胞癌和转移性基底细胞癌的靶向治疗以及 Hedgehog 通路

广泛或侵袭真皮和潜在重要结构的 BCC 难以手术切除干净而无明显的发病率。很多患者最后进展为局部晚期癌或者是转移癌。虽然转移率很低，BCC 的转移率为 0.29%~0.55%[193]。另一份报告证实，基于人群的 BCC 的死亡率接近 0.05%[194]。尽管具体的机制不清楚，但与女性相比，男性的 BCC 更容易发生转移。转移病灶主要来源于原发的、深度浸润的或者较大的（>10cm）病灶[2,193]。最常见的转移部位包括局部淋巴结、肺、骨骼、皮肤和肝脏[195]。

转移到局部或远处淋巴结或者远处器官的 BCC 最好通过全身治疗来处理。这些局部晚期或转移性 BCC 一起称为“局部晚期 BCC”（LABCC）类疾病。然而准确估计 LABCC 的发病率是很难做到的，一部分原因是缺乏广泛使用的由皮肤科医生制定的分期系统；另一部分原因是缺乏对于 NMSC 的统一报告标准。LABCC 占所有 BCC 的 1%~10%，转移性 BCC 占 0.28%~0.5%[196-198]。根据我们的临床经验，LABCC 的患者大致可以分为两类：一类是那些因延误接受医学治疗而出现 LABCC 的患者；另一类是难治性的或者治疗后复发的本身就极具侵袭性的 BCC 患者。还包括器官移植后患有慢性免疫抑制的患者和一些患有 Gorlin 综合征的患者。这些患者的治疗选择都是有限的[199,200]。

1980 年，Hedgehog 通路最初被确定为果蝇胚胎体节极性基因的关键发育调节因子[201]。这一发现和相关的研究成果在 1995 年获得了诺贝尔生理学与医学奖。果蝇 Hedgehog 配体的脊椎动物同源物在 1993 年首次报道，紧接着在 20 世纪 90 年代末和 21 世纪初阐明了哺乳动物该信号通路的中心组分[202]。1996 年，首次明确了这一通路中的突变与癌症（即突变后发展成 BCC）之间的联系[101,203]。

Hedgehog 信号调节胚胎发育，确保组织达到正确的位置、适当的大小和细胞含量。通常情况下，Hedgehog 通路在成人组织中是非活化状态；然而，该途径的激活会导致恶变和肿瘤发生[204,205]。超过 90%的 BCC 已经鉴定出异常的 Hedgehog 通路信号。Hedgehog 有两种经典激活途径：突变驱动的信号传导激活途径（非配体依赖性）和肿瘤微环境中的异常信号传导激活途径（配体依赖性）[94]。在突变驱动的信号传导激活途径中，肿瘤细胞在 Hedgehog 通路的重要组分中包含突变因素，导致生物分子系统的独立激活，进而刺激细胞增殖失控[206]。在配体依赖性激活途径中，肿瘤细胞过表达 Hedgehog 配体，而后者会刺激周围基质细胞导致细胞生长失控[207]。两种主要受体蛋白

Patched-1(PTCH1)和 Smoothened(SMO)中的突变可能导致 Hedgehog 通路的异常激活,并且是干预的核心。

如图 3.24 所示,Hedgehog 途径通过活化细胞外 Hedgehog 配体(Shh)与 PTCH1(一种跨膜受体)的结合而发生。一旦结合,PTCH1 被内化并降解,从而允许跨膜蛋白 SMO 从 PTCH1 的抑制效应中释放[111]。然后 SMO 可以从细胞内移动到细胞膜并激活 GLI 家族的转录因子。激活的 GLI 因子进入细胞核并启动靶基因的转录[111]。大多数散发性 BCC 包含导致 PTCH1 失活的突变,随后导致 SMO 的激活[208]。通过抑制 SMO 的激活,或者通过恰当的 PTCH 阻碍或通过新的 SMO 抑制剂如维莫德吉(Erivedge, Genentech),可以预防增殖的失控。

BCC、髓母细胞瘤、横纹肌肉瘤和其他人类肿瘤与原癌基因 SMO 激活或使肿瘤抑制基因 PTCH 失活突变有关。SMO 和 PTCH 介导 Hedgehog(Hh)分泌蛋白信号的细胞应答,并且影响这些蛋白的致癌基因突变引起 Hh 应答途径的过度活化。

Hh 途径的第一种抑制剂环巴胺的发现是生物医学中最令人兴奋的一件事。在 20 世纪 50 年代后期,研究者发现妊娠期的母羊产出独眼的后代,或严重的前脑无裂畸形的后代[199,209](图 3.25)。

在 20 世纪 70 年代,诱导这些变化的活性剂环巴胺被分离出来并确定了其结构式。20 世纪 90 年代,关于鸡胚的后续研究证实了环巴胺诱导前脑无裂畸形和结合跨膜蛋白 SMO 的能力[210]。随后,通过对环巴胺进行修饰以改善溶解度和口服生物利用度,开发了许多类似物。由于它们靶向作用于 SMO 蛋白质,这些类似物大都被称为 SMO 抑制剂(SI)。

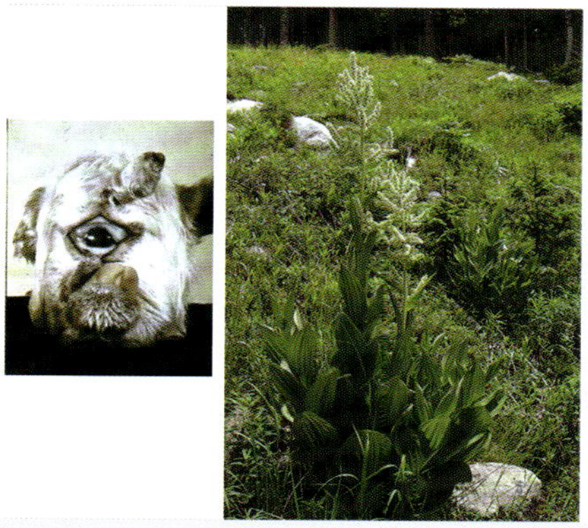

图 3.25 在第二次世界大战后的 10 年中,爱达荷州的农民注意到,他们随机挑选了一批出生时带有奇怪的先天缺陷的羔羊。这些羔羊的大脑发育不全,在它们额头的中央长了一只像独眼巨人一样的眼睛。1957 年,对此研究了 11 年的科学家终于解决了这个谜题。这些动物在干旱的时候会转移到纬度更高的地方,在那里它们以花为食。事实证明,它们所食用的百合中含有一种毒素,后来被称为环巴胺,会使发育中的羔羊胚胎发育不良,而成年母亲却安然无恙。环巴胺和独眼爱达荷羔羊的案例在接下来的 30 年里仍然是一个奇特的化学符号。

2000 年,Taipale 等人发现环巴胺抑制 Hh 反应,并且是用于治疗某些肿瘤的潜在"基于机制的"治疗剂。他们证明环巴胺或经过改良的合成衍生物可以阻断

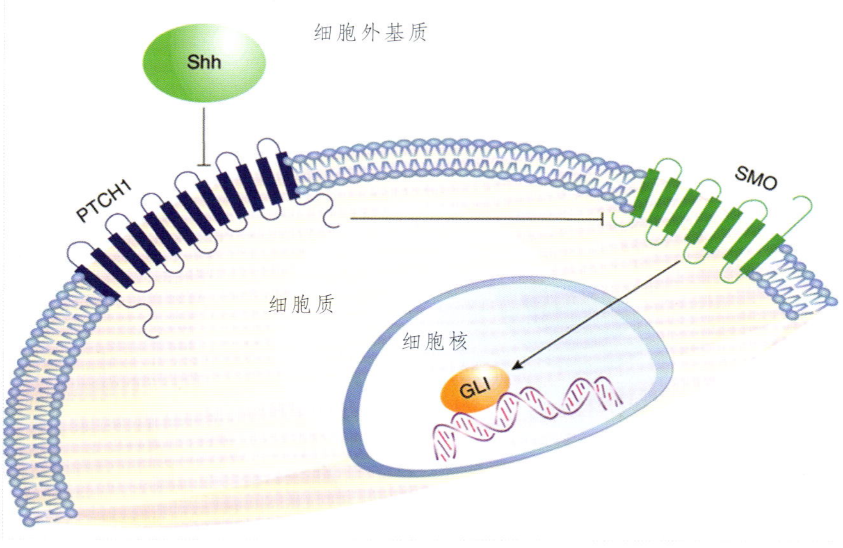

图 3.24 通路激活导致基底细胞癌的 Hedgehog 信号通路中常见突变的简化示意图。(Reprinted with permission from Sheridan C. Genentech obtains proof of concept for hedgehog inhibition. Nat Biotechnol 2009; 27:968-969.)

Hh应答途径活化,以及与这两种致癌突变相关的异常细胞生长。他们的研究结果还表明,环巴胺是通过影响SMO的活性和非活性形式之间的平衡来起作用[211-213]。

这一发现以及涉及Hh通路在肿瘤发生中的结果,使得多个生物技术和制药公司致力于开发具有改进药理学特性的环巴胺衍生物,或开发一种产品,这种产品在Hh信号通路中结合到重要的细胞表面激活剂-7跨膜G蛋白耦联受体SMO的能力上要优于环巴胺。维莫德吉就是该类产品的一种,它与环巴胺结构上无关,但能够以高亲和力和特异性与SMO结合,导致Hh依赖性疾病的动物模型中Hh信号得到有效抑制[214]。2006年9月,维莫德吉的研究新药申请已提交给美国FDA;2007年1月,美国3个地点启动了首例人体Ⅰ期临床试验。

针对BCC的多种口服SMO抑制剂的人类临床试验目前正在进行中。迄今为止,美国FDA批准的第一个也是唯一一个用于晚期BCC(aBCC)的SI是维莫德吉,该药物于2012年上市。FDA批准的Ⅱ期研究包括96例aBCC患者,结果显示,转移性BCC患者独立的评估反应率为30%,LABCC患者的反应率则为43%[215]。随后的包括119例aBCC患者的研究显示了类似的结果[216]。维莫德吉作为aBCC高精度靶向治疗是转化医学中最成功的案例之一。

维莫德吉的初步研究显示,在体外研究中的治疗效果与对照组相比,GLI1下调约90%,在治疗患者的皮肤活检样本中GLI1的下调率>50%[214,217]。Ⅰ期维莫德吉试验包括68例实体瘤的患者,其中33例为aBCC,8例为胰腺癌,1例为髓母细胞瘤,17例为其他类型。总有效率或部分缓解率为58%,转移性BCC患者的特异性应答率为50%,LABCC患者为60%[217]。尽管在肿瘤组织学、患者特征和给药浓度方面存在很大的异质性,维莫德吉通常耐受性良好,8.8%的患者出现4级事件(低钠血症、疲劳、肾盂肾炎、晕厥、可切除的胰腺癌和高血糖偏执狂),27.9%的患者出现了3级事件[低钠血症(10.3%)、腹痛(7.4%)和疲劳(5.9%)]。

2009年2月至2010年11月,104例患者进行了一项多中心、非随机的维莫德吉Ⅱ期临床试验[215]。33例转移性BCC患者中,10例(30%)有独立评估结果,15例(45%)根据现场调查者的判断做出了回应。根据现场调查者的判断,在63例LABCC患者中,38例(60%)为部分缓解,13例(21%)为完全缓解,并且活检时没有残余疾病[218]。

另一项Ⅱ期试验包括41例基底细胞痣综合征(BCNS)患者[219]。维莫德吉与新发的和现有的符合手术条件的BCC数量减少相关,维莫德吉组每年符合手术条件的BCC仅有2例,而对照组为每年29例($P<0.001$)。在接受维莫德吉治疗的患者中,现有的符合手术条件的BCC患者的病变体积也显著减小(维莫德吉组为65%,对照组为11%;$P=0.003$)[218]。

目前正在进行的研究和临床试验侧重于合成SMO抑制剂或Hh通路抑制剂对局部晚期BCC和转移性基底细胞癌(MBCC)患者的治疗[220,221]。临床试验已经显示出肿瘤负荷的异常减少,而且这是以药物作为唯一治疗方式来治疗转移性疾病,从而减少了对手术切除的需求,并降低了相关的发病率和死亡率[218]。此外,最近的病例报告证实了在手术或放射治疗干预之前,可以使用维莫德吉作为潜在的新辅助疗法[216,222,223]。

尽管目前也正在进行局部和全身治疗的临床试验,维莫德吉仍然是FDA批准用于治疗转移性BCC和LABCC的唯一的Hh通路抑制剂[224]。

最近,在临床试验环境下,不断发展的治疗方案已经形成了新型治疗方法。在作者的实践中,使用Hh抑制剂(包括维莫德吉)的靶向治疗既是一种可行的替代方案,也是仅有的手术切除的辅助手段。我们提供了2012年4月至2013年6月初次接受治疗的20例患者的连续数据作为示例。所有患有LABCC和(或)复发的成年患者或者不适合手术或RT的MBCC的成年患者(这部分人群由于临床并发症或者患者本身的原因拒绝手术或者RT)每天1次接受维莫德吉150mg,直至出现疾病进展迅速、不可接受的副作用或根据患者的要求而停止治疗。维莫德吉的血浆峰值浓度在口服给药48小时后达到并保持72小时,据此,制定了目前推荐的每天口服150mg的使用量[217,225]。LABCC定义为局部组织缺损达到或者超过20mm(如眼睑、耳部、鼻翼等);两次或两次以上手术后复发的患者;不能进行根治性切除手术的患者以及手术预计会导致相当大的发病率和(或)畸形的患者。

对BCC治疗的缓解被定义为外部可见或影像学维度下降≥30%或溃疡完全消退(如果在基线时)。对于所有MBCC患者和可进行放射治疗评估的LABCC患者,均进行了影像学检查。几乎所有的治疗患者中,维莫德吉对肿瘤消退和疾病进展预防的客观缓解在外观上和临床上都是明显的。至数据截止点，13/20（65%）的患者完全缓解（评估活检样本时没有残留 BCC）；7/20（35%）的患者部分缓解。至数据截止点，13 例完全缓解的患者全都没有发生疾病进展（图 3.26 和图 3.27）。由于不可接受的副作用（味觉丧失和肌肉痉挛），1 例患者要求退出治疗。最常见的副作用是味觉丧失（100%）、肌肉痉挛（80%）、脱发（50%）、体重减轻（30%）和疲劳（10%）。一旦治疗停止，副作用消退。7 例部分缓解的患者进行了手术治疗。其中 5 例患者检测出微小肿瘤残留，2 例患者未见肿瘤残留。

图 3.27a 中，患者在治疗第 30 天，肿瘤明显消退，病变垂直高度和周围红斑明显减少。到第 120 天，没有可触及的损伤，并且与转移病变相关的周围红斑和硬结已大大减少。X 线检查显示，患者的肿瘤负荷与临床表现相符。化学治疗药物不仅有益于疾病的皮肤表现，而且对全身转移有深远的影响。到第 120 天，影像学证据显示，患有皮肤损伤的患者肺转移完全消退（图 3.27b）。

在一项包括 20 例连续病例的系列研究中，维莫德吉表现出了鼓舞人心的结果，客观缓解率达到了 90% 以上，并为研究选定的患者提供了显著的临床获益。然而，治疗模式、临床结果、医疗资源使用、晚期和复杂/难治性疾病的定义在文献和临床实践中还未被普遍应用。

抗真菌药物伊曲康唑也被确定为 Hh 信号通路的有效抑制剂[226]。在包括 29 例散发性深度>4mm 的 BCC 患者的Ⅱ期临床试验中，15 例患者在手术前每天 2 次 200mg，治疗 4 周；4 例患者每天 2 次 100mg，治疗 1~4 个月（平均 2.3 个月）[227]。伊曲康唑使肿瘤体积缩小 24%，促进 8 例患者总共 57 个肿瘤的再上皮化。尚未得到进一步的更有说服力的试验数据；然而，伊曲康唑可能在维莫德吉耐药的受试者或 BCC 预防中发挥作用。

3.12 手术治疗

复发风险低的 BCC 的手术选择方案包括电干燥法和刮除术、常规手术切除和冷冻疗法。冷冻疗法不常用于此适应证，电干燥法和刮除术主要用于皮肤科医生和初级保健医生。

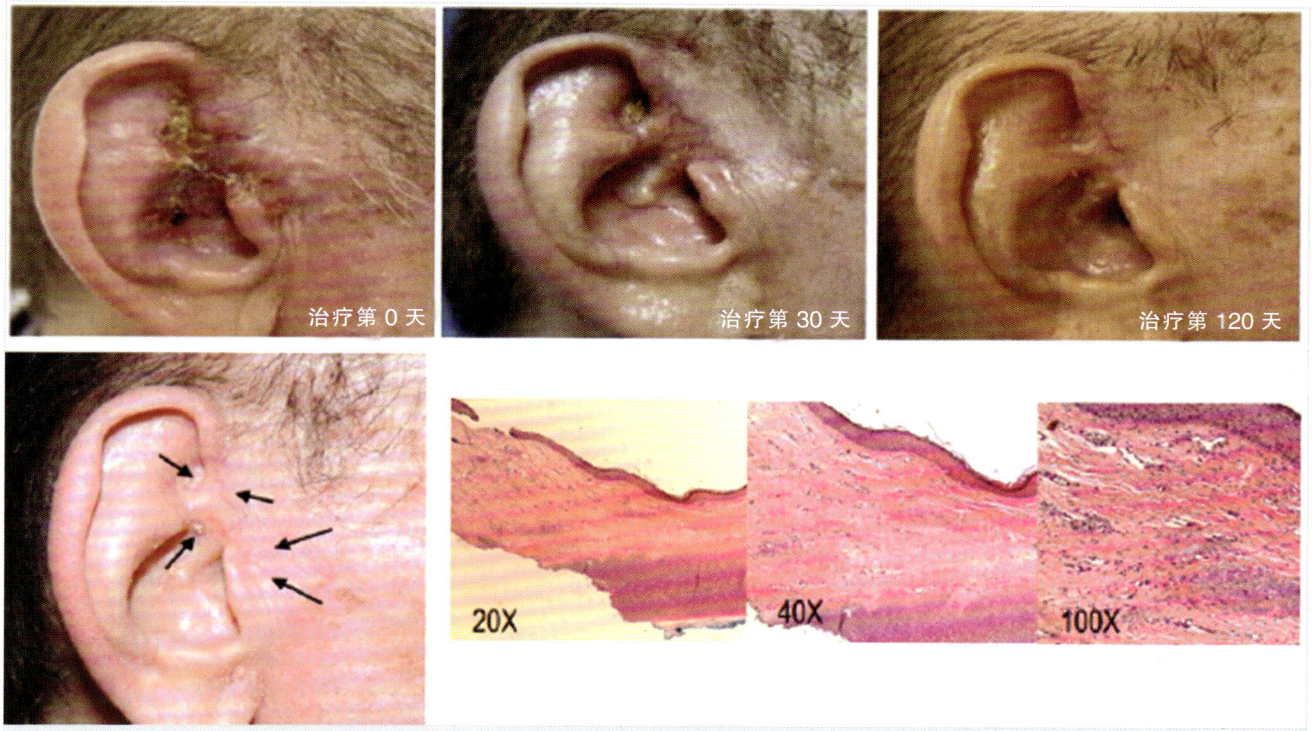

图 3.26　局部晚期基底细胞癌累及耳部。治疗 1 个月和 4 个月后的反应。治疗 8 个月后的活检部位和病理显示所有部位均无肿瘤。在停止治疗 1 年后，患者仍然没有疾病复发迹象。

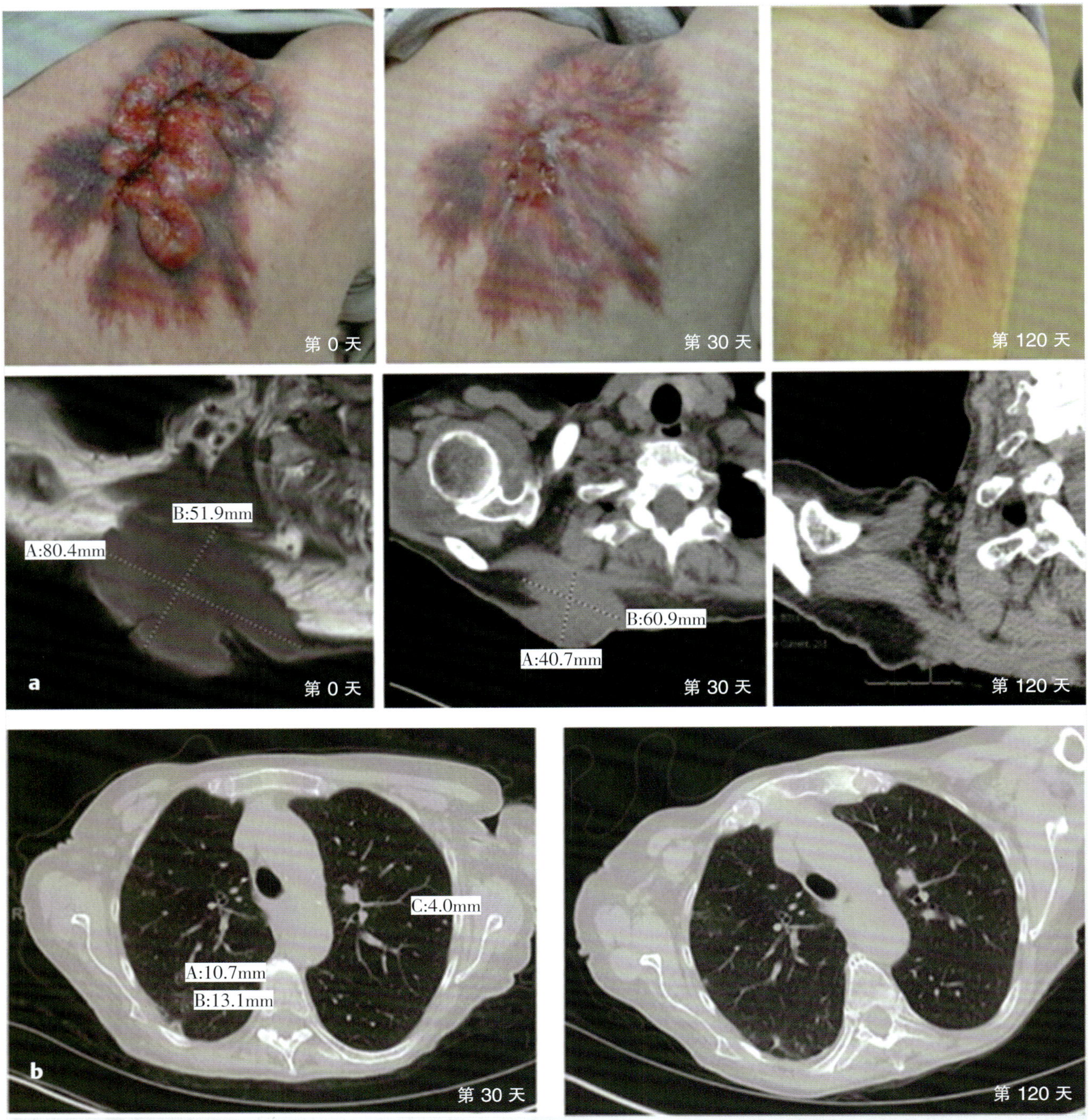

图 3.27 (a)67 岁女性患者，局部晚期 BCC 和转移性基底细胞癌(MBCC)肺转移。原发性局部晚期肿瘤伴 MBCC 浸润右侧肩胛骨。患者使用 150mg/d 维莫德吉的治疗方案。图中显示了随访至第 30 天和第 120 天后的反应。不需要手术切除。影像学证据显示肿瘤消退。残留 BCC 活检阴性。(b)同一患者在靶向治疗的 120 天内肺转移完全消退。

3.12.1 电干燥法和刮除术

电干燥法和刮除术最常用于治疗特定的小型 BCC 和 SCC。这是一个看似简单的操作，但需要对肿瘤进行正确选择，以及需要操作者技巧熟练，否则，复发率会相当高。肿瘤准备工作做好后，进行局部麻醉。刮匙是一种椭圆形切割刀具，用于清除柔软的癌组织。通过触觉来判断肿瘤的边缘，正常皮肤是坚实和坚韧的。在刮除术后，伤口的基底部和边缘要进行电干燥以破坏残余的肿瘤并止血，2~3 周内伤口愈合。

虽然电干燥法和刮除术是一种快速且易于操作的治疗 BCC 的方法，但该操作没有进行切除肿瘤的组织学判定，并且不适用于临床或组织学特征提示肿瘤复发风险升高的 BCC。电干燥法和刮除术会影响外观表现(圆形色素减退性瘢痕)，在选择治疗方法时也要加以考虑。电干燥法和刮除术是用刮匙将肿瘤组织刮除至正常坚硬的真皮层，并通过干燥法化使该区域变性，在一次治疗周期中可以进行 3 次操作。虽然这是一种快速且经济有效的浅表病变治疗技术，但它不能进行组织学边界评估。据报道，该方法治疗 BCC 和 SCC 的 5 年治愈率分别为 92%和 96%[228]。然而，高危部位(21%)和高危组织学亚型(27%)的复发率较高。

如果按照不同的标准，该技术被认为对低危肿瘤有效。首先，这项技术不应该用于治疗有毛发生长的区域，因为沿着毛囊结构向深处延伸的肿瘤可能无法彻底去除。其次，如果刮取深度达到皮下层，则应该进行手术切除。第三，如果仅根据低危肿瘤的表观进行了刮除术，则应评估刮取时采集的组织活检结果，以确保没有需要额外治疗的高危病理特征。

3.12.2 手术切除

手术切除是肿瘤治疗的金标准，用于复发风险低或复发风险高的 BCC。关于手术切除治疗对 BCC 疗效的数据主要来自回顾性病例系列研究和随机试验[180,229–232]。手术切除 BCC 边缘 4~5mm 的方法 5 年治愈率超过 95%[180,229–231,233]，所以它仍然是最常用的技术。目前，距离肿瘤 4mm 的手术切缘仍常用于这些病变的切除。2010 年发表的荟萃分析的结果显示，如果排除掉先前切除的、已有过放射损伤的，或者硬斑病样 BCC 的研究，经病理证实的完全切除的治愈率与手术切缘为 3~5mm 的治愈率相似[234]。应用常规切除 BCC 的方法，面部和头部较高危区域的治愈率，显著低于低危的 BCC，治愈率为 83%~92%[180,229,230,235,236]。最常见的原因是对边缘评估不当，以及为了避免在美容敏感区域大面积切除而特意减小切除范围造成的。这个话题将在高危 BCC 的手术管理中进一步讨论。

常规的手术切除操作起来比 Mohs 手术快，如果不进行冰冻切片，价格也相对便宜，并且可以提供手术边缘和样本的病理数据(图 3.28 和图 3.29)。切除通常在门诊进行对患者实施局部麻醉，患者耐受性良好。有时根据病变的大小和位置，可能需要全身麻醉。两种方法长期的美容效果和功能结果通常优于 RT。手术缺损通常可通过中期闭合或复杂闭合来即刻修复，可应用邻近的组织瓣、皮肤移植物，或者远端的组织瓣(较少见)。伤口可在 1~2 周内愈合。如果不能一期闭合，可以通过二期愈合进行治疗。愈合方式取决于几个因素：缺损的大小、深度、位置、附近组织的可用性和松弛度以及患者和医生的偏好。

特别需要指出的是，手术切除是侵入性的，并且为了达到可接受的治愈率要牺牲一定量正常的、未受

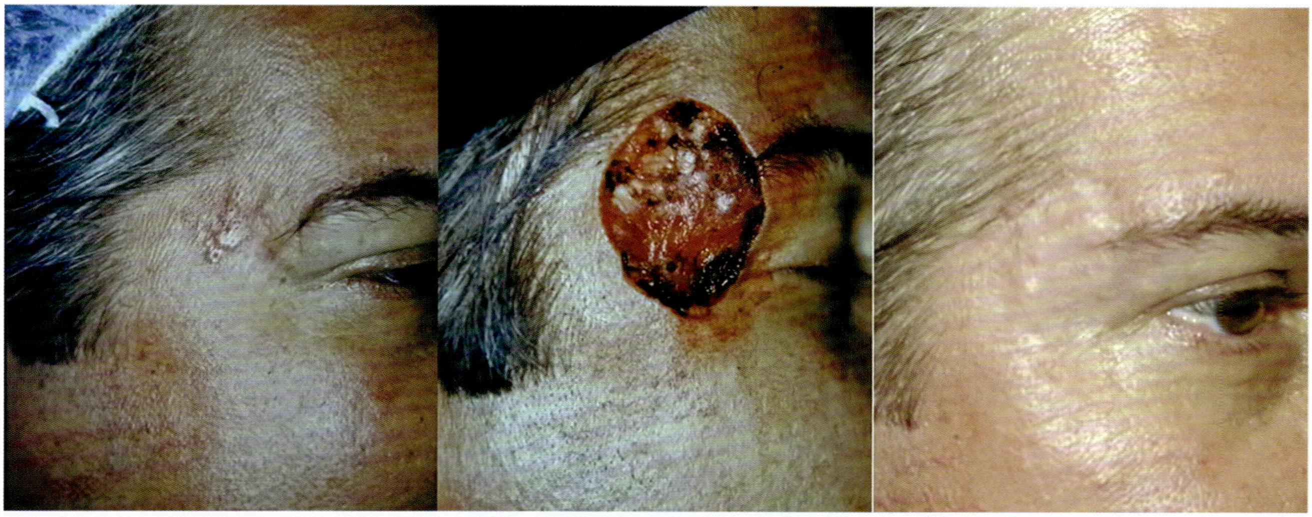

图 3.28 硬斑病样基底细胞癌切除前和切除后的图片。病变进行了完整的周边和深部边缘评估(CCPDMA)，切除后应用中厚皮片移植重建。

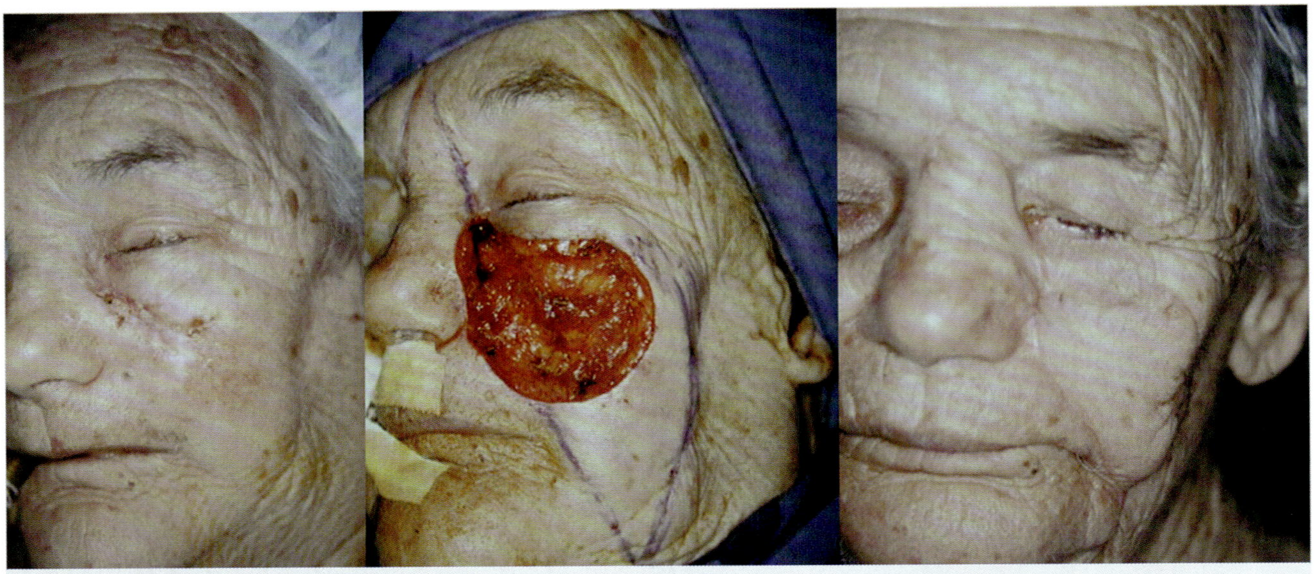

图 3.29 硬斑病样基底细胞癌在 Mohs 显微外科手术术前、术后和皮瓣重建后的图片。

肿瘤侵袭影响的组织。在一些解剖部位，可能会产生功能和（或）美容缺陷。在一项回顾性研究中，1329 例患者共切除了 1832 例 BCC[237]。其中，251 例病变（14%）未完全切除，135 例（7.4%）仅涉及外周边缘，48 例（2.6%）仅限于深部边缘，41 例（2.2%）涉及两者。鼻部位置是不能完全切除的最常见的可预测因素[237]。不完全切除后的 BCC 可能发生自发性消退；14%~69% 的样本中报道了再切除组织样本中残余肿瘤的鉴定，不完全切除后的临床复发率为 0~44%（平均 27%）[234,238]。因此，对这些未完全切除病变的处理是有争议的。切缘阳性未即刻接受治疗的患者，病变复发可能会延迟。尽管大部分复发的头皮 BCC、浅表性 BCC 或角化性 BCC 复发出现在 2 年内，但 BCC 可能会在更长时间后复发[239]。

由于病变复发的风险，对所有未完全切除的 BCC 患者进行治疗风险和获益的讨论应该是谨慎的。诸如患者偏好、肿瘤的形态和位置、是否存在侵袭性临床和病理特征、延迟额外手术的发病率、患者对额外手术的耐受性等因素，都会影响是否要继续进行额外治疗的决定，并且会影响治疗选择。对于大多数患者，应用常规的手术切除或 Mohs 手术可以处理未完全切除的病灶。较少使用 RT。由于具有术中边缘精确控制以及组织保留的优势，对于不完全切除的 BCC，尤其是具有复发高危以及头颈部的病变，首选方法是 Mohs 手术。对于躯干或四肢不完全切除的低危病灶，常规的手术再次切除是较为适当的选择。病变不完全切除且不愿意接受手术的患者或不适合进行额外手术的患者，可以接受放射治疗。对于不完全切除病变选择推迟治疗的患者，需要密切的临床随访。治疗后最初 2 年至少每 3~6 个月评估 1 次，然后每年至少评估 1 次或 2 次。根据临床情况，可选择适当频率的随访。

高危 BCC 应通过手术切除进行治疗，并且应用冷冻或永久切片，或者通过 Mohs 显微技术[Mohs 显微外科手术（MMS）]进行完整的周缘周边和深部边缘评估（CCPDMA）（图 3.30）。

手术切除包括去除肿瘤的可见部分以及肿瘤周围正常组织的边缘，以便能去除所有临床上不可见的肿瘤扩展部分，这已经在低危 BCC 的手术治疗中进行了讨论。为了帮患者选择最合适的手术方式，了解多种组织学技术及其影响对外科医生来说是非常重要的。

MMS 通常被认为是皮肤外科领域内保留组织功能或美学外观最重要的黄金标准。这在一项随机对照试验（RCT）中已经量化，虽然该项试验不符合纳入标准，但试验结果发现，手术切除的中位缺损尺寸比 MMS 大 1.6 倍[240]。对于那些具有较高复发风险相关特征的病变，以及由于保持美学外观或功能问题需要保留组织的情况，应实施 Mohs 手术进行治疗。因为其他手术具有相似的疗效，并且耗时更少且成本更低，对于没有侵袭性临床特征或组织病理学特征的躯干或

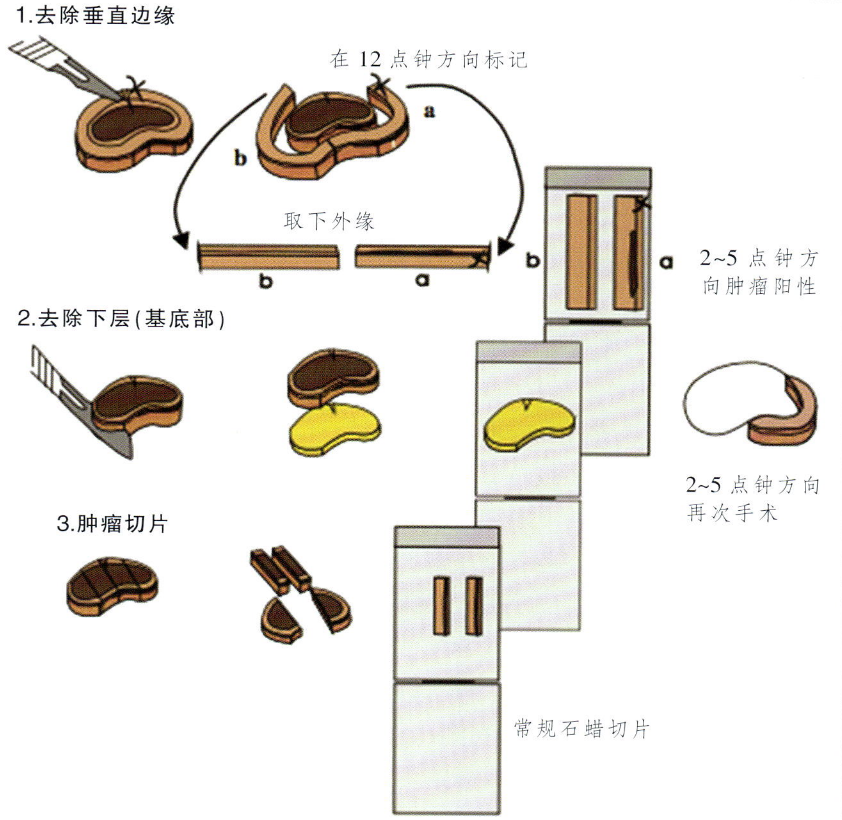

图 3.30 Tubingen 快速固定石蜡技术的三维组织学。在实际操作中,我们使用石蜡切片技术进行完整周缘周边和深度切缘评估(CCPDMA),包括将假定正常组织的外缘、深缘和肿瘤本身分离,然后由病理学家检查所有部位。这有助于肿瘤的三维定位。(Adapted from Moehrle M, Dietz K, Garbe C, Breuninger H. Conventional histology vs. three-dimensional histology in lentigo maligna melanoma. Br J Dermatol 2006; 154:453–459.)

四肢小型原发性 BCC,不建议使用 Mohs 显微手术。

我们认为,综合性的术中边缘切除是高危 BCC 的首选手术方式。这其中包括用冷冻切片或 Mohs 显微技术来进行 CCPDMA。如果由于患者相关的临床情况或其他可变因素,需应用标准切除手术和术后切缘评估来治疗高危肿瘤,那就必须采用比低危病变所推荐的更宽的手术切缘,并且应预料到复发率会提高[241]。样本的组织学边缘通过“面包片”式切除技术进行评估的标准方法(即非 CCPDMA)是很重要的,然而,尽管这种方法可以很好地观察所研究部分的肿瘤和手术切缘,但也只是对真实手术切缘样本的评估(1%~2%;图 3.31 和图 3.32;表 3.3)。

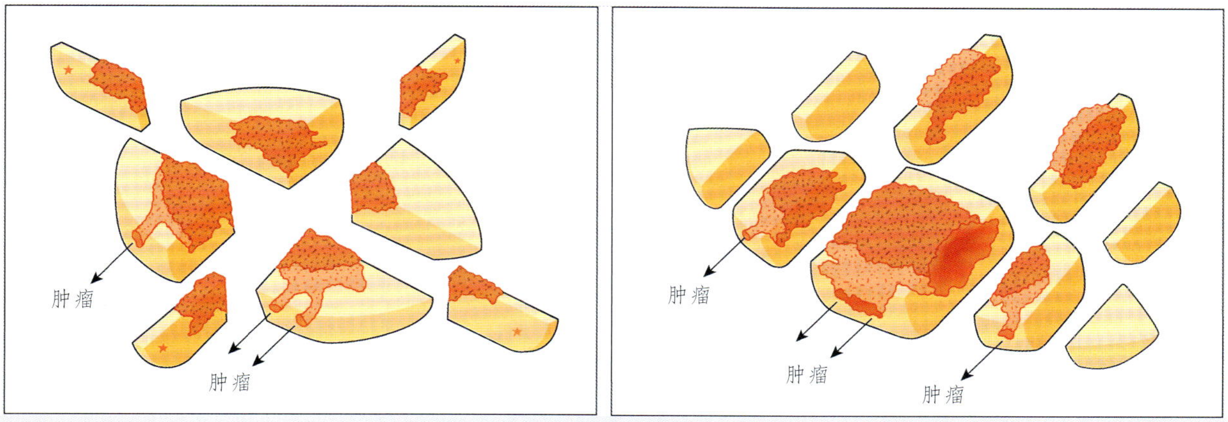

图 3.31 常规手术切缘评估。常规的手术切除方法无法进行完整周缘周边和深度切缘评估(CCPDMA),而是采用“面包片”式垂直切片,该方法只能获取肿瘤边缘的小部分,因而可能增加病灶组织的假阴性率。

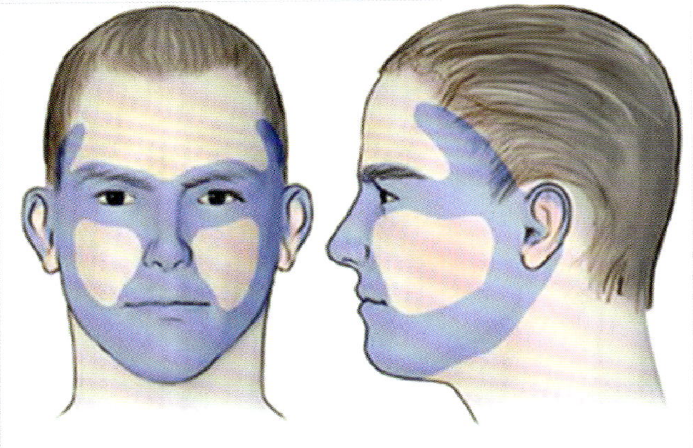

图 3.32 面部的面具样区域。发生在面部某些特定区域的病损有较高的复发风险。图中的 H 区域，也被认为是面部的面具样区域，包括面中部、眶周、鼻部、口唇、下颌及耳前、耳后部分的皮肤。在这些部位，疾病复发率较高，因此，即使较小的病损也要考虑到较高的复发风险。

3.12.3 冷冻疗法

冷冻疗法较少用于 BCC 的治疗。该方法利用液氮冷冻肿瘤组织，通过细胞内外的冰晶形成、高渗损伤、细胞磷脂膜的破坏以及血流瘀滞引起的血管损伤来达到对肿瘤的破坏[242]。冷冻疗法经济实惠，麻醉条件要求低；但这种方法对复发风险高、追求外表美观及不能耐受冷冻的患者不适用。尽管一些报道表明，经冷冻疗法治疗后，BCC 的原发病变和复发病变 5 年再发率分别为 8% 和 13%，但有关该方法对原发性 BCC 治愈率的报道结果却大不相同[243-246]。除此之外，冷冻疗法最常见的副作用是永久性色素减退或瘢痕形成。

表 3.3 高危基底细胞癌美国国家综合癌症网络（NCCN）标准

	低危	高危
位置/大小	L<20mm M<10mm H<6mm	L>20mm M>10mm H>6mm
边界	清晰	模糊
原发性与复发性	原发性	复发性
免疫抑制	(-)	(+)
既往放疗位点	(+)	(-)
病理亚型	结节状，浅表	浸润性生长 神经侵袭
神经侵袭	(-)	(+)

备注：H=面部“面具样区域”[图 3.32；面中部、眼睑、眉、眶周、鼻部、口唇（皮肤与黏膜）、颏部、下颌、耳前及耳后、颞部、耳部]、生殖器、手与足。

M=面颊部、额部、头皮、颈部及胫前区。

L=躯干及四肢（除外胫前区、手、足、甲周及踝部）。

3.13 鳞状细胞癌

通常来讲，浸润性 SCC 的患者主要表现为久治不愈的溃疡或伤口。不仅如此，SCC 的临床表现主要取决于癌细胞的分化程度。分化较好的 SCC 通常表现为组织致密的鳞状丘疹和斑块，相反，分化较差的则表现为松软、无磷状组织、出血或是溃疡形成。

浸润性 SCC 发生的部位不同，其症状与临床表现也相差悬殊。如果周围神经受累，患者可表现为局部麻木、刺痛和肌力减弱。这些症状和其他的神经症状是判断疾病预后的必要因素[247]。

由人乳头状瘤病毒（HPV）感染引起的 SCC，最常表现为阴茎、阴唇、肛周或甲周出现新生的或持续增大的疣状物。患者通常具有难治性疣状物的病史。根据患者既往生殖器 HPV 感染病史通常不难得出结论[248,249]。病灶大小取决于组织学类型及病程时间，小者可<1cm，大者可>5cm。

3.14 癌前病变

大部分癌前病变是由累积的紫外线损伤引起，这些癌前病变都有最终发展为 SCC 的可能。因此，这类疾病的患者应当被视为高危患者，有必要引起临床医生更多的关注。

3.14.1 光线性角化病

高达 60%~80% 的皮肤 SCC 细胞是由光线性角化病（AK）演变而来的[250-254]。AK 的病灶表面粗糙，呈鳞状或斑块状，色泽多变（从棕色到红色），大小不一（1~25.4mm），常发生于受阳光照射的皮肤，老年人最常见（图 3.33 至图 3.36）。该疾病可能是演变为 SCC 的早期阶段，更有一些专家认为这就是最早期的 SCC。病灶发生炎症反应、直径>1cm、迅速生长、溃疡

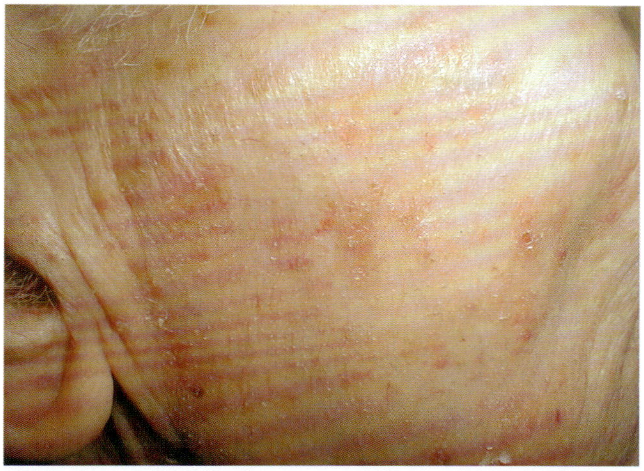

图 3.33　肥厚型光线性角化病。该型表现为在红斑基底上方有致密附着组织覆盖。

形成、出血和红肿，都是 AK 恶变的表现[251–254]。AK 在肉眼可见之前通常能被人感觉到，主要方法是用手指在阳光照射的皮肤表面滑动，利用该方法可获取早期的临床证据。体表任何部位的难治性 AK，有 2%~10% 的患者在短短 2 年内会快速发展为 SCC[250,254]。AK 越难治疗，病程越长，其恶变为 SCC 的可能性越大。皮角表现为圆锥样的角化物质突起于皮肤表面，是 AK 的一种临床变异形式（图 3.37），显微镜下表现为角蛋白的沉积。大约有 15% 的皮角包含 SCC 细胞，这种情况下病灶切除是十分必要的[255–257]。

3.14.2 皮角基底部的鳞状细胞癌

与 SCC 相似，AK 的主要危险因素包括阳光照射、白皮肤、老龄化和男性性别。紫外辐射能引起表皮

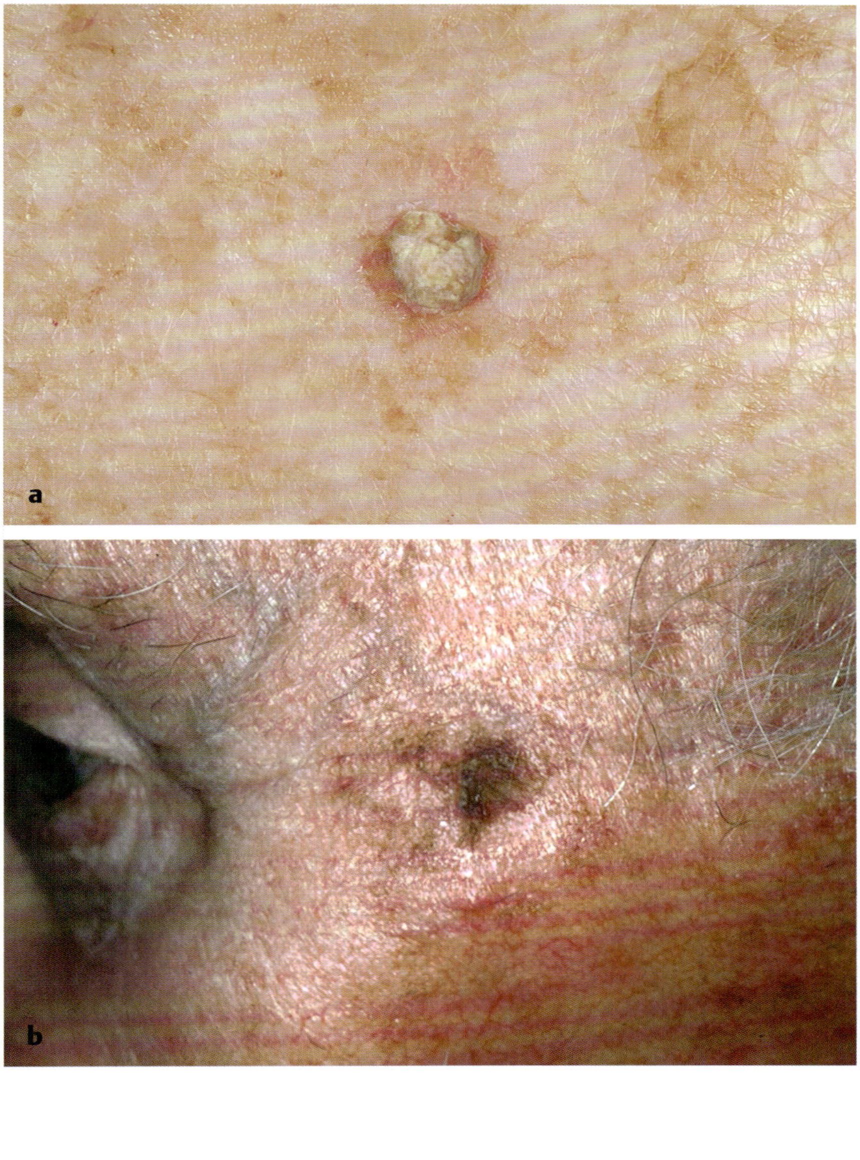

图 3.34　(a) 光线性角化病的典型表现，鳞状的红斑基底。(b) 左侧颞部色素沉着性光线性角化病。

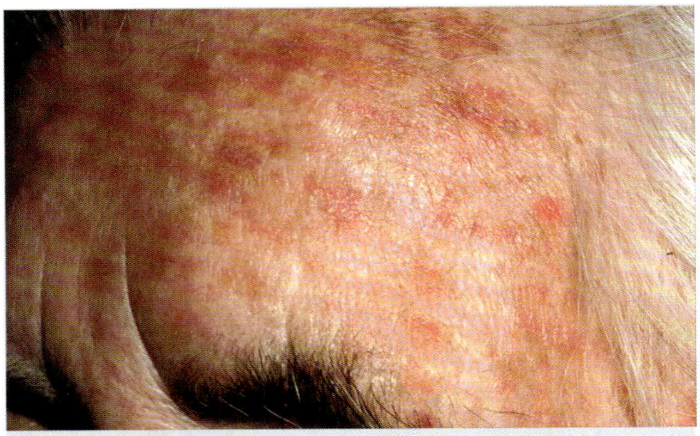

图 3.35 面部多发性光线性角化病。

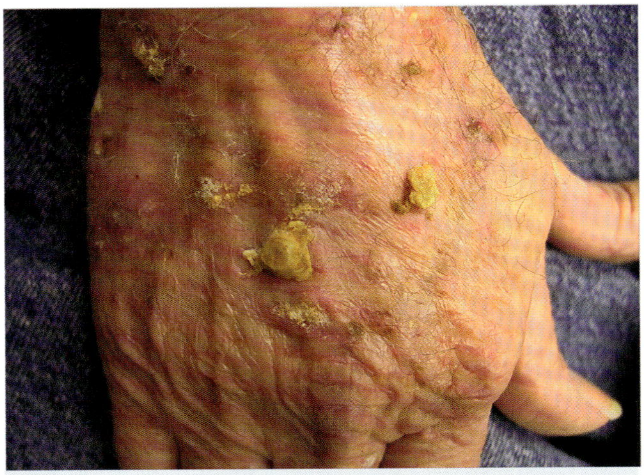

图 3.36 广泛的紫外线损伤合并聚集性肥大的光线性角化病。

角质细胞基因突变,促进不典型细胞的增殖,进而促进 AK 的演变[258]。持续和规律地使用防晒用品能够阻断该疾病的发展[45,259]。

AK 主要发生于长期阳光照射的部位,如头皮、面部、颈侧区、前臂背侧和手背部,主要表现为鳞状、红斑状或丘疹样。特别是一些患有严重脱发的男性,其发生 AK 的概率是很少脱发男性或正常男性的 10 倍甚至更多[260]。

区别 AK 和 SCC 是有一定难度的,因为这两者都常表现为阳光照射部位红斑状、鳞状或丘疹样改变。AK 的诊断通常依靠视诊和触诊。在诊断不明时,活检是一种较好的方法,这也是区别 AK 和 SCC 的常用方法。当病灶直径>1cm、硬结形成、溃疡形成、迅速生长或是适当的疗法无效时,活检就显得尤为必要。每年 AK 转变为 SCC 的比例为 0.03%~20%[261-264]。

3.14.3 白斑

白斑呈白色斑片状,分布于舌黏膜、齿龈黏膜、颊黏膜及口腔内黏膜覆盖的其他部位,具有发展成为 SCC 的潜能(图 3.38 和图 3.39)。其可由慢性刺激引起,如长期吸烟、酗酒,或牙齿、义齿的机械损伤。然而,发生在口唇的黏膜白斑(光线性唇炎),主要由日

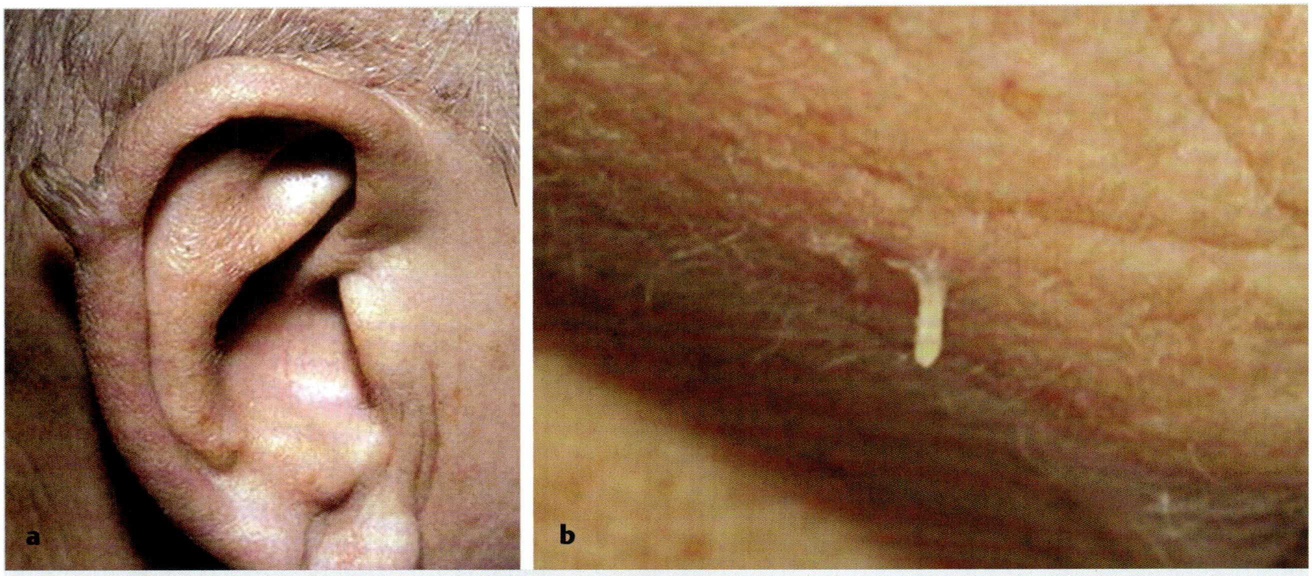

图 3.37 (a)发生于皮角基底部的鳞状细胞癌(SCC)。(b)皮角需通过活检与 SCC 鉴别。

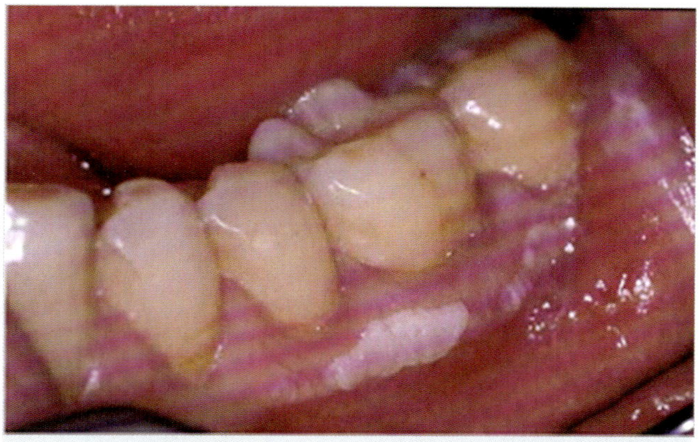

图 3.38　牙龈白斑：由口腔黏膜长期刺激产生的白色片状病灶。

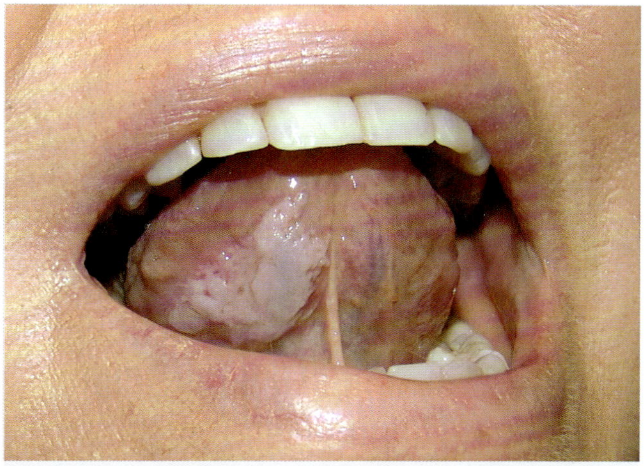

图 3.39　口腔内的舌下白斑。

光损伤引起。

口腔白斑是一种癌前病变，主要表现为口腔黏膜白色斑片状病灶。其代表着鳞状上皮增生，被认为是向异型增生、原位癌及浸润性恶性病变转化的一个步骤。白斑也可出现在单纯炎症反应疾病中，与恶性病变无关。相关研究表明，白斑与 HPV 的联系密切[265]。

1%~20%的白斑病变在 10 年内会进展为癌性病变[266]。白斑的临床意义和病程取决于异型增生的表现及程度[266,267]。白斑病变在口腔内易受伤部位(如颊部、舌背侧)比口腔黏膜薄弱部位(如舌腹侧、磨牙后三角)发生异型增生的概率更小，因为在黏膜薄弱区域，致癌物质的刺激比机械损伤更易导致癌变的发生。口腔白斑与 SCC 具有相似的危险因素，因此，避免这些危险因素就显得尤为重要。口腔内任何可疑的病变都应该进行活检，以排除癌性病变。

3.14.4 光线性或光线性唇炎

光线性或光线性唇炎同 AK 一样，都属于唇部的癌前病变，发生的最常见原因是长期的日光照射[268,269]。好发患者群主要是干热气候地区居民、户外工作者以及浅肤色人种。除此之外，高龄、男性、吸烟及易受阳光损害的基因也是危险因素[269]。尽管光线性唇炎与 AK 发病机制相同，但前者恶化转变为 SCC 的风险要高于后者[269]。

图 3.40 形象地展示了下唇黏膜干燥和脱落的常见部位，更严重的可能发生唇部萎缩、水肿、红斑、溃疡及唇红缘破坏[269]。病灶常为单发，也可多发。触诊时，光线性唇炎有明显的“粗糙感”。

光线性唇炎的诊断通常依据临床表现，如果怀疑是 SCC，就需要活检及组织病理学检查。组织病理学检查通常能发现棘层增厚、角化过度、病灶部位组织萎缩及角化细胞不同程度的异型性[270]。光线性弹力组织变性在显微镜下也经常能观察到。

个性化治疗方案的选择取决于疾病的严重程度和患者的倾向性。光线性唇炎的治疗方法包括病灶破坏治疗(液氮冷冻治疗、电干燥治疗、化学破坏治疗、激光治疗、PDT、皮肤磨削术)、局部治疗(局部应用氟尿嘧啶、咪喹莫特、类视黄醇、双氯芬酸)和手术治疗[268,270-275]。

对于单发的轻中度光线性唇炎患者，可采取液氮冷冻治疗(如图 3.40 中的病变)。对于未痊愈的患者，局部治疗后的 6~8 周可行再次治疗。冷冻治疗的副作

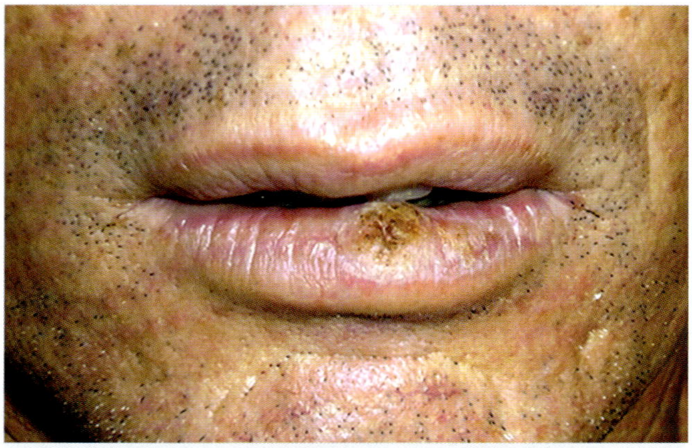

图 3.40　光线性唇炎。发生在口唇的光线性角化病即光线性唇炎。

用包括疼痛、水肿和瘢痕形成。对于多发性或播散性轻中度光线性唇炎患者，常用的治疗方法是5%的氟尿嘧啶乳膏，每天2次，持续2~4周。常见的副作用包括疼痛、红斑、水肿、糜烂和溃疡形成[273]。

此外，咪喹莫特或双氯芬酸局部应用也同样适用于多发性或播散性轻中度光线性唇炎患者，效果和副作用与氟尿嘧啶相似。需要指出的是，3%双氯芬酸凝胶比氟尿嘧啶或咪喹莫特刺激性更小，但疗程要长达数月[276,277]。

对于重度光线性唇炎(图3.41)、高度异型增生和局部治疗效果差的患者，手术治疗(红唇切除术)是主要的治疗方法[278]。通过手术切除，医生能够对整体病灶进行组织病理学检查及SCC的检测。局部切除和重建术后常见的并发症包括伤口裂开、局部皮瓣坏死、瘢痕形成和正常唇部轮廓缺失[278,279]。

3.14.5 鲍恩病

该疾病是早期的非浸润性SCC。如图3.41至图3.45所示，鲍恩病表现与银屑病或湿疹相似，边界清晰、持续存在、呈现红斑的鳞状或斑块状病灶，但也可以表现为肤色加深或色素沉着。该病生长缓慢、病程持久，如果不予治疗，可能发展为浸润性。引起鲍恩病最主要的原因是阳光照射或砷接触，其他原因还包括放射性物质和其他化学致癌物质、基因以及创伤。通过性接触，HPV具有高度的疾病传播性，已被列为生殖器鲍恩病的原因之一(图3.46)。HPV也可出现在口鼻黏膜和皮肤(图3.47)。美国FDA分别在2006年和2009年通过了用于9~26岁女性和9~26岁男性HPV疫苗的临床使用许可。这些疫苗能有效阻断HPV感染，从而减少发生尖锐湿疣、宫颈癌和鲍恩病的风险。

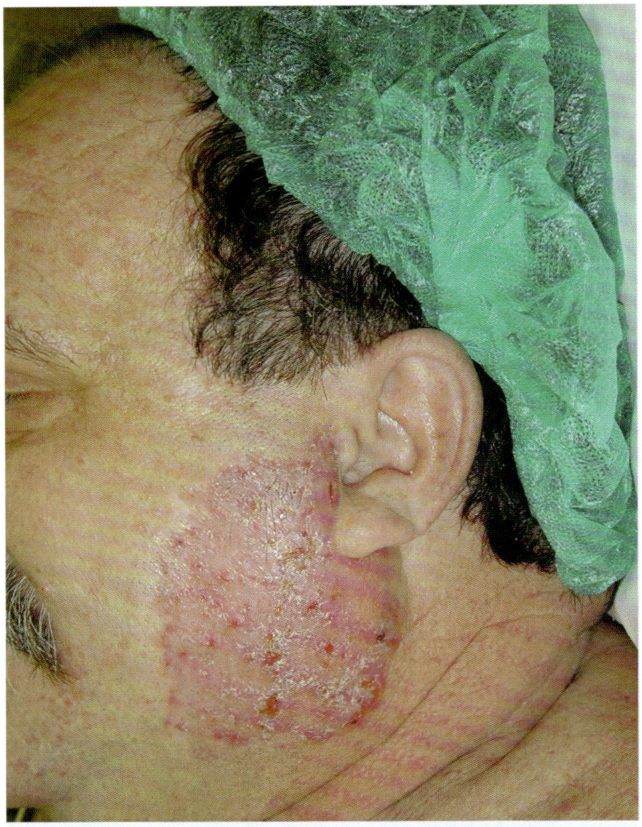

图3.42 鲍恩病。鲍恩病被认为是早期的、非浸润性鳞状细胞癌，表现为红褐色、鳞片状顽固性病灶，与银屑病、湿疹相似，发生的最主要原因是阳光照射或与砷类物质接触，其他原因还包括放射治疗、其他化学致癌物、基因和创伤。

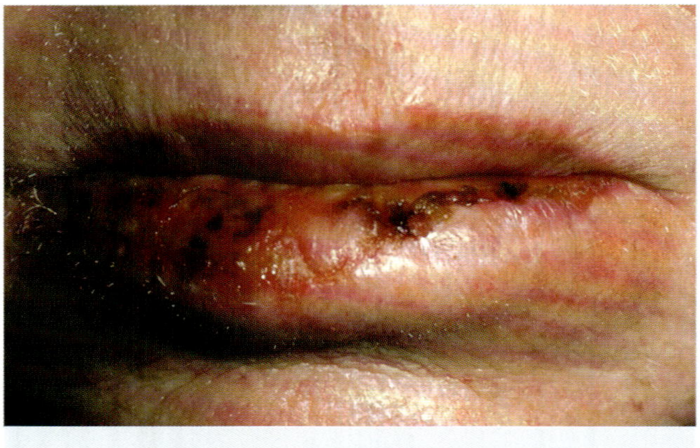

图3.41 光线性唇炎。该疾病主要发生在下唇，常表现为粗糙或鳞状区域。患者常主诉嘴唇部干燥。光线性唇炎可能只累及下唇组织的浅层，表面干裂及溃疡也可发生。

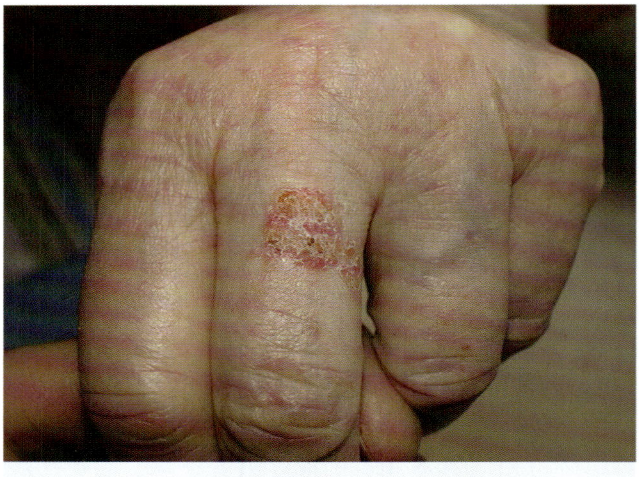

图3.43 鲍恩病发生于左手中指。

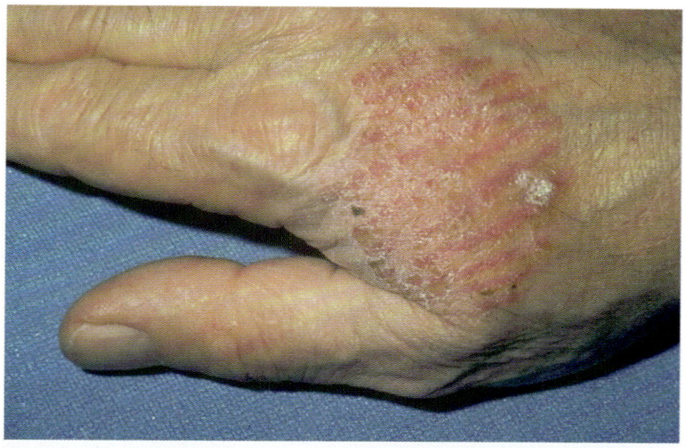

图 3.44　鲍恩病。原位鳞状细胞癌(鲍恩病)风险低,尽管治愈率不高,5-FU、咪喹莫特、光动力疗法及冷冻疗法均有一定作用。

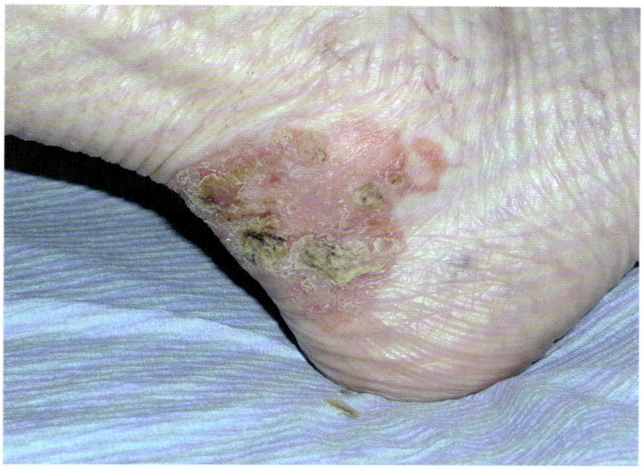

图 3.45　鲍恩病发生于后足或后踝。

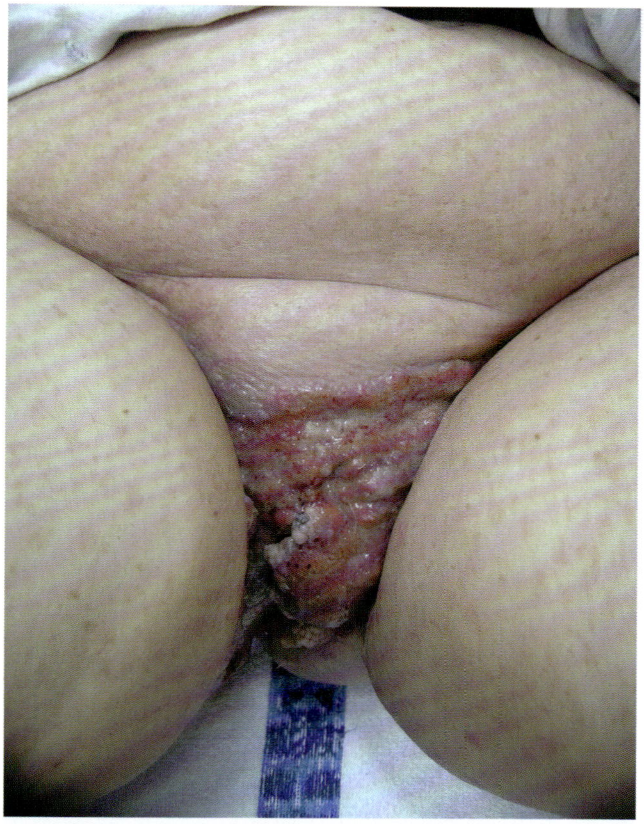

图 3.46　人乳头状瘤病毒(HPV)引起的鳞状细胞癌。通过性接触,HPV 具有高度的疾病传播性,已被列为生殖器鲍恩病的原因之一。HPV 也可出现在口鼻黏膜和皮肤,美国 FDA 分别在 2006 年和 2009 年通过了用于 9~26 岁的女性和 9~26 岁男性的 HPV 疫苗。这些疫苗能有效地阻断 HPV 感染,减少发生尖锐湿疣、宫颈癌和鲍恩病的风险。

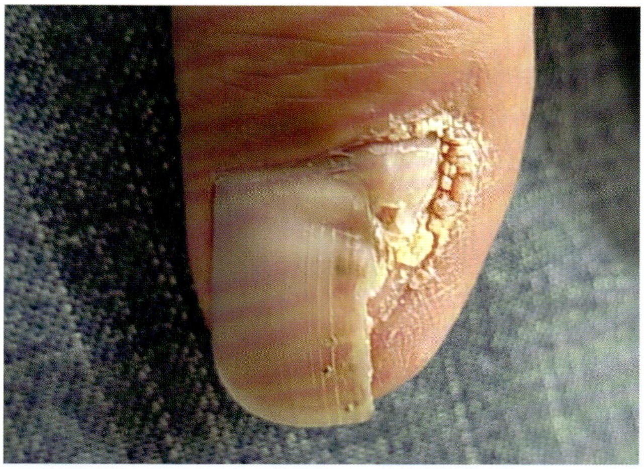

图 3.47　人乳头状瘤病毒引起的鳞状细胞癌发生于手指末端。

3.15 鳞状细胞癌危险因素

3.15.1 概述

皮肤 SCC 和 BCC 最主要的危险因素都是强烈的阳光照射。一般来讲,拥有浅色头发,蓝色、绿色或灰色的眼睛的浅肤色人种 (Fitzpatrick 皮肤类型Ⅰ型和Ⅱ型),经过长期大量的阳光照射发生皮肤恶性肿瘤的风险是极高的[7,66,280]。长期累积的阳光照射与皮肤 SCC 的发生密切相关,而且,太阳光中的 UVA 和 UVB 射线是皮肤肿瘤发生机制中的重要组成部分。然而,防晒霜中的防晒系数(SPF)只是针对 UVB 的防护,其安全防护程度尚不明确。皮肤 SCC 的发病率随着年龄的增长而增加,反映出阳光照射的累积效应。那些需要长时间在户外工作的人,或者需要花费大量时间在阳光下进行休闲和娱乐的人,都是高危人群[281]。BCC 的患者复发的可能性更大,或者更有可能发展为原发性皮肤 SCC。皮肤 SCC 其他的环境危险因素包括:放射治疗史、慢性炎症(如 Marjolin 溃疡),以及砷类、烃类物质接触史。获得性免疫缺陷综合征或器官移植受体服用的全身性药物都能导致长期的免疫抑制,其与移植类型、免疫抑制药物和移植时间密切相关。不仅如此,这类人群发生皮肤 SCC 的概率比一般人群高 250 倍[282-284]。紫外线引起的 p53 抑癌基因突变被认为是角质细胞发生恶变的分子机制[285,286]。SCC 的危险因素还包括:NMSC 既往史、皮肤肿瘤家族史、男性性别、大量吸烟史、HPV、砷类或烃类物质接触史、放射治疗史和免疫缺陷[287]。

3.15.2 紫外线照射

NMSC 在男性中发生的概率至少是女性的 2 倍,其中部分是由于环境因素或紫外线照射引起。尽管传统观点认为皮肤 SCC 主要发生在 50 岁以上人群中,但最新出现的双峰统计模式表明更多 20~30 岁的年轻人也被诊断为该疾病[31,53,54,288]。在过去的 30 年中,40 岁以下诊断为 SCC 的女性患者数量显著增加,许多专家将此归咎于越来越多的室内晒黑床的应用。在美国,每年超过 419 000 例的皮肤癌患者都与室内晒黑床相关,不仅如此,70%以上的参加室内晒黑床的人为女性[31,53,54,288]。晒黑床的频繁使用也大大增加了 SCC 的发生风险;使用晒黑床的人发生 SCC 的概率是未使用者的 2.5 倍[31,53,54,288]。

非裔美国人、拉丁美洲人及其他深色皮肤人种最主要的皮肤恶性肿瘤是 SCC,通常发生于既往皮肤炎症或烧伤部位[36,289]。虽然深色皮肤人种比浅肤色人种发生皮肤癌的可能性小,但防晒还是很有必要的。所有的皮肤类型都有发生皮肤癌的风险。最近,拉丁美洲人和其他有色人种诊断为 SCC 的人数大大增加。大部分 SCC 患者发病的原因是累积的阳光照射。

3.15.3 免疫抑制

获得性免疫缺陷综合征和器官移植受体服用的全身性药物都能导致长期的免疫抑制,其与移植类型、免疫抑制药物和移植时间密切相关,而且,这类人群发生皮肤 SCC 的概率比一般人群高 250 倍[282-284]。移植患者发生 SCC 的概率远远高于普通人群,在澳大利亚,70%的移植受体在移植 20 年内发生 SCC[290-293]。专家们认为这是多种原因导致的,基因条件,HPV 16、18 和 31 型的感染,以及紫外线照射,都可能增加肿瘤发生的风险。除此之外,对移植患者预防性应用免疫抑制药物也能增加 SCC 发生的风险。在移植患者中,SCC 生长更快,转移更早,致死率更高[294]。这类患者发生的 SCC 浸润性程度更高,发生局部和远处转移的风险大大增加[295-298]。心脏移植受体发生浸润性或转移性 SCC 的风险最高,其次是肾移植、肺移植和肝移植受体。患有血液系统恶性肿瘤或骨髓增生异常综合征的患者发生 SCC 的风险也比较高,其中,慢性淋巴细胞白血病和小淋巴细胞淋巴瘤的风险最高[299-301]。

3.15.4 遗传疾病

与 SCC 相关的皮肤遗传疾病包括大疱性表皮松解症、着色性干皮病、疣状表皮发育不良。着色性干皮病(XP)是一种罕见的常染色体隐性遗传病,能够降低阳光照射引起脱氧核糖核酸(DNA)损伤的修复能力。XP 发生的原因是 DNA 核苷酸切除或复制后修复能力缺失。该疾病患者即使接受极少量的阳光照射也会产生严重的皮肤损伤。因此,XP 患者幼年时就可能发生皮肤癌。XP 患者发生 NMSC 的中位年龄是 8 岁[115],<20 岁的患者发生 SCC 的风险比普通人增加了 1000 倍[115,116,302]。另一个示例就是先天性黑色素形成障碍引起的白化病[303,304]。

3.15.5 人工晒黑

男性 NMSC 的发病率是女性的 2 倍。据推测,这可能是由于男性受到了更多的环境影响或紫外辐射。尽管历史数据显示,SCC 主要出现于 50 岁以上的人群,但近年来,越来越多 20~30 岁的年轻人被确诊,使 SCC 的发病逐渐接近双峰型。被诊断为 SCC 的 40 岁以下女性患者数量在近 30 年显著增加,许多专家将其归因于室内晒黑床使用的增加[50-52,55,305]。在美国,每年有 419 000 例与室内晒黑床相关的皮肤癌病例,同时,超过 70%的晒黑沙龙顾客是女性[50-52,55,305]。晒黑床的广泛使用也会大幅提高 SCC 的发生风险;使用晒黑床的人群 SCC 的发病率是不使用人群的 2.5 倍[52]。

3.15.6 慢性炎症

皮肤 SCC 是发生在非裔美国人、拉丁美洲人等深色皮肤人种中的主要皮肤癌类型，通常出现在已有的炎症或烧伤区域。由慢性伤口导致的 SCC 也被称为 Marjolin 溃疡[306]。Marjolin 溃疡在 1828 年被 Jean-Nicolas Marjolin 首次描述。Marjolin 溃疡最常出现在下肢（图 3.48 和图 3.49）[307-311]，主要表现为已有瘢痕或溃疡区域的硬化、隆起、溃疡形成和渗出。这些病变有着高度转移性；一项研究显示，32%的 Marjolin 溃疡患者在被确诊时已经出现了淋巴结转移，而在全部病例中，27%出现了肺脏、肝脏、骨、脑的远处转移[307]。Marjolin 溃疡表现出高度侵袭性，同时有着局部复发和淋巴结转移的倾向[312]。尽管难以获得准确的数据，Marjolin 溃疡的潜伏期被认为是 35 年[313]。

3.15.7 非黑包素瘤性皮肤癌的个人史

BCC 或 SCC 的个人史与继发的 SCC 密切相关。一项 2009 年的爱尔兰研究显示，有 BCC 病史的患者继发性 SCC 的发病率升高了 14%。对于男性来说，BCC 的病史会使其继发性 SCC 的发病率比一般人群高 27%[314]。该研究同时显示，黑色素瘤的个人史也会将继发性 SCC 的可能性提高 2.5 倍[314]。在皮肤癌被诊断后的第一年，继发性损害的风险提高了大约 20%。NMSC 的平均发病年龄大约是 65 岁[14,315]。

3.15.8 鳞状细胞癌或相关癌前病变的家族史

SCC 的家族史同样可能提高一级亲属的 SCC 发病风险。一项最近的研究显示，相比于一般人群，一级亲属中有患 SCC、原位 SCC 或 AK 的人群，其侵袭性和原位 SCC 的发生风险提高了 2~3 倍[315,316]。亲代中肿瘤发病率的提高也与子代肿瘤发生风险的提高相关[315,316]。此外，基于人群的数据预测，风险基因的贡献度为 8%，而家庭共享环境因素的贡献度为 18%[317]。

3.16 高危鳞状细胞癌的识别

考虑到皮肤 SCC 行为的多样性（图 3.50 至图 3.52），对于易复发、易转移的皮肤 SCC 的早期识别就显得十分重要，以便于进行早期控制。在本章开头，我们尝试讨论归纳了高危特征以及它们与不良预后的关系。但是，人们目前就如何定义高危皮肤 SCC 尚未达成共识。美国国家综合癌症网络（NCCN）和美国癌症联合委员会（AJCC）对于判断病变是否高危有着不同的标准，尽管客观上存在差异，但二者的指南都致力于定义“高危”皮肤 SCC 并且改善患者的预后。目前，仍然没有确切验证的数据可以使某一种定义脱

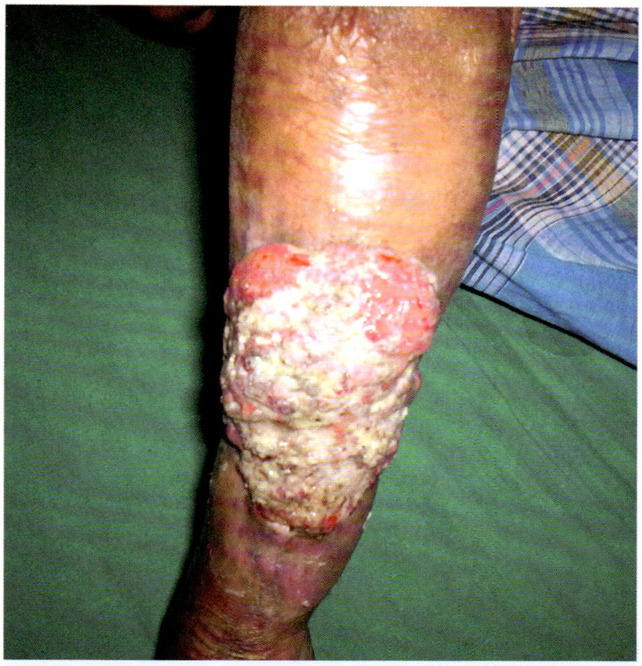

图 3.48　Marjolin 溃疡。慢性伤口、创伤和先前放射治疗或化学物质暴露的慢性炎症区域发生 SCC 的可能性更高。Marjolin 溃疡是一种从慢性伤口进展的侵袭性 SCC，更易转移。

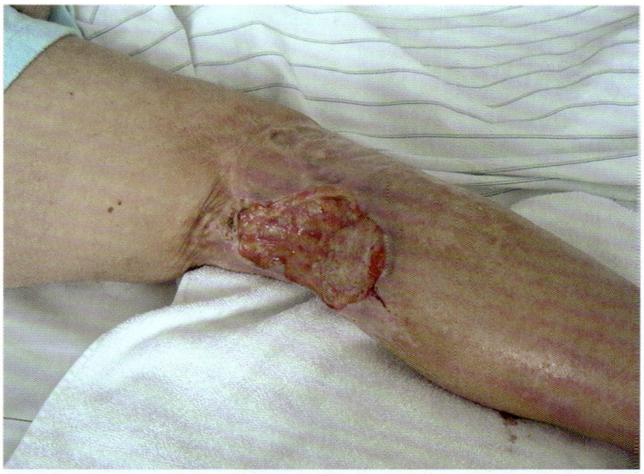

图 3.49　由慢性伤口引起的鳞状细胞癌（Marjolin 溃疡）。

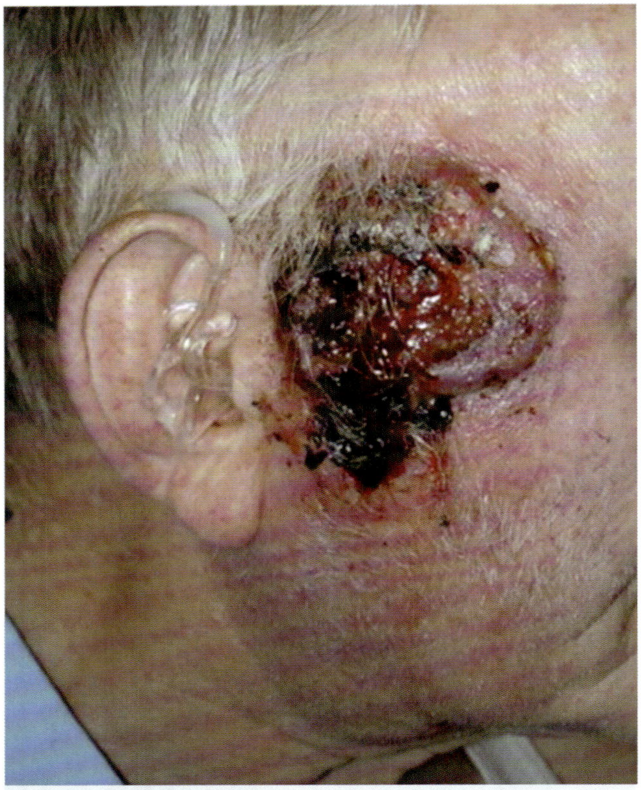

图 3.50 鳞状细胞癌。鳞状细胞癌可能发生在包括黏膜和生殖器的任何部位，但最常发生在经常暴露于阳光的区域，如耳缘、下唇、面部、裸露的头皮、颈部、手部、手臂和腿部等。

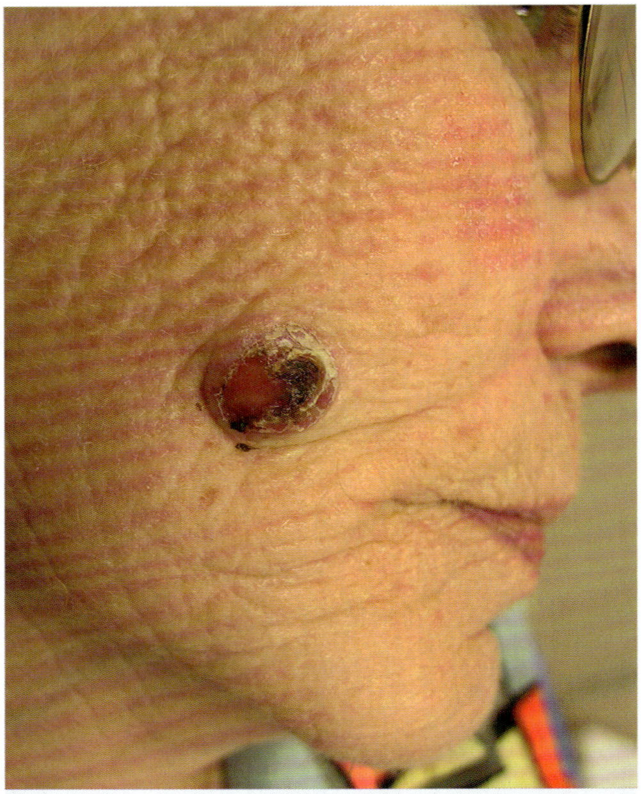

图 3.51 因长期紫外线照射和慢性损伤引起的鳞状细胞癌。这些区域周围的皮肤表现出明显的日光损伤迹象，包括皱纹、色素变化、雀斑、“老年斑”、弹性丧失和血管破裂等。

颖而出。所以，将患者情况、病史和病变的特征纳入考量之后，高危癌症的分类仍由临床医生决定[318]。

AJCC 分期系统的目的与 NCCN 治疗指南的目的有所不同[30,319]。AJCC 分期系统的目的是将患者按相似的结果分层以获得精确的预后预测。AJCC 的分期是建立在利用 TNM(T，原发灶；N，淋巴结；M，远处转移)分期法得出原发肿瘤的“解剖”特征的基础之上的。

AJCC 分期系统着眼于将患者以相似结果分层，并预测预后。与之不同的是，NCCN 指南试图为肿瘤的治疗和控制提供指导。NCCN 分类标准和 AJCC 分期系统在研究同一类肿瘤时，前者会将几乎 90%的肿瘤视为“高危”，表明 NCCN 对于“高危”皮肤 SCC 的定义可能过于宽泛了。

NCCN 和 AJCC 判断一种皮损是否具有高危临床表现的标准分别归纳于表 3.4 和表 3.5。

绝大多数 SCC 是局限性的并且只需要少量的外科干预。但与 BCC 相反，SCC 在生物学上可能侵袭性更强，局部扩张和(或)远处转移的概率更高。肿瘤可能表现为中途转移、卫星转移、肿瘤间断性生长模式、广泛的局部浸润和手术切除或放射治疗后肿瘤床周围皮瓣及移植物内的局部复发。医生的挑战在于如何基于患者和肿瘤的特征正确评估侵袭性肿瘤的风险。

被广泛认可的高危特征包括肿瘤直径>2cm，低分化，神经周围浸润，皮下组织或脂肪之上的浸润，耳部、颞部或肛门生殖器区域的浸润，结缔组织增生的生长模式，以及宿主的免疫抑制状态[320,321]。与大多数恶性肿瘤相似的是，一旦 SCC 发生了局部进展并且侵袭了局部淋巴结，预后就会由很好变为较差，而远处转移会使预后变得更差。这些特征可以为手术、放射治疗或其他治疗方案的选择提供指导。但是，我们仍不清楚哪种或哪些因素与预后改变的关系最为密切，AJCC 分期系统也表现出一定的局限性。2010 年，通过发布修订后的分期系统，AJCC 承认并强调了识别高危 SCC 并非易事。在修订版中，AJCC 将 SCC 与

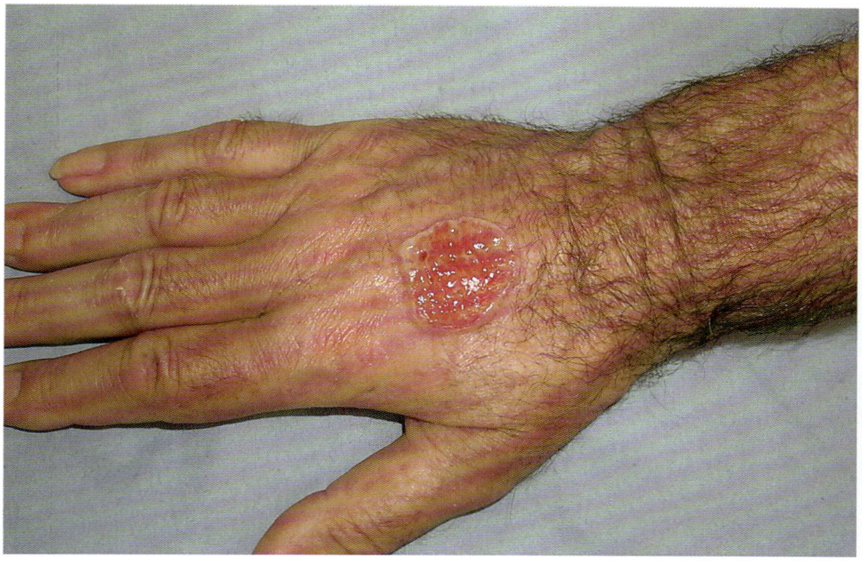

图 3.52 右手背侧的鳞状细胞癌，可以看到溃疡基部的红斑肉芽组织。

表 3.4 美国国家综合癌症网络(NCCN)高危鳞状细胞癌标准

	低危	高危
部位/大小	部位 L<20mm	部位 L>20mm
	部位 M<10mm	部位 M>10mm
	部位 H<6mm	部位 H>6mm
边界	清晰	模糊
原发或复发	原发	复发
免疫抑制状态	(–)	(+)
发病部位有过慢性炎症或者接受过放射治疗	(–)	(+)
快速生长肿瘤	(–)	(+)
神经病学症状	(–)	(+)
分化程度	高分化或中分化	低分化
腺样体、腺鳞状、结缔组织的病理学亚型	(–)	(+)
侵入深度	<2mm	>2mm
周围神经受累	(–)	(+)

注：部位 H 为面部的“面具区域”[图 3.32；面中部、眼睑、眉毛、眶周、鼻部、唇部(皮肤和唇红)、颏部、下颌骨、耳前和耳后、颞部、耳部]、生殖器、手部和足部；部位 M 为面颊部、额部、头皮、颈部和胫前部；部位 L 为躯干和四肢[不包括胫前部、手部、足部、指(趾)甲和脚踝]。

NMSC 独立分期，同时将肿瘤的位置、深度、组织学特征和神经周围浸润纳入考量。但是，新修订的分期标准在识别高危 SCC 时效果并不理想。有大量的 T2 期病例最终出现了较差的结果。因此，一种基于四种预后因素(低分化、神经周围浸润、肿瘤直径>2cm、皮下脂肪上浸润)的 T2 期肿瘤分期系统应运而生[322]。但由于缺乏足够的预后信息，可能会导致医生忽视高危病变，从而导致治疗差异变大。

3.16.1 影像学

不推荐对 SCC 患者常规进行 CT 扫描、MRI 或正电子发射体层成像(PET)等影像学检查，但当患者出现某些神经症状或局部淋巴结病变时，可以考虑进行影像学检查。

3.17 治疗方法

3.17.1 局部治疗

表层治疗的治愈率可能较低，所以仅供有手术或放射治疗禁忌证，或者因其他原因不能进行手术或放射治疗的患者使用[323]。表层治疗包括局部应用 5-FU、咪喹莫特、PDT 以及冷冻疗法。这部分内容在 BCC 的非手术治疗中已经讨论。

3.17.2 放射疗法

由于具有非侵入性，放射疗法(RT)成为高危皮肤 SCC 首选的非手术治疗措施。RT 的治愈率波动较大。在应用于侵袭性较强的 SCC 时，其治愈率较低，

表 3.5 美国癌症联合委员会(AJCC)高危鳞状细胞癌评估和分期标准

原发肿瘤(T)			
TX	原发肿瘤无法评价		
T0	没有原发肿瘤的证据		
Tis	原位癌		
T1	肿瘤最大直径≤2cm,并且不超过2个高危因素(见下面高危因素的内容)		
T2	肿瘤最大直径>2cm;任何大小的肿瘤,并且超过2个高危因素		
T3	肿瘤累及上颌骨、下颌骨、眶骨或颞骨		
T4	肿瘤浸润骨骼(躯干或四肢)或颅底的神经		
原发肿瘤(T)分期的高危因素			
侵入深度/浸润范围	侵入深度>2mm		
	Clark 水平≥Ⅳ		
	神经周围浸润		
原发部位	耳部		
	有毛发的唇部		
分化程度	低分化或无分化		
区域淋巴结(N)			
NX	区域淋巴结无法评价		
N0	没有区域淋巴结转移		
N1	转移到单个同侧淋巴结,淋巴结大小≤3cm		
N2	转移到单个同侧淋巴结,淋巴结大小>3cm,≤6cm 转移到多个同侧淋巴结,淋巴结大小≤6cm;转移到同侧、对侧淋巴结,淋巴结大小≤6cm		
N2a	转移到单个同侧淋巴结,淋巴结大小>3cm,≤6cm		
N2b	转移到多个同侧淋巴结,淋巴结大小≤6cm;		
N2c	转移到同侧、对侧淋巴结,淋巴结大小≤6cm		
N3	转移到淋巴结,淋巴结大小>6cm		
远处转移(M)			
M0	无远处转移		
M1	有远处转移		
临床分期			
0期	Tis	N0	M0
Ⅰ期	T1	N0	M0
Ⅱ期	T2	N0	M0
Ⅲ期	T3	N0	M0
	T1	N1	M0
	T2	N1	M0
	T3	N1	M0
Ⅳ期	T1	N2	M0
	T2	N2	M0
	T3	N2	M0
	任何 T	N3	M0
	T4	任何 N	M0
	任何 T	任何 N	M1

但对于唇部和眼睑的肿瘤,RT 的疗效可与手术治疗相当[324]。进行 RT 意味着长达数周的高强度治疗,而且不允许医生对肿瘤边缘的组织学构成进行确认。同时,RT 有着某些患者不能耐受的副作用，包括乏力、恶心、红斑、毛细血管扩张、色素减退、表皮萎缩、软组织坏死及放射诱导的恶变[324]。因此,当患者不适合手术治疗,或者肿瘤发生在不可手术的区域,或者手术会造成患者美学或功能上的缺陷时,RT 是最适合他们的治疗方式[325]。此外,当其余治疗方法都失败时,RT 常被用于挽救治疗和姑息性治疗[318,326]。

放射治疗也可以用于手术切除后切缘为阳性的治疗。术后运用 RT 的典型临床适应证包括:肿瘤体积巨大、生长快速、复发、发病时出现神经损害。术后运用 RT 的典型病理适应证包括：明显阳性的边缘、广泛的神经周围浸润、骨浸润、卫星转移和低分化[30]。存在腮腺、腋窝、腹股沟区域淋巴结转移的患者也推荐使用 RT 辅助治疗，因为如果仅接受手术治疗,淋巴结复发的风险较高[327]。

3.17.3 手术治疗

局限性 SCC 通常通过手术治疗。在一篇循证文献综述中,手术治疗可以获得最佳结果[179]。但是,将美学结果、功能结果和患者的意愿纳入考量之后,最佳的总体结果可能会是其他的治疗方式[328]。

尽管许多低危的 SCC 可以由皮肤科医生和初级保健医生通过冷冻疗法或电干燥术和刮除术治疗,但这种方法不能为组织学检测提供干净的切缘,禁忌证也包括复发、巨大肿瘤、低分化及其他高危肿瘤,也不适用于浸润至皮下脂肪之上或之内的情形。应对这些情况时,应当考虑传统的手术切除和相应的术后切缘评估(POMA),即标准手术切除之后对切缘进行病理学评估。据报道,应用该技术治疗 BCC 和 SCC 可分别达到 98%和 92%的 5 年无病率[228]。这项技术的缺陷在于,应用“面包片”式切除技术评估组织切缘时,尽管可以将想要研究的手术切缘和肿瘤很好地可视化,但也仅仅能提供真正手术切缘的一个样本。

如果低危的病变能够按照推荐的切缘范围被切除,线性缝合和二期愈合都是可选的重建方案。但是,如果闭合创面时需要组织重新排列或者皮片移植,术中的手术切缘评估应当在缝合前完成。

我们认为,对于高危的 BCC 和 SCC 来说,手术切除的同时进行术中综合切缘控制，即使用冷冻切片或 Mohs 显微技术进行 CCPDMA，也是较好的方法。但是，由于患者的临床状况或其他因素导致必须使用合并 POMA 的标准切除术治疗高危肿瘤时，则必须使用比治疗低危病变时更大的手术切除范围。尽管如此，更高的复发率也无法完全避免[241]。

根据 Zitelli 及其同事发表的文章结果，低危肿瘤（直径≤2cm，高分化或中分化，厚度≤2mm，位于躯干或四肢）能够沿肿瘤边缘 4mm 的位置被安全地切除。具有任何高危特征的肿瘤应至少要保证 6mm 的切缘[329]。同时医生应牢记，任何围绕 SCC 的红斑周边应当被当作肿瘤处理。

基于大量低级别证据的报道，Mohs 显微手术（MMS）被皮肤科医生视作 SCC 的标准治疗方法。这是因为 MMS 被报道有着最高的治愈率，医生也可以在术中对全部切缘进行分析。同时，应用冰冻或永久切片进行 CCPDMA 也是 MMS 的一种重要的替代手术。但是，这种替代方法（参见图 3.30）依赖外科医生和皮肤病理学家的密切协作才可获得 Mohs 手术同样高的治愈率（图 3.53）。

对于大多数 BCC 和 SCC 来说，现在的数据还不足以循证地支持某种治疗方式。一篇 2014 年发表于 Cochrane Database of Systematic Review 的涵盖较广的综述比较了眶周 BCC 的 MMS 和手术切除的有效性、费用、并发症和可接受度[330]。为了获得最高的证据等级，选择标准最初仅包含随机对照试验（RCT）。但作者没有找到任何符合入选标准的文献，所以没有任何文献入选。由于仅有低级别证据的非随机研究描述了这些技术（SE 和 mmS），对于哪一种方法应用于眶周 BCC 时具有更低的复发率和并发症发病率，作者仍然无法给出可靠的结论。作者也无法找到直接对比两种方法费用的研究。因此，作者得出结论，面对这样的局面，仍需要高质量的 RCT。

为了比较肿瘤治疗后的复发率，1999—2000 年，一项针对原发性 NMSC 连续性患者的前瞻性队列研究将两种最常见的治疗方法应用于患者。复发由处于盲法的观测者依据医疗记录判断。该研究一共随访了 1174 例患者共 1488 例肿瘤（随访率 93.8%），中位时间为 7.4 年。所有肿瘤中，24.3%（n=361）应用电干燥术和刮除术破坏，38.3%（n=571）应用手术切除治疗，37.4%（n=556）在组织学引导下连续切除（Mohs 手术）。总体的 5 年肿瘤复发率是 3.3%（95%置信空间：2.3，4.4），不同治疗方法的未调整的复发率没有显著性差异，电干燥术和刮除术为 4.9%（95% CI：2.3，7.4），手术切除为 3.5%（95% CI：1.8，5.2），Mohs 手术为 2.1%（95% CI：0.6，3.5；P=0.26），按危险因素调整之

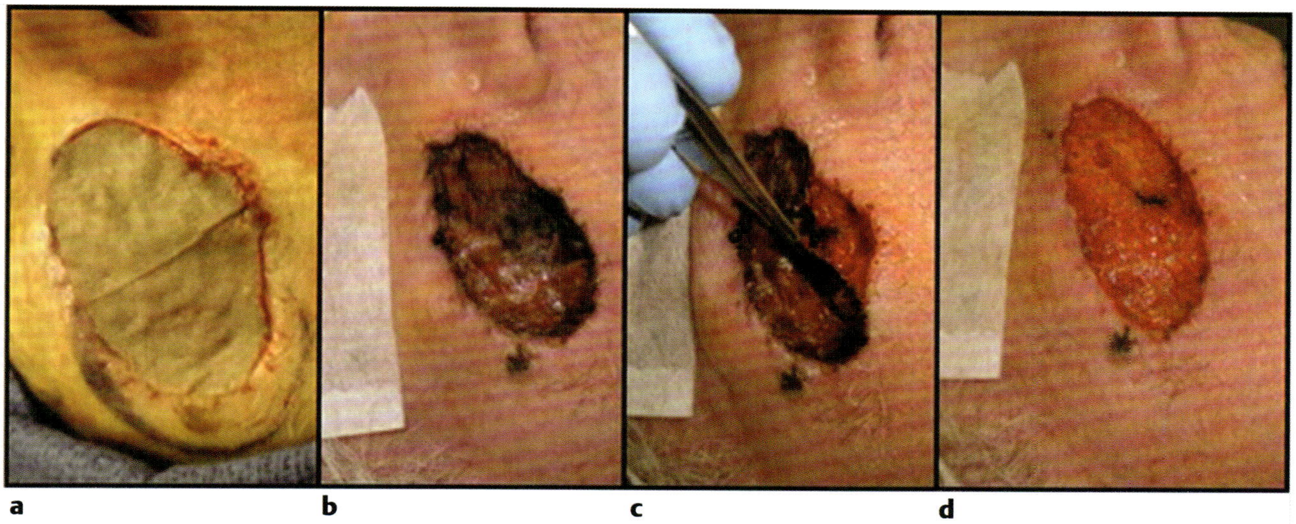

图 3.53　鳞状细胞癌（SCC），可见连续的、鳞状凸起的、边缘不规则红色斑块，这些病变常常发生结痂或出血。分期切除 SCC 并用经照射的人皮肤同种异体移植物移植。（a）术中移植经照射的人皮肤同种异体移植物。（b）同种异体移植物术后 1 周的外观。（c）术中清理边缘后除去干燥的同种异体移植物。（d）同种异体移植物下的新鲜创面床。

后,各组间没有显著差异。仅接受手术切除或 Mohs 手术的肿瘤,即使在调整了 Mohs 手术的倾向性之后,二者间的复发风险仍没有显著的差异。这些数据表明了 NMSC 的常规治疗方法的有效率至少为 95%,但仍需要更多的研究来指导不同临床亚群的治疗选择[331]。

唯一一项前瞻性随机临床试验发表于 2014 年,它被皮肤病学家用于证明 MMS 比常规的手术切除更具优越性[332]。这是第一项比较手术切除和 MMS 用于治疗高危原发性 BCC(pBCC)及复发性面部 BCC(rBCC)的长期随访前瞻性随机试验。在这项随访 10 年的研究中,374 例患者的 408 例 BCC 被随机分配应用手术切除或 MMS 治疗。作者发现,对于原发性 BCC 来说,MMS 治疗后 10 年的累积复发率为 4.4%,而手术切除的复发率是 12.2%(时序检验 v2 2.704,P=0.100)。对于复发性 BCC 来说,MMS 和手术切除的 10 年累积复发率分别是 3.9%和 13.5%(时序检验 v2 5.166,P=0.023)。相当一部分的复发出现在治疗 5 年之后:pBCC 为 56%,rBCC 为 14%。作者得出结论,治疗面部高危 BCC 时,应用 MMS 比应用手术切除的复发率更低[332]。在认可作者的结论之前,该项研究中有一定的偏差和局限性,我们想重点指出外科医生应注意的 3 点:①实验对象的失访率为 62%。对于这些患者,随访可能在他们最后一次门诊时中断了。使用 Kaplan-Meier 生存分析估计复发率时,为了确保其有效性,需要满足失访与终点是不相关的这一假设。因此,我们不禁怀疑,肿瘤的复发是否会影响失访患者重返门诊的概率。我们不能排除复发的患者在别处寻求治疗的可能性,一旦患者将复发归咎于治疗的失败,这种可能性就会变得合乎情理。这样的情形会损害 Kaplan-Meier 生存分析的基本假设,并造成结果的偏倚[333]。②本研究采用了 3mm 宽的切缘。然而,治疗原发性高危和复发性面部 BCC 时,通常建议采用 4~5mm 的切缘。大量的不完整切除(手术切除组中,18%的 pBCC 和 32%的 rBCC 在首次手术时不能被完整切除)证实了 3mm 的手术切缘对于高危 BCC 来说是不足够的[334]。③手术切除组在评估切缘的组织学构成时使用了"面包片"式切除技术而非 CCPDMA。由于"面包片"式切除技术仅能对占完整切缘的 1%~2%的样本进行评估,而 MMS 可以评估全部切缘,我们能得出的唯一结论是,MMS 在切缘的组织学评估上优于"面包片"式切除技术,而非手术切除本身。

Mohs 显微手术是一处重要的手术术式,它在术中对切缘进行逐步的组织学评估,大多数常见的皮肤癌应用该术式具有较高的治愈率,然而,整个手术的成功依赖于繁复过程中每一步的可靠性。准备组织样本的缺陷可能发生在减瘤、切除、定位、创建模式图、分割、标记、组织压平后冷冻切片、组织固定、染色、肿瘤定位等环节。读片时同样存在挑战[335]。

皮肤科医生的读片能力是 Mohs 手术的关键部分。进行过专科培训的 Mohs 手术医生花了大量的时间用于镜下读片以获得皮肤病理学的专业知识。随着病例数的增加,他们读片的稳定性也得以提高。一项最近的研究显示,一名医生至少需要 1300 例 Mohs 手术病例和 6 个月的专科培训,才能将他们的重大失误率降低到 1%这一勉强可以接受的水平[336]。冷冻切片比福尔马林固定切片更难读片,而且大多数皮肤科医生和病理科医生在阅读水平切片时缺乏经验。Mohs 手术医生必须按照系统的、综合的、可重复的系统评估冷冻切片,并将连续切片中的发现与三维的样本联系起来[336]。

Mohs 手术医生还面临着许多其他挑战,例如,他们必须有能力判断他们所见的是恶性进展或是皮肤附属器这样的良性结构。炎性细胞有时会被误认为恶性进展,有时也会掩盖恶性细胞。同时,炎症会掩盖 SCC 或者表现出与 SCC 相似的结构。Zachary 及其同事使用免疫组化技术,在 HE 染色后被视为没有 SCC 的区域(仅有炎症)发现了单个或者小团的癌细胞[337]。

由普外科医生 Frederic Mohs 创立的手术理念极富创造力同时也十分有效。从固定视角推演出肿瘤的连续分布,Mohs 手术在完整检查手术切缘的同时最大限度保留了正常组织。MMS 在欧洲和其他国家的低接受度可能与当地的医疗系统有关。限制 MMS 广泛使用的因素有:①手术高昂的费用和冗长、耗时的特性;②缺乏在 1 天内去除巨大或困难的肿瘤的能力,妨碍了完全切除后的即刻重建;③大多数国家缺乏特殊训练的皮肤科医生和助手。

在遇到显然累及淋巴结的局部进展或转移性的头颈部 SCC 时,手术治疗和辅助 RT 总体上被认为是达到局部控制的最佳方案[327]。但是,淋巴结亚临床转移的评估尚未标准化。颈部淋巴结转移与否在预计头颈部 SCC 的复发率和总体生存率时占有最大的权重。因此，淋巴结疾病的早期识别十分关键，对是否进行淋巴结切除术和辅助放射治疗有着重要影响。当淋巴结受累得到组织学确认时，应当优先进行局部淋巴结清扫术[338]。

缺乏转移的临床或影像学证据(N0)的高危皮肤 SCC 的治疗方案尚有争议。与获益相比，选择性淋巴结切除术具有更高的并发症发病率，所以不做推荐[339,340]。治疗黑色素瘤时常用的前哨淋巴结活检(SLNB)在处理 SCC 时的作用尚未被清楚阐释。对于某些高危皮肤 SCC 来说，SLNB 是可以考虑的选择。一项包含 692 例 SCC 患者的系统性综述报道了会阴和非会阴肿瘤患者的前哨淋巴结阳性率分别是 24% 和 21%[341]。但是，SLNB 的生存获益仍不明确。

有学者提出了在皮肤 SCC 中应用 SLNB 的标准，包括：直径>2cm；深处浸润的临床证据(>8mm)；免疫抑制；由烧伤或外伤瘢痕发展而来；周围神经、淋巴、血管存在高级别病理特征，分化或低分化；位于耳部、鼻前庭或唇部[342]。当表现出两种以上的高危特征时，皮肤 SCC 的淋巴结转移率(由 SLNB 评估)被报道是 29.4%[321]。当高危因素数上升为 4 个时，转移率随之上升为 50%[343]。

一项最近的系统性综述成功地展示了 SLNB 用于头颈部 SCC 精准分期时的可行性和可靠性，其漏报率仅为 4.76%，该数据与用于黑色素瘤分期的数据相似[344]。SLNB 的使用可能会提高 SCC 患者的生存率。这不仅是因为亚临床淋巴结受累的识别，也是因为淋巴结引流区域的正确定位可以为区域淋巴结转移更早的、可能治愈率更高的治疗提供直接指导。与黑色素瘤相比，SCC 主要倾向于区域淋巴结转移，总体上放射治疗敏感性更高，转移控制的可能性更大。SLNB 被证明对于可能进展为局部疾病的高危 SCC 患者获益最大。

3.17.4 其他治疗方法

辅助治疗、新辅助治疗、转移后治疗等系统疗法仍没有被仔细研究。学者们就应用于头颈部 SSC 的疗法做出了许多猜测。尽管取得了不同程度的成功，但是目前来自前瞻性试验的信息仍不足以制订具体的临床指南。有效的制剂通常包括铂化合物、5-FU，或者干扰素 α 或维 A 酸等生物反应调节剂。出于对辅助治疗的重视，基于黏膜 SCC 的相关研究，NCCN 指南指出顺铂的同步放化疗应当被考虑应用于特定的患者，尤其是被发现存在包膜外扩展和切缘显微浸润的患者[30]。

在局部进展和发生转移的情况下，进展期皮肤 SCC 患者的治疗方案曾包括应用基于铂制剂的化学治疗方案[345-349]。这些研究的主要局限性在于研究对象的异质性。局部进展和转移的患者接受伴或不伴 RT 的治疗通常在同一项研究里报道，而患有局部进展疾病的患者通常预后更差，造成了混杂因素的产生[347]。许多零散的病例报告和较少的随机对照试验的出现会令人感到困惑。就较大的Ⅱ期临床试验来说，当下所有的研究都是较小的非随机试验。

目前，关于表皮生长因子受体(EGFR)抑制剂联合放射治疗这类靶向疗法的研究正在进行[350]。一项进行中的Ⅱ期临床试验正在评估这种潜在疗法的有效性。我们仍需要在这一领域更深入地研究靶向疗法和(或)放射治疗和化学治疗以推进治疗标准。近年来，抑制 EGFR 活性的单克隆抗体西妥昔单抗的批准应用可能开辟了另一条系统性治疗进展期皮肤 SCC 的道路。西妥昔单抗在头颈部 SCC 的治疗中展现出有效性，也在少数几篇文献中表现出对其他 SCC 的有效性[350]。但是，我们必须注意到，尽管有些患者对西妥昔单抗产生了令人印象深刻的应答，大多数接受该治疗的患者并没有对药物产生应答，这说明我们仍有必要进行临床试验以探究哪些患者产生应答的可能性更高，以及联合治疗是否能够产生更好的结果。

拮抗程序性死亡蛋白 1(PD-1)和程序性死亡配体 1(PDL-1)的免疫检查点抑制剂的相关进展在进展期黑色素瘤和肺鳞状细胞癌中表现出引人注意的效果[351]。另一项关于临床前期皮肤 SCC 的报道显示，PD-1 细胞的免疫中和会减少 CD4 和 CD8 阳性 T 细胞浸润相关的乳头状瘤的发生，同时造成了肿瘤内干扰素的增加和转化生长因子的减少，显示出拮抗 PD-1 在皮肤 SCC 中的重要作用[352]。随着越来越多评估新型免疫疗法在实体瘤中作用的研究不断开展，新型免疫疗法及其同 EGFR 拮抗进行联合治疗成了治疗皮肤 SCC 值得考虑的方向。

3.17.5 长期管理和随访

尽管目前仍没有明确的指南，关于高危皮肤 SCC

患者随访方案的最新推荐将在下文详述。长期的随访和管理从根本上要依赖于临床医生的专业知识[353]。高危皮肤 SCC 患者出现复发、淋巴结或远处转移及其他高危肿瘤的风险更高[354]。被诊断出皮肤 SCC 的前两年中，70%~80%的高危病变会局部复发或远处转移，而在第 5 年，这一比例将达到 95%[355]。另外，30%~50%的患者会在 5 年内罹患另一种皮肤癌[356]。因此，密切的临床随访十分关键。总的来说，由于高危病变接受治疗的患者应当在前两年每隔 3~6 个月接受一次检查，之后每隔 1 年检查一次。每次随访应当包含一次全面的皮肤检查、局部淋巴结触诊和神经症状的评估。由皮肤科、内科、放射肿瘤科、肿瘤外科医生组成的多学科治疗小组应当参与每一例高危患者的治疗以优化随访流程，提高无病生存率。

参考文献

[1] Rogers HW, Weinstock MA, Harris AR, et al. Incidence estimate of nonmelanoma skin cancer in the United States, 2006. Arch Dermatol. 2010; 146(3):283-287

[2] Rogers HW, Coldiron BM. Analysis of skin cancer treatment and costs in the United States Medicare population, 1996-2008. Dermatol Surg. 2013; 39(1, Pt 1):35-42

[3] Mudigonda T, Pearce DJ, Yentzer BA, Williford P, Feldman SR. The economic impact of non-melanoma skin cancer: a review. J Natl Compr Canc Netw. 2010; 8(8):888-896

[4] Christenson LJ, Borrowman TA, Vachon CM, et al. Incidence of basal cell and squamous cell carcinomas in a population younger than 40 years. JAMA. 2005; 294(6):681-690

[5] Brewer JD, Shanafelt TD, Khezri F, et al. Increased incidence and recurrence rates of nonmelanoma skin cancer in patients with non-Hodgkin lymphoma: a Rochester Epidemiology Project population-based study in Minnesota. J Am Acad Dermatol. 2015; 72(2):302-309

[6] Deady S, Sharp L, Comber H. Increasing skin cancer incidence in young, affluent, urban populations: a challenge for prevention. Br J Dermatol. 2014; 171(2):324-331

[7] Xiang F, Lucas R, Hales S, Neale R. Incidence of nonmelanoma skin cancer in relation to ambient UV radiation in white populations, 1978-2012: empirical relationships. JAMA Dermatol. 2014; 150(10):1063-1071

[8] Karia PS, Han J, Schmults CD. Cutaneous squamous cell carcinoma: estimated incidence of disease, nodal metastasis, and deaths from disease in the United States, 2012. J Am Acad Dermatol. 2013; 68(6):957-966

[9] Schirren CG, Rütten A, Sander C, McClain S, Diaz C, Kind P. [Trichoblastoma. A tumor with follicular differentiation]. Hautarzt. 1995; 46(2):81-86

[10] Schulz T, Hartschuh W. Merkel cells are absent in basal cell carcinomas but frequently found in trichoblastomas. An immunohistochemical study. J Cutan Pathol. 1997; 24(1):14-24

[11] Lapouge G, Youssef KK, Vokaer B, et al. Identifying the cellular origin of squamous skin tumors. Proc Natl Acad Sci U S A. 2011; 108(18):7431-7436

[12] Bolognia J. Dermatology. 2nd ed. St. Louis, MO: Elsevier Mosby; 2007

[13] Stern RS. Prevalence of a history of skin cancer in 2007: results of an incidence-based model. Arch Dermatol. 2010; 146(3):279-282

[14] Robinson JK. Risk of developing another basal cell carcinoma. A 5-year prospective study. Cancer. 1987; 60(1):118-120

[15] Karagas MR, Stukel TA, Greenberg ER, Baron JA, Mott LA, Stern RS, Skin Cancer Prevention Study Group. Risk of subsequent basal cell carcinoma and squamous cell carcinoma of the skin among patients with prior skin cancer. JAMA. 1992; 267(24):3305-3310

[16] Abbas AM, Almukhtar RM, Loftus EV, Jr, Lichtenstein GR, Khan N. Risk of melanoma and non-melanoma skin cancer in ulcerative colitis patients treated with thiopurines: a nationwide retrospective cohort. Am J Gastroenterol. 2014; 109(11):1781-1793

[17] Amari W, Zeringue AL, McDonald JR, Caplan L, Eisen SA, Ranganathan P. Risk of non-melanoma skin cancer in a national cohort of veterans with rheumatoid arthritis. Rheumatology (Oxford). 2011; 50(8):1431-1439

[18] Iannacone MR, Wang W, Stockwell HG, et al. Patterns and timing of sunlight exposure and risk of basal cell and squamous cell carcinomas of the skin-a case-control study. BMC Cancer. 2012; 12:417

[19] Hannuksela-Svahn A, Pukkala E, Karvonen J. Basal cell skin carcinoma and other nonmelanoma skin cancers in Finland from 1956 through 1995. Arch Dermatol. 1999; 135(7):781-786

[20] Marks R, Staples M, Giles GG. Trends in non-melanocytic skin cancer treated in Australia: the second national survey. Int J Cancer. 1993; 53(4):585-590

[21] Demers AA, Nugent Z, Mihalcioiu C, Wiseman MC, Kliewer EV. Trends of nonmelanoma skin cancer from 1960 through 2000 in a Canadian population. J Am Acad Dermatol. 2005; 53(2):320-328

[22] Wrone DA, Swetter SM, Egbert BM, Smoller BR, Khavari PA. Increased proportion of aggressive-growth basal cell carcinoma in the veterans affairs population of Palo Alto, California. J Am Acad Dermatol. 1996; 35(6):907-910

[23] Chuang TY, Popescu A, Su WPD, Chute CG. Basal cell carcinoma: a population-based incidence study in Rochester, Minnesota. J Am Acad Dermatol. 1990; 22(3):413-417

[24] Chuang TY, Brashear R. Risk factors of non-melanoma skin cancer in United States veterans patients: a pilot study and review of literature. J Eur Acad Dermatol Venereol. 1999; 12(2):126-132

[25] Reizner GT, Chuang TY, Elpern DJ, Stone JL, Farmer ER. Basal cell carcinoma in Kauai, Hawaii: the highest documented incidence in the United States. J Am Acad Dermatol. 1993; 29(2, Pt 1):184-189

[26] Milán T, Pukkala E, Verkasalo PK, et al. Subsequent primary cancers after basal-cell carcinoma: a nationwide study in Finland from 1953 to 1995. Int J Cancer. 2000; 87(2):283-288

[27] Green A. Changing patterns in incidence of non-melanoma skin cancer. Epithelial Cell Biol. 1992; 1(1):47-51

[28] Green A, Battistutta D. Incidence and determinants of skin cancer in a high-risk Australian population. Int J Cancer. 1990; 46(3):356-361

[29] Gandhi KK, Joo S, Preston JA, Gomez A. Rising trends in the incidence of non-melanoma skin cancer in the United States: findings from an administrative database. Pharmacoepidem Dr S.. 2013; 22:6-7

[30] Miller SJ. The National Comprehensive Cancer Network (NCCN) guidelines of care for nonmelanoma skin cancers. Dermatol Surg. 2000; 26(3):289-292

[31] Veierød MB, Couto E, Lund E, Adami HO, Weiderpass E. Host characteristics, sun exposure, indoor tanning and risk of squamous cell carcinoma of the skin. Int J Cancer. 2014; 135(2):413-422

[32] Eskelinen A, Halme K, Lassus A, Idänpään-Heikkilä J. Risk of cutaneous carcinoma in psoriatic patients treated with PUVA. Photodermatol. 1985; 2(1):10-14

[33] Maleki M, Yazdanpanah MJ, Hamidi H, Jokar L. Evaluation of PUVA-Induced Skin Side Effects in Patients Referred to the Imam Reza Hospital of Mashhad in 2005-2007. Indian J Dermatol. 2014; 59(2):209

[34] Stern RS. Putting iatrogenic risk in perspective: basal cell cancer in PUVA patients and Australians. J Invest Dermatol. 2009; 129(9):2315-2316

[35] Stern RS. Lymphoma risk in psoriasis: results of the PUVA follow-up study. Arch Dermatol. 2006; 142(9):1132-1135

[36] McCall CO, Chen SC. Squamous cell carcinoma of the legs in African Americans. J Am Acad Dermatol. 2002; 47(4):524-529

[37] Halder RM, Bridgeman-Shah S. Skin cancer in African Americans. Cancer. 1995; 75(2) Suppl:667-673

[38] Singh B, Bhaya M, Shaha A, Har-El G, Lucente FE. Presentation, course, and outcome of head and neck skin cancer in African Americans: a case-control study. Laryngoscope. 1998; 108(8, Pt 1):1159-1163

[39] Vitasa BC, Taylor HR, Strickland PT, et al. Association of nonmelanoma skin cancer and actinic keratosis with cumulative solar ultraviolet exposure in Maryland watermen. Cancer. 1990; 65(12):2811-2817

[40] Zanetti R, Rosso S, Martinez C, et al. Comparison of risk patterns in carcinoma and melanoma of the skin in men: a multi-centre case-case-control study. Br J Cancer. 2006; 94(5):743-751

[41] van Dam RM, Huang Z, Rimm EB, et al. Risk factors for basal cell carcinoma of the skin in men: results from the health professionals follow-up study. Am J Epidemiol. 1999; 150(5):459-468

[42] Gallagher RP, Hill GB, Bajdik CD, et al. Sunlight exposure, pigmentary factors, and risk of nonmelanocytic skin cancer. I. Basal cell carcinoma. Arch Dermatol. 1995; 131(2):157-163

[43] Stern RS, Weinstein MC, Baker SG. Risk reduction for nonmelanoma skin cancer with childhood sunscreen use. Arch Dermatol. 1986; 122

(5):537-545
[44] Gordon LG, Scuffham PA, van der Pols JC, McBride P, Williams GM, Green AC. Regular sunscreen use is a cost-effective approach to skin cancer prevention in subtropical settings. J Invest Dermatol. 2009; 129(12):2766-2771
[45] Ulrich C, Jürgensen JS, Degen A, et al. Prevention of non-melanoma skin cancer in organ transplant patients by regular use of a sunscreen: a 24 months, prospective, case-control study. Br J Dermatol. 2009; 161 Suppl 3:78-84
[46] Green A, Williams G, Neale R, et al. Daily sunscreen application and betacarotene supplementation in prevention of basal-cell and squamous-cell carcinomas of the skin: a randomised controlled trial. Lancet. 1999; 354 (9180):723-729
[47] Kricker A, Armstrong BK, English DR, Heenan PJ. Does intermittent sun exposure cause basal cell carcinoma? a case-control study in Western Australia. Int J Cancer. 1995; 60(4):489-494
[48] Ramsay HM, Fryer AA, Hawley CM, Smith AG, Harden PN. Non-melanoma skin cancer risk in the Queensland renal transplant population. Br J Dermatol. 2002; 147(5):950-956
[49] Liang G, Nan H, Qureshi AA, Han J. Pre-diagnostic plasma 25-hydroxyvitamin D levels and risk of non-melanoma skin cancer in women. PLoS One. 2012; 7(4):e35211
[50] Boyd AS, Shyr Y, King LE, Jr. Basal cell carcinoma in young women: an evaluation of the association of tanning bed use and smoking. J Am Acad Dermatol. 2002; 46(5):706-709
[51] Gamba CA, Wysong A, Million L, Aasi S, Kim J, Tang JY. Is tanning bed exposure associated with aggressive basal cell carcinoma? J Clin Oncol. 2012; 30 (32):e333-e336
[52] O'Sullivan NA, Tait CP. Tanning bed and nail lamp use and the risk of cutaneous malignancy: a review of the literature. Australas J Dermatol. 2014; 55 (2):99-106
[53] Wehner MR, Shive ML, Chren MM, Han J, Qureshi AA, Linos E. Indoor tanning and non-melanoma skin cancer: systematic review and meta-analysis. BMJ. 2012; 345:e5909
[54] Karagas MR, Zens MS, Li Z, et al. Early-onset basal cell carcinoma and indoor tanning: a population-based study. Pediatrics. 2014; 134(1):e4-e12
[55] Zhang M, Qureshi AA, Geller AC, Frazier L, Hunter DJ, Han J. Use of tanning beds and incidence of skin cancer. J Clin Oncol. 2012; 30(14):1588-1593
[56] Li C, Srivastava RK, Elmets CA, Afaq F, Athar M. Arsenic-induced cutaneous hyperplastic lesions are associated with the dysregulation of Yap, a Hippo signaling-related protein. Biochem Biophys Res Commun. 2013; 438 (4):607-612
[57] Paul PC, Chattopadhyay A, Dutta SK, Mazumder DN, Santra A. Histopathology of skin lesions in chronic arsenic toxicity-grading of changes and study of proliferative markers. Indian J Pathol Microbiol. 2000; 43(3):257-264
[58] Wong SS, Tan KC, Goh CL. Cutaneous manifestations of chronic arsenicism: review of seventeen cases. J Am Acad Dermatol. 1998; 38(2, Pt 1):179-185
[59] Karagas M, Greenberg ER, Stukel T, Morris JS, Tosteson TD, Blum J. Arsenic exposure and the incidence of basal cell and squamous cell skin cancer in New Hampshire. Epidemiology. 1999; 10(4):S36
[60] Lichter MD, Karagas MR, Mott LA, Spencer SK, Stukel TA, Greenberg ER, The New Hampshire Skin Cancer Study Group. Therapeutic ionizing radiation and the incidence of basal cell carcinoma and squamous cell carcinoma. Arch Dermatol. 2000; 136(8):1007-1011
[61] Karagas MR, McDonald JA, Greenberg ER, et al. For The Skin Cancer Prevention Study Group. Risk of basal cell and squamous cell skin cancers after ionizing radiation therapy. J Natl Cancer Inst. 1996; 88(24):1848-1853
[62] Levi F, Moeckli R, Randimbison L, Te VC, Maspoli M, La Vecchia C. Skin cancer in survivors of childhood and adolescent cancer. Eur J Cancer. 2006; 42 (5):656-659
[63] Schwartz JL, Kopecky KJ, Mathes RW, Leisenring WM, Friedman DL, Deeg HJ. Basal cell skin cancer after total-body irradiation and hematopoietic cell transplantation. Radiat Res. 2009; 171(2):155-163
[64] Hildreth NG, Shore RE, Hempelmann LH, Rosenstein M. Risk of extrathyroid tumors following radiation treatment in infancy for thymic enlargement. Radiat Res. 1985; 102(3):378-391
[65] Naruke Y, Nakashima M, Suzuki K, et al. Genomic instability in the epidermis induced by atomic bomb (A-bomb) radiation: a long-lasting health effect in A-bomb survivors. Cancer. 2009; 115(16):3782-3790
[66] Stern RS, Liebman EJ, Väkevä L. Oral psoralen and ultraviolet-A light (PUVA) treatment of psoriasis and persistent risk of nonmelanoma skin cancer. PUVA Follow-up Study. J Natl Cancer Inst. 1998; 90(17):1278-1284
[67] Stern RS, Lange R. Non-melanoma skin cancer occurring in patients treated with PUVA five to ten years after first treatment. J Invest Dermatol. 1988; 91 (2):120-124
[68] Stern RS, PUVA Follow-Up Study. The risk of squamous cell and basal cell cancer associated with psoralen and ultraviolet A therapy: a 30-year prospective study. J Am Acad Dermatol. 2012; 66(4):553-562
[69] Robinson SN, Zens MS, Perry AE, Spencer SK, Duell EJ, Karagas MR. Photosensitizing agents and the risk of non-melanoma skin cancer: a population-based case-control study. J Invest Dermatol. 2013; 133(8):1950-1955
[70] Makhzoumi ZH, Arron ST. Photosensitizing agents and the risk of non-melanoma skin cancer: a population-based case-control study. J Invest Dermatol. 2013; 133(8):1922-1923
[71] Stratta P, Morellini V, Musetti C, et al. Malignancy after kidney transplantation: results of 400 patients from a single center. Clin Transplant. 2008; 22 (4):424-427
[72] Euvrard S, Kanitakis J, Claudy A. Skin cancers after organ transplantation. N Engl J Med. 2003; 348(17):1681-1691
[73] Euvrard S, Kanitakis J. Skin cancer after transplantation: what's new? Oncologie. 2013; 15(2):106-110
[74] Karagas MR, Cushing GL, Jr, Greenberg ER, Mott LA, Spencer SK, Nierenberg DW. Non-melanoma skin cancers and glucocorticoid therapy. Br J Cancer. 2001; 85(5):683-686
[75] Patel AS, Karagas MR, Perry AE, Spencer SK, Nelson HH. Gene-drug interaction at the glucocorticoid receptor increases risk of squamous cell skin cancer. J Invest Dermatol. 2007; 127(8):1868-1870
[76] Silverberg JI, Ratner D. Associations of non-melanoma skin cancer and melanoma, extra-cutaneous cancers and smoking in adults: a US population-based study. J Eur Acad Dermatol Venereol. 2015; 29(7):1389-1397
[77] Silverberg MJ, Leyden W, Warton EM, Quesenberry CP, Jr, Engels EA, Asgari MM. HIV infection status, immunodeficiency, and the incidence of non-melanoma skin cancer. J Natl Cancer Inst. 2013; 105(5):350-360
[78] Rees JR, Zens MS, Gui J, Celaya MO, Riddle BL, Karagas MR. Non melanoma skin cancer and subsequent cancer risk. PLoS One. 2014; 9(6):e99674
[79] Revenga F, Paricio JF, Vázquez MM, Del Villar V. Risk of subsequent non-melanoma skin cancer in a cohort of patients with primary basal cell carcinoma. J Eur Acad Dermatol Venereol. 2004; 18(4):514-515
[80] Marghoob A, Kopf AW, Bart RS, et al. Risk of another basal cell carcinoma developing after treatment of a basal cell carcinoma. J Am Acad Dermatol. 1993; 28(1):22-28
[81] Ahmad AS, Ormiston-Smith N, Sasieni PD. Trends in the lifetime risk of developing cancer in Great Britain: comparison of risk for those born from 1930 to 1960. Br J Cancer. 2015; 112(5):943-947
[82] Graells J. The risk and risk factors of a second non-melanoma skin cancer: a study in a Mediterranean population. J Eur Acad Dermatol Venereol. 2004; 18(2):142-147
[83] Tóth V, Hatvani Z, Somlai B, Hársing J, László JF, Kárpáti S. Risk of subsequent primary tumor development in melanoma patients. Pathol Oncol Res. 2013; 19(4):805-810
[84] Asgari MM, Warton EM, Quesenberry CP, Koralek DO, Taylor M. Risk of subsequent cutaneous squamous cell carcinoma in patients with melanoma. J Am Acad Dermatol. 2014; 71(3):521-528
[85] Gudbjartsson DF, Sulem P, Stacey SN, et al. ASIP and TYR pigmentation variants associate with cutaneous melanoma and basal cell carcinoma. Nat Genet. 2008; 40(7):886-891
[86] Stacey SN, Gudbjartsson DF, Sulem P, et al. Common variants on 1p36 and 1q42 are associated with cutaneous basal cell carcinoma but not with melanoma or pigmentation traits. Nat Genet. 2008; 40(11):1313-1318
[87] Rafnar T, Sulem P, Stacey SN, et al. Sequence variants at the TERT-CLPTM1L locus associate with many cancer types. Nat Genet. 2009; 41(2):221-227
[88] Stacey SN, Sulem P, Jonasdottir A, et al. Swedish Low-risk Colorectal Cancer Study Group. A germline variant in the TP53 polyadenylation signal confers cancer susceptibility. Nat Genet. 2011; 43(11):1098-1103
[89] Stacey SN, Sulem P, Masson G, et al. New common variants affecting susceptibility to basal cell carcinoma. Nat Genet. 2009; 41(8):909-914
[90] Gudmundsson J, Sulem P, Rafnar T, et al. Common sequence variants on 2p15 and Xp11.22 confer susceptibility to prostate cancer. Nat Genet. 2008; 40(3):281-283
[91] Stacey SN, Sulem P, Gudbjartsson DF, et al. Germline sequence variants in TGM3 and RGS22 confer risk of basal cell carcinoma. Hum Mol Genet. 2014; 23(11):3045-3053
[92] Sulem P, Gudbjartsson DF, Rafnar T, et al. Genome-wide association study identifies sequence variants on 6q21 associated with age at menarche. Nat Genet. 2009; 41(6):734-738
[93] Welsh MM, Applebaum KM, Spencer SK, Perry AE, Karagas MR, Nelson HH. CTLA4 variants, UV-induced tolerance, and risk of non-melanoma skin cancer. Cancer Res. 2009; 69(15):6158-6163
[94] Agren M, Kogerman P, Kleman MI, Wessling M, Toftgård R. Expression of the PTCH1 tumor suppressor gene is regulated by alternative promoters and a

single functional Gli-binding site. Gene. 2004; 330:101–114
[95] Wolter M, Reifenberger J, Sommer C, Ruzicka T, Reifenberger G. Mutations in the human homologue of the Drosophila segment polarity gene patched (PTCH) in sporadic basal cell carcinomas of the skin and primitive neuroectodermal tumors of the central nervous system. Cancer Res. 1997; 57(13):2581–2585
[96] Tabata T, Kornberg TB. Hedgehog is a signaling protein with a key role in patterning Drosophila imaginal discs. Cell. 1994; 76(1):89–102
[97] Lum L, Beachy PA. The Hedgehog response network: sensors, switches, and routers. Science. 2004; 304(5678):1755–1759
[98] Tojo M, Kiyosawa H, Iwatsuki K, Nakamura K, Kaneko F. Expression of the GLI2 oncogene and its isoforms in human basal cell carcinoma. Br J Dermatol. 2003; 148(5):892–897
[99] Gailani MR, Bale SJ, Leffell DJ, et al. Developmental defects in Gorlin syndrome related to a putative tumor suppressor gene on chromosome 9. Cell. 1992; 69(1):111–117
[100] Levanat S, Gorlin RJ, Fallet S, Johnson DR, Fantasia JE, Bale AE. A two-hit model for developmental defects in Gorlin syndrome. Nat Genet. 1996; 12(1):85–87
[101] Hahn H, Christiansen J, Wicking C, et al. A mammalian patched homolog is expressed in target tissues of sonic hedgehog and maps to a region associated with developmental abnormalities. J Biol Chem. 1996; 271(21):12125–12128
[102] Gailani MR, Ståhle-Bäckdahl M, Leffell DJ, et al. The role of the human homologue of Drosophila patched in sporadic basal cell carcinomas. Nat Genet. 1996; 14(1):78–81
[103] Wicking C, Shanley S, Smyth I, et al. Most germ-line mutations in the nevoid basal cell carcinoma syndrome lead to a premature termination of the PATCHED protein, and no genotype-phenotype correlations are evident. Am J Hum Genet. 1997; 60(1):21–26
[104] Smyth I, Narang MA, Evans T, et al. Isolation and characterization of human patched 2 (PTCH2), a putative tumour suppressor gene in basal cell carcinoma and medulloblastoma on chromosome 1p32. Hum Mol Genet. 1999; 8(2):291–297
[105] Shakhova O, Leung C, van Montfort E, Berns A, Marino S. Lack of Rb and p53 delays cerebellar development and predisposes to large cell anaplastic medulloblastoma through amplification of N-Myc and Ptch2. Cancer Res. 2006; 66(10):5190–5200
[106] Goodrich LV, Johnson RL, Milenkovic L, McMahon JA, Scott MP. Conservation of the hedgehog/patched signaling pathway from flies to mice: induction of a mouse patched gene by Hedgehog. Genes Dev. 1996; 10(3):301–312
[107] Rosen H, Schmidt B, Lam HP, Meara JG, Labow BI. Management of nevus sebaceous and the risk of Basal cell carcinoma: an 18-year review. Pediatr Dermatol. 2009; 26(6):676–681
[108] Baykal C, Buyukbabani N, Yazganoglu KD, Saglik E. [Tumors associated with nevus sebaceous]. J Dtsch Dermatol Ges. 2006; 4(1):28–31
[109] Cribier B, Scrivener Y, Grosshans E. Tumors arising in nevus sebaceus: a study of 596 cases. J Am Acad Dermatol. 2000; 42(2, Pt 1):263–268
[110] Athar M, Li C, Kim AL, Spiegelman VS, Bickers DR. Sonic hedgehog signaling in Basal cell nevus syndrome. Cancer Res. 2014; 74(18):4967–4975
[111] Villavicencio EH, Walterhouse DO, Iannaccone PM. The sonic hedgehog-patched-gli pathway in human development and disease. Am J Hum Genet. 2000; 67(5):1047–1054
[112] Goeteyn M, Geerts ML, Kint A, De Weert J. The Bazex-Dupré-Christol syndrome. Arch Dermatol. 1994; 130(3):337–342
[113] Castori M, Morrone A, Kanitakis J, Grammatico P. Genetic skin diseases predisposing to basal cell carcinoma. Eur J Dermatol. 2012; 22(3):299–309
[114] Bradford PT, Goldstein AM, Tamura D, et al. Cancer and neurologic degeneration in xeroderma pigmentosum: long term follow-up characterises the role of DNA repair. J Med Genet. 2011; 48(3):168–176
[115] Lichon V, Khachemoune A. Xeroderma pigmentosum: beyond skin cancer. J Drugs Dermatol. 2007; 6(3):281–288
[116] Cleaver JE. Cancer in xeroderma pigmentosum and related disorders of DNA repair. Nat Rev Cancer. 2005; 5(7):564–573
[117] Bale AE, Gailani MR, Leffell DJ. Nevoid basal cell carcinoma syndrome. J Invest Dermatol. 1994; 103(5) Suppl:126S–130S
[118] Gorlin RJ. Nevoid basal cell carcinoma syndrome. Dermatol Clin. 1995; 13(1):113–125
[119] Bale AE. The nevoid basal cell carcinoma syndrome: genetics and mechanism of carcinogenesis. Cancer Invest. 1997; 15(2):180–186
[120] Goldberg LH. Basal cell carcinoma. Lancet. 1996; 347(9002):663–667
[121] Nagao K, Fujii K, Yamada M, Miyashita T. Identification of a novel polymorphism involving a CGG repeat in the PTCH gene and a genome-wide screening of CGG-containing genes. J Hum Genet. 2004; 49(2):97–101
[122] Kim MY, Park HJ, Baek SC, Byun DG, Houh D. Mutations of the p53 and PTCH gene in basal cell carcinomas: UV mutation signature and strand bias. J Dermatol Sci. 2002; 29(1):1–9
[123] Kimonis VE, Singh KE, Zhong R, Pastakia B, Digiovanna JJ, Bale SJ. Clinical and radiological features in young individuals with nevoid basal cell carcinoma syndrome. Genet Med. 2013; 15(1):79–83
[124] Kimonis VE, Goldstein AM, Pastakia B, et al. Clinical manifestations in 105 persons with nevoid basal cell carcinoma syndrome. Am J Med Genet. 1997; 69(3):299–308
[125] Goldstein AM, Bale SJ, Peck GL, DiGiovanna JJ. Sun exposure and basal cell carcinomas in the nevoid basal cell carcinoma syndrome. J Am Acad Dermatol. 1993; 29(1):34–41
[126] Howell JB, Mehregan AH. Pursuit of the pits in the nevoid basal cell carcinoma syndrome. Arch Dermatol. 1970; 102(6):586–597
[127] Pratt MD, Jackson R. Nevoid basal cell carcinoma syndrome. A 15-year follow-up of cases in Ottawa and the Ottawa Valley. J Am Acad Dermatol. 1987; 16(5, Pt 1):964–970
[128] Fujii K, Miyashita T. Gorlin syndrome (nevoid basal cell carcinoma syndrome): update and literature review. Pediatr Int. 2014; 56(5):667–674
[129] Torti DC, Christensen BC, Storm CA, et al. Analgesic and nonsteroidal anti-inflammatory use in relation to nonmelanoma skin cancer: a population-based case-control study. J Am Acad Dermatol. 2011; 65(2):304–312
[130] Nunes AP, Lapane KL, Weinstock MA, VATTC Trial Group. Association between non-steroidal anti-inflammatory drugs and keratinocyte carcinomas of the skin among participants in the Veterans Affairs Topical Tretinoin Chemoprevention Trial. Pharmacoepidemiol Drug Saf. 2011; 20(9):922–929
[131] Grau MV, Baron JA, Langholz B, et al. Effect of NSAIDs on the recurrence of nonmelanoma skin cancer. Int J Cancer. 2006; 119(3):682–686
[132] Butler GJ, Neale R, Green AC, Pandeya N, Whiteman DC. Nonsteroidal anti-inflammatory drugs and the risk of actinic keratoses and squamous cell cancers of the skin. J Am Acad Dermatol. 2005; 53(6):966–972
[133] Elmets CA, Viner JL, Pentland AP, et al. Chemoprevention of nonmelanoma skin cancer with celecoxib: a randomized, double-blind, placebo-controlled trial. J Natl Cancer Inst. 2010; 102(24):1835–1844
[134] Johannesdottir SA, Chang ET, Mehnert F, Schmidt M, Olesen AB, Sørensen HT. Nonsteroidal anti-inflammatory drugs and the risk of skin cancer: a population-based case-control study. Cancer. 2012; 118(19):4768–4776
[135] Reinau D, Surber C, Jick SS, Meier CR. Nonsteroidal anti-inflammatory drugs and the risk of nonmelanoma skin cancer. Int J Cancer. 2015; 137(1):144–153
[136] Martin AJ, Chen A, Choy B, et al. Oral Nicotinamide to Reduce Actinic Cancer: A Phase 3 Double-Blind Randomized Controlled Trial. Paper presented at: ASCO Annual Meeting Proceedings;2015
[137] Kasper M, Jaks V, Hohl D, Toftgård R. Basal cell carcinoma - molecular biology and potential new therapies. J Clin Invest. 2012; 122(2):455–463
[138] Kazlouskaya V, Malhotra S, Navarro R, et al. Dermal changes in superficial basal cell carcinoma, melanoma in situ and actinic keratosis and their implications. J Cutan Pathol. 2013; 40(12):1014–1020
[139] Mina MA, Picariello A, Fewkes JL. Superficial basal cell carcinomas of the head and neck. Dermatol Surg. 2013; 39(7):1003–1008
[140] Humphreys TR, Malhotra R, Scharf MJ, Marcus SM, Starkus L, Calegari K. Treatment of superficial basal cell carcinoma and squamous cell carcinoma in situ with a high-energy pulsed carbon dioxide laser. Arch Dermatol. 1998; 134(10):1247–1252
[141] Grando SA, Schofield OM, Skubitz AP, Kist DA, Zelickson BD, Zachary CB. Nodular basal cell carcinoma in vivo vs in vitro. Establishment of pure cell cultures, cytomorphologic characteristics, ultrastructure, immunophenotype, biosynthetic activities, and generation of antisera. Arch Dermatol. 1996; 132(10):1185–1193
[142] Brownell I. Nodular basal cell carcinoma: when in doubt, cut it out. J Drugs Dermatol. 2007; 6(12):1245–1246
[143] Hendrix JD, Jr, Parlette HL. Micronodular basal cell carcinoma. A deceptive histologic subtype with frequent clinically undetected tumor extension. Arch Dermatol. 1996; 132(3):295–298
[144] Crowson AN. Basal cell carcinoma: biology, morphology and clinical implications. Mod Pathol. 2006; 19 Suppl 2:S127–S147
[145] Sexton M, Jones DB, Maloney ME. Histologic pattern analysis of basal cell carcinoma. Study of a series of 1039 consecutive neoplasms. J Am Acad Dermatol. 1990; 23(6, Pt 1):1118–1126
[146] Boyd AS, Rapini RP. Cutaneous collision tumors. An analysis of 69 cases and review of the literature. Am J Dermatopathol. 1994; 16(3):253–257
[147] Boyd AS. Tumors of the epidermis. In: Barnhill R, Crowson AN, eds. Textbook of Dermatopathology. 2nd ed. New York, NY: McGraw-Hill; 2004:575–634

[148] Altamura D, Menzies SW, Argenziano G, et al. Dermatoscopy of basal cell carcinoma: morphologic variability of global and local features and accuracy of diagnosis. J Am Acad Dermatol. 2010; 62(1):67–75
[149] Zalaudek I, Kreusch J, Giacomel J, Ferrara G, Catricalà C, Argenziano G. How to diagnose nonpigmented skin tumors: a review of vascular structures seen with dermoscopy: part II. Nonmelanocytic skin tumors. J Am Acad Dermatol. 2010; 63(3):377–386, quiz 387–388
[150] Wolberink EA, Pasch MC, Zeiler M, van Erp PE, Gerritsen MJ. High discordance between punch biopsy and excision in establishing basal cell carcinoma subtype: analysis of 500 cases. J Eur Acad Dermatol Venereol. 2013; 27 (8):985–989
[151] Mosterd K, Thissen MR, van Marion AM, et al. Correlation between histologic findings on punch biopsy specimens and subsequent excision specimens in recurrent basal cell carcinoma. J Am Acad Dermatol. 2011; 64(2):323–327
[152] Haws AL, Rojano R, Tahan SR, Phung TL. Accuracy of biopsy sampling for subtyping basal cell carcinoma. J Am Acad Dermatol. 2012; 66(1):106–111
[153] Russell EB, Carrington PR, Smoller BR. Basal cell carcinoma: a comparison of shave biopsy versus punch biopsy techniques in subtype diagnosis. J Am Acad Dermatol. 1999; 41(1):69–71
[154] Al-Ghamdi Y. Basal cell carcinoma: shave biopsy versus punch biopsy technique in subtype diagnosis. J Am Acad Dermatol. 2002; 46(4):643–, author reply, 643–644
[155] Breuninger H, Schaumburg-Lever G. Control of excisional margins by conventional histopathological techniques in the treatment of skin tumours. An alternative to Mohs' technique. J Pathol. 1988; 154(2):167–171
[156] Sriskandan N, Manjaly G, Howlett DC. Re: Breeze J, Andi A, Williams MD, Howlett DC. The use of fine needle core biopsy under ultrasound guidance in the diagnosis of a parotid mass [Br. J. Oral Maxillofac. Surg. 2009;47 (1):78–9]. Br J Oral Maxillofac Surg. 2009; 47(6):493–494
[157] Goette DK. Topical chemotherapy with 5-fluorouracil. A review. J Am Acad Dermatol. 1981; 4(6):633–649
[158] Reymann F. Treatment of basal cell carcinoma of the skin with 5-fluorouracil ointment. A 10-year follow-up study. Dermatologica. 1979; 158(5):368–372
[159] Klostermann GF. Basal-cell carcinoma of large dimension. Dermatologica. 1970; 140 Suppl 1:1–, 54
[160] Mohs FE, Jones DL, Bloom RF. Tendency of fluorouracil to conceal deep foci of invasive basal cell carcinoma. Arch Dermatol. 1978; 114(7):1021–1022
[161] Epstein E. Fluorouracil paste treatment of thin basal cell carcinomas. Arch Dermatol. 1985; 121(2):207–213
[162] Schön M, Bong AB, Drewniok C, et al. Tumor-selective induction of apoptosis and the small-molecule immune response modifier imiquimod. J Natl Cancer Inst. 2003; 95(15):1138–1149
[163] Urosevic M, Dummer R, Conrad C, et al. Disease-independent skin recruitment and activation of plasmacytoid predendritic cells following imiquimod treatment. J Natl Cancer Inst. 2005; 97(15):1143–1153
[164] Geisse J, Caro I, Lindholm J, Golitz L, Stampone P, Owens M. Imiquimod 5% cream for the treatment of superficial basal cell carcinoma: results from two phase III, randomized, vehicle-controlled studies. J Am Acad Dermatol. 2004; 50(5):722–733
[165] Schulze HJ, Cribier B, Requena L, et al. Imiquimod 5% cream for the treatment of superficial basal cell carcinoma: results from a randomized vehicle-controlled phase III study in Europe. Br J Dermatol. 2005; 152(5):939–947
[166] Bath-Hextall F, Ozolins M, Armstrong SJ, et al. Surgery versus Imiquimod for Nodular Superficial basal cell carcinoma (SINS) study group. Surgical excision versus imiquimod 5% cream for nodular and superficial basal-cell carcinoma (SINS): a multicentre, non-inferiority, randomised controlled trial. Lancet Oncol. 2014; 15(1):96–105
[167] McKay KM, Sambrano BL, Fox PS, Bassett RL, Chon S, Prieto VG. Thickness of superficial basal cell carcinoma (sBCC) predicts imiquimod efficacy: a proposal for a thickness-based definition of sBCC. Br J Dermatol. 2013; 169 (3):549–554
[168] Butler DF, Parekh PK, Lenis A. Imiquimod 5% cream as adjunctive therapy for primary, solitary, nodular nasal basal cell carcinomas before Mohs micrographic surgery: a randomized, double blind, vehicle-controlled study. Dermatol Surg. 2009; 35(1):24–29
[169] van der Geer S, Martens J, van Roij J, et al. Imiquimod 5% cream as pretreatment of Mohs micrographic surgery for nodular basal cell carcinoma in the face: a prospective randomized controlled study. Br J Dermatol. 2012; 167 (1):110–115
[170] Moehrle M, Breuninger H, Schippert W, Häfner HM. Letter: imiquimod 5% cream as adjunctive therapy for primary, solitary, nodular basal cell carcinomas before Mohs micrographic surgery: a randomized, double-blind, vehicle-controlled study. Dermatol Surg. 2010; 36(3):428–430
[171] Vidal D, Matías-Guiu X, Alomar A. Fifty-five basal cell carcinomas treated with topical imiquimod: outcome at 5-year follow-up. Arch Dermatol. 2007; 143(2):266–268
[172] Foley P. Clinical efficacy of methyl aminolevulinate (Metvix) photodynamic therapy. J Dermatolog Treat. 2003; 14 Suppl 3:15–22
[173] Foley P. Clinical efficacy of methyl aminolaevulinate photodynamic therapy in basal cell carcinoma and solar keratosis. Australas J Dermatol. 2005; 46 Suppl 3:S8–S10, discussion S23–S25
[174] Kalka K, Merk H, Mukhtar H. Photodynamic therapy in dermatology. J Am Acad Dermatol. 2000; 42(3):389–413, quiz 414–416
[175] Fantini F, Greco A, Del Giovane C, et al. Photodynamic therapy for basal cell carcinoma: clinical and pathological determinants of response. J Eur Acad Dermatol Venereol. 2011; 25(8):896–901
[176] Cosgarea R, Susan M, Crisan M, Senila S. Photodynamic therapy using topical 5-aminolaevulinic acid vs. surgery for basal cell carcinoma. J Eur Acad Dermatol Venereol. 2013; 27(8):980–984
[177] Roozeboom MH, Arits AH, Nelemans PJ, Kelleners-Smeets NW. Overall treatment success after treatment of primary superficial basal cell carcinoma: a systematic review and meta-analysis of randomized and nonrandomized trials. Br J Dermatol. 2012; 167(4):733–756
[178] Arits AH, Mosterd K, Essers BA, et al. Photodynamic therapy versus topical imiquimod versus topical fluorouracil for treatment of superficial basal-cell carcinoma: a single blind, non-inferiority, randomised controlled trial. Lancet Oncol. 2013; 14(7):647–654
[179] Clark CM, Furniss M, Mackay-Wiggan JM. Basal cell carcinoma: an evidence-based treatment update. Am J Clin Dermatol. 2014; 15(3):197–216
[180] Silverman MK, Kopf AW, Gladstein AH, Bart RS, Grin CM, Levenstein MJ. Recurrence rates of treated basal cell carcinomas. Part 4: X-ray therapy. J Dermatol Surg Oncol. 1992; 18(7):549–554
[181] Rowe DED, Carroll RJ, Day CL, Jr. Long-term recurrence rates in previously untreated (primary) basal cell carcinoma: implications for patient follow-up. J Dermatol Surg Oncol. 1989; 15(3):315–328
[182] Locke J, Karimpour S, Young G, Lockett MA, Perez CA. Radiotherapy for epithelial skin cancer. Int J Radiat Oncol Biol Phys. 2001; 51(3):748–755
[183] Wilder RB, Shimm DS, Kittelson JM, Rogoff EE, Cassady JR. Recurrent basal cell carcinoma treated with radiation therapy. Arch Dermatol. 1991; 127 (11):1668–1672
[184] Fleming ID, Amonette R, Monaghan T, Fleming MD. Principles of management of basal and squamous cell carcinoma of the skin. Cancer. 1995; 75(2) Suppl:699–704
[185] Petrovich Z, Kuisk H, Langholz B, et al. Treatment of carcinoma of the skin with bone and/or cartilage involvement. Am J Clin Oncol. 1988; 11 (2):110–113
[186] Goldschmidt H, Breneman JC, Breneman DL. Ionizing radiation therapy in dermatology. J Am Acad Dermatol. 1994; 30(2, Pt 1):157–182, quiz 183–186
[187] Kirby JS, Miller CJ. Intralesional chemotherapy for nonmelanoma skin cancer: a practical review. J Am Acad Dermatol. 2010; 63(4):689–702
[188] Good LM, Miller MD, High WA. Intralesional agents in the management of cutaneous malignancy: a review. J Am Acad Dermatol. 2011; 64(2):413–422
[189] Avant WHW, Huff RC. Intradermal 5-fluorouracil in the treatment of basal cell carcinoma of the face. South Med J. 1976; 69(5):561–563
[190] Kurtis B, Rosen T. Treatment of cutaneous neoplasms by intralesional injections of 5-fluorouracil (5-FU). J Dermatol Surg Oncol. 1980; 6(2):122–127
[191] Gyurova MS, Stancheva MZ, Arnaudova MN, Yankova RK. Intralesional bleomycin as alternative therapy in the treatment of multiple basal cell carcinomas. Dermatol Online J. 2006; 12(3):25
[192] Mishima Y, Matunaka M. Effect of bleomycin on benign and malignant cutaneous tumours. Acta Derm Venereol. 1972; 52(3):211–215
[193] von Domarus H, Stevens PJ. Metastatic basal cell carcinoma. Report of five cases and review of 170 cases in the literature. J Am Acad Dermatol. 1984; 10(6):1043–1060
[194] Weinstock MA, Bogaars HA, Ashley M, Litle V, Bilodeau E, Kimmel S. Nonmelanoma skin cancer mortality. A population-based study. Arch Dermatol. 1991; 127(8):1194–1197
[195] Wysong A, Aasi SZ, Tang JY. Update on metastatic basal cell carcinoma: a summary of published cases from 1981 through 2011. JAMA Dermatol. 2013; 149(5):615–616
[196] Danial C, Lingala B, Balise R, et al. Markedly improved overall survival in 10 consecutive patients with metastatic basal cell carcinoma. Br J Dermatol. 2013; 169(3):673–676
[197] Moser S, Borm J, Mihic-Probst D, Jacobsen C, Kruse Gujer AL. Metastatic basal cell carcinoma: report of a case and review of the literature. Oral Surg Oral Med Oral Pathol Oral Radiol. 2014; 117(2):e79–e82
[198] Soleymani AD, Scheinfeld N, Vasil K, Bechtel MA. Metastatic basal cell carcinoma presenting with unilateral upper extremity edema and lymphatic

spread. J Am Acad Dermatol. 2008; 59(2) Suppl 1:S1–S3
[199] Mohan SV, Chang AL. Advanced basal cell carcinoma: epidemiology and therapeutic innovations. Curr Dermatol Rep. 2014; 3:40–45
[200] Mohan SV, Chang AL. Precision medicine and precision therapeutics: hedgehog signaling pathway, basal cell carcinoma and beyond. Semin Cutan Med Surg. 2014; 33(2):68–71
[201] Nüsslein-Volhard C, Wieschaus E. Mutations affecting segment number and polarity in Drosophila. Nature. 1980; 287(5785):795–801
[202] Ingham PW, McMahon AP. Hedgehog signaling in animal development: paradigms and principles. Genes Dev. 2001; 15(23):3059–3087
[203] Johnson RL, Rothman AL, Xie J, et al. Human homolog of patched, a candidate gene for the basal cell nevus syndrome. Science. 1996; 272 (5268):1668–1671
[204] Atwood SX, Whitson RJ, Oro AE. "Patch"ing up our tumor signaling knowledge. J Invest Dermatol. 2013; 133(5):1131–1133
[205] Dreier J, Dummer R, Felderer L, Nägeli M, Gobbi S, Kunstfeld R. Emerging drugs and combination strategies for basal cell carcinoma. Expert Opin Emerg Drugs. 2014; 19(3):353–365
[206] Xie J, Bartels CM, Barton SW, Gu D. Targeting hedgehog signaling in cancer: research and clinical developments. OncoTargets Ther. 2013; 6:1425–1435
[207] Lipinski RJ, Gipp JJ, Zhang J, Doles JD, Bushman W. Unique and complimentary activities of the Gli transcription factors in Hedgehog signaling. Exp Cell Res. 2006; 312(11):1925–1938
[208] Reifenberger J, Wolter M, Knobbe CB, et al. Somatic mutations in the PTCH, SMOH, SUFUH and TP53 genes in sporadic basal cell carcinomas. Br J Dermatol. 2005; 152(1):43–51
[209] Keeler RF, Binns W. Teratogenic compounds of Veratrum californicum (Durand). V. Comparison of cyclopian effects of steroidal alkaloids from the plant and structurally related compounds from other sources. Teratology. 1968; 1(1):5–10
[210] Chen JK, Taipale J, Cooper MK, Beachy PA. Inhibition of Hedgehog signaling by direct binding of cyclopamine to Smoothened. Genes Dev. 2002; 16 (21):2743–2748
[211] Taipale J, Chen JK, Cooper MK, et al. Effects of oncogenic mutations in Smoothened and Patched can be reversed by cyclopamine. Nature. 2000; 406(6799):1005–1009
[212] Cooper MK, Porter JA, Young KE, Beachy PA. Teratogen-mediated inhibition of target tissue response to Shh signaling. Science. 1998; 280 (5369):1603–1607
[213] Incardona JP, Gaffield W, Kapur RP, Roelink H. The teratogenic Veratrum alkaloid cyclopamine inhibits sonic hedgehog signal transduction. Development. 1998; 125(18):3553–3562
[214] Robarge KD, Brunton SA, Castanedo GM, et al. GDC-0449-a potent inhibitor of the hedgehog pathway. Bioorg Med Chem Lett. 2009; 19(19):5576–5581
[215] Sekulic A, Migden MR, Oro AE, et al. Efficacy and safety of vismodegib in advanced basal-cell carcinoma. N Engl J Med. 2012; 366(23):2171–2179
[216] Chang AL, Atwood SX, Tartar DM, Oro AE. Surgical excision after neoadjuvant therapy with vismodegib for a locally advanced basal cell carcinoma and resistant basal carcinomas in Gorlin syndrome. JAMA Dermatol. 2013; 149(5):639–641
[217] Lorusso PM, Jimeno A, Dy G, et al. Pharmacokinetic dose-scheduling study of hedgehog pathway inhibitor vismodegib (GDC-0449) in patients with locally advanced or metastatic solid tumors. Clin Cancer Res. 2011; 17(17):5774–5782
[218] Rudin CM. Vismodegib. Clin Cancer Res. 2012; 18(12):3218–3222
[219] Tang JY, Mackay-Wiggan JM, Aszterbaum M, et al. Inhibiting the hedgehog pathway in patients with the basal-cell nevus syndrome. N Engl J Med. 2012; 366(23):2180–2188
[220] Ruiz Salas V, Alegre M, Garcés JR, Puig L. Locally advanced and metastatic basal cell carcinoma: molecular pathways, treatment options and new targeted therapies. Expert Rev Anticancer Ther. 2014; 14(6):741–749
[221] Ruiz-Salas V, Alegre M, López-Ferrer A, Garcés JR. Vismodegib: a review. Actas Dermosifiliogr. 2014; 105(8):744–751
[222] Lallas A, Pyne J, Kyrgidis A, et al. The clinical and dermoscopic features of invasive cutaneous squamous cell carcinoma depend on the histopathological grade of differentiation. Br J Dermatol. 2015; 172(5):1308–1315
[223] Kahana A, Worden FP, Elner VM. Vismodegib as eye-sparing adjuvant treatment for orbital basal cell carcinoma. JAMA Ophthalmol. 2013; 131 (10):1364–1366
[224] Tang JY, Marghoob AA. Emerging treatments and signaling pathway inhibitors. Semin Cutan Med Surg. 2011; 30(4) Suppl:S14–S18
[225] LoRusso PM, Rudin CM, Reddy JC, et al. Phase I trial of hedgehog pathway inhibitor vismodegib (GDC-0449) in patients with refractory, locally advanced or metastatic solid tumors. Clin Cancer Res. 2011; 17 (8):2502–2511
[226] Kim J, Tang JY, Gong R, et al. Itraconazole, a commonly used antifungal that inhibits Hedgehog pathway activity and cancer growth. Cancer Cell. 2010; 17(4):388–399
[227] Kim DJ, Kim J, Spaunhurst K, et al. Open-label, exploratory phase II trial of oral itraconazole for the treatment of basal cell carcinoma. J Clin Oncol. 2014; 32(8):745–751
[228] Samarasinghe V, Madan V. Nonmelanoma skin cancer. J Cutan Aesthet Surg. 2012; 5(1):3–10
[229] Dubin N, Kopf AW. Multivariate risk score for recurrence of cutaneous basal cell carcinomas. Arch Dermatol. 1983; 119(5):373–377
[230] Bart RS, Schrager D, Kopf AW, Bromberg J, Dubin N. Scalpel excision of basal cell carcinomas. Arch Dermatol. 1978; 114(5):739–742
[231] Szeimies RM, Ibbotson S, Murrell DF, et al. Excilight Study Group. A clinical study comparing methyl aminolevulinate photodynamic therapy and surgery in small superficial basal cell carcinoma (8–20 mm), with a 12-month follow-up. J Eur Acad Dermatol Venereol. 2008; 22(11):1302–1311
[232] Berroeta L, Clark C, Dawe RS, Ibbotson SH, Fleming CJ. A randomized study of minimal curettage followed by topical photodynamic therapy compared with surgical excision for low-risk nodular basal cell carcinoma. Br J Dermatol. 2007; 157(2):401–403
[233] Wolf DJ, Zitelli JA. Surgical margins for basal cell carcinoma. Arch Dermatol. 1987; 123(3):340–344
[234] Gulleth Y, Goldberg N, Silverman RP, Gastman BR. What is the best surgical margin for a Basal cell carcinoma: a meta-analysis of the literature. Plast Reconstr Surg. 2010; 126(4):1222–1231
[235] Rowe DE, Carroll RJ, Day CL, Jr. Mohs surgery is the treatment of choice for recurrent (previously treated) basal cell carcinoma. J Dermatol Surg Oncol. 1989; 15(4):424–431
[236] Smeets NW, Krekels GA, Ostertag JU, et al. Surgical excision vs Mohs' micrographic surgery for basal-cell carcinoma of the face: randomised controlled trial. Lancet. 2004; 364(9447):1766–1772
[237] Malik V, Goh KS, Leong S, Tan A, Downey D, O'Donovan D. Risk and outcome analysis of 1832 consecutively excised basal cell carcinomas in a tertiary referral plastic surgery unit. J Plast Reconstr Aesthet Surg. 2010; 63 (12):2057–2063
[238] Palmer VM, Wilson PR. Incompletely excised basal cell carcinoma: residual tumor rates at Mohs re-excision. Dermatol Surg. 2013; 39(5):706–718
[239] Robinson JK, Fisher SG. Recurrent basal cell carcinoma after incomplete resection. Arch Dermatol. 2000; 136(11):1318–1324
[240] Muller FM, Dawe RS, Moseley H, Fleming CJ. Randomized comparison of Mohs micrographic surgery and surgical excision for small nodular basal cell carcinoma: tissue-sparing outcome. Dermatol Surg. 2009; 35 (9):1349–1354
[241] Lane JE, Kent DE. Surgical margins in the treatment of nonmelanoma skin cancer and Mohs micrographic surgery. Curr Surg. 2005; 62(5):518–526
[242] Kuflik EG. Cryosurgery for cutaneous malignancy. An update. Dermatol Surg. 1997; 23(11):1081–1087
[243] Kuflik EG, Gage AA. The five-year cure rate achieved by cryosurgery for skin cancer. J Am Acad Dermatol. 1991; 24(6, Pt 1):1002–1004
[244] Graham GF. Cryosurgery. Clin Plast Surg. 1993; 20(1):131–147
[245] Zacarian SA. Cryosurgery of cutaneous carcinomas. An 18-year study of 3,022 patients with 4,228 carcinomas. J Am Acad Dermatol. 1983; 9 (6):947–956
[246] Biro L, Price E. Cryosurgical management of basal cell carcinoma of the eyelid: a 10-year experience. J Am Acad Dermatol. 1990; 23(2, Pt 1):316–317
[247] Williams LS, Mancuso AA, Mendenhall WM. Perineural spread of cutaneous squamous and basal cell carcinoma: CT and MR detection and its impact on patient management and prognosis. Int J Radiat Oncol Biol Phys. 2001; 49 (4):1061–1069
[248] Moy RL, Eliezri YD, Nuovo GJ, Zitelli JA, Bennett RG, Silverstein S. Human papillomavirus type 16 DNA in periungual squamous cell carcinomas. JAMA. 1989; 261(18):2669–2673
[249] Moy RL, Quan MB. The presence of human papillomavirus type 16 in squamous cell carcinoma of the proximal finger and reconstruction with a bilobed transposition flap. J Dermatol Surg Oncol. 1991; 17(2):171–175
[250] Anwar J, Wrone DA, Kimyai-Asadi A, Alam M. The development of actinic keratosis into invasive squamous cell carcinoma: evidence and evolving classification schemes. Clin Dermatol. 2004; 22(3):189–196
[251] Cantisani C, De Gado F, Ulrich M, et al. Actinic keratosis: review of the literature and new patents. Recent Pat Inflamm Allergy Drug Discov. 2013; 7 (2):168–175
[252] Christensen E, Bofin A, Gudmundsdóttir I, Skogvoll E. Cytological diagnosis of basal cell carcinoma and actinic keratosis, using Papanicolaou and May-

Grünwald-Giemsa stained cutaneous tissue smear. Cytopathology. 2008; 19 (5):316–322
[253] Dréno B, Amici JM, Basset-Seguin N, Cribier B, Claudel JP, Richard MA, AKTeam™. Management of actinic keratosis: a practical report and treatment algorithm from AKTeam™ expert clinicians. J Eur Acad Dermatol Venereol. 2014; 28(9):1141–1149
[254] Feldman SR, Fleischer AB, Jr. Progression of actinic keratosis to squamous cell carcinoma revisited: clinical and treatment implications. Cutis. 2011; 87 (4):201–207
[255] Bart RS, Andrade R, Kopf AW. Cutaneous horns. A clinical and histopathologic study. Acta Derm Venereol. 1968; 48(5):507–515
[256] Copcu E, Sivrioglu N, Culhaci N. Cutaneous horns: are these lesions as innocent as they seem to be? World J Surg Oncol. 2004; 2:18
[257] Jones T, Blanco-Guzman M. A cutaneous horn–benign or malignant? J Craniomaxillofac Surg. 2013; 41(2):144–146
[258] Leffell DJ. The scientific basis of skin cancer. J Am Acad Dermatol. 2000; 42 (1, Pt 2):18–22
[259] Thompson SC, Jolley D, Marks R. Reduction of solar keratoses by regular sunscreen use. N Engl J Med. 1993; 329(16):1147–1151
[260] Flohil SC, van der Leest RJ, Dowlatshahi EA, Hofman A, de Vries E, Nijsten T. Prevalence of actinic keratosis and its risk factors in the general population: the Rotterdam Study. J Invest Dermatol. 2013; 133(8):1971–1978
[261] Marks R, Rennie G, Selwood TS. Malignant transformation of solar keratoses to squamous cell carcinoma. Lancet. 1988; 1(8589):795–797
[262] Criscione VD, Weinstock MA, Naylor MF, Luque C, Eide MJ, Bingham SF, Department of Veteran Affairs Topical Tretinoin Chemoprevention Trial Group. Actinic keratoses: natural history and risk of malignant transformation in the Veterans Affairs Topical Tretinoin Chemoprevention Trial. Cancer. 2009; 115(11):2523–2530
[263] Quaedvlieg PJ, Tirsi E, Thissen MR, Krekels GA. Actinic keratosis: how to differentiate the good from the bad ones? Eur J Dermatol. 2006; 16 (4):335–339
[264] Fuchs A, Marmur E. The kinetics of skin cancer: progression of actinic keratosis to squamous cell carcinoma. Dermatol Surg. 2007; 33(9):1099–1101
[265] Accardi R, Gheit T. Cutaneous HPV and skin cancer. Presse Med. 2014; 43(12, Pt 2):e435–e443
[266] Lee JJ, Hong WK, Hittelman WN, et al. Predicting cancer development in oral leukoplakia: ten years of translational research. Clin Cancer Res. 2000; 6 (5):1702–1710
[267] Shiu MN, Chen TH, Chang SH, Hahn LJ. Risk factors for leukoplakia and malignant transformation to oral carcinoma: a leukoplakia cohort in Taiwan. Br J Cancer. 2000; 82(11):1871–1874
[268] Markopoulos A, Albanidou-Farmaki E, Kayavis I. Actinic cheilitis: clinical and pathologic characteristics in 65 cases. Oral Dis. 2004; 10(4):212–216
[269] Jadotte YT, Schwartz RA. Solar cheilosis: an ominous precursor: part I. Diagnostic insights. J Am Acad Dermatol. 2012; 66(2):173–184, quiz 185–186
[270] Vieira RA, Minicucci EM, Marques ME, Marques SA. Actinic cheilitis and squamous cell carcinoma of the lip: clinical, histopathological and immunogenetic aspects. An Bras Dermatol. 2012; 87(1):105–114
[271] Cohen JL. Erbium laser resurfacing for actinic cheilitis. J Drugs Dermatol. 2013; 12(11):1290–1292
[272] Dufresne RG, Jr, Cruz AP, Zeikus P, Perlis C, Jellinek NJ. Dermabrasion for actinic cheilitis. Dermatol Surg. 2008; 34(6):848–850
[273] Smith KJ, Germain M, Yeager J, Skelton H. Topical 5% imiquimod for the therapy of actinic cheilitis. J Am Acad Dermatol. 2002; 47(4):497–501
[274] Sotiriou E, Lallas A, Goussi C, et al. Sequential use of photodynamic therapy and imiquimod 5% cream for the treatment of actinic cheilitis: a 12-month follow-up study. Br J Dermatol. 2011; 165(4):888–892
[275] Yazdani Abyaneh MA, Falto-Aizpurua L, Griffith RD, Nouri K. Photodynamic therapy for actinic cheilitis: a systematic review. Dermatol Surg. 2015; 41 (2):189–198
[276] Ulrich C, Forschner T, Ulrich M, Stockfleth E, Sterry W, Termeer C. Management of actinic cheilitis using diclofenac 3% gel: a report of six cases. Br J Dermatol. 2007; 156 Suppl 3:43–46
[277] Lima GdaS, Silva GF, Gomes AP, de Araújo LM, Salum FG. Diclofenac in hyaluronic acid gel: an alternative treatment for actinic cheilitis. J Appl Oral Sci. 2010; 18(5):533–537
[278] Barry RB, McKenzie J, Berg D, Langtry JA. Direct primary closure without undermining in the repair of vermilionectomy defects of the lower lip. Br J Dermatol. 2012; 167(5):1092–1097
[279] Shah AY, Doherty SD, Rosen T. Actinic cheilitis: a treatment review. Int J Dermatol. 2010; 49(11):1225–1234
[280] Brash DE, Rudolph JA, Simon JA, et al. A role for sunlight in skin cancer: UV-induced p53 mutations in squamous cell carcinoma. Proc Natl Acad Sci U S A. 1991; 88(22):10124–10128
[281] Surdu S. Non-melanoma skin cancer: occupational risk from UV light and arsenic exposure. Rev Environ Health. 2014; 29(3):255–264
[282] Wang H, Xu Y, Shi J, Gao X, Geng L. Photodynamic therapy in the treatment of basal cell carcinoma: a systematic review and meta-analysis. Photodermatol Photoimmunol Photomed. 2015; 31(1):44–53
[283] Wang LS, Handorf EA, Wu H, Liu JC, Perlis CS, Galloway TJ. Surgery and Adjuvant Radiation for High-risk Skin Adnexal Carcinoma of the Head and Neck. Am J Clin Oncol. 2015
[284] Wang X, Shi L, Tu Q, et al. Treating cutaneous squamous cell carcinoma using 5-aminolevulinic acid polylactic-co-glycolic acid nanoparticle-mediated photodynamic therapy in a mouse model. Int J Nanomedicine. 2015; 10:347–355
[285] Pierceall WE, Ananthaswamy HN. Transformation of NIH3T3 cells by transfection with UV-irradiated human c-Ha-ras-1 proto-oncogene DNA. Oncogene. 1991; 6(11):2085–2091
[286] Bukhari MH, Niazi S, Anwar M, Chaudhry NA, Naeem S. Prognostic significance of new immunohistochemistry scoring of p53 protein expression in cutaneous squamous cell carcinoma of mice. Ann N Y Acad Sci. 2008; 1138:1–9
[287] Aldabagh B, Angeles JG, Cardones AR, Arron ST. Cutaneous squamous cell carcinoma and human papillomavirus: is there an association? Dermatol Surg. 2013; 39(1, Pt 1):1–23
[288] Weinstock MA, Fisher DE. Indoor ultraviolet tanning: what the data do and do not show regarding risk of melanoma and keratinocyte malignancies. J Natl Compr Canc Netw. 2010; 8(8):867–872, quiz 873
[289] Partridge ME, Pariser RJ. Ocular and cutaneous squamous cell carcinoma in an African American man with epidermodysplasia verruciformis resulting in blindness and death. J Am Acad Dermatol. 2003; 49(5) Suppl:S262–S264
[290] Dyall-Smith D, Ross JB. Cutaneous malignancies in renal transplant recipients from Nova Scotia, Canada. Australas J Dermatol. 1995; 36(2):79–82
[291] Cohen EB, Komorowski RA, Clowry LJ. Cutaneous complications in renal transplant recipients. Am J Clin Pathol. 1987; 88(1):32–37
[292] Basić-Jukić N, Bubić-Filipi L, Prgomet D, et al. Head and neck malignancies in Croatian renal transplant recipients. Bosn J Basic Med Sci. 2010; 10 Suppl 1: S37–S39
[293] Birkeland SA, Storm HH, Lamm LU, et al. Cancer risk after renal transplantation in the Nordic countries, 1964–1986. Int J Cancer. 1995; 60(2):183–189
[294] Penn I. Occurrence of cancers in immunosuppressed organ transplant recipients. Clin Transpl. 1998; 12:147–158
[295] Smith KJ, Haley H, Hamza S, Skelton HG. Eruptive keratoacanthoma-type squamous cell carcinomas in patients taking sorafenib for the treatment of solid tumors. Dermatol Surg. 2009; 35(11):1766–1770
[296] Smith KJ, Hamza S, Skelton H. The imidazoquinolines and their place in the therapy of cutaneous disease. Expert Opin Pharmacother. 2003; 4 (7):1105–1119
[297] Smith KJ, Hamza S, Skelton H. Topical imidazoquinoline therapy of cutaneous squamous cell carcinoma polarizes lymphoid and monocyte/macrophage populations to a Th1 and M1 cytokine pattern. Clin Exp Dermatol. 2004; 29(5):505–512
[298] Kempf W, Mertz KD, Hofbauer GF, Tinguely M. Skin cancer in organ transplant recipients. Pathobiology. 2013; 80(6):302–309
[299] Martorell-Calatayud A, Sanmartín Jimenez O, Cruz Mojarrieta J, Guillén Barona C. Cutaneous squamous cell carcinoma: defining the high-risk variant. Actas Dermosifiliogr. 2013; 104(5):367–379
[300] Frierson HF, Jr, Cooper PH. Prognostic factors in squamous cell carcinoma of the lower lip. Hum Pathol. 1986; 17(4):346–354
[301] Frierson HF, Jr, Deutsch BD, Levine PA. Clinicopathologic features of cutaneous squamous cell carcinomas of the head and neck in patients with chronic lymphocytic leukemia/small lymphocytic lymphoma. Hum Pathol. 1988; 19 (12):1397–1402
[302] Somos S, Farkas B, Schneider I. Cancer protection in xeroderma pigmentosum variant (XP-V). Anticancer Res. 1999; 19(3B) 3b:2195–2199
[303] Diepgen TL, Mahler V. The epidemiology of skin cancer. Br J Dermatol. 2002; 146 Suppl 61:1–6
[304] Diepgen TL, Drexler H, Schmitt J. [Epidemiology of occupational skin cancer due to UV-irradiation]. Hautarzt. 2012; 63(10):769–777
[305] Behroozan DS, Glaich A, Goldberg LH. Dermatofibrosarcoma protuberans following tanning bed use. J Drugs Dermatol. 2005; 4(6):751–754
[306] Paredes F. [Marjölin ulcer]. Acta Med Port. 1998; 11(2):185–187
[307] Chalya PL, Mabula JB, Rambau P, et al. Marjolin's ulcers at a university teaching hospital in Northwestern Tanzania: a retrospective review of 56 cases. World J Surg Oncol. 2012; 10:38
[308] Challa VR, Deshmane V, Ashwatha Reddy MB. A retrospective study of Mar-

jolin's ulcer over an eleven year period. J Cutan Aesthet Surg. 2014; 7(3):155-159
[309] Chang JB, Kung TA, Cederna PS. Acute Marjolin's ulcers: a nebulous diagnosis. Ann Plast Surg. 2014; 72(5):515-520
[310] Copcu E. Marjolin's ulcer: a preventable complication of burns? Plast Reconstr Surg. 2009; 124(1):156e-164e
[311] Copcu E, Aktas A, Sişman N, Oztan Y. Thirty-one cases of Marjolin's ulcer. Clin Exp Dermatol. 2003; 28(2):138-141
[312] Esther RJ, Lamps L, Schwartz HS. Marjolin ulcers: secondary carcinomas in chronic wounds. J South Orthop Assoc. 1999; 8(3):181-187
[313] Türegün M, Nişanci M, Güler M. Burn scar carcinoma with longer lag period arising in previously grafted area. Burns. 1997; 23(6):496-497
[314] Cantwell MM, Murray LJ, Catney D, et al. Second primary cancers in patients with skin cancer: a population-based study in Northern Ireland. Br J Cancer. 2009; 100(1):174-177
[315] Hussain SK, Sundquist J, Hemminki K. The effect of having an affected parent or sibling on invasive and in situ skin cancer risk in Sweden. J Invest Dermatol. 2009; 129(9):2142-2147
[316] Hemminki K, Zhang H, Czene K. Familial invasive and in situ squamous cell carcinoma of the skin. Br J Cancer. 2003; 88(9):1375-1380
[317] Lindström LS, Yip B, Lichtenstein P, Pawitan Y, Czene K. Etiology of familial aggregation in melanoma and squamous cell carcinoma of the skin. Cancer Epidemiol Biomarkers Prev. 2007; 16(8):1639-1643
[318] Parikh SA, Patel VA, Ratner D. Advances in the management of cutaneous squamous cell carcinoma. F1000Prime Rep. 2014; 6:70
[319] Metchnikoff C, Mully T, Singer JP, Golden JA, Arron ST. The 7th edition AJCC staging system for cutaneous squamous cell carcinoma accurately predicts risk of recurrence for heart and lung transplant recipients. J Am Acad Dermatol. 2012; 67(5):829-835
[320] Schmults CD. High-risk cutaneous squamous cell carcinoma: identification and management. Adv Dermatol. 2005; 21:133-152
[321] Schmults CD, Karia PS, Carter JB, Han J, Qureshi AA. Factors predictive of recurrence and death from cutaneous squamous cell carcinoma: a 10-year, single-institution cohort study. JAMA Dermatol. 2013; 149(5):541-547
[322] Jambusaria-Pahlajani A, Kanetsky PA, Karia PS, et al. Evaluation of AJCC tumor staging for cutaneous squamous cell carcinoma and a proposed alternative tumor staging system. JAMA Dermatol. 2013; 149(4):402-410
[323] Braathen LR, Morton CA, Basset-Seguin N, et al. International Society for Photodynamic Therapy in Dermatology. Photodynamic therapy for skin field cancerization: an international consensus. J Eur Acad Dermatol Venereol. 2012; 26(9):1063-1066
[324] Caccialanza M, Piccinno R, Grammatica A. Radiotherapy of recurrent basal and squamous cell skin carcinomas: a study of 249 re-treated carcinomas in 229 patients. Eur J Dermatol. 2001; 11(1):25-28
[325] Veness M, Richards S. Role of modern radiotherapy in treating skin cancer. Australas J Dermatol. 2003; 44(3):159-166, quiz 167-168
[326] Al-Othman MO, Mendenhall WM, Amdur RJ. Radiotherapy alone for clinical T4 skin carcinoma of the head and neck with surgery reserved for salvage. Am J Otolaryngol. 2001; 22(6):387-390
[327] Veness MJ, Morgan GJ, Palme CE, Gebski V. Surgery and adjuvant radiotherapy in patients with cutaneous head and neck squamous cell carcinoma metastatic to lymph nodes: combined treatment should be considered best practice. Laryngoscope. 2005; 115(5):870-875
[328] Zwald F. Practice gaps. Immediate curettage and electrodessication following biopsy of suspected basal cell carcinoma at initial visit. JAMA Dermatol. 2013; 149(8):981
[329] Brodland DG, Zitelli JA. Surgical margins for excision of primary cutaneous squamous cell carcinoma. J Am Acad Dermatol. 1992; 27(2, Pt 1):241-248
[330] Narayanan K, Hadid OH, Barnes EA. Mohs micrographic surgery versus surgical excision for periocular basal cell carcinoma. Cochrane Database Syst Rev. 2014; 12(12):CD007041
[331] Chren M-M, Linos E, Torres JS, Stuart SE, Parvataneni R, Boscardin WJ. Tumor recurrence 5 years after treatment of cutaneous basal cell carcinoma and squamous cell carcinoma. J Invest Dermatol. 2013; 133(5):1188-1196
[332] van Loo E, Mosterd K, Krekels GAM, et al. Surgical excision versus Mohs' micrographic surgery for basal cell carcinoma of the face: a randomised clinical trial with 10 year follow-up. Eur J Cancer. 2014; 50(17):3011-3020
[333] Suissa D. Surgery for basal cell carcinoma: study biases. Br J Dermatol. 2005; 152(4):822-823, author reply 823
[334] Mosterd K, Krekels GA, Nieman FH, et al. Surgical excision versus Mohs' micrographic surgery for primary and recurrent basal-cell carcinoma of the face: a prospective randomised controlled trial with 5-years' follow-up. Lancet Oncol. 2008; 9(12):1149-1156
[335] Bouzari N, Olbricht S. Histologic pitfalls in the Mohs technique. Dermatol Clin. 2011; 29(2):261-272, ix
[336] Murphy ME, Brodland DG, Zitelli JA. Errors in the interpretation of Mohs histopathology sections over a 1-year fellowship. Dermatol Surg. 2008; 34(12):1637-1641
[337] Zachary CB, Rest EB, Furlong SM, Arcedo PN, McGeorge BC, Kist DA. Rapid cytokeratin stains enhance the sensitivity of Mohs micrographic surgery for squamous cell carcinoma. J Dermatol Surg Oncol. 1994; 20(8):530-535
[338] O'Brien CJ, McNeil EB, McMahon JD, Pathak I, Lauer CS, Jackson MA. Significance of clinical stage, extent of surgery, and pathologic findings in metastatic cutaneous squamous carcinoma of the parotid gland. Head Neck. 2002; 24(5):417-422
[339] Reschly MJ, Messina JL, Zaulyanov LL, Cruse W, Fenske NA. Utility of sentinel lymphadenectomy in the management of patients with high-risk cutaneous squamous cell carcinoma. Dermatol Surg. 2003; 29(2):135-140
[340] Reschly MJ, Shenefelt PD. Controversies in skin surgery: electrodessication and curettage versus excision for low-risk, small, well-differentiated squamous cell carcinomas. J Drugs Dermatol. 2010; 9(7):773-776
[341] Ross AS, Schmults CD. Sentinel lymph node biopsy in cutaneous squamous cell carcinoma: a systematic review of the English literature. Dermatol Surg. 2006; 32(11):1309-1321
[342] Bumpous J. Metastatic cutaneous squamous cell carcinoma to the parotid and cervical lymph nodes: treatment and outcomes. Curr Opin Otolaryngol Head Neck Surg. 2009; 17(2):122-125
[343] Schmitt AR, Brewer JD, Bordeaux JS, Baum CL. Staging for cutaneous squamous cell carcinoma as a predictor of sentinel lymph node biopsy results: meta-analysis of American Joint Committee on Cancer criteria and a proposed alternative system. JAMA Dermatol. 2014; 150(1):19-24
[344] Ahmed MM, Moore BA, Schmalbach CE. Utility of head and neck cutaneous squamous cell carcinoma sentinel node biopsy: a systematic review. Otolaryngol Head Neck Surg. 2014; 150(2):180-187
[345] Lippman SM, Meyskens FL, Jr. Treatment of advanced squamous cell carcinoma of the skin with isotretinoin. Ann Intern Med. 1987; 107(4):499-502
[346] Lippman SM, Meyskens FL, Jr. Vitamin A derivatives in the prevention and treatment of human cancer. J Am Coll Nutr. 1988; 7(4):269-284
[347] Lippman SM, Parkinson DR, Itri LM, et al. 13-cis-retinoic acid and interferon alpha-2a: effective combination therapy for advanced squamous cell carcinoma of the skin. J Natl Cancer Inst. 1992; 84(4):235-241
[348] Lippman SM, Shimm DS, Meyskens FL, Jr. Nonsurgical treatments for skin cancer: retinoids and alpha-interferon. J Dermatol Surg Oncol. 1988; 14(8):862-869
[349] Moore DF, Jr, Pazdur R, Sugarman S, et al. Pilot phase II trial of 13-cis-retinoic acid and interferon-alpha combination therapy for advanced pancreatic adenocarcinoma. Am J Clin Oncol. 1995; 18(6):525-527
[350] Bonner JA, Harari PM, Giralt J, et al. Radiotherapy plus cetuximab for locoregionally advanced head and neck cancer: 5-year survival data from a phase 3 randomised trial, and relation between cetuximab-induced rash and survival. Lancet Oncol. 2010; 11(1):21-28
[351] Brahmer JR, Tykodi SS, Chow LQ, et al. Safety and activity of anti-PD-L1 antibody in patients with advanced cancer. N Engl J Med. 2012; 366(26):2455-2465
[352] Belai EB, de Oliveira CE, Gasparoto TH, et al. PD-1 blockage delays murine squamous cell carcinoma development. Carcinogenesis. 2014; 35(2):424-431
[353] Miller SJ, Alam M, Andersen J, et al. Basal cell and squamous cell skin cancers. J Natl Compr Canc Netw. 2010; 8(8):836-864
[354] Johnson TM, Rowe DE, Nelson BR, Swanson NA. Squamous cell carcinoma of the skin (excluding lip and oral mucosa). J Am Acad Dermatol. 1992; 26(3, Pt 2):467-484
[355] Rowe DE, Carroll RJ, Day CL, Jr. Prognostic factors for local recurrence, metastasis, and survival rates in squamous cell carcinoma of the skin, ear, and lip. Implications for treatment modality selection. J Am Acad Dermatol. 1992; 26(6):976-990
[356] LeBoeuf NR, Schmults CD. Update on the management of high-risk squamous cell carcinoma. Semin Cutan Med Surg. 2011; 30(1):26-34

第 4 章 皮肤黑色素瘤的外科治疗

Andrea M. Abbott, Matthew P. Doepker, Vernon K. Sondak

4.1 流行病学

目前,黑色素瘤是美国第五大常见的癌症，且发病率还在持续增高。2017 年,超过 8.7 万例侵袭性黑色素瘤的新发病例被确诊，约占美国新发癌症病例的 4.5%。尽管黑色素瘤的 5 年生存率持续提高，综合所有临床分期的生存率约在 92%，但美国现在每年仍有约 1 万人因该疾病死亡[1]。由于该病发病年龄相对较早，且可能因此而丧失生命,黑色素瘤被认为是最具破坏性的恶性疾病之一[2]。

环境和遗传因素都会增加罹患黑色素瘤的风险(表 4.1)。白种人和肤色白皙的人更容易患黑色素瘤,这是由于几个已知的黑色素瘤易感基因发生突变,当然也可能有更多个未知的突变基因参与其中[3,4]。黑色素瘤的发病年龄跨度较大。根据最近的癌症统计数据,峰值发病年龄为 55~74 岁，确诊的平均年龄为 64 岁[5]。在所有病例中,3/4 发生在 70 岁之前，大约 20% 发生在 40 岁以下。病因学研究发现,紫外辐射环境暴露是黑色素瘤形成中研究最多、最主要的疾病促发因素,并且可通过行为方式的改变而改变。间歇性、高强度的紫外线暴露(例如,达到皮肤起水疱程度的晒伤)对黑色素瘤的形成影响最大。由于皮肤黑色素的保护作用,深色皮肤的个体相比白皙皮肤个体形成黑色素瘤的可能性要小。即便在有遗传倾向的个体中,紫外线暴露仍是决定高危人群是否会发生黑色素瘤的主要因素[6,7]。

表 4.1 影响皮肤黑色素瘤发生的危险因素

人口学风险因素	
种族	白种人>拉美裔>美国印第安人/阿拉斯加本土>亚太地区岛民>黑种人
性别	男性>女性
年龄	诊断中位年龄为 62 岁
表型特征	浅色头发、浅色眼睛、白皙的皮肤、多发不典型痣
环境风险因素	
紫外线光	间歇性/强烈和慢性累积暴露
癌症史	黑色素瘤或非黑色素瘤性皮肤癌:3 倍相对风险
	肉瘤、淋巴瘤、白血病或中枢神经系统的儿童期病史:2.5 倍风险
免疫抑制	器官移植术后有 3~4 倍风险
社会经济地位	低社会经济地位状态,更可能有较厚和更具侵袭性的肿瘤
遗传风险因素	
黑色素瘤家族史	增加 1.7 倍相对风险
CDKN2A、CDK4 基因突变	家族性黑色素瘤综合征

Source: Adapted from Sondak VK, Jensen EJ, Margolin KA. Melanoma and other cutaneous malignancies. In: Norton JA, Barie PS, Bollinger RR, et al, eds. 2nd ed. Surgery: Basic Science and Clinical Evidence. York, NY: Springer; 2008.

4.2 活检技术与切口定位

任何新生或异常的色素性皮损,伴体积持续性增大、颜色改变或出现边界不规则的情况,都应考虑进行活检以明确诊断。对可疑皮损进行活检的方法通常因病变的位置、活检操作医生的偏好和所接受培训而有所不同。怀疑黑色素瘤时,诊断的金标准是切除活检,切除范围为距离正常皮肤边缘 1~2mm,包括一些皮下脂肪(参见第 2 章)。由于病变位置的不同,这种切除方式并非在所有情况下都是可行的,而且,对诊断良性病变来说，这种切法通常大可不必[8]。还有其他几种活检方法能获得足够的组织，以帮助病理医生做出诊断和评估所有相关的组织学特征。这些技术包括表面刮取活检、深部扇形刮取活检、钻取活检、切取部分组织活检以及上面提到的切除活检。无论进行哪种形式的局部活检，都应聚焦于获取病变最突出部位的样本，以提供对肿瘤厚度的最准确估计。理想状态是在活检组织中也包括一部分正常皮肤；然而，主要目标还应该是获取标本中最可疑和较突出部位的病变。对于大面积或在美容敏感区域(头面部等)的病变，进行钻取活检可获得全厚度样本，这通常是最佳的初筛诊断方法。如果是进行部分活检并留下部分可疑病变，应对病理医生表明这点，以便提醒病理医生意识到病变并未完全去除，有助于加快诊断流程。

如果病变被怀疑是黑色素瘤，则不应该进行冷冻治疗和电干燥术，因为它们会扭曲正常组织平面，无法进行充分的组织病理学评估。色素性病变的部分厚度刮取活检仍然存在争议，最大的批评观点之一就是：如果是黑色素瘤，部分取样不能评估其真实厚度，因此，可能会导致不精确的微小分期和不恰当的治疗决策[9,10]。一项多中心回顾性研究评估了超过600例通过刮取活检诊断为Breslow厚度≤2mm的黑色素瘤患者，以确定这些患者微小分期的准确性。结果表明，基于再次切除样本中有更广泛的残余黑色素瘤，而根据治疗指南推荐的改变切缘宽度或进行前哨淋巴结活检的病例，分别仅有2%和1.3%[11]。本研究支持使用刮取活检作为色素性病变患者的诊断工具，特别是在它们没有被高度怀疑为黑色素瘤时。实际上，对黑色素瘤进行部分活检，好过完全不进行活检。

活检切口的定位也很重要，在诊断为黑色素瘤时，切口的定位要便于后续的手术治疗。钻取或刮取活检不会影响黑色素瘤的手术方案，但是切取部分组织活检和切除活检应当考虑到是否有扩大切除和(或)进行前哨淋巴结活检的潜在需求。利用皮肤张力线(Langer线)选择切口的原则可能会使活检切口瘢痕小，以获得较好的美容效果，不过，Langer线常常沿着肢体横向方向，而活检切口有时要在垂直方向。不论如何，尽可能使后续的广泛切除有最大可能进行一期闭合，同时最大限度地减少淋巴系统的破坏，这样在需要进行前哨淋巴结活检的情况下，不会影响其准确性。

4.3 切除边缘

初筛活检的目的是为了获得准确诊断，然而，一旦确诊为黑色素瘤，重点将转移到确定出活检部位或者残留色素性病变周围合适的切除范围。足够的切除范围可降低局部复发的风险，而不足的切除范围可能会导致患者的疾病更容易复发。在原发性黑色素瘤部位，组织学上“边缘阴性”永远是手术的目标。选择的边缘应从前一活检部位的边缘或任何残留色素的边缘进行测量。值得注意的是，这些边缘是“放射状”的，就是说要评估除深部方向以外的所有皮肤周围的方向。深部边缘应是肌肉的深筋膜，根据外科医生的判断，可以包括或不包括在整体切除范围之内。关于需要切除超出多少活检部位之外的正常组织的建议，是根据Breslow的黑色素瘤的厚度分类以及肿瘤的解剖位置而确定的。对于原位黑色素瘤，以及薄型(≤1mm)、中等厚度(1.1~2mm或2.1~4mm)或较厚的(>4mm)黑色素瘤，建议使用不同的边缘切除范围。

4.3.1 原位黑色素瘤

原位黑色素瘤是一种可能进展为侵袭性黑色素瘤的病变，并且与侵袭性黑色素瘤一样，应当切除一定的正常皮肤边缘，并达到组织学上“边缘阴性”的目标。美国国家综合癌症网络(NCCN)的建议为0.5~1cm；然而，并没有确定的随机前瞻性研究来明确回答扩大多少边缘是必要的和最佳的[12]。在没有前瞻性数据的情况下，我们考虑应以病变的位置和任何残留色素的存在(这可能提示存在侵袭性黑色素瘤)来决定原位黑色素瘤切除的适当边缘。在组织松弛度较大的区域，扩大1cm的边缘可以轻易达到，并受到学者们的认可，尤其是存在残余色素时。然而，在面部、颈部、手部和足部等美容敏感区域，或皮肤处于较大张力状态的位置，人们更倾向于采用扩大0.5cm的边缘范围。

4.3.2 侵袭性黑色素瘤：薄型和中等厚度

根据原发肿瘤的Breslow厚度，建议切除侵袭性黑色素瘤的边缘范围为1~2cm。目前的NCCN建议，对于薄型黑色素瘤(T1)，切缘为1cm；对于中等厚度的黑色素瘤(T2~T3)，切缘为1~2cm；对于较厚的黑色素瘤(T4),切缘为 2cm[12]。世界卫生组织(WHO)的试验、两项瑞典黑色素瘤研究组试验和组间黑色素瘤试验,都提供了前瞻性随机试验数据,这些数据是当前推荐的边缘宽度的基础(表 4.2)。在 WHO 试验中,超过 600 例黑色素瘤厚度≤2mm 的患者被随机分配到切缘为 1cm 的小组或切缘为 3cm 的小组。研究组之间在局部复发、无病生存期或总体生存期方面都没有统计学差异[13]。该试验得出的结论是,对于厚度≤2mm 的黑色素瘤,3cm 的切缘不是必需的。特别是 1mm 厚或更薄的黑色素瘤,即使只有 1cm 的切缘,任何形式的复发风险都非常低。因此,无论肿瘤的位置如何,对于厚度≤1mm 的侵袭性黑色素瘤,1cm 的切缘已成为全球公认的切除标准。

第一项瑞典黑色素瘤研究组试验,评估了 989 例黑色素瘤厚度为 0.8~2mm 的患者, 这些患者被分为 2cm 切缘组或 5cm 切缘组。该研究评估了整体生存率和无复发生存率,发现两组之间没有统计学上的显著性差异[14]。作者得出结论:对于厚度为≤2mm 的黑色素瘤,5cm 的切缘不是必需的。

组间黑色素瘤试验评估了厚度为 1~4mm 的黑色素瘤患者切缘为 2cm 或 4cm 的结果。该研究评估了原发灶复发和任意时间内复发的局部复发情况,发现两组之间的结果无显著差异。原发灶复发和任意时间复发的局部复发率,2cm 切缘组(分别为 0.4%和2.1%)

表 4.2 作者对临床局部黑色素瘤原发肿瘤和局部淋巴结手术治疗的建议

黑色素瘤厚度	切缘建议	前哨淋巴结活检的建议
原位黑色素瘤	0.5~1cm	不推荐
<0.76mm	1cm	不推荐
0.76~0.99mm(无溃疡和有丝分裂率<1/mm²)	1cm	对年轻,或者健康的患者进行 SLNB;对老年或体弱多病患者的结节进行观察
0.76~0.99mm(有溃烂或有丝分裂率≥1/mm²)	1cm	SLNB,除非禁忌
≥1.0mm	1~2mm 为 2cm;>2mm 为 2cm	SLNB,除非禁忌

缩写:SLNB,前哨淋巴结活检。

与 4cm 切缘组(分别为 0.9%和 2.6%)相比,没有显著差异。在 4cm 切缘组中,10 年的总生存率有改善的趋势,分别为 70%和 77%,但这并没有统计学意义[15]。

在第二项瑞典黑色素瘤研究组试验中,将 936 例厚度>2mm 的黑色素瘤患者随机分为 2cm 切缘组或 4cm 切缘组。作者报道在局部复发或总生存率上,两组之间无统计学上的显著性差异[16]。

Haigh 等人对这三项试验(WHO、组间试验和第一项瑞典黑色素瘤研究组试验)进行了荟萃分析和系统性回顾。数据组合后,对于厚度≤4mm 的原发性皮肤黑色素瘤患者,1~2cm 的切缘组与随机分配的 3~5cm 切缘组相比,两者局部复发率、无病生存率和死亡率没有统计学差异[17]。

总而言之,来自所有这些研究的数据均支持该建议,即薄型黑色素瘤切缘为 1cm,中等厚度的黑色素瘤切缘为 1~2cm。虽然没有随机试验直接比较 1cm 切缘和 2cm 切缘对于中等厚度黑色素瘤的差异,但我们对大多数厚度≥2mm 的黑色素瘤使用 2cm 的切缘,除外面部、耳部或末梢肢端等有解剖学限制且通常只能获得 1cm 切缘的区域。对于厚度为 1.1~2mm 的黑色素瘤,可采用 1cm 的切缘,这样边缘较窄,允许一期闭合,而 2cm 的切缘将需要皮片移植或明显的组织破坏来实现闭合。我们尤其倾向于在这种厚度范围内、无溃疡、有丝分裂率相对较低且没有血管淋巴管浸润证据的黑色素瘤中使用 1cm 的切缘。我们已经证实,在这种情况下使用 1cm 的切缘,局部复发率在可接受的低水平[18]。

4.3.3 较厚的黑色素瘤

NCCN 建议,肿瘤厚度>4mm 的较厚黑色素瘤,切缘应为 2cm[12]。一项对超过 270 例患者进行的大型多中心回顾性(非随机)研究,回顾了切除范围为 2cm 或>2cm 的较厚黑色素瘤患者的结果。切缘>2cm 的宽度并不能改善结果,因为在 27 个月的中位随访时间后,两种治疗方案的局部复发率、无病生存率和总生存率都没有显著差异[19]。

Thomas 等人将 900 例肿瘤厚度为≥2mm 的患者随机分为 1cm 切缘组或 3cm 切缘组。60 个月的中位随访时间后,1cm 切缘组局部复发率增加 (P=0.05),但两组间总生存率无显著差异。本研究没有任何形式的淋巴结分期,如选择性淋巴结清扫术或前哨淋巴结活检。在考虑这个试验结果的影响时，需要重点注意的是，缺乏淋巴结评估。如果进行了淋巴结评估，两组之间的区域淋巴结疾病可能会出现不平衡，相较于对实际切缘的影响，这可能对局部复发率有更多影响。当仅考虑局部和沿途淋巴结复发时，1cm 切缘组 453 例患者中有 37 例复发(8.2%)，而 3cm 切缘组 447 例患者中有 25 例复发(5.6%)，统计学上没有显著差异。但是，1cm 切缘组中的局部淋巴结复发比 3cm 切缘组多 20 例，这一发现增强了以下的可能性：任何观察到的结果的差异，至少有部分与每组中的Ⅲ期患者数量不平衡相关，而不是手术治疗本身的影响[20]。尽管没有数据直接比较较厚的黑色素瘤应用 2cm 切缘或 3cm 切缘的结果，但无论何时，前瞻性或回顾性地将 2cm 切缘与更宽切缘(4cm 或 5cm)相比较，没有证据表明更宽的切缘有更大的优势。因此，对于较厚的黑色素瘤，我们不建议应用 1cm 或 3cm 的边缘，只要解剖允许，常规应使用 2cm 的切缘，即使该切缘范围需要进行修复重建。

4.4 前哨淋巴结活检

虽然切除边缘对于控制局部疾病很重要，但黑色素瘤往往通过淋巴系统转移，而最常见的黑色素瘤转移部位就是区域淋巴结。局部淋巴结的评估可能在最初的广泛切除时就要进行。前哨淋巴结代表局部淋巴结中直接通过原发肿瘤转移的第一站淋巴结。如果黑色素瘤已通过淋巴通道转移，则前哨淋巴结将成为第一个包含肿瘤细胞的淋巴结。在前瞻性随机试验中显示：由前哨淋巴结活检确定区域淋巴结状态，以判断是否存在转移性疾病，这已被证实是临床局限性、中等厚度黑色素瘤患者最重要的预后因素[21]。

前哨淋巴结活检应在原发肿瘤进行广泛切除时，在恰当选择的、临床上区域淋巴结为阴性的患者中进行。放射性胶体注射和活体蓝色染料注射(异硫蓝或甲基蓝)的双重定位技术是最常用的。蓝色染料可以直接观察淋巴通道和前哨淋巴结本身。单独使用蓝色染料可确定 85%~90%病例的前哨淋巴结，而放射性胶体和蓝色染料的联合使用可将成功率提高到 99%以上[22]。我们使用活体蓝色染料时都选用异硫蓝，而不使用甲基蓝来定位前哨淋巴结，这是由于其在报道中的局部并发症发病率较高[23]。一般在手术前 1~4 小时行皮内注射 0.5~1mCi 的 ^{99m}Tc 的放射性胶体，但如果需要，可在手术前 24 小时进行注射[22]。在世界各地，各种不同的放射性胶体(如硫胶体、替马诺塞、白蛋白纳米胶体和三硫化锑)都在使用，几乎没有直接的数据比较来确定哪一种可能更有优势[24,25]。无论何时注射何种胶体，平片或计算机断层扫描核素淋巴显像应立即在 1 小时内进行，以描绘前哨淋巴结的数量和大致位置。在手术室麻醉诱导后，将活体蓝色染料皮内注射到活检部位或原发肿瘤周围。0.5~1.5mL 的总量通常足以识别前哨淋巴结。在手术中，手持式伽马探头有助于指导解剖定位，并引导外科医生找到“热点”和通常为蓝色的前哨淋巴结。

尽管双重定位技术的准确率很高，一些外科医生却并不常规使用蓝色染料，而选择单独使用放射胶体，可能是由于活体蓝色染料利用率有限，担心使用蓝色染料会刺激过敏反应，或者是因为患者处于妊娠期(我们对于妊娠期患者不使用蓝色染料，因为母体的过敏反应对胎儿来说可能是毁灭性的)[23,26-29]。在多中心选择性淋巴切除Ⅰ期试验(MSLT-1)中，注射异硫染料后的过敏反应发生率仅为 0.2%[30]，而根据我们的经验，过敏反应的发生率甚至更低于此。因此，我们在非妊娠患者中常规使用异硫蓝染料。另一个与使用活体蓝色染料有关的问题是，在进行前哨淋巴结活检的淋巴引流区域皮肤上，有些患者有文身。染料逐渐移出皮肤部位，积聚在区域节点中，使它们充分着色并容易被看见。如果文身中含有蓝色、绿色或黑色染料，淋巴结内的色素沉着可能与活体蓝色染料，甚至转移性黑色素瘤相混淆[31]。因此，在与原发性黑色素瘤相同的引流区域有大片文身的情况下，我们有时候不使用活体蓝色染料，而只关注淋巴结内的放射活性。

与前哨淋巴结活检相关的并发症发病率较低，可能的并发症包括血清肿、淋巴囊肿、伤口感染，以及非常罕见的淋巴水肿[30,32]。有人对前哨淋巴结活检并发症的发病率进行了前瞻性临床试验评估。在 MSLT-1 中，接受前哨淋巴结活检患者的并发症发病率为 10.1%[30]。Sunbelt 黑色素瘤试验评估了只进行前哨淋巴结活检患者的并发症发病率，以及前哨淋巴结阳性的患者进行前哨淋巴结活检和彻底淋巴结清扫术的并发症发病率。进行淋巴结清扫术的患者并发症发病率较高，而只进行前哨淋巴结活检的并发症发生风险较低(前哨淋巴结活检组伤口感染 1.1%，淋巴水肿 0.7%，血清肿/血肿 2.3%；前哨淋巴结活检后行淋巴结清扫术组对应的发病率分别为 7%、11.7%和 5.9%)[33,34]。

尽管前哨淋巴结活检在确定肿瘤扩散，以及提供预后判断方面的作用是非常明确的，但它对生存率判断所起的作用却并不清楚。一项前瞻性随机试验解决了这个问题。在 MSLT-1 中，患者被随机分配到原发肿瘤广泛切除术后淋巴结观察组，或广泛切除肿瘤并进行前哨淋巴结活检，如果前哨淋巴结活检为阳性，则随后进行完全性淋巴结清扫术组。对研究中评估的 1347 例中等厚度黑色素瘤患者的最终分析表明，接受前哨淋巴结活检组与观察组的患者在 10 年的黑色素瘤特异性生存率没有差异。然而，前哨淋巴结活检组患者的无病生存率有所提高。前哨淋巴结活检阳性随后进行完全性淋巴结清扫术的患者，与观察组中有明显临床症状而没有进行淋巴检查的患者相比，无远处转移生存率较高(54.8%对 35.6%，$P=0.02$)。前哨淋巴结活检阳性组与未行淋巴检查的观察组患者相比，10 年黑色素瘤特异性生存率也有所提高(62.1%对 41.5%，$P=0.006$)[30]。

NCCN 目前建议，应与中等厚度黑色素瘤患者(1~4mm)进行讨论，并提议其进行前哨淋巴结活检[12]。是否要将前哨淋巴结活检作为常规措施推荐给薄型黑色素瘤患者(<1mm)，目前仍存在争议。文献报道，薄型黑色素瘤患者进行前哨淋巴结活检，其阳性风险率约为 5%，但在更宽泛的 T1 期黑色素瘤患者组中，有明显的亚组特征，其前哨淋巴结活检为阳性的风险率可能更高，也可能更低。由于我们和许多其他人都使用 5%前哨淋巴结阳性阈值作为考虑对在其他方面健康的患者进行活检的标准，因此，确定哪些亚组的 T1 期黑色素瘤患者适合或不适合前哨淋巴结活检很重要。研究表明，当黑色素瘤厚度≥0.76mm、有溃疡或有丝分裂活跃(有丝分裂率≥1/mm²)时，前哨淋巴结阳性病例的百分比增加[35-37]。NCCN、美国临床肿瘤学协会(ASCO)和美国肿瘤外科学会(SSO)均建议，黑色素瘤厚度为 0.76~1mm 的患者，如果黑色素瘤有溃疡或有丝分裂率≥1/mm²，那么应该考虑行前哨淋巴结活检。然而，前哨淋巴结活检仍应考虑在适当选择的、厚度范围在 0.76~1mm 内的、无溃疡或有丝分裂不活跃的薄型黑色素瘤患者中进行[12,38]。

对临床上淋巴结为阴性的、较厚的黑色素瘤(≥4mm)患者是否需要进行前哨淋巴结活检也存在争议。MSLT-1 的最终分析评估了 290 例较厚的黑色素瘤患者，厚度定义为>3.5mm。173 例前哨淋巴结活检组的患者中，57 例(33%)有前哨淋巴结转移，116 例(67%)无淋巴结转移。116 例前哨淋巴结阴性患者中，有 12 例最终又发展为淋巴结转移，使前哨淋巴结活检组总的淋巴结转移率达到 39.9%(淋巴结转移率在淋巴结观察组为 37.6%)。前哨淋巴结活检组和观察组的 10 年无病生存率分别为 50.7%和 40.5%($P=0.03$)。在这些较厚的黑色素瘤的患者中，有前哨淋巴结转移的(48%)与没有前哨淋巴结转移的(64.6%，$P=0.03$)相比，10 年黑色素瘤特异性存活率显著恶化[39,40]。

最近，Yamamoto 等发表了对≥4mm 的黑色素瘤患者的单机构、10 年回顾性研究。评估终点时的无复发生存期和疾病特异性生存期。412 例患者进行了前哨淋巴结活检，其中 161 例(39%)前哨淋巴结阳性。另有 46 例患者出现临床上可触及的淋巴结。在前哨淋巴结活检阴性的 251 例患者中，14 例(6%)在局部淋巴引流区域内复发，统计假阴性率为 12.3%。前哨淋巴结阴性患者的中位疾病特异性生存期为 82 个月，明显优于前哨淋巴结阳性患者(41 个月)，以及临床上的淋巴结阳性的患者(27 个月，$P<0.0001$)。作者还报道，前哨淋巴结阴性患者与前哨淋巴结阳性患者，或临床上可触及淋巴结的患者相比，他们的中位无复发生存期有显著差异(分别为 32 个月、14 个月和 7 个月，$P<0.0001$)。作者的结论是：由于可获得预后信息和可接受的假阴性率较低，应当在那些临床上淋巴结阴性的、较厚的黑色素瘤患者中进行前哨淋巴结活检[41]。

一些外科医生主张，如果之前的前哨淋巴结活检为阴性，当出现局部复发，或发展为可切除的转移性疾病时，应再次进行前哨淋巴结活检[42-44]。再次前哨淋巴结活检在技术上的可行性，已经在两项独立的研究中进行了评估，无论是单独使用 ^{99m}Tc 硫胶体，还是与蓝色染料联合使用来检测前哨淋巴结，其中一项研究的 12 个病例中能检出 12 例(100%)，而另一项研究的 33 个病例中能检出 32 例(97%)[42,45]。然而，在复发情况下发现“前哨”淋巴结的预后意义和分期的可靠性尚不清楚。目前，我们对局部或转移复发的患者不进行再次前哨淋巴结活检，而倾向于选择连续的超声检查来评估并跟踪局部淋巴结情况。但是,如果患者出现局部复发,而之前没有进行过前哨淋巴结活检,我们将考虑对选定的患者进行前哨淋巴结活检并广泛切除局部复发部位。

4.5 淋巴结清扫术

淋巴结清扫术广义是指整块清除引流淋巴结区域中所有的淋巴结组织。最常见的黑色素瘤最初转移部位是局部淋巴结。淋巴结是否受累已被证明是局部黑色素瘤最重要的预后因素[38]。在广泛使用前哨淋巴结活检之前,有两种方法可选择用于处理局部淋巴结引流区域:①选择性淋巴结清扫术(即选择性切除引流区域内所有临床上阴性的淋巴结);②治疗性淋巴结清扫术(即延迟淋巴结清扫,除非临床检出区域淋巴结复发时;表 4.3)。这两种方法都有明显的缺陷。16%~20%的中等厚度黑色素瘤患者在最初诊断时,即被认为有临床上隐匿性的淋巴结转移[46]。这意味着许多经历了选择性淋巴结清扫术的患者接受了不必要的手术,而对局部控制或改善生存没有任何益处。相反,临床上复发的延迟淋巴结清扫术可能导致患者再出现在局部淋巴结引流区域内无法切除的疾病。即使这种疾病在复发时是可切除的,但前瞻性随机试验数据表明,这类患者在淋巴结清除术后,并发症的发生风险增加,包括严重的淋巴水肿[47]。它们也更有可能符合辅助放射治疗的标准[30,48],这又增加了淋巴水肿的可能性。此外,MSLT-1 研究的结果表明:在观察组中,中等厚度黑色素瘤发生淋巴结复发的患者,其黑色素瘤特异性生存率比在前哨淋巴结中发现镜下疾病并在诊断时完成淋巴结清扫术的患者差[39]。延迟淋巴结清扫术的另一个不利因素是,在区域淋巴结复发的一部分患者中,同时也有远处转移的证据。虽然这些患者中的一部分可能确实不需要进行淋巴结清扫术,因为这并不能改善他们的总体结果,但在其他情况下,由于全身治疗不总是能完全消除未控制的区域性疾病,这些患者会出现持续的且常常是严重的问题。最终,由于选择了前哨淋巴结活检,可以仅对淋巴结阳性的病例进行选择性淋巴结清扫术,无论是选择性淋巴结清扫术,还是治疗性淋巴结清扫术,都已被放弃用作对临床上淋巴结阴性的黑色素瘤病例的主要治疗方案。然而,治疗性淋巴结清扫术仍然是几乎所有临床上淋巴结阳性且没有发现远处转移的黑色素瘤治疗的金标准。

表 4.3 黑色素瘤区域淋巴结的手术治疗方案

淋巴结评估类型	
前哨淋巴结活检	去除有放射活性和(或)有蓝色染料摄取的淋巴结—前哨淋巴结被认为是原发性肿瘤淋巴引流中的第一站淋巴结
根治性淋巴结清扫术	有任何指征时,整块切除局部淋巴引流区域中的所有淋巴结组织
选择性淋巴结清扫术	无任何淋巴结累及的临床证据(通过体格检查或影像学检查),或者无显微镜淋巴结评估的组织学证据时,进行的根治性淋巴清扫术
完全性淋巴结清扫术	在前哨淋巴结活检阳性后,在局部淋巴引流区域中进行根治性淋巴清扫术
治疗性淋巴结清扫术	对包含有临床检测到的受累淋巴结的局部淋巴引流区域进行根治性淋巴清扫术

对大多数临床上淋巴结阴性、厚度>0.75mm 的黑色素瘤,目前的标准治疗方案是在广泛切除时进行前哨淋巴结活检,并对那些前哨淋巴结活检阳性的患者进行完全性淋巴结清扫术[12,38]。只有 15%~18%的完全性淋巴结清扫术样本中含有更多伴转移的淋巴结(如非前哨淋巴结)[39]。在 MSLT-2 中,评估前哨淋巴结活检阳性后进行完全性淋巴结清扫术对生存率的影响,将前哨淋巴结活检阳性的患者随机分为完全性淋巴结清扫术组,以及局部淋巴结引流区域连续超声观察组。该研究在 2014 年完成入组,我们正在等待最终研究结果[39]。在获得这些结果之前,前哨淋巴结活检阳性病例的标准治疗方案仍然是进行完全性淋巴结清扫术。有报道通过观察和连续超声检查成功治疗了前哨淋巴结活检阳性的患者,同时考虑到淋巴结清扫术的并发症,这导致许多患者选择了不进行完全性淋巴结清扫术[49,50]。欧洲的一项小型随机试验的初步结果显示,无论是否进行完全性淋巴结清扫术,前哨淋巴结活检阳性患者的 3 年生存率都基本相同,这个结果可能进一步促进了这一选择的推广[51]。我们相信,除非有更大规模的研究取得更成熟的结果,这种保守的方法只适用于充分知情的患者,他们了解淋

巴结复发的风险，并愿意到医院进行包括淋巴结超声检查在内的常规监测。即使有超声对淋巴结的监测，也有高达 50%的淋巴结复发首先是由患者发现的，因此患者也必须承担自我检查的责任，如果在预约的就诊时间之外发现可触及的淋巴结病变，必须立即到院检查[52]。

黑色素瘤中沿途淋巴结和间隔淋巴结的意义

在大多数病例中，黑色素瘤将引流到主要的淋巴结区域，即颈部、腋窝和髂腹股沟淋巴结区[53]。作为前哨淋巴结活检流程的一部分，术前淋巴显像的应用大大提高了识别出这些主要淋巴结区域之外的引流淋巴结的概率。黑色素瘤可能转移到次要淋巴结区域的淋巴结内，这些淋巴结区有肱骨内上髁区、腘窝区和内乳淋巴结区[53]，或转移到被称为间隔淋巴结或沿途淋巴结内。当这些淋巴结被识别时，可以在前哨淋巴结活检过程中常规切除。

这个术语可能会产生歧义，因此 Zager 等人提出了一种有助于更准确定义它们的分类系统。他们将“间隔淋巴结”定义为：通过淋巴显像、其他影像学检查、手术中偶然发现，以及临床上基于受累肿瘤而定位的、任何浅表的（如胸腔外和腹腔外）并且位于主要或次要淋巴结区域外的淋巴结。为了与描述区域复发的通用术语保持一致，他们将“沿途淋巴结”定义为任何位于原发性皮肤黑色素瘤和传统上认为其引流的主要淋巴结区域之间的淋巴结[54]。该定义将包括任何间隔淋巴结和次要淋巴结区域，这些淋巴结在相应的主要淋巴结区域的标准淋巴结清扫术中是不被常规切除的。前哨淋巴结活检手术中，次要淋巴结区或间隔淋巴结引流的报道率为 2.1%~9.8%[55,56]。McMasters 等人分析了 Sunbelt 黑色素瘤试验数据库，并确定了在 2332 例进行前哨淋巴结活检的患者中，62 例（3.1%）出现沿途淋巴结转移，其中 13 个淋巴结（21%）为阳性[57]。13 例患者中有 11 例仅仅是间隔淋巴结阳性，而没有主要淋巴结区域的前哨淋巴结受累。Puleo 等的另一项研究显示，在 1172 例患者中有 75 例（6%）确定了沿途淋巴结，其中 12 例（16%）为微转移阳性[58]。这些结果证明了对沿途淋巴结活检的必要性，因为在这两项研究中，看上去都是主要淋巴结区域阳性的淋巴结对预后具有相同的影响。发现沿途淋巴结阳性后，上游淋巴结的治疗还存在争议。对于前哨淋巴结阳性的主要淋巴结区域本身，我们认为有时候可以仔细选择患者，无须进行主要淋巴引流区域的完全性淋巴结清扫术。

4.6 原发部位即刻重建或是延迟重建

在美容敏感区域，或者有皮肤张力的区域需要较大的切缘，以至于不能一期闭合皮肤时，如头皮、手、靠近关节等部位，可能要在切除黑色素瘤后采用旋转或推进皮瓣，或者皮片移植的重建技术。在这些情况下，在组织转移之前，最好确保切缘为阴性。一旦发生组织转移，确定肿瘤累及的切缘将变得更加困难，有时甚至是不可能的。延迟重建是一种有效的方式，通过延迟重建，可以允许充分的切缘评估，以为最终重建做好计划。有几种评估切缘和临时关闭创面的方法。一般来说，我们最常采用广泛切除和临时移植物的放置（例如，AlloDerm 皮肤替代品[59]或同种异体皮肤），或者分期边缘切除术及随后的中央肿瘤切除和重建[60]。每种策略各有优缺点，患者的选择对于取得最终的成功至关重要。

分期边缘轮廓切除和随后的中央肿瘤切除，是在初始手术时只切除肿瘤边缘组织，一旦确定这些边缘无黑色素瘤或为原位黑色素瘤，才最终切除整个病灶并进行适当的重建。使用伍德灯可以在术中增强对病变边缘的识别。然后，根据术前诊断是原位病变还是侵袭性病变，从确定的病变边缘 0.5~1cm 距离开始，通常为 2~3mm 宽的较小的全层条状皮肤，或者围绕原发部位做矩形切除，或者沿着预期重建的轮廓线切除[60]。缺损闭合后，通常在边缘切除的整个周边进行连续缝合。细条组织按方向排列，送往病理科医生那里进行最终组织病理学评估。样本用标准苏木精-伊红染色评估，必要时采用免疫组化染色。如果发现全部切缘为黑色素瘤（侵袭性或原位）阴性，随后切除中央病灶并在此时进行缺损重建。相反，如果发现任何切缘为黑色素瘤阳性，则在更远的 0.5~1cm 距离重复进行切除，直到获得周边阴性切缘，才可以进行中央切除和重建。这种技术可能特别适用于面部或手背部的恶性雀斑样痣（即原位黑色素瘤）和恶性雀斑样黑色素瘤（侵袭性黑色素瘤）。这种方法的优点是：它避免了进行组织重排或皮瓣重建之后发现切缘阳性，而需要重复手术的潜在风险。Glazer 等人在一组 127 例头颈部恶性雀斑样痣的患者中发现，5mm 的切缘足够完全切除的病例仅有 77%，按此推算，大约有 1/4 的病例在标准的广泛切除术后即刻重建会残存阳性切缘[60]。

一些皮肤外科医生已经使用 Mohs 手术来完全切除美容敏感区域中的黑色素瘤，这使得随后的重建可在知道切缘为阴性的情况下进行。一项大型的前瞻性研究评估了 1120 例使用 Mohs 手术治疗原位黑色素瘤的病例。在本研究中，作为初始 Mohs 手术组成部分的最小切缘为 6mm，而在每个出现阳性切缘的区域，再多切除 3mm 皮肤。在这项研究中，98.9%的原位黑色素瘤病例经过两期的 Mohs 手术后清除，即 9mm 的切缘，而只有 86%经第一期 6mm 的切缘得到清除[61]。限制 Mohs 手术应用的主要问题是：在使用 Mohs 技术时，冷冻切片组织病理学很难区分非典型而非恶性的黑色素细胞和原位黑色素瘤，特别是在受到日光损伤的皮肤中。冷冻切片样本的快速免疫组化染色能够解决这个问题。我们认为，原位黑色素瘤的 Mohs 手术只能在达到有此分辨能力的机构内应用，并且只能在最初界定切缘的第一期切除后进行。不管怎样，对原位黑色素瘤或恶性雀斑样痣，我们的首选仍然是分期边缘切除，而不是 Mohs 手术。对于侵袭性黑色素瘤，我们则完全不应用 Mohs 手术。

4.7 特殊情况

某些情况下（例如，组织病理学亚型、患者年龄或其他因素），对黑色素瘤治疗的标准指南可能需要修改。下面将讨论几个这样的情况。

4.7.1 结缔组织增生性黑色素瘤

结缔组织增生性黑色素瘤是皮肤黑色素瘤的一种罕见类型，年发病率为百万分之二。与该病相关的风险因素为广泛和长期的日光暴露。大多数结缔组织增生性黑色素瘤发生于老年人的头部和颈部[62]。病理学特征是胶原性黏液样间质内的恶性梭形黑色素细胞。其可以进一步分为两种组织学亚型：单纯性和混合性。两种组织学特异性决定了结缔组织增生性黑色素瘤治疗时需要考虑：何时应该加用原发部位的术后放射治疗，以及何时应该进行前哨淋巴结活检？

据报道，结缔组织增生性黑色素瘤的局部复发率高于其他组织学类型的皮肤黑色素瘤[62–64]。因此一些作者主张对原发部位进行辅助性放射治疗。Guadagnolo 等人对 130 例诊断为结缔组织增生性黑色素瘤的患者进行了回顾性研究（100 例单纯性，30 例混合性）。在这 130 例中，59 例（45%）接受单纯手术治疗，71 例（55%）接受手术治疗和辅助性放射治疗。在仅接受手术治疗的患者中，14 例（24%）复发，而接受手术治疗和放射治疗的患者中只有 5 例（7%）发生局部复发（P=0.009）[65]。根据多因素分析结果，作者发现只有切除手术边缘阴性和术后放射治疗与提高局部控制复发相关。

Strom 等人回顾性总结了 277 例患有结缔组织增生性黑色素瘤的患者超过 21 年的随访，这些患者经手术治疗后，进行或没有进行辅助性放射治疗，主要目的是局部控制，其定义为在原发性肿瘤床的照射区域内没有肿瘤复发。277 例患者中，113 例（40.8%）接受了辅助性放射治疗。作者报道，切缘阳性的患者从辅助性放射治疗中的获益最大。35 例患者切缘阳性，接受放射治疗的患者中 14%（3/22）发生复发，而未接受放射治疗的患者中 54%（7/13）发生复发（P=0.003）。作者还表明了放射治疗对于切缘阴性患者和高危患者（定义为 Breslow 厚度>4mm，Clark 分级为 V 级，或原发部位为头颈部）局部控制的显著提高。作者总结认为，如果切缘阴性，Breslow 厚度<4mm，未见神经周围浸润，且肿瘤位于非头颈部位置，则不进行放射治疗可能还是安全的[63]。

Chen 等报道，辅助性放射治疗对于局部复发的结缔组织增生性黑色素瘤、明显残留的结缔组织增生性黑色素瘤、神经周围受累，或切缘较窄的患者是有益的[62]。辅助性放射治疗适用于所有广泛切除后切缘阳性或切缘十分接近肿瘤的结缔组织增生性黑素瘤，以及大多数伴神经周围浸润，或厚度≥4mm，特别是位于头颈部的肿瘤。

前哨淋巴结活检在结缔组织增生性黑色素瘤中的应用仍有争议。总体而言，与其他皮肤黑色素瘤亚型相比，结缔组织增生性黑色素瘤的局部淋巴结转移率较低。有报道称，结缔组织增生性黑色素瘤的前哨淋巴结阳性率低于 10%[66]。多项研究报道了在结缔组织增生性黑色素瘤中，前哨淋巴结活检对总体生存率的影响数据是相互矛盾的。利用监测、流行病学和最终结果(SEER)数据库,Wasif 等人发现前哨淋巴结阴性和阳性患者间的总体生存率没有显著差异[67]。其他研究则报道,当患者前哨淋巴结阳性时,死亡风险增加了 3 倍[68]。当根据亚型细分时发现,混合性结缔组织增生性黑色素瘤的淋巴结转移率与非结缔组织增生性皮肤黑色素瘤相当,但即使是单纯性结缔组织增生性黑色素瘤,前哨淋巴结阳性也有足够高的概率证明在健康患者中进行前哨淋巴结活检的合理性[69]。NCCN 指南指出,对单纯性结缔组织增生性黑色素瘤进行前哨淋巴结活检的作用仍有争议,而 ASCO 或 ISO 指南则要求对结缔组织增生性黑色素瘤进行前哨淋巴结活检[12,38]。

4.7.2 儿童黑色素瘤

在美国,18 岁以下儿童黑色素瘤的发病率正在上升[70],原因可能是多因素的,包括:全球对黑色素瘤认识的提高促使了对更小年龄患者的皮肤评估、青少年对晒黑床的使用,以及病理学的发展使得诊断更加准确。儿童人群中黑色素瘤的诊断可能是具有挑战性的,因为这些病变往往缺乏典型的成人黑色素瘤的固有特性(不对称性、边界不规则、颜色变化、直径增大等)[71]。对于皮肤病理学专家来说,该年龄段的黑色素瘤,组织病理学的诊断也是个挑战[72]。尽管在诊断上具有挑战性,但与黑色素瘤的成年患者相比,儿童黑色素瘤患者的预后往往更好[73]。

在儿童患者中,疑似为黑色素瘤皮损的初步检查基本上与成人相同。全面的皮肤检查以评估是否存在典型和非典型黑色素痣、先天性黑色素痣,这有助于今后的皮肤评估。详细的家族史可能会对临床有用,因为有些病例与遗传性黑色素瘤易感基因有关。

儿童黑色素瘤的手术治疗与成人黑色素瘤相似[74]。年龄小的患者发生淋巴结转移的概率较高,但局部复发的风险较低,所以儿童通常使用 1cm 的切缘,即使是较厚的病变也参照这一标准。前哨淋巴结活检通常采用与成人黑色素瘤患者相同的标准和原则。当前哨淋巴结活检阳性时,必须做出是否继续进行完全性淋巴结清扫术的决定,这需要衡量两个方面:淋巴结清扫术对终身的潜在影响;以及选择连续超声淋巴结监测的可行性。对于大多数前哨淋巴结阳性的儿童患者,以及所有可触及受累淋巴结的患者,标准的治疗指南仍是需要做完全性淋巴结清扫术。

虽然与成人相比,Ⅲ期黑色素瘤患儿的预后相对较好,但通常仍建议采用辅助治疗[75]。年龄小的患者对干扰素有相对较好的耐受性,而且患者及其家人往往具有强烈的愿望进行辅助治疗。在我们的中心,用干扰素治疗的患儿通常接受标准的成人高剂量干扰素方案,静脉使用干扰素 1 个月,但随后用聚乙二醇干扰素每周进行治疗,共 11 个月[76]。这种混合方案利用聚乙二醇干扰素有利的药代动力学特性来进行维持治疗,同时尽可能减少了低龄患者必须承受的注射次数。由于辅助性放射治疗对生长发育有潜在影响,因此不太推荐该患者群体应用。

4.8 结论

原发肿瘤根治性广泛切除术,达到切缘阴性标准,这仍然是黑色素瘤治疗的金标准。对于那些临床上没有淋巴结转移证据的中等厚度及较厚的黑色素瘤患者,前哨淋巴结活检被推荐为分期检查的一部分。关于薄型黑色素瘤患者区域淋巴结治疗的方法仍存在争议,决定是否进行前哨淋巴结活检应当因人而异。建议对前哨淋巴结阳性的患者进行完全性淋巴结清扫术;然而,淋巴结清扫术对总体生存率的影响仍然不确定。外科医生往往处于黑色素瘤手术治疗的第一线,应该熟悉指南的标准,以及可能需要适当调整的特殊情况。

参考文献

[1] Siegel RL, Miller KD, Jemal A. Cancer statistics, 2017. CA Cancer J Clin. 2017; 67(1):7–30
[2] Guy GP, Ekwueme DU. Years of potential life lost and indirect costs of melanoma and non-melanoma skin cancer: a systematic review of the literature. Pharmacoeconomics. 2011; 29(10):863–874
[3] Gibbs DC, Orlow I, Kanetsky PA, et al. GEM Study Group. Inherited genetic variants associated with occurrence of multiple primary melanoma. Cancer Epidemiol Biomarkers Prev. 2015; 24(6):992–997
[4] Rastrelli M, Tropea S, Rossi CR, Alaibac M. Melanoma: epidemiology, risk factors, pathogenesis, diagnosis and classification. In Vivo. 2014; 28 (6):1005–1011
[5] Howlader N, Noone AM, Krapcho M, Miller D, Bishop K, Kosary CL, Yu M, Ruhl J, Tatalovich Z, Mariotto A, Lewis DR, Chen HS, Feuer EJ, Cronin KA (eds). SEER Cancer Statistics Review, 1975-2014, National Cancer Institute. Bethesda, MD, https://seer.cancer.gov/csr/1975_2014/, based on November 2016 SEER data submission, posted to the SEER web site, April 2017. Accessed May 15, 2017.
[6] Chaudru V, Chompret A, Bressac-de Paillerets B, Spatz A, Avril MF, Demenais F. Influence of genes, nevi, and sun sensitivity on melanoma risk in a family sample unselected by family history and in melanoma-prone families. J Natl Cancer Inst. 2004; 96(10):785–795
[7] Rouzaud F, Kadekaro AL, Abdel-Malek ZA, Hearing VJ. MC1R and the response of melanocytes to ultraviolet radiation. Mutat Res. 2005; 571(1–

2):133–152
[8] Farma JM, Kulkarni N, Hsu C. Surgical management of primary and recurrent melanoma. Surg Oncol Clin N Am. 2015; 24(2):239–247
[9] Pflugfelder A, Weide B, Eigentler TK, et al. Incisional biopsy and melanoma prognosis: facts and controversies. Clin Dermatol. 2010; 28(3):316–318
[10] Riker AI, Glass F, Perez I, Cruse CW, Messina J, Sondak VK. Cutaneous melanoma: methods of biopsy and definitive surgical excision. Dermatol Ther (Heidelb). 2005; 18(5):387–393
[11] Zager JS, Hochwald SN, Marzban SS, et al. Shave biopsy is a safe and accurate method for the initial evaluation of melanoma. J Am Coll Surg. 2011; 212 (4):454–460, discussion 460–462
[12] Coit DG, Thompson JA, Igazi A, et al. NCCN Guidelines insights: Melanoma, Version 3. J Natl Compr Canc Netw. 2016; 14(8):945–958
[13] Veronesi U, Cascinelli N, Adamus J, et al. Thin stage I primary cutaneous malignant melanoma. Comparison of excision with margins of 1 or 3 cm. N Engl J Med. 1988; 318(18):1159–1162
[14] Cohn-Cedermark G, Rutqvist LE, Andersson R, et al. Long term results of a randomized study by the Swedish Melanoma Study Group on 2-cm versus 5-cm resection margins for patients with cutaneous melanoma with a tumor thickness of 0.8–2.0 mm. Cancer. 2000; 89(7):1495–1501
[15] Balch CM, Soong SJ, Smith T, et al. Investigators from the Intergroup Melanoma Surgical Trial. Long-term results of a prospective surgical trial comparing 2 cm vs. 4 cm excision margins for 740 patients with 1–4 mm melanomas. Ann Surg Oncol. 2001; 8(2):101–108
[16] Gillgren P, Drzewiecki KT, Niin M, et al. 2-cm versus 4-cm surgical excision margins for primary cutaneous melanoma thicker than 2 mm: a randomised, multicentre trial. Lancet. 2011; 378(9803):1635–1642
[17] Haigh PI, DiFronzo LA, McCready DR. Optimal excision margins for primary cutaneous melanoma: a systematic review and meta-analysis. Can J Surg. 2003; 46(6):419–426
[18] Doepker MP, Thompson ZJ, Fisher KJ, et al. Is a wider margin (2 cm vs. 1 cm) for a 1.01–2.0 mm melanoma necessary? Ann Surg Oncol. 2016; 23 (7):2336–2342
[19] Heaton KM, Sussman JJ, Gershenwald JE, et al. Surgical margins and prognostic factors in patients with thick (>4 mm) primary melanoma. Ann Surg Oncol. 1998; 5(4):322–328
[20] Thomas JM, Newton-Bishop J, A'Hern R, et al. United Kingdom Melanoma Study Group, British Association of Plastic Surgeons, Scottish Cancer Therapy Network. Excision margins in high-risk malignant melanoma. N Engl J Med. 2004; 350(8):757–766
[21] Ambe CM, Sondak VK. Sentinel lymph node biopsy in melanoma and other cutaneous malignancies. Am J Hematol Oncol. 2014; 10:39
[22] Morton DL, Thompson JF, Essner R, et al. Multicenter Selective Lymphadenectomy Trial Group. Validation of the accuracy of intraoperative lymphatic mapping and sentinel lymphadenectomy for early-stage melanoma: a multicenter trial. Ann Surg. 1999; 230(4):453–463, discussion 463–465
[23] Neves RI, Reynolds BQ, Hazard SW, Saunders B, Mackay DR. Increased postoperative complications with methylene blue versus lymphazurin in sentinel lymph node biopsies for skin cancers. J Surg Oncol. 2011; 103(5):421–425
[24] Sondak VK, King DW, Zager JS, et al. Combined analysis of phase III trials evaluating [99mTc]tilmanocept and vital blue dye for identification of sentinel lymph nodes in clinically node-negative cutaneous melanoma. Ann Surg Oncol. 2013; 20(2):680–688
[25] Wilhelm AJ, Mijnhout GS, Franssen EJ. Radiopharmaceuticals in sentinel lymph-node detection - an overview. Eur J Nucl Med. 1999; 26(4) Suppl: S36–S42
[26] Liu LC, Parrett BM, Jenkins T, et al. Selective sentinel lymph node dissection for melanoma: importance of harvesting nodes with lower radioactive counts without the need for blue dye. Ann Surg Oncol. 2011; 18(10):2919–2924
[27] Liu Y, Truini C, Ariyan S. A randomized study comparing the effectiveness of methylene blue dye with lymphazurin blue dye in sentinel lymph node biopsy for the treatment of cutaneous melanoma. Ann Surg Oncol. 2008; 15 (9):2412–2417
[28] Cragan JD. Teratogen update: methylene blue. Teratology. 1999; 60(1):42–48
[29] Andtbacka RHI, Donaldson MR, Bowles TL, et al. Sentinel lymph node biopsy for melanoma in pregnant women. Ann Surg Oncol. 2013; 20(2):689–696
[30] Morton DL, Cochran AJ, Thompson JF, et al. Multicenter Selective Lymphadenectomy Trial Group. Sentinel node biopsy for early-stage melanoma: accuracy and morbidity in MSLT-I, an international multicenter trial. Ann Surg. 2005; 242(3):302–311, discussion 311–313
[31] Manganoni AM, Sereni E, Pata G, et al. Pigmentation of axillary sentinel nodes from extensive skin tattoo mimics metastatic melanoma: case report. Int J Dermatol. 2014; 53(6):773–776
[32] Baas PC, Schraffordt Koops H, Hoekstra HJ, van Bruggen JJ, van der Weele LT, Oldhoff J. Groin dissection in the treatment of lower-extremity melanoma. Short-term and long-term morbidity. Arch Surg. 1992; 127(3):281–286
[33] McMasters KM, Egger ME, Edwards MJ, et al. Final results of the Sunbelt Melanoma Trial: a multi-institutional prospective randomized phase III study evaluating the role of adjuvant high-dose interferon alfa-2b and completion lymph node dissection for patients staged by sentinel lymph node biopsy. J Clin Oncol. 2016; 34(10):1079–1086
[34] McMasters KM, Noyes RD, Reintgen DS, et al. Sunbelt Melanoma Trial. Lessons learned from the Sunbelt Melanoma Trial. J Surg Oncol. 2004; 86(4):212–223
[35] Han D, Yu D, Zhao X, et al. Sentinel node biopsy is indicated for thin melanomas ≥ 0.76 mm. Ann Surg Oncol. 2012; 19(11):3335–3342
[36] Andtbacka RH, Gershenwald JE. Role of sentinel lymph node biopsy in patients with thin melanoma. J Natl Compr Canc Netw. 2009; 7(3):308–317
[37] Gershenwald JE, Coit DG, Sondak VK, Thompson JF. The challenge of defining guidelines for sentinel lymph node biopsy in patients with thin primary cutaneous melanomas. Ann Surg Oncol. 2012; 19(11):3301–3303
[38] Wong SL, Balch CM, Hurley P, et al. American Society of Clinical Oncology, Society of Surgical Oncology. Sentinel lymph node biopsy for melanoma: American Society of Clinical Oncology and Society of Surgical Oncology joint clinical practice guideline. J Clin Oncol. 2012; 30(23):2912–2918
[39] Morton DL, Thompson JF, Cochran AJ, et al. MSLT Group. Final trial report of sentinel-node biopsy versus nodal observation in melanoma. N Engl J Med. 2014; 370(7):599–609
[40] Doepker MP, Zager JS. Sentinel lymph node mapping in melanoma in the twenty-first century. Surg Oncol Clin N Am. 2015; 24(2):249–260
[41] Yamamoto M, Fisher KJ, Wong JY, et al. Sentinel lymph node biopsy is indicated for patients with thick clinically lymph node-negative melanoma. Cancer. 2015; 121(10):1628–1636
[42] Beasley GM, Speicher P, Sharma K, et al. Efficacy of repeat sentinel lymph node biopsy in patients who develop recurrent melanoma. J Am Coll Surg. 2014; 218(4):686–692
[43] Singletary SE, Tucker SL, Boddie AW, Jr. Multivariate analysis of prognostic factors in regional cutaneous metastases of extremity melanoma. Cancer. 1988; 61(7):1437–1440
[44] van Poll D, Thompson JF, Colman MH, et al. A sentinel node biopsy does not increase the incidence of in-transit metastasis in patients with primary cutaneous melanoma. Ann Surg Oncol. 2005; 12(8):597–608
[45] Coventry BJ, Chatterton B, Whitehead F, James C, Gill PG. Sentinel lymph node dissection and lymphatic mapping for local subcutaneous recurrence in melanoma treatment: longer-term follow-up results. Ann Surg Oncol. 2004; 11 (3) Suppl:203S–207S
[46] Joshua AM. Melanoma prevention: are we doing enough? A Canadian perspective. Curr Oncol. 2012; 19(6):e462–e467
[47] Sondak VK, Sarnaik AA. Minimizing morbidity while preserving outcome after inguinal lymphadenectomy: navigating between scylla and charybdis. Ann Surg Oncol. 2011; 18(4):909–911
[48] Burmeister BH, Henderson MA, Ainslie J, et al. Adjuvant radiotherapy versus observation alone for patients at risk of lymph-node field relapse after therapeutic lymphadenectomy for melanoma: a randomised trial. Lancet Oncol. 2012; 13(6):589–597
[49] Gershenwald JE, Andtbacka RH, Prieto VG, et al. Microscopic tumor burden in sentinel lymph nodes predicts synchronous nonsentinel lymph node involvement in patients with melanoma. J Clin Oncol. 2008; 26(26):4296–4303
[50] Wong SL, Morton DL, Thompson JF, et al. Melanoma patients with positive sentinel nodes who did not undergo completion lymphadenectomy: a multi-institutional study. Ann Surg Oncol. 2006; 13(6):809–816
[51] Leiter U, Stadler R, Mauch C, et al. Complete lymph node dissection versus no dissection in patients with sentinel lymph node biopsy positive melanoma (DeCOG-SLT): a multicentre, randomised, phase 3 trial. Lancet Oncol. 2016; 17(6):757–767
[52] Bamboat ZM, Konstantinidis IT, Kuk D, Ariyan CE, Brady MS, Coit DG. Observation after a positive sentinel lymph node biopsy in patients with melanoma. Ann Surg Oncol. 2014; 21(9):3117–3123
[53] van der Ploeg AP, Haydu LE, Spillane AJ, et al. Outcome following sentinel node biopsy plus wide local excision versus wide local excision only for primary cutaneous melanoma: analysis of 5840 patients treated at a single institution. Ann Surg. 2014; 260(1):149–157
[54] Zager JS, Puleo CA, Sondak VK. What is the significance of the in transit or interval sentinel node in melanoma? Ann Surg Oncol. 2011; 18 (12):3232–3234
[55] Carling T, Pan D, Ariyan S, Narayan D, Truini C. Diagnosis and treatment of interval sentinel lymph nodes in patients with cutaneous melanoma. Plast Reconstr Surg. 2007; 119(3):907–913
[56] Vidal-Sicart S, Pons F, Fuertes S, et al. Is the identification of in-transit senti-

nel lymph nodes in malignant melanoma patients really necessary? Eur J Nucl Med Mol Imaging. 2004; 31(7):945–949

[57] McMasters KM, Chao C, Wong SL, et al. Sunbelt Melanoma Trial Group. Interval sentinel lymph nodes in melanoma. Arch Surg. 2002; 137(5):543–547, discussion 547–549

[58] Puleo CA, Sondak VK, Cruse CW, Berman CG, Zager JS, Messina JL. Melanoma sentinel node metastases in non-traditional sites. In: Proceedings Fifth Biennial International Sentinel Node Society Conference, November 1–4, 2006:127

[59] Deneve JL, Turaga KK, Marzban SS, et al. Single-institution outcome experience using AlloDerm® as temporary coverage or definitive reconstruction for cutaneous and soft tissue malignancy defects. Am Surg. 2013; 79(5):476–482

[60] Glazer ES, Porubsky CF, Francis JD. Treatment of head and neck melanoma in situ with staged contoured marginal excisions. Ann Plast Surg. 2017. 78(6): 663-667

[61] Kunishige JH, Brodland DG, Zitelli JA. Surgical margins for melanoma in situ. J Am Acad Dermatol. 2012; 66(3):438–444

[62] Chen LL, Jaimes N, Barker CA, Busam KJ, Marghoob AA. Desmoplastic melanoma: a review. J Am Acad Dermatol. 2013; 68(5):825–833

[63] Strom T, Caudell JJ, Han D, et al. Radiotherapy influences local control in patients with desmoplastic melanoma. Cancer. 2014; 120(9):1369–1378

[64] Lens MB, Newton-Bishop JA, Boon AP. Desmoplastic malignant melanoma: a systematic review. Br J Dermatol. 2005; 152(4):673–678

[65] Guadagnolo BA, Prieto V, Weber R, Ross MI, Zagars GK. The role of adjuvant radiotherapy in the local management of desmoplastic melanoma. Cancer. 2014; 120(9):1361–1368

[66] Egger ME, Huber KM, Dunki-Jacobs EM, et al. Incidence of sentinel lymph node involvement in a modern, large series of desmoplastic melanoma. J Am Coll Surg. 2013; 217(1):37–44, discussion 44–45

[67] Wasif N, Gray RJ, Pockaj BA. Desmoplastic melanoma - the step-child in the melanoma family? J Surg Oncol. 2011; 103(2):158–162

[68] Feng Z, Wu X, Chen V, Velie E, Zhang Z. Incidence and survival of desmoplastic melanoma in the United States, 1992–2007. J Cutan Pathol. 2011; 38 (8):616–624

[69] George E, McClain SE, Slingluff CL, Polissar NL, Patterson JW. Subclassification of desmoplastic melanoma: pure and mixed variants have significantly different capacities for lymph node metastasis. J Cutan Pathol. 2009; 36(4):425–432

[70] Wong JR, Harris JK, Rodriguez-Galindo C, Johnson KJ. Incidence of childhood and adolescent melanoma in the United States: 1973–2009. Pediatrics. 2013; 131(5):846–854

[71] Cordoro KM, Gupta D, Frieden IJ, McCalmont T, Kashani-Sabet M. Pediatric melanoma: results of a large cohort study and proposal for modified ABCD detection criteria for children. J Am Acad Dermatol. 2013; 68(6):913–925

[72] Gerami P, Busam K, Cochran A, et al. Histomorphologic assessment and interobserver diagnostic reproducibility of atypical spitzoid melanocytic neoplasms with long-term follow-up. Am J Surg Pathol. 2014; 38(7):934–940

[73] Ferrari A, Bono A, Baldi M, et al. Does melanoma behave differently in younger children than in adults? A retrospective study of 33 cases of childhood melanoma from a single institution. Pediatrics. 2005; 115(3):649–654

[74] Sreeraman Kumar R, Messina JL, Sondak VK, Reed DR. Treating melanoma in adolescents and young adults: challenges and solutions. Clin Oncol Adolescents Young Adults.. 2015; 5:75–86

[75] Sondak VK, Messina JL. Unusual presentations of melanoma: melanoma of unknown primary site, melanoma arising in childhood, and melanoma arising in the eye and on mucosal surfaces. Surg Clin North Am. 2014; 94 (5):1059–1073, ix

[76] Sreeraman Kumar R, Messina JL, Reed D, Navid F, Sondak VK. Pediatric melanoma and atypical melanocytic neoplasms. Cancer Treat Res 2016; 167:331–369

第 5 章 罕见皮肤恶性肿瘤的治疗

Karri Adamson, William W. Dzwierzynski

5.1 引言

皮肤是人体最大的器官，由此说皮肤癌是最常见的癌症并不意外。皮肤有多种功能，包括防护屏障、结构支撑、温度调节、排泄有毒物质等，皮肤还具有免疫功能和感觉功能。尽管临床常见的皮肤癌主要为基底细胞癌、鳞状细胞癌和黑色素瘤，但癌症病变可以发生在任何行使不同皮肤功能的细胞中。同临床中常见的皮肤癌一样，大多数皮肤癌在白种人人群中更为普遍，而紫外线(UV)暴露被认为是很多这类恶性肿瘤的危险因素。虽然临床上这类皮肤癌相比常见的皮肤癌要更加罕见，但掌握相关知识对治疗该类疾病非常重要。

5.2 Merkel 细胞癌

5.2.1 背景

Friedrich Merkel 在 1875 年首次描述了 Merkel 细胞，这种慢适应性机械感受器起源于神经嵴，位于表皮的基底层。1972 年，Cyril Toker 报道了该疾病，但最初描述为“小梁状皮肤癌”。6 年后，Tang 和 Toker 发现这些肿瘤中的致密核心颗粒只存在于皮肤的 Merkel 细胞中[1]。1980 年正式称为 Merkel 细胞癌。

5.2.2 流行病学

Merkel 细胞癌是一种少见的肿瘤，美国的发病率不超过 1/100 000。该病好发于男性白种人，平均发病年龄在 70 岁左右。白种人患病比例达 94%，发病率比非裔美国人高 11.3 倍。超过 75%的患者为 64 岁以上，约有 50%的患者在 74 岁以上。男性发病率是女性的 2 倍，并且确诊较早。日光暴露(尤其是 UVB)似乎起到一定作用，比如美国 Merkel 细胞癌发病率最高的夏威夷就是 UVB 指数最高的州。肿瘤发病的部位与日光暴露区域有关，头部和颈部(尤其是面部)最常受累[2]。黏膜病变占 4.5%。砷和红外线从理论上也被认为在 Merkel 细胞癌的发展中起到了一定的作用[3]。

免疫功能低下的患者面临更大的风险，包括慢性淋巴细胞白血病患者、获得性免疫缺陷综合征(艾滋病患者)和器官移植患者。这类患者 Merkel 细胞癌的发病时间较早，器官移植术后的患者平均发病年龄为 53 岁，并且预后较差[4]。

AEIOU 记忆法可能有助于记住患者的个人资料。它分别代表了无症状的(Asymptomatic)、扩张的(Expanding)、免疫抑制的(Immunosuppression)、50 岁以上的(Older)，以及紫外线(Ultraviolet)暴露的皮肤白皙患者[5]。

5.2.3 诊断

Merkel 细胞癌由于缺乏显著特征，在临床上较难诊断。它的好发部位是头部和颈部，其次是四肢，而躯干部位不太常见。它可发生在任何皮肤或黏膜部位，通常呈肤色、红色或紫色皮内小结，并且迅速增长(图 5.1)。表皮可能伴有溃疡，确诊时多数肿瘤<2cm[6]。

对于可疑的皮损应进行活检，根据病变的部位和大小可采用钻取、切取或近缘切除等方法。通常临床上最初疑似表皮囊肿[7]，鉴别诊断包括基底细胞癌、鳞状细胞癌、无黑色素性黑色素瘤、皮肤附属器肿瘤和皮肤转移灶[3]，皮肤病理科医生应对活检进行分析。HE 染色显示小而圆的蓝色细胞，常见于神经内分泌肿瘤中(图 5.2)。由于 HE 染色无法鉴别转移性小细胞肺癌(SCLC)，因此必须进行免疫组化以确定诊断。细胞角蛋白 20 (CK20) 被发现存在于 89%~100%的 Merkel

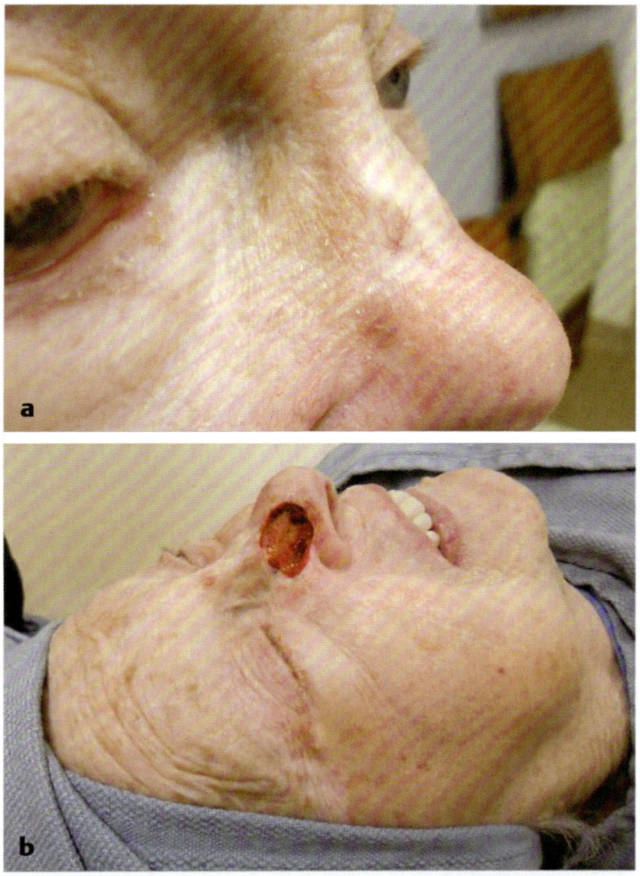

图 5.1 (a)73 岁女性患者，有鼻侧壁结节病史 3 个月，活检被确诊为 Merkel 细胞癌。(b)通过 Mohs 显微手术切除。皮损范围大于临床可见范围。

细胞癌中，而在 SCLC 中少见(图 5.3)。大多数情况下，Merkel 细胞癌神经丝蛋白染色呈阳性，而 SCLC 染色为阴性。相反，甲状腺转录因子 1 在大多数 SCLC 中是阳性的，但在 Merkel 细胞癌中罕见[8]。对于疑似皮损，可追加其他染色，包括嗜铬素、突触素、CD56、神经元特异性烯醇化酶，用于做出诊断[9]。

大约 5%的 Merkel 细胞癌在原发灶未发现时即有淋巴结转移。其中 50%有颈部淋巴结转移，40%有腹股沟淋巴结转移，而原发肿瘤已知时，腋窝或腹股沟区的淋巴结转移比颈部区域更为常见[10]。对 Merkel 细胞癌的诊断主要依靠病理和前面提及的特殊染色。

5.2.4 检查

在诊断过程中，2/3 的患者有局部病变，1/4 有淋巴结受累，7%有淋巴结远处转移[11]。因此，除了完整的病史采集以及完整的体格检查之外，对于皮肤的评估及淋巴结触诊非常重要。16%~24%的患者有明显的皮肤局部结节[7,12]。NCCN 建议临床上皮肤阳性结节患者需进行影像学检查。正电子发射体层摄影-计算机体层成像(PET-CT)因其敏感性和特异性高作为首选，但如果没有 PET-CT 设备，可选择 CT 或 MRI[9]。1/3 的患者在 PET-CT 显像有变化。高表达比较常见(22%的患者)，最常发现的是骨转移，但在 5%的患者中也会出现低表达。PET 的结果与生存率相关，有助于预后的判断[13]。影像学检查的另一个适应证是可能诊断为 SCLC 伴皮肤转移。例如，当组织活检怀疑为 Merkel 细胞癌，但 CK-20 为阴性时，NCCN 推荐进行 CT、MRI 或 PET-CT 检查以鉴别原发肿瘤[9]。

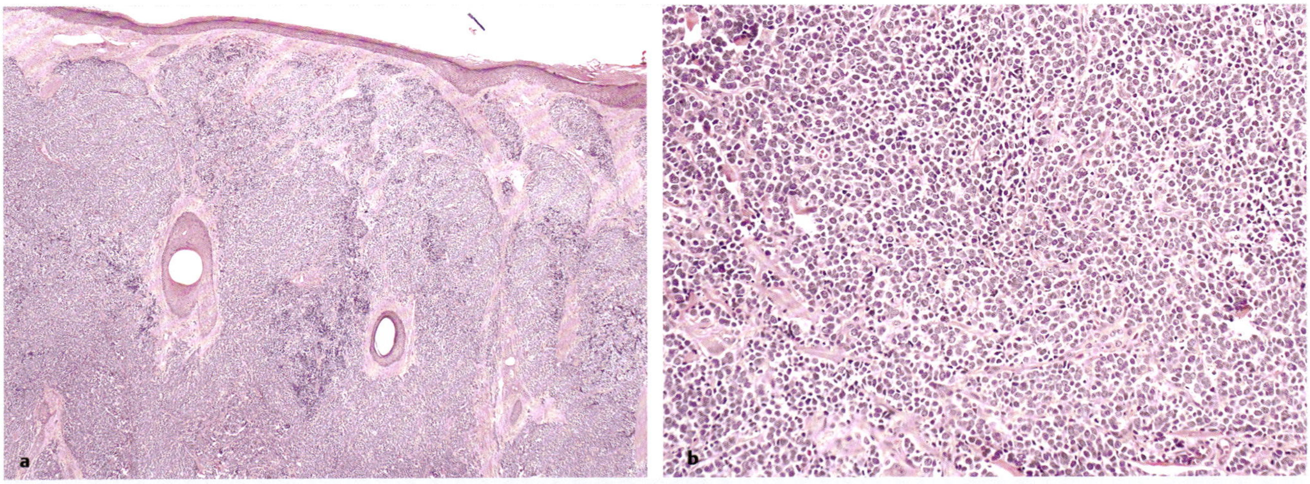

图 5.2 (a)Merkel 细胞癌的 HE 染色显示小而圆的蓝色细胞。(b)高倍镜下视图。

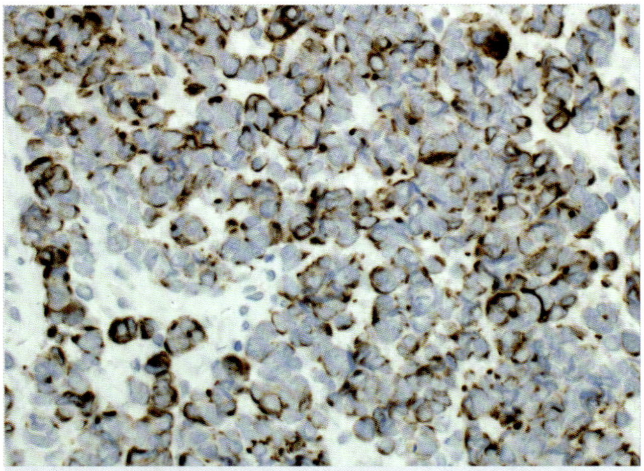

图 5.3 细胞角蛋白 20 染色阳性，存在于几乎所有的 Merkel 细胞癌中。

5.2.5 Merkel 细胞多瘤病毒

2008 年，Feng 等人发现，多瘤病毒存在于 80%的 Merkel 细胞肿瘤中，相比之下，对照皮肤样本中只有 10%。这种病毒被命名为 Merkel 细胞多瘤病毒(MCV)[14]。该病毒是人类正常病毒群的一种，并且受感染的患者一般无症状。中年人感染占大多数。病毒可嵌入肿瘤细胞的基因组[15]。MCV 感染和高水平的 MCV 抗体是 Merkel 细胞癌发展的高危因素；然而，这些因素与更好的存活率相关[16]。

5.2.6 肿瘤分期

正如美国癌症联合委员会所描述的，TNM 分期同样适用于 Merkel 细胞癌。T1 表示肿瘤≤2cm，T2 表示肿瘤为 2~5cm，T3 表示肿瘤>5cm。N0 表示无淋巴结转移，N1 表示有局部淋巴结转移。M0 表示没有远处转移，M1 意味有远处转移(超越淋巴结范围)[17]。0 期表示原位肿瘤。Ⅰ期和Ⅱ期是局部病灶，其中Ⅱ期肿瘤≥2cm。Ⅲ期提示有淋巴结受累，Ⅳ期提示肿瘤远处转移。远处转移最常见于肝脏，其次是肺部、骨骼和脑部[3]。

5.2.7 手术治疗

NCCN 指南推荐 1~2cm 切缘的广泛切除，深达筋膜层。然而，一些研究发现，2cm 切缘和 1cm 的切缘在术后局部复发率上没有发生改变。因此，一些医生主张，只有原发肿瘤>2cm 时才需 2cm 的切缘[3,12]。Mohs 或改良 Mohs 手术(Mohs 切除术，确定边界后，边缘切除 0.5~1cm)在一些需要考虑美观的区域(如面部)也是可以接受的。样本的中央部分应作为永久样本保留。术后如需放射治疗，应以快速愈合为目的关闭伤口[9](图 5.4a，b)。

所有患者应在广泛切除的同时行前哨淋巴结活检(SLNB)，以便确定分期和制订治疗方案(图 5.4c)。前哨淋巴结对于肿瘤分期非常重要(图 5.5)。Merkel 细胞癌一般通过淋巴转移，而不是血运转移。通常在诊断时即有淋巴结受累，即使在相对较小和(或)浅表的肿瘤患者中，前哨淋巴结阳性率也高达 37%[6,18]。未扪及肿大淋巴结的患者中，23%发现有微小转移[12]。前哨淋巴结阳性在肿瘤侵袭到真皮下者，或老年患者中更为常见[18]。前哨淋巴结应使用适当的染色进行评估(如前文所述)。病理学检查还应注意肿瘤侵袭的量，以及肿瘤是否扩散到淋巴结包膜以外[9]。

对于前哨淋巴结阳性或者淋巴结触诊阳性的患者，推荐行治疗性局部淋巴结清扫术。一些研究中可见生存率的提高[19]。

一些体内试验和体外试验证实，Ⅰ型干扰素可抑制 MCV 阳性的 Merkel 细胞癌的增殖，诱导细胞凋亡[20]。然而，在制订治疗指南前还需要更多的研究。

5.2.8 放射治疗

对原发灶和(或)局部淋巴结的放射治疗可能会减少局部复发，以及提高无病生存率[6,21,22]。而其他一些研究中显示，放射治疗后复发及总体生存率并无变化，因此也存在争议[12,23]。NCCN 指南推荐，前哨淋巴结阴性的患者应进行原发灶(头颈部肿瘤需包括局部淋巴引流区域)的放射治疗。而未行前哨淋巴结活检或活检阳性的患者，需对原发灶和淋巴结区域进行放射治疗[9]。放射治疗应在手术伤口愈合后尽快进行。

5.2.9 化学治疗

传统的化学治疗方案包括卡铂和依托泊苷，患者通常较难耐受，而且并未发现能降低死亡率，因此 NCCN 已不推荐作为常规治疗选择[9]。近期，免疫疗法在 MCV 阳性和阴性的患者中都显示了令人鼓舞的结果，这些新药包括派姆单抗和纳武单抗，它们可抑制程序性死亡受体 1(PD-1)，而阿维单抗可抑制程序性

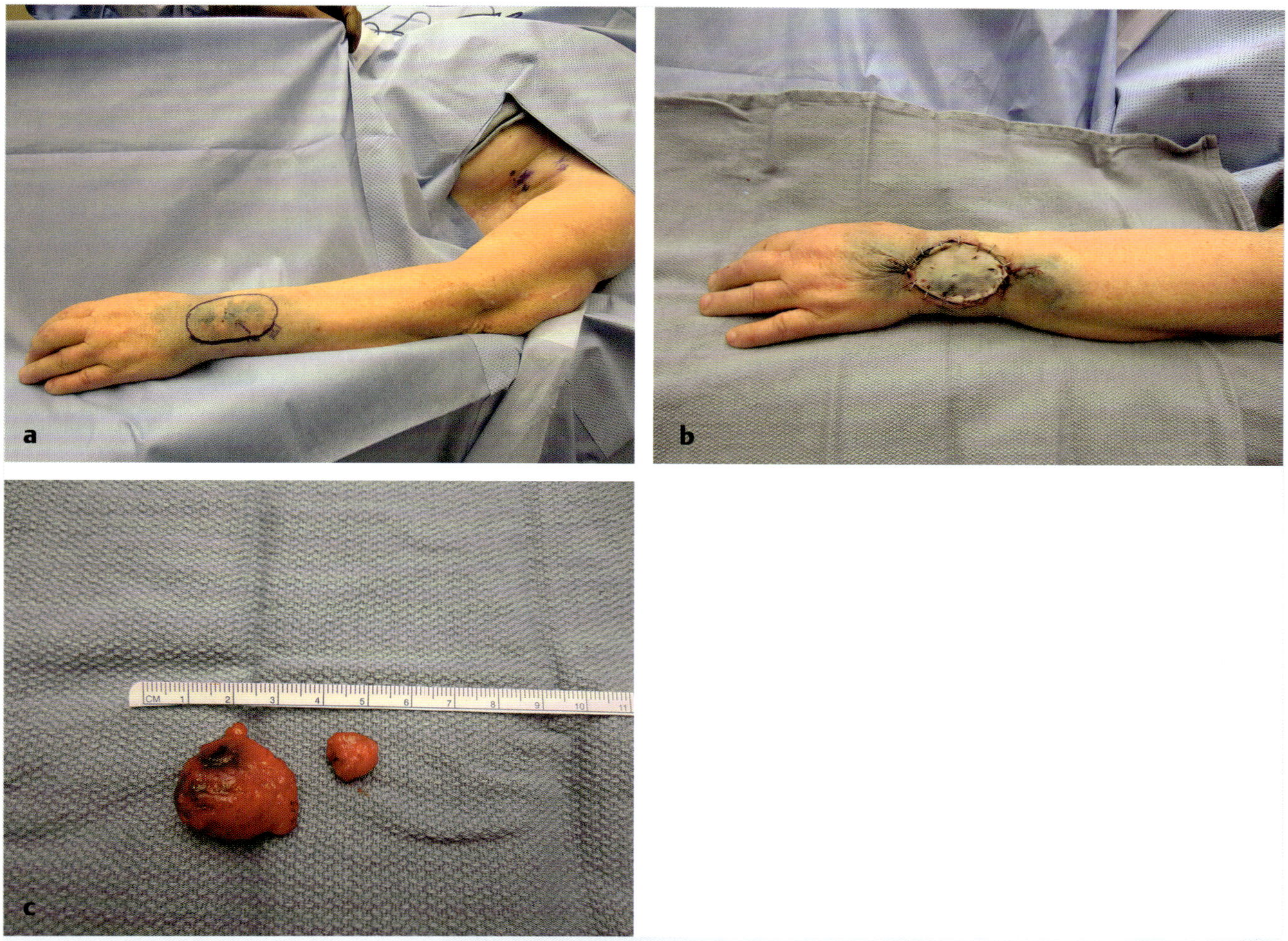

图 5.4 (a)活检后行 Merkel 细胞癌切除术。标记 2cm 切缘,注射亚甲蓝进行前哨淋巴结活检。(b)广泛切除达深筋膜层,覆盖伤口。(c)腋下前哨淋巴结,应用伽马探头和亚甲蓝染色经淋巴显像进行确认。

死亡配体 1(PD-L1)。在一些转移性肿瘤患者中,免疫疗法应尽早开始[24]。

5.2.10 预后

总体 5 年生存率较低,只有 50%。免疫抑制的患者预后较差,诊断后 3 年生存率只有 43%[7]。在一些男性或老年患者中生存率更低[19]。与躯干相比,四肢的肿瘤被确诊时常常处于较早期,尤其是肿瘤位于上肢的患者,生存率较高[25]。大多数患者处于Ⅰ期或Ⅱ期。根据分期,可评估患者的生存率,Ⅰ期的患者 2 年生存率一般为 86%, 而Ⅱ期的患者 2 年生存率只有 32%[2]。尽管有些原发灶不明的患者由于有淋巴结受累而被分为Ⅲ期,但这些患者的生存率要比那些原发灶明确的Ⅲ期患者高[10]。淋巴结累及情况和相应的疾理分期对于评估预后最为重要。

前哨淋巴结活检除了具有治疗性,还有助于评估预后。相较于那些淋巴结阳性的和没有进行淋巴结评估的患者, 行前哨淋巴结活检的患者总体生存率更高。这一结果更适用于头颈部以外的肿瘤[22,26],因为头颈部的肿瘤引流途径很难预测,可能导致前哨淋巴结活检出现较高的假阴性率[18]。

有将近一半的患者有局部或区域性复发,通常位于淋巴结[7,12]。复发通常于 9 个月时出现,其中超过 90%在两年内复发。如果出现远处转移,平均生存时间不超过 1 年[12]。

患者在术后前两年需要每 3~6 个月复诊评估,之

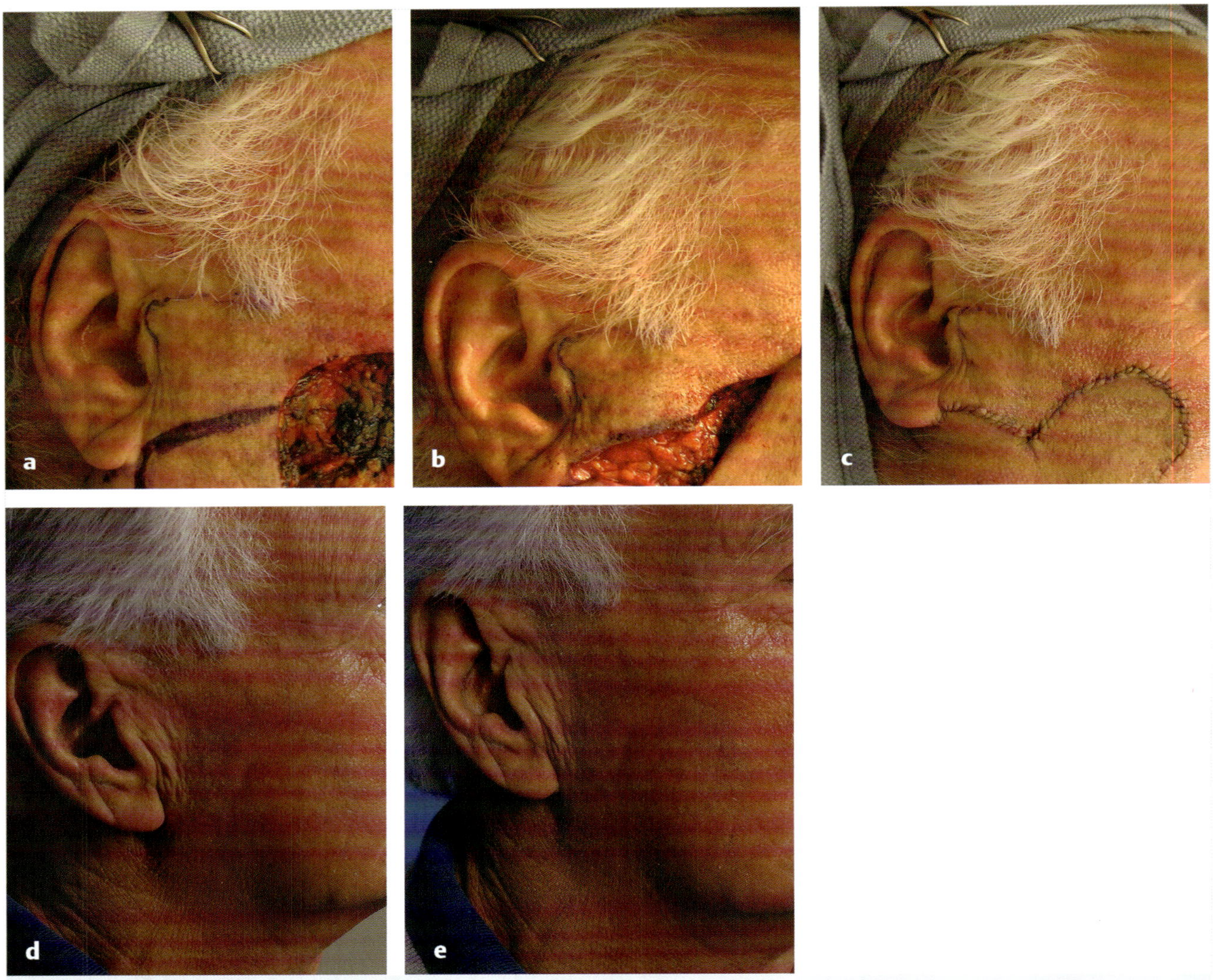

图 5.5 68 岁男性患者,右面颊部 Merkel 细胞癌广泛切除。病变周围的皮肤表皮内注射示踪剂和亚甲蓝,帮助前哨淋巴结定位。重建方案:(a)标记菱形皮瓣。(b)颈部 3 区前哨淋巴结通过重建的切口获取。(c)旋转菱形皮瓣并缝合到位。(d)侧位观,术后 4 个月并完成放射治疗。前哨淋巴结活检提示未转移。(e)术后 4 个月斜位观。

后至少每年进行 1 次评估[9]。

5.2.11 总结

Merkel 细胞癌是一种少见的,但具体局部和区域侵袭性的皮肤癌,好发于老年白种人男性。临床上诊断较困难,特殊染色的组织学可辅助诊断。手术时需行局部广泛切除,切缘至少 1cm。前哨淋巴结活检必须进行,它有助于肿瘤分期,便于预后的评估。通常需行放射治疗,而化学治疗尚未证实有效。MCV 经常出现在肿瘤中,但目前已经可以进行有效的靶向治疗。

5.3 隆凸性皮肤纤维肉瘤

5.3.1 背景

隆凸性皮肤纤维肉瘤(DFSP)是一种恶性皮肤肿瘤,很少发生远处转移,但如果治疗不恰当,局部复发率较高。它是一种间叶细胞肿瘤,由皮肤附属器内的干细胞突变而引发[27]。

Taylor 在 1890 年首次描述了 DFSP,最初描述为

“外观类似瘢痕疙瘩的肉瘤”，而后于 1925 年由 Hoffman 命名[28]。

5.3.2 流行病学

DFSP 在美国的每年发病率为每百万人口 1~4 例，占所有癌症的 0.1%[29]。男女发病率几乎相同，女性稍高一点。在美国白种人中，发病率最高是在夏威夷[29]，1/4 发生在非白种人中，其中非裔美国人占了绝大部分。大多数患者发病年龄为 30~50 岁[29]，但是至少有约 20%患者为儿童患者。先天性病例也有报道[30]。

5.3.3 诊断

DFSP 缺乏特征性，而且往往在出现很多年之后才去做活检和诊断。它通常为无症状的，开始为坚硬的斑块或结节，逐渐缓慢增大，有时伴有近期的快速生长史[29]。有些患者自述在发病前有外伤史，但这与 DFSP 的发展没有关联[30]。DFSP 可以呈肤色、红蓝色、褐黄色、红斑样、硬皮斑、毛细血管扩张或萎缩。它附着在皮肤上，但通常可在深层组织表面自由移动[31]。长期存在的病损可出现疼痛或有溃疡形成[28]。

DFSP 可发生在任何部位，但最常见的是躯干。30%的肿瘤出现在四肢（通常上肢比下肢多），而 15%在头部和颈部。儿童的肿瘤分布与成人情况类似[32]。

应进行切取或切除活检。HE 染色显示梭形细胞的均匀增殖，有丝分裂活跃度低。它们形成特征性的“席纹状”或“辐轮状”图形（图 5.6），伴突起侵入下方的脂肪、筋膜、肌肉，甚至骨骼，像触须一样。这在皮下脂肪中形成一个蜂巢样外观。DFSP 可能很难与皮肤纤维瘤、纤维肉瘤、非典型纤维黄色瘤（AFX）和结节性筋膜炎区分[28]。免疫组化可帮助诊断，CD34 通常在 DFSP 中有高表达（图 5.7），可用来区别于不表达 CD34 的皮肤纤维瘤。相反，皮肤纤维瘤表达凝血因子 XIIIa，而 DFSP 不表达[28]。其他染色包括 Stromolysin-3、S100、CD68 和载脂蛋白 D，也可以用来排除其他诊断。

鉴别诊断可能还包括神经纤维瘤、平滑肌瘤、表皮囊肿、恶性黑色素瘤、基底细胞癌，瘢痕疙瘩，硬纤维瘤、卡波西肉瘤和结节病[28]。在儿童中，DFSP 可能需鉴别的有：血管畸形和错构瘤，还有先天性皮肤发育不全、皮样囊肿或畸胎瘤，以及婴儿纤维瘤病[32]。

5.3.4 检查

鉴于 DFSP 通常为局部疾病，完整的病史和全面的体格检查通常优先于 DFSP 的治疗。只有 1%的 DFSP 患者出现转移，主要是肺转移。它通常不会扩散到淋巴结，因此不推荐进行前哨淋巴结活检。MRI 可准确描述病变的深度，但会低估病变侧向的范围[33]。NCCN 不推荐任何诊断性影像检查[34]。

5.3.5 亚型

存在一些亚型，包括 Bednar 瘤，一种色素沉着性变异，占 DFSP 病例的 1%，还有黏液样、肌肉样、颗粒细胞样、神经纤维瘤样、硬化性、巨细胞成纤维细胞瘤样，以及萎缩性。纤维肉瘤样 DFSP（DFSP-FS）是更具侵袭性的亚型，有更活跃的有丝分裂和区域“鱼骨

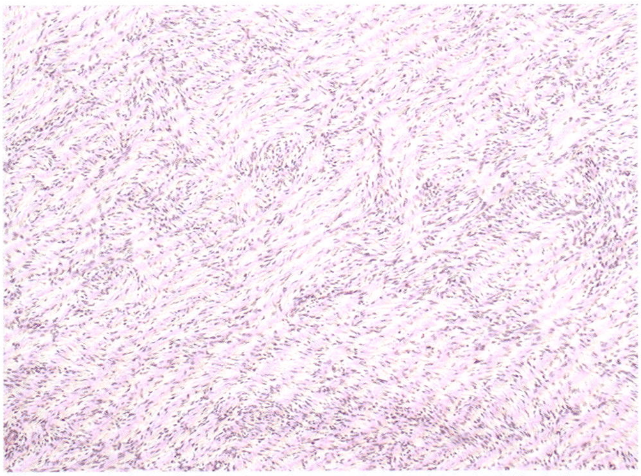

图 5.6 隆凸性皮肤纤维肉瘤镜下呈席状纹。

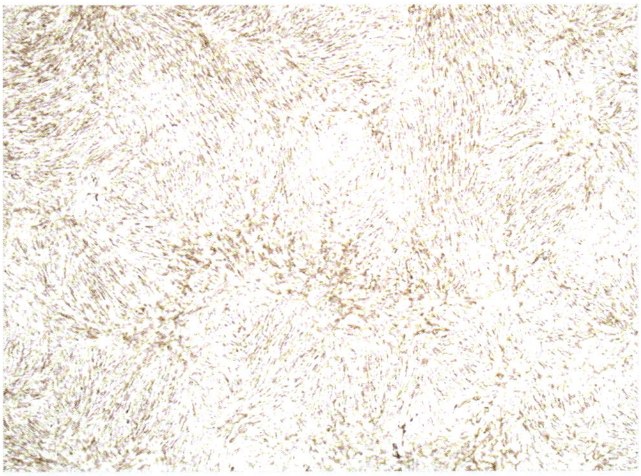

图 5.7 隆凸性皮肤纤维肉瘤典型的 CD34 染色阳性。

图形”的细胞异型。这种亚型占 10%~15%,具有侵袭性,局部复发率较高,转移更多见,死亡率较高[35]。

5.3.6 染色体异常

超过 90%的病例出现多余的环状染色体, 或 17 号和 22 号染色体的易位[t(17;22)(q22;q13)]、部分组合。这导致了Ⅰ型胶原 α-1 基因(COL1A1)与血小板衍生生长因子 B 链基因(PDGFB)发生肿瘤基因融合,导致 PDGFB 蛋白产物的不规则[36]。随之而来的是,PDGFB 受体(酪氨酸激酶)被过度刺激。染色体的变化已通过染色体核型分析和荧光原位杂交(FISH)证实,并通过聚合酶链反应(PCR)发现了基因融合[27]。

5.3.7 分期

DFSP 有若干个分期系统, 但没有一个可以准确预测预后[27]。美国肌肉骨骼肿瘤学会根据组织学分级、局部延伸和有无转移进行分期。美国癌症联合委员会根据肿瘤的大小和深度、淋巴结受累和远处转移进行分期。简略德国指南也有其分期标准[28]。99%的病例只累及局部区域[29]。

5.3.8 手术治疗

治疗需要完全切除肿瘤。这可能比较困难,因为显微镜下肿物突起延伸的范围远远大于临床所见,有时甚至超过 10cm[37]。据报道,广泛局部切除术后复发率高达 60%[28]。经过仔细的切缘检查后,广泛局部切除术复发率可降至 1%, 但需要多次切除和伤口延迟闭合[38]。NCCN 推荐广泛局部切除的切缘为 2~4cm,深达筋膜层[34]。

由于获得阴性切缘较困难,Mohs 显微外科手术(MMS)已成为治疗 DFSP 的标准手术,特别是位于头颈部的肿瘤。文献报道,Mohs 手术切除后复发率为 0~1%[39,40]。MMS 的创面平均较临床病损大 4 倍[40]。用传统的广泛切除手术治疗的所有患者,导致过度切除的患者有 80%,而切除不够充分的患者有 5%,这也支持了应用 MMS 作为治疗的选择[31]。

虽然 MMS 有效, 但手术时间较长, 要求有熟悉 DFSP 冰冻切片的皮肤外科医生,而且费用高。冰冻切片对于没有经验的皮肤病理科医生来说很难确诊,相对于固定样本病理,冰冻切片只有约 90%的精确度[38]。许多外科医生根据固定样本证实切缘阴性(改良的 Mohs 手术)来做出最终分期,尤其是在复发病例中。

组织重排的重建应推迟到确认切缘阴性后再进行[34](图 5.8)。

5.3.9 放射治疗

DFSP 对放射治疗敏感, 但由于扩大切除术后复发率比较低,放射治疗主要针对那些无法手术切除的、复发的或者转移的病例[34]。显微镜下切缘阳性的患者有 33%的复发率[41]。对所有这样的患者进行放射治疗可能会带来更多的风险,而不是获益,因为大多数病例不会出现局部或远处转移。

5.3.10 化学治疗

携带 COL1A1-PDGFB 融合基因的患者可能会受益于甲磺酸伊马替尼, 这是一种酪氨酸激酶抑制剂。近 2/3 患者的肿瘤治疗后有消退。新辅助治疗可以使重建更简单,但可能因减少细胞而改变了组织学形态[27]。尽管大多数人对该药物耐受良好,但是患者在治疗前应当进行融合基因的筛查,以防止在没有治疗作用的患者身上产生副作用[42]。NCCN 推荐伊马替尼用于不能手术切除的、复发的及转移的病例[34]。

传统的化学治疗仅推荐用于转移性疾病的患者[34]。

5.3.11 预后

虽然 DFSP 具有较高的复发率,但远处扩散却很罕见,仅有 1%的患者出现远处转移。转移通常出现在局部复发之后,DFSP-FS 型常见[35]。患者的总体 5 年生存率为 99%,而肿瘤特异性 5 年生存率超过了 99%[29]。复发的疾病与无病生存率的降低相关[41]。

患有 DFSP 的患者出现第二个 DFSP 病灶的风险增加,后续出现其他类型的原发性恶性肿瘤的风险也有所增加,这些恶性肿瘤最常见为各种皮肤癌,但也包括乳腺癌[43]。

这些患者需要每 6~12 个月随访观察 1 次。20%的复发出现在切除原发病损的 3 年后[27]。由于长期复发的可能性,以及其他癌症发生的风险增加,随访应该持续终身。

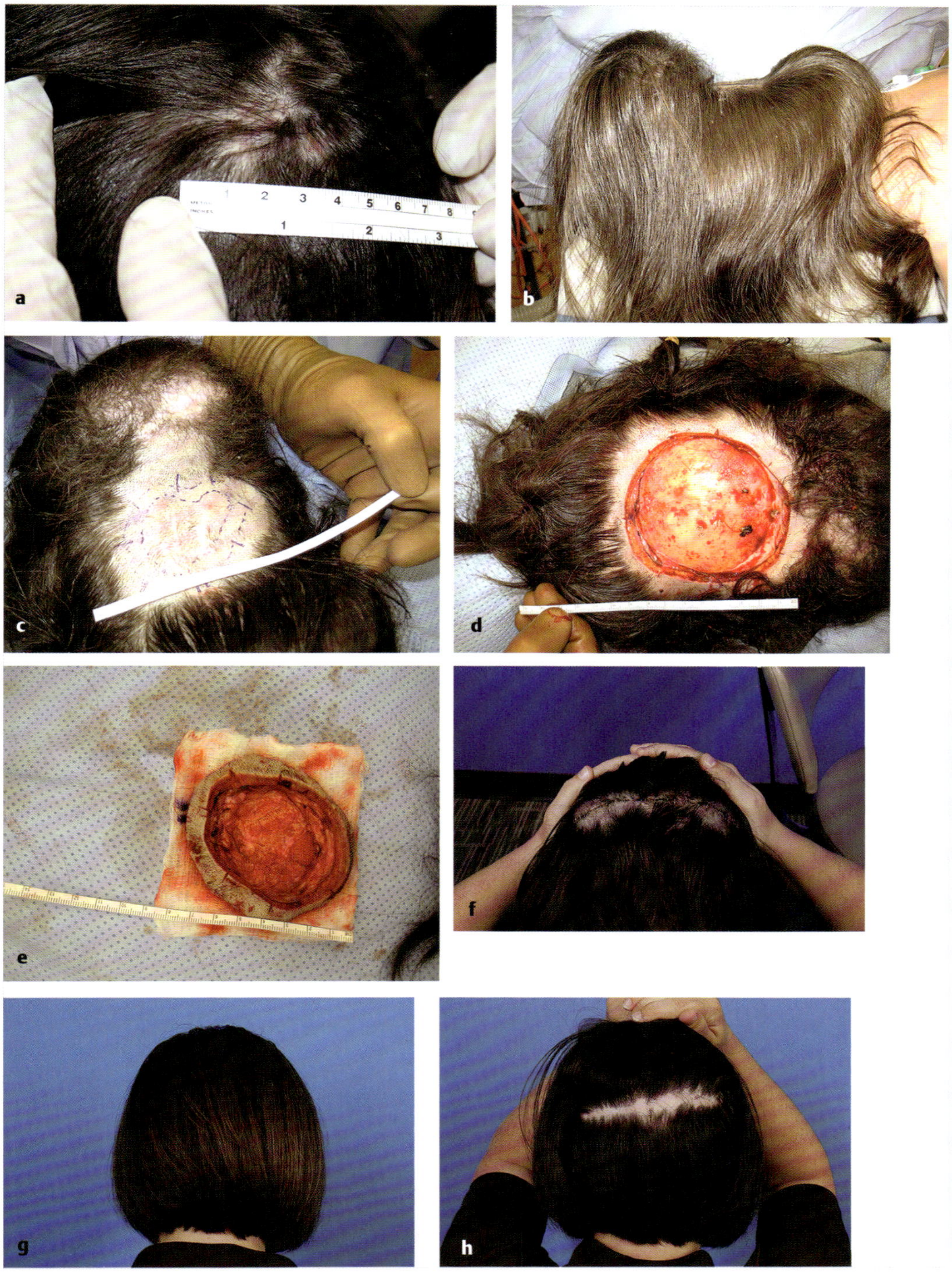

图 5.8　(a)38 岁女性患者，出现头皮无痛性持续增大性肿物 2 年。这引起了几位医生的注意，医生们起初将其病灶当作湿疹来进行治疗。组织活检提示为隆凸性皮肤纤维肉瘤。(b)由于病灶生长缓慢，在最终切除手术前埋置了两个组织扩张器，并扩张 3 个多月。图示患者在手术台上俯卧位，扩张器扩张完成。(c) 标记明显病损范围和第一步 Mohs 切除范围。(d)经过两步的 Mohs 切除后最终切除的范围。在 Mohs 手术过程中，患者在手术室保持睡眠状态。(e)完成 Mohs 手术后，切除增加的组织边缘和深部的主要部分，送去做固定样本评估。(f)组织扩张器取出后，旋转反瓣关闭缺损。术后 2 周结果。(g)术后 1 年。瘢痕隐藏较好。(h)存在微小的切口脱发。

5.3.12 总结

DFSP 是一种具有局部侵袭性的皮肤癌，好发于 30~50 岁的男性和女性，在非裔美国人中患病率较高。它通常呈现较后期的形态，因为它生长缓慢而且外形难以辨认，而诊断依赖活检，应用 HE 染色和免疫组化染色。治疗依靠完整切除，广泛局部切除或 MMS 切除均可。伊马替尼可能对有些具有特殊融合基因的患者有效。总体生存率极好，远处转移罕见。

5.4 皮肤血管肉瘤

5.4.1 背景

皮肤血管肉瘤是一种罕见的血管来源的间叶细胞恶性肿瘤。它是最具有侵袭性的皮肤癌之一，具有较高的局部复发率和远处转移率，同样也具有高死亡率。

5.4.2 流行病学

皮肤肉瘤占皮肤恶性肿瘤的5%，在所有软组织肉瘤中，血管肉瘤的比例不到2%[44,45]。超过一半的血管肉瘤发生在皮肤和浅表的皮下组织中[46]，每年的总发病率为0.01/100 000[47]。皮肤血管肉瘤的发生有三种情况：自发性、放射治疗后，以及慢性淋巴水肿发生后（被称为Stewart-Treves综合征）。自发性的包括血管畸形恶变[48]。其他可能的相关因素有过度的紫外线照射[49]、免疫抑制[45]，以及聚氯乙烯、砷或二氧化钍接触[50]。自发性病例男性更多见，而许多与放射和淋巴水肿有关的病例发生在乳腺癌治疗后的女性。皮肤血管肉瘤通常发生于50岁以上的白种人患者，在七八十岁达到顶峰。另据报道，在6周大的儿童中，皮肤血管肉瘤占儿童肉瘤的比例为0.3%[51]。

5.4.3 诊断

皮肤血管肉瘤最初看起来像一处淤青，随着时间的推移可以逐渐扩大。也可出现结节、疼痛、水肿、易碎或溃疡形成[46]。患者常在确诊前几个月出现症状[46]。确诊时，病变的大小范围在<1cm到>10cm不等[45,48]。鉴别诊断包括化脓性肉芽肿、卡波西肉瘤、淋巴瘤、恶性黑色素瘤、复发性乳腺癌，或放射相关局限性硬皮病[48,52]。病变最常发生在头皮和面部，其次是躯干、下肢和上肢[45]。头皮发病比例较高，主要是因为该区域紫外线暴露较多，加之头皮血管相对丰富[48]。乳房上的病变大多数与之前乳腺癌放射治疗有关，而手臂上的病灶通常发生在Stewart-Treves综合征的情况下。

确诊通过切取或切除活检。组织学显示血管内皮细胞管腔呈条束状排列，通常浸润真皮胶原，并扩展至皮下组织[46,52]（图5.9）。充满血液的管腔或裂隙有时

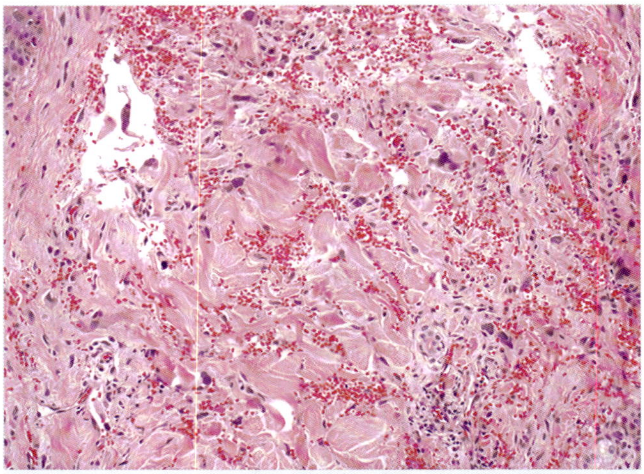

图 5.9 皮肤血管肉瘤中明显的血管腔。

会出现出血和坏死的情况[52]。肿瘤分化程度不一，在组织学上，病变可能很难与其他血管和上皮肿瘤区别，包括梭形细胞肉瘤、恶性黑色素瘤、非典型性纤维黄瘤。因此，应使用免疫组化，尤其是血管标志物帮助鉴别[53]。皮肤血管肉瘤通常为CD31和Ets家族转录因子（ERG）染色阳性[54]。较不敏感的染色包括血管内皮生长因子受体3（VEGFR-3）、Ⅷ因子和D2-D40单克隆抗体[47,54]。而细胞角蛋白、S100、结蛋白通常是阴性的。其亚型包括上皮样型等也通过组织学和免疫组化确诊。

5.4.4 检查

需仔细询问病史并进行详细体格检查，寻找多发病灶和卫星病灶（超过1/3的患者会出现），还有仅限于局部的皮损和远处转移病灶。超过50%的患者最终发生远处转移，最常转移到肺，还有骨骼、肝脏、脾脏，一般较少转移到淋巴结[48]。MRI可以作为辅助检查手段，其可以显示比肉眼所见更大的局部受累病灶[46]。MRI、CT或PET-CT可以检测到局部或远处转移。

5.4.5 放射相关的皮肤血管肉瘤和Stewart-Treves综合征

大约26%的皮肤血管肉瘤患者前期患有原发性癌症，其中约有50%的患者有乳腺癌病史[45]。在大多数情况下，病灶与之前的乳腺癌位于身体的同侧[45]。1948年，Stewart和Treves报道了发生于6例女性乳

腺癌患者的皮肤血管肉瘤，这些患者均经过癌症治疗并出现了淋巴水肿。20 世纪 80 年代首次报道了放射治疗可导致皮肤血管肉瘤[55]。在这些患者中，最初的乳腺癌治疗与血管肉瘤发生间隔的时间通常是 5~15 年[44]。

放射相关的血管肉瘤表现为晚期的水肿，或放射状乳房切除的皮瓣增厚，其上伴有紫色或红色的斑疹或结节[52]。与此相反，患有 Stewart-Treves 综合征的患者都有淋巴水肿病史，最常见于乳房切除术合并腋下淋巴结清扫术后，这些血管肉瘤发生在身体同侧的肩部或上肢，而不是在先前受到放射治疗的组织。它们呈现的是淋巴水肿性皮肤的各种改变，伴结节或不愈的痂皮[56]。Stewart-Treves 综合征在下肢淋巴水肿和先天性淋巴水肿患者中也有描述。推测是由于淋巴细胞破坏引起局部相应的免疫缺陷，导致肿瘤发生[44,56]。Stewart-Treves 综合征发生在不到 0.5%的接受根治性乳房切除术的患者中，而现今由于相对保守的乳腺癌手术治疗得到推崇，其发病率正在下降[56]。

5.4.6 分期

皮肤血管肉瘤没有公认的分期标准。组织学分期对于预后也不能预测。

5.4.7 治疗

手术治疗与改善生存率相关，主要是进行切缘至少 1cm 的广泛性局部切除(图 5.10)。与放射相关的乳房血管肉瘤患者应该进行乳房切除手术[52]。可以选择 MMS。然而，与传统的手术相比，目前的数据并没有显示 MMS 有更好的结果[50]。

辅助放射治疗仍然被建议使用。范围应当覆盖原发部位及局部淋巴结区域。当原发病灶位于头皮时，放射治疗应覆盖全部头皮[46]。

目前为止，没有证据表明化学治疗能改善结果，其应该用于姑息治疗或病灶不可切除的病例中。

5.4.8 预后

经过适当的治疗，患者的 3 年无复发生存率约为 40%，5 年无复发生存率约为 30%[44]。5 年生存率为 51%，10 年生存率为 43%[45]。平均 1 年后复发[44]。发生远处转移的患者存活 5 年的概率不到 10%[45]。死于这种疾病的人中位生存期不到 2 年[44]。儿童患者的生存率同样令人沮丧[51]。

肿瘤<5cm、单发病灶、年龄<50 岁、手术切缘阴性与相对较高的生存率相关[44-47]。头皮和颈部的肿瘤预后较差[45]。

5.4.9 总结

皮肤血管肉瘤是一种非常罕见的皮肤癌，易发生于老年男性，最常发生在头皮，也可发生在以前接受过放射治疗的部位，以及发生于慢性淋巴水肿的情况下。它是最具侵袭性的皮肤癌之一，具有很低的无复发生存率和总体生存率。推荐的治疗包括广泛的局部切除和放射治疗。

5.5 皮肤平滑肌肉瘤

5.5.1 背景

平滑肌肉瘤是一种罕见的恶性间质瘤，它来源于浅层的竖毛肌和深层的血管平滑肌[57]。

5.5.2 流行病学

患者平均年龄为 50~70 岁[58]。好发于男性[58]。有些患者在发病部位曾有放射治疗史[59]。

5.5.3 诊断

平滑肌肉瘤的病灶通常是红色、褐色或肤色的结节。有的病例会有疼痛、溃疡和出血[58]。浅表型好发于头部和颈部，而深层型在下肢更常见[59]。

鉴别诊断较多，病变常被误诊为皮肤纤维瘤[57]。组织学上，在嗜酸性细胞的细胞质内可见成束的梭形细胞，雪茄形的细胞核和有丝分裂象均可见[60]。免疫组化显示平滑肌肌动蛋白表达接近 100%，而结蛋白和钙调素结合蛋白都高表达[59]。

3/4 的肿瘤局限于真皮(浅表型)，1/4 的肿瘤扩展到皮下脂肪(深层型)。

5.5.4 治疗

大部分外科医生都选择广泛局部切除手术，切缘至少扩大 2cm[61]，深度至筋膜层。有报道称 MMS 可有更高成功率[62]。放射治疗是高危肿瘤的辅助治疗，但几乎没有证据支持其疗效。

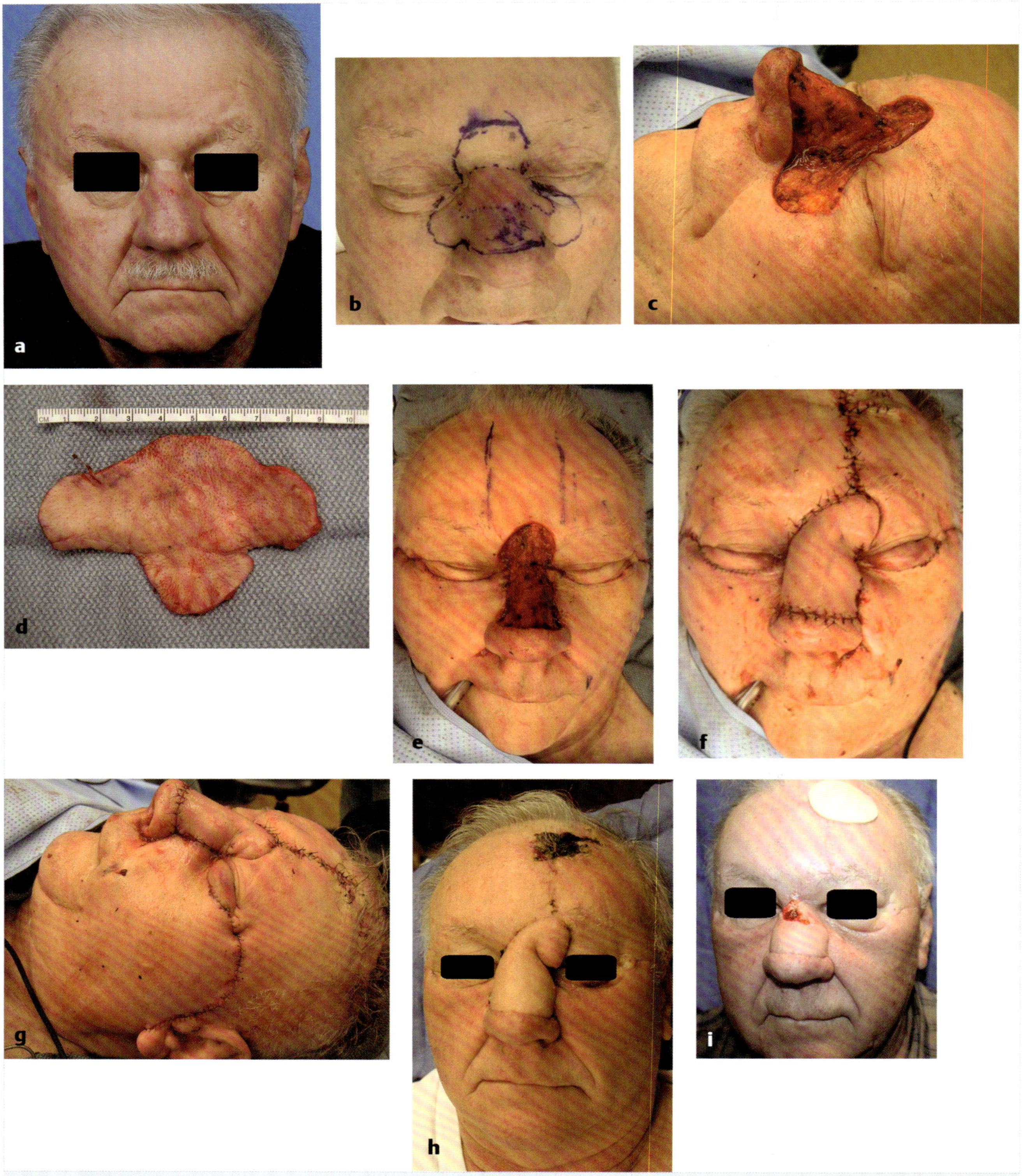

图 5.10 (a)80 岁男性患者，鼻背病灶史 1 年。活检显示为皮肤血管肉瘤。(b)内部虚线勾勒出病灶可触及的边缘，外部实线显示设计的 2cm 切缘。(c)切除后缺损。(d)手术样本。(e)双侧面部皮瓣用于遮盖颊部缺损。(f)左侧旁正中额部皮瓣重建鼻部缺损。(g)手术完成时的侧面观。(h)术后两周。最终的病理报告显示样本中心的基底切缘阳性。前额皮瓣的供区允许张力愈合。(i)前额皮瓣 3 周断蒂，彻底修薄到鼻背骨的表面。固定样本切片显示无残余肿瘤。断蒂后两周后照片。

5.5.5 预后

报道称广泛的局部切除术后复发率为 6%~70%。复发在深层型中更为常见,切缘不充分与复发相关[57]。大部分复发的病例发生在最初治疗后的 1 年内。远处转移非常罕见,生存率超过 90%[63]。

5.5.6 总结

原发性皮肤平滑肌肉瘤是一种少见的皮肤恶性肿瘤。诊断依据组织学,治疗主要是广泛的局部切除术。仅位于真皮的肿瘤局部复发率低,而那些延伸至皮下的肿瘤有一定的局部复发率。远处转移是罕见的,总体预后良好。

5.6 皮肤腺样囊性癌

5.6.1 背景

腺样囊性癌是最常见的唾液腺肿瘤,但也可以原发于包括皮肤在内的其他部位。原发性皮肤腺样囊性癌是一种少见的、不活跃的附属器肿瘤,在 1975 年首次由 Boggio 描述[64]。

5.6.2 流行病学

患者的平均年龄为 63 岁。好发于白种人,男性和女性发病率相同[65]。

5.6.3 诊断

皮肤腺样囊性癌无明显特征。它通常表现为一个缓慢生长的、肉色的结节,而且通常发生在头皮上。其他常见的部位包括耳部、面部和眼睑[65]。病变可以无症状,但也可引起局部脱发或疼痛[64]。

诊断依据组织学,可见基底细胞样的及有"腺样或筛状结构占据了真皮中层到网状真皮"的细胞[64]。腺样空腔或含有分泌物的囊腔常呈阿辛蓝(一种唾液黏蛋白标记物)染色阳性[66]。周围神经常被累及,并且与较高的复发率有关[64]。免疫组化显示上皮细胞膜抗原(EMA)阳性,S100 和细胞角蛋白亦呈阳性[64]。组织学鉴别诊断包括转移到皮肤的腺样囊性癌、圆柱瘤、腺样基底细胞癌,以及黏液性的顶泌分泌腺癌[64]。

5.6.4 治疗

通常应用手术治疗,进行广泛的局部切除,保证切缘阴性。有报道称,MMS 可成功治疗皮肤腺栏囊性癌[67]。

5.6.5 预后

70%的患者在描述病情的时候为局部病变,只有 5%的患者有远处转移[65]。5 年生存率为 96%,病损在头部和颈部的患者比病变在躯干的患者具有更好的生存率[65]。

局部复发常见,发病率为 20%~40%[64]。复发可以在切除多年后发生,长期随访是必要的[64]。

5.6.6 总结

皮肤腺样囊性癌是一种生长缓慢的附属器肿瘤。诊断需依据组织学,治疗为广泛的局部切除。复发率相对较高;然而,远处转移却很罕见,总体生存率极好。

5.7 皮脂癌

5.7.1 背景

皮脂癌是一种罕见的附属器肿瘤,某些情况下具有侵袭性,也称为皮脂腺癌、皮脂细胞癌和睑板腺癌[68]。

5.7.2 流行病学

在美国,皮脂癌占皮肤癌总数不到 1%[68],主要好发于白种人,男性略多于女性。患者的平均年龄为 72 岁[69]。在世界范围内,亚洲患者的发病率可能更高[68]。

皮脂癌与 Muir-Torre 综合征有关,这是一种遗传性疾病,会导致皮肤肿瘤和内脏肿瘤的发生。其他危险因素包括辐射史、免疫抑制和家族性视网膜母细胞瘤[68]。

5.7.3 诊断

皮脂癌通常表现为无痛性结节[68]。它最常发生在眼睑上,那里有高密度的皮脂腺。其他常见的部位包括面部、头皮或颈部、耳部和唇部[69]。

临床鉴别诊断包括睑板腺囊肿、角膜结膜炎、睑缘结膜炎、基底细胞癌和鳞状细胞癌[68]。当病变出现症状时,应该行活检。

组织学表现为无包膜的、由皮脂和未分化细胞组成的小叶状肿瘤。在表皮和真皮中存在空泡细胞,细胞质中有脂质颗粒,呈现出泡沫状的外观[68](图 5.11)。Paget 样生长很常见[68]。在免疫组化中,脂肪分化相关蛋白表达很常见。

组织学鉴别诊断包括皮脂腺腺瘤、皮脂瘤,以及向皮脂分化的基底细胞癌[68]。

因高度疑似 Muir-Torre 综合征,患有皮脂腺癌的患者应该行 Muir-Torre 综合征的筛查和内脏恶性肿瘤的早期检测。

对于具有可触及的淋巴结病变,或具有侵袭性组织学特征病变的患者,可考虑影像学检查。

5.7.4 分期

采用美国癌症联合委员会的肿瘤 TNM 分期系统对皮脂癌进行分期。

5.7.5 治疗

治疗采用广泛的局部切除,切缘至少 5mm[70]。然而,多达 1/4 的患者会发生局部复发。MMS 也是一种选择[70],具有相似的疾病特异性生存率[69]。此时,前哨淋巴结活检不是必需的,但在眶周病例中应予考虑,因为它们具有更大的转移倾向[68]。淋巴结阳性的患者通常要进行完全性淋巴结清扫术[68]。

放射治疗仅适用于无法进行手术切除的患者,以及复发或转移的患者。

5.7.6 预后

多达 1/4 的皮脂癌患者发生淋巴结转移[68]。约 1% 的患者被诊断出远处转移[69]。在组织学上,出现 Paget 样扩散、多中心肿瘤、肿瘤>10mm,以及发生血管周围、神经周围或淋巴管周围侵袭的肿瘤,具有更差的预后[68]。总的疾病特异性死亡率约为 5%[68]。

5.7.7 总结

皮脂癌是一种罕见的并与 Muir-Torre 综合征相关的附属器肿瘤。在老年白种人中最常见,好发于头颈部,尤其是眼睑部位。明确诊断依赖于组织学检查,治疗方法为手术切除。皮脂癌术后局部复发率较高,区域性转移也并不少见,但是总体生存率比较好。

5.8 微囊肿性附属器癌

5.8.1 背景

微囊肿性附属器癌是一种罕见的附属器肿瘤,具有毛囊和汗腺分化,最早由 Goldstein 等在 1982 年描述[71]。用于描述这个肿瘤的其他名称还包括硬化性汗管癌、恶性汗管瘤和汗管瘤样癌。它被认为来源于一种多能的附属器角化细胞[72]。生长缓慢,具有局部侵袭性,通常不会发生转移。

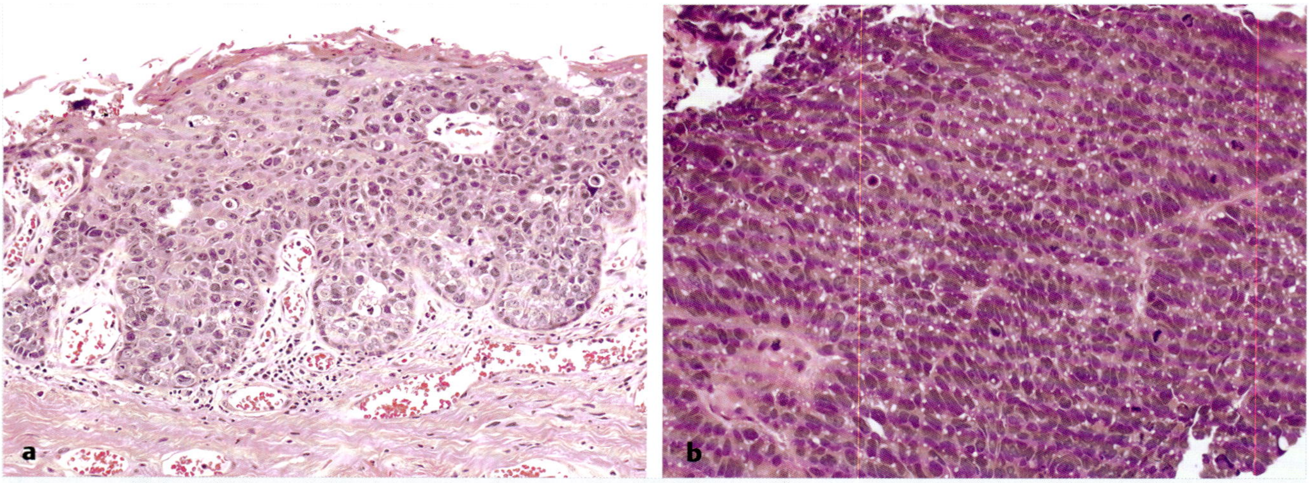

图 5.11 (a)皮脂癌,可见表皮和真皮中的空泡细胞。(b)皮脂细胞分化。

5.8.2 流行病学

微囊肿性附属器癌的发病率为每千万人口 1.6~6.5 例，白种人受累较多[72]。女性的发病率稍高于男性。老年人是高危人群，易患此病，发病年龄平均为 62 岁[72]，但是，在各个年龄段均有可能发生此病，甚至还有一例先天性病例曾被报道[73]。考虑到美国人驾驶时左侧脸部日光暴露增加，而左侧脸往往比右侧更容易发生此病，所以强烈的日光暴露可能是发生微囊肿性附属器癌的一个危险因素[72,74]。辐射史似乎也是发生微囊肿性附属器癌的一个危险因素[75]。

5.8.3 诊断

微囊肿性附属器癌临床表现为缓慢生长的、皮下黄色至肉色的结节或斑块。肿瘤可以发生在身体的任何地方，但最常见的是面部，特别是面部中央区域，包括唇部和鼻部[72,75]。患者可能会出现疼痛或感觉异常[71]。临床鉴别诊断包括鳞状细胞癌、囊肿和多形性基底细胞癌[71]。

诊断依赖于切取或切除活检。足够的活检深度是至关重要的。浅表的活检导致的误诊率高达 27%[74]。因为缺乏特征性的临床表现，再加上浅表活检大多得到的是非特异性组织学结果，微囊肿性附属器癌的诊断常常滞后多年[71]。活检可发现癌性组织累及皮肤，并可能侵入皮下脂肪、肌肉和骨骼[72]。此外，此病侵袭的组织超出临床可见的范围，尤其是侧向边缘[76]。大约 50%的病例出现神经周围浸润[77]。组织学表现为浅表的角质囊肿，伴有细胞条索样结构向深层浸润，周围有致密的纤维基质包绕[78](图 5.12)。细胞异型性和有丝分裂比较少见[79]。组织学鉴别诊断包括肉芽肿性基底细胞癌、毛发腺瘤、小汗腺瘤、转移性乳腺癌、汗管瘤和结缔组织增生性毛发上皮瘤[71,80]。

免疫组化染色可用于区分微囊肿性附属器癌和其他皮肤肿瘤。微囊肿性附属器癌通常癌胚抗原、EMA 和细胞角蛋白染色阳性[80]。

5.8.4 治疗

治疗多采用完全切除，直至切缘阴性。因为微囊肿性附属器癌边界模糊且侧向侵袭不可预测，MMS 经常被采用，尤其是需考虑美观的区域[81]。缓慢 Mohs(使用石蜡切片)或改良 Mohs(冷冻切片直至切缘为阴性，随后全层作为固定样本送出)可能会增加手术的敏感性，尤其是对顽固性肿瘤进行手术时[82]。

微囊肿性附属器癌被认为是相对抗辐射性的，但是当手术无法获得阴性切缘时，仍可考虑放射治疗[83]。

化学治疗对微囊肿性附属器癌没有治疗作用。

5.8.5 预后

局部复发常见，局部切除复发率高达 60%，采用 MMS 后复发率可降至 12%[77]。神经周围浸润与较高的复发率有关[80]。

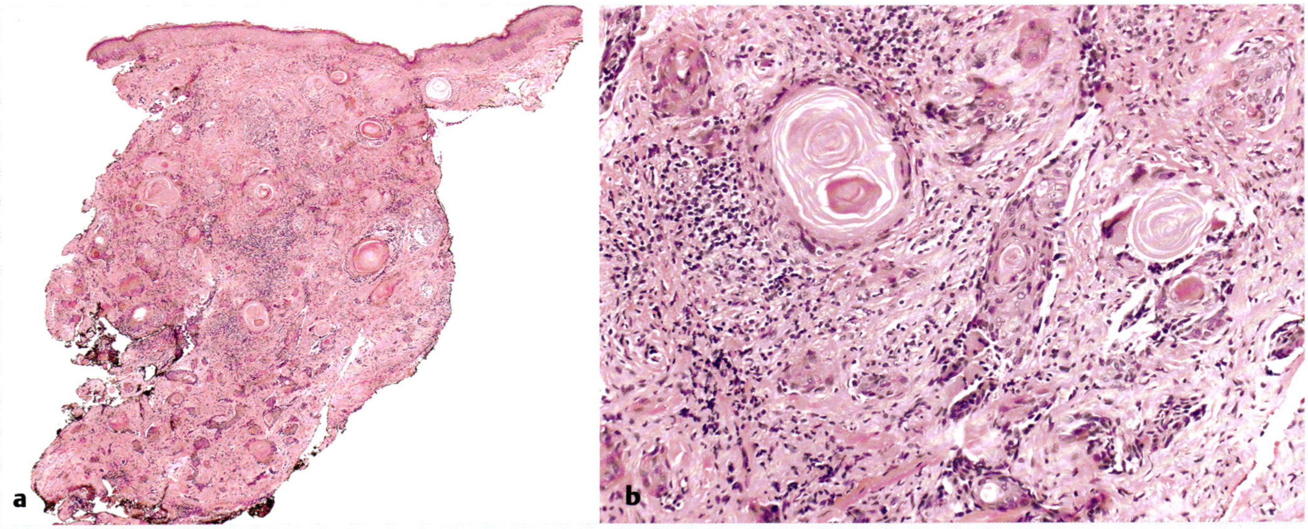

图 5.12 (a)低倍视野下微囊肿性附属器癌的真皮浅层中可见角质囊肿。(b)高倍视野下的角质囊肿。

区域淋巴结转移和远处转移极为罕见。并发症通常是由于肿瘤的局部侵袭,而患者死亡大多数情况下都是其他原因所导致的,与没有微囊肿性附属器癌的患者相比,两者的相对生存率没有差异[72]。

必需终身随访, 因为在治疗后长达 30 年肿瘤仍有可能复发[79]。

5.8.6 总结

微囊肿性附属器癌是一种伴有毛囊和汗腺成分的附属器肿瘤。它通常发病于具有日光暴露史的老年白种人。该病经常被误诊,需要进行充分的活检才能准确诊断。此肿瘤具有局部侵袭性,但通常不会转移。

5.9 非典型纤维黄色瘤

5.9.1 背景

非典型纤维黄色瘤是一种罕见的梭形细胞皮肤恶性肿瘤,最早在 1961 年由 Helwig 描述。此肿瘤之前被冠以多种名称,包括:假癌、矛盾性纤维肉瘤、假肉瘤性皮肤纤维瘤和浅表恶性纤维组织细胞瘤[84]。它具有中等恶性潜能,局部复发率低,鲜见转移[84]。

5.9.2 流行病学

非典型纤维黄色瘤通常影响 60~70 岁的老年男性[85,86]。白种人发病较多,特别是具有过度紫外线照射和日光性弹性组织变性者[85]。此外,辐射史、创伤和免疫抑制似乎也可能增加风险[84](图 5.13)。

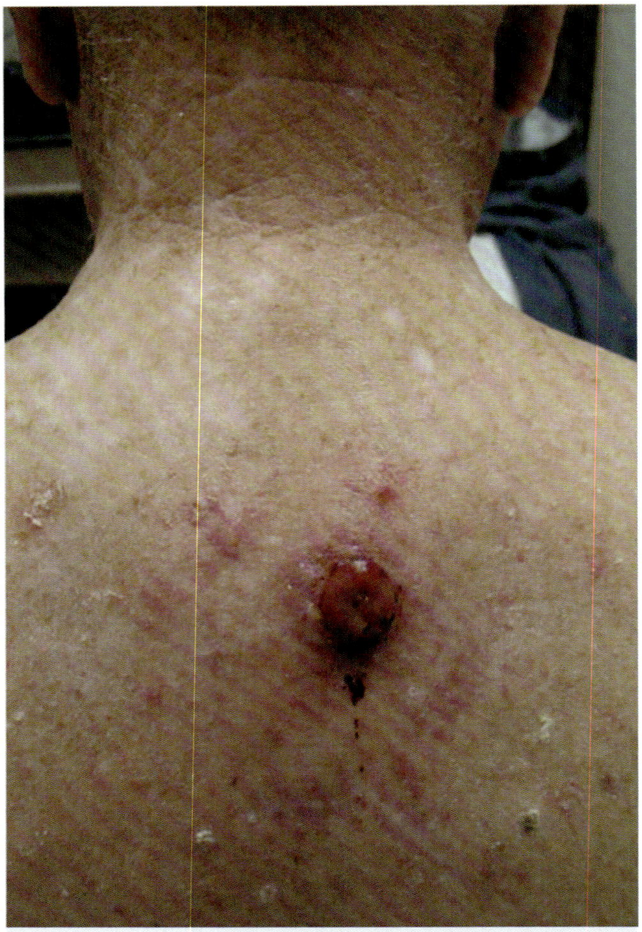

图 5.13 68 岁男性患者,有肾移植史,出现背部迅速增大的肿块 4 周。活检确诊为非典型纤维黄色瘤。

5.9.3 诊断

非典型纤维性黄色瘤的皮损没有特征性的临床表现。它通常表现为发生在头皮、耳部、面部或颈部的黄色、棕褐色或红色结节[86-88]。在躯干或肢体上也可能发生,但并不常见。它生长迅速,50%会发生溃烂,这是由于血供与过快的生长不平衡所致[89,90]。诊断时,典型皮损的直径不超过 2cm[87](图 5.14)。

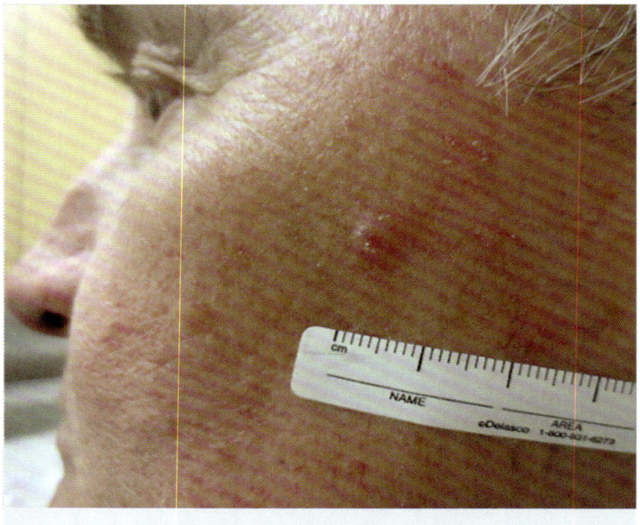

图 5.14 79 岁男性患者,左颧骨颊部出现无症状、进行性生长的粉红色丘疹 6 个月。活检证实为非典型纤维黄色瘤。

需要进行切取或切除活检。诊断采用排除法。鉴别诊断包括鳞状细胞癌、基底细胞癌、角化棘皮瘤、黑色素瘤、平滑肌肉瘤、DFSP 和化脓性肉芽肿。

组织学表现为皮下浸润局限、边界清晰的真皮结节。存在非典型的梭形细胞,伴有多核巨细胞、多形性和有丝分裂[85](图 5.15)。免疫组化染色对排除其他诊断有一定帮助。非典型纤维性黄色瘤往往波形蛋白和 CD68 呈阳性,而 S100 和 CD34 呈阴性[90]。

5.9.4 治疗

非典型纤维性黄色瘤的治疗需行肿瘤的完全切除,或行广泛的局部切除,切缘为 1~2cm,包括部分皮下组织,或行 MMS[88]。获得阴性切缘的切除通常最有疗效。不适合手术的、复发或转移的患者,可考虑行放射治疗[84,91]。

5.9.5 预后

非典型纤维性黄色瘤的预后良好,复发率约 8%,转移率低于 2%。局部复发通常在初次出现后 1 年内发生,常见于切缘阳性的患者[86]。

5.9.6 恶性纤维组织细胞瘤

恶性纤维组织细胞瘤,或称未分化多形性肉瘤,被认为是一种更深层和更具侵袭性的非典型纤维性黄色瘤的变体[91]。它也常见于老年男性,但在四肢更多见,通常位于筋膜下或皮下组织层[92]。这些肿瘤在组织学上与非典型纤维性黄色瘤类似,不同之处在于恶性纤维组织细胞瘤延伸到皮下组织,并且可能具有血管和神经周围浸润[87]。恶性纤维组织细胞瘤有较高的复发率(30%~40%)和远处转移率(40%)[92]。一些作者认为,任何转移的非典型纤维性黄色瘤病例,都应重新归类为恶性纤维组织细胞瘤[84,87]。

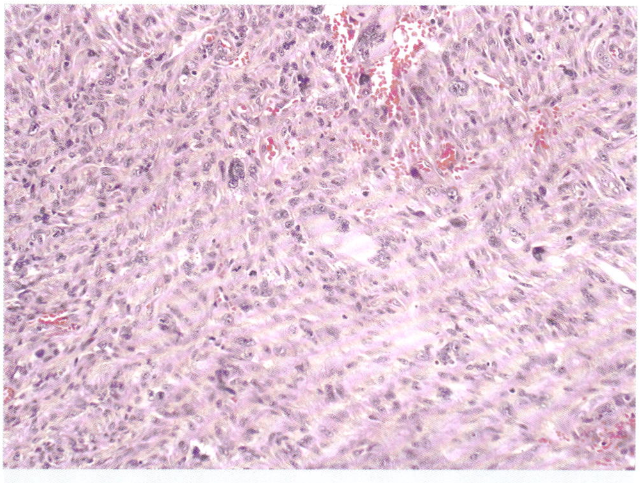

图 5.15　非典型纤维黄色瘤,可见多形性梭形细胞、异形核和有丝分裂象。

5.9.7 总结

非典型纤维性黄色瘤是一种皮肤恶性肿瘤,通常发生于有过度日光暴露史的老年男性。可通过切缘阴性的局部切除治愈,局部复发低,鲜见转移。组织学上,它与恶性纤维组织细胞瘤相似,并可能混淆。

5.10 Spitz 痣、非典型 Spitz 样肿瘤和 Spitz 样黑色素瘤

5.10.1 背景

Sophie Spitz 首次在 1948 年描述了 Spitz 痣,指出它是良性的,并将其命名为“幼年黑色素瘤”[93]。后来有人发现其存在于一个连续体中,还包括非典型 Spitz 样肿瘤(也称为非典型 Spitz 痣)和 Spitz 样黑色素瘤,都是梭形或上皮样黑色素细胞的增殖[94]。虽然这些病变具有相似的组织病理学特征,但在临床上它们从良性到恶性变动,因此必须区分。此外,这些术语可能令人困惑,因此,必须进行适当的组织学检查,以区分良性和恶性疾病。

5.10.2 流行病学

Spitz 痣可以在任何年龄段发病,最常见于儿童和青少年。它们在白种人中最常见;但是可以发生在任何种族。皮损在任何部位均可发生,但在面部和大腿最常见[94]。

相反,Spitz 样黑色素瘤在成年期更易发生,且似乎没有倾向于特定的部位[94]。

5.10.3 诊断

Spitz 痣临床表现为单发的红色、黄褐色、棕色或黑色的斑点、结节、丘疹或斑块[93]。有色素沉着的病变形成一种亚型,称为色素性梭形细胞 Spitz 痣或 Reed 痣,这是最常见的变体[93]。Spitz 痣快速生长后,会保持稳定的大小,直径通常<6mm[94]。可能发生出血或瘙痒[95](图 5.16)。

Spitz 样黑色素瘤出现时的直径通常>6mm。它也表现为丘疹、结节或斑块,并可能具有不同的色素沉着或色素缺失[94]。与 Spitz 痣不同,它在稳定期后外观可能会发生变化[95]。

非典型 Spitz 样肿瘤难以清楚辨认,临床上可能

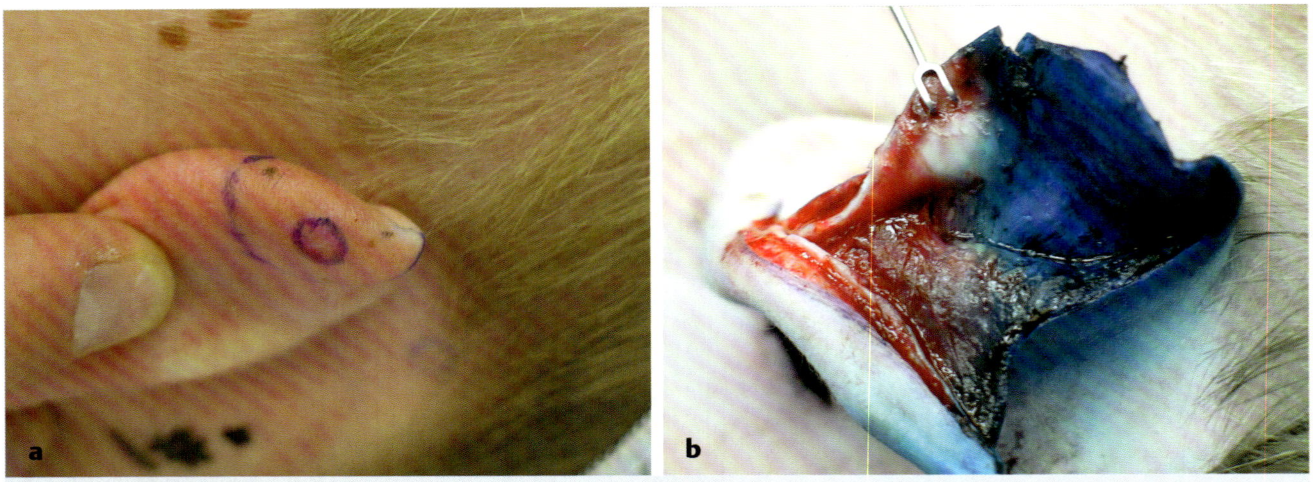

图 5.16 (a)14 岁男性患者,左耳不愈合的褐色结节。活检显示为中度异型性的非典型 Spitz 样肿瘤。荧光原位杂交(FISH)提示为恶性肿瘤,推荐行前哨淋巴结活检(SLNB)。(b)1cm 的切缘切除肿瘤并行 SLNB。采用旋转推进(Antia)皮瓣重建耳郭创面。

会误认为是 Spitz 痣或 Spitz 样黑色素瘤。

临床特征与组织病理学相关。即使经验丰富的皮肤病理科医生也难以做出准确的诊断[95]。在组织学上,Spitz 痣是对称的、边界清晰的,且具有均一的巢团和细胞,这些巢团和细胞在真皮中更小、更深[94]。Spitz 痣与 Kamino 小体、细胞外周的裂隙和表皮增生有关[94]。它可能具有有丝分裂象,但是,通常较少且浅表[93]。

Spitz 样黑色素瘤的组织学特征与 Spitz 痣非常相似,但是不对称,且边界不清晰。它通常缺乏 Kamino 小体,且具有更密集和更深层的非典型有丝分裂象[94]。可能发生溃疡或坏死[95]。

非典型 Spitz 样肿瘤具有密集的细胞结构、细胞异型性和有丝分裂象[94]。

免疫组化显示 Spitz 痣和 Spitz 样黑色素瘤中 S100 蛋白和 Melan-A(MART-1)均有表达,因此,作用有限[94]。比较基因组杂交和 FISH 在未来可能会越来越有帮助,虽然价格昂贵,但它们可以检测黑色素瘤中存在的基因组改变[94](参见图 5.16)。

5.10.4 治疗和预后

保守治疗适合于病灶小而稳定,且符合 Spitz 痣的患儿[93]。对于所有其他情况,建议切除活检,如果可能的话,推荐切缘 5mm[95]。这样就可以进行充分的组织学检查。

前哨淋巴结活检在非典型 Spitz 样肿瘤和 Spitz 样黑色素瘤中的应用存在争议。前哨淋巴结活检在 1/4 的非典型 Spitz 样肿瘤患者和 1/3 的 Spitz 样黑色素瘤患者中呈阳性。在儿童和青少年 Spitz 样黑色素瘤中,远处转移极为罕见。因此,活检阳性似乎并未改变预后。在成人中,Spitz 样黑色素瘤与其他类似 Breslow 厚度的黑色素瘤具有相似的预后[94],因此应进行前哨淋巴结活检[95]。尽管完全性淋巴结清扫术并未改变无病生存率或总体生存率,但可提供给患者在前哨淋巴结内的明确疾病负荷或异型性[95]。

放射治疗和化学治疗目前在 Spitz 样病变中没有治疗作用。

5.10.5 总结

Spitz 痣是良性皮肤黑色素细胞的增生,最常见于儿童和青少年。它是包括非典型 Spitz 样肿瘤和 Spitz 样黑色素瘤在内的疾病谱的一部分,而后两者具有恶性潜能。这些病变在临床和组织学上很难区分,应该予以切除。

5.11 网站

5.11.1 患者资源

- http://www.skincancer.org

- http://www.mayoclinic.org
- https://www.aad.org/dermatology-a-to-z
- http://www.merkelcell.org

5.11.2 医生资源

- http://www.cancer.org/index
- http://www.cancer.gov
- http://www.guideline.gov/index.aspx
- http://www.nccn.org

5.11.3 致谢

特别感谢 Jose Plaza 医生提供的组织学图像。

参考文献

[1] Erovic I, Erovic BM. Merkel cell carcinoma: the past, the present, and the future. J Skin Cancer. 2013; 2013:929364

[2] Agelli M, Clegg LX. Epidemiology of primary Merkel cell carcinoma in the United States. J Am Acad Dermatol. 2003; 49(5):832–841

[3] Senchenkov A, Moran SL. Merkel cell carcinoma: diagnosis, management, and outcomes. Plast Reconstr Surg. 2013; 131(5):771e–778e

[4] Penn I, First MR. Merkel's cell carcinoma in organ recipients: report of 41 cases. Transplantation. 1999; 68(11):1717–1721

[5] Heath M, Jaimes N, Lemos B, et al. Clinical characteristics of Merkel cell carcinoma at diagnosis in 195 patients: the AEIOU features. J Am Acad Dermatol. 2008; 58(3):375–381

[6] Asgari MM, Sokil MM, Warton EM, Iyer J, Paulson KG, Nghiem P. Effect of host, tumor, diagnostic, and treatment variables on outcomes in a large cohort with Merkel cell carcinoma. JAMA Dermatol. 2014; 150(7):716–723

[7] Tarantola TI, Vallow LA, Halyard MY, et al. Prognostic factors in Merkel cell carcinoma: analysis of 240 cases. J Am Acad Dermatol. 2013; 68(3):425–432

[8] Bobos M, Hytiroglou P, Kostopoulos I, Karkavelas G, Papadimitriou CS. Immunohistochemical distinction between merkel cell carcinoma and small cell carcinoma of the lung. Am J Dermatopathol. 2006; 28(2):99–104

[9] National Comprehensive Cancer Network. NCCN Clinical Practice Guidelines in Oncology (Version 1.2014): Merkel Cell Carcinoma. Fort Washington, PA: National Comprehensive Cancer Network; 2013

[10] Chen KT, Papavasiliou P, Edwards K, et al. A better prognosis for Merkel cell carcinoma of unknown primary origin. Am J Surg. 2013; 206(5):752–757

[11] Lemos BD, Storer BE, Iyer JG, et al. Pathologic nodal evaluation improves prognostic accuracy in Merkel cell carcinoma: analysis of 5823 cases as the basis of the first consensus staging system. J Am Acad Dermatol. 2010; 63(5):751–761

[12] Allen PJ, Bowne WB, Jaques DP, Brennan MF, Busam K, Coit DG. Merkel cell carcinoma: prognosis and treatment of patients from a single institution. J Clin Oncol. 2005; 23(10):2300–2309

[13] Siva S, Byrne K, Seel M, et al. 18F-FDG PET provides high-impact and powerful prognostic stratification in the staging of Merkel cell carcinoma: a 15-year institutional experience. J Nucl Med. 2013; 54(8):1223–1229

[14] Feng H, Shuda M, Chang Y, Moore PS. Clonal integration of a polyomavirus in human Merkel cell carcinoma. Science. 2008; 319(5866):1096–1100

[15] Amber K, McLeod MP, Nouri K. The Merkel cell polyomavirus and its involvement in Merkel cell carcinoma. Dermatol Surg. 2013; 39(2):232–238

[16] Faust H, Andersson K, Ekström J, Hortlund M, Robsahm TE, Dillner J. Prospective study of Merkel cell polyomavirus and risk of Merkel cell carcinoma. Int J Cancer. 2014; 134(4):844–848

[17] American Joint Committee on Cancer. Merkel cell carcinoma. In: Edge SB, Carducci M, Byrd DR, eds. AJCC Cancer Staging Manual, 7th ed. New York: Springer-Verlag; 2009

[18] Fritsch VA, Camp ER, Lentsch EJ. Sentinel lymph node status in Merkel cell carcinoma of the head and neck: not a predictor of survival. Head Neck. 2014; 36(4):571–579

[19] Tseng J, Dhungel B, Mills JK, et al. Merkel cell carcinoma: what makes a difference? Am J Surg. 2015; 209(2):342–346

[20] Willmes C, Adam C, Alb M, et al. Type I and II IFNs inhibit Merkel cell carcinoma via modulation of the Merkel cell polyomavirus T antigens. Cancer Res. 2012; 72(8):2120–2128

[21] Kang SH, Haydu LE, Goh RYH, Fogarty GB. Radiotherapy is associated with significant improvement in local and regional control in Merkel cell carcinoma. Radiat Oncol. 2012; 7:171

[22] Lewis KG, Weinstock MA, Weaver AL, Otley CC. Adjuvant local irradiation for Merkel cell carcinoma. Arch Dermatol. 2006; 142(6):693–700

[23] Kim JA, Choi AH. Effect of radiation therapy on survival in patients with resected Merkel cell carcinoma: a propensity score surveillance, epidemiology, and end results database analysis. JAMA Dermatol. 2013; 149(7):831–838

[24] Terheyden P, Becker JC. New developments in the biology and the treatment of metastatic Merkel cell carcinoma. Curr Opin Oncol. 2017; 29:221–226

[25] Soltani AM, Allan BJ, Best MJ, Panthaki ZJ, Thaller SR. Merkel cell carcinoma of the hand and upper extremity: current trends and outcomes. J Plast Reconstr Aesthet Surg. 2014; 67(3):e71–e77

[26] Sattler E, Geimer T, Sick I, et al. Sentinel lymph node in Merkel cell carcinoma: to biopsy or not to biopsy? J Dermatol. 2013; 40(5):374–379

[27] Johnson-Jahangir H, Ratner D. Advances in management of dermatofibrosarcoma protuberans. Dermatol Clin. 2011; 29(2):191–200, viii

[28] Bogucki B, Neuhaus I, Hurst EA. Dermatofibrosarcoma protuberans: a review of the literature. Dermatol Surg. 2012; 38(4):537–551

[29] Criscione VD, Weinstock MA. Descriptive epidemiology of dermatofibrosarcoma protuberans in the United States, 1973 to 2002. J Am Acad Dermatol. 2007; 56(6):968–973

[30] Tsai YJ, Lin PY, Chew KY, Chiang YC. Dermatofibrosarcoma protuberans in children and adolescents: clinical presentation, histology, treatment, and review of the literature. J Plast Reconstr Aesthet Surg. 2014; 67(9):1222–1229

[31] Loghdey MS, Varma S, Rajpara SM, Al-Rawi H, Perks G, Perkins W. Mohs micrographic surgery for dermatofibrosarcoma protuberans (DFSP): a single-centre series of 76 patients treated by frozen-section Mohs micrographic surgery with a review of the literature. J Plast Reconstr Aesthet Surg. 2014; 67(10):1315–1321

[32] Kornik RI, Muchard LK, Teng JM. Dermatofibrosarcoma protuberans in children: an update on the diagnosis and treatment. Pediatr Dermatol. 2012; 29(6):707–713

[33] Serra-Guillén C, Sanmartín O, Llombart B, et al. Correlation between preoperative magnetic resonance imaging and surgical margins with modified Mohs for dermatofibrosarcoma protuberans. Dermatol Surg. 2011; 37(11):1638–1645

[34] Miller SJ, Alam M, Andersen JS, et al. National Comprehensive Cancer Network. Dermatofibrosarcoma protuberans. J Natl Compr Canc Netw. 2012; 10(3):312–318

[35] Liang CA, Jambusaria-Pahlajani A, Karia PS, Elenitsas R, Zhang PD, Schmults CD. A systematic review of outcome data for dermatofibrosarcoma protuberans with and without fibrosarcomatous change. J Am Acad Dermatol. 2014; 71(4):781–786

[36] Simon MP, Pedeutour F, Sirvent N, et al. Deregulation of the platelet-derived growth factor B-chain gene via fusion with collagen gene COL1A1 in dermatofibrosarcoma protuberans and giant-cell fibroblastoma. Nat Genet. 1997; 15(1):95–98

[37] Ratner D, Thomas CO, Johnson TM, et al. Mohs micrographic surgery for the treatment of dermatofibrosarcoma protuberans. Results of a multiinstitutional series with an analysis of the extent of microscopic spread. J Am Acad Dermatol. 1997; 37(4):600–613

[38] Farma JM, Ammori JB, Zager JS, et al. Dermatofibrosarcoma protuberans: how wide should we resect? Ann Surg Oncol. 2010; 17(8):2112–2118

[39] Goldberg C, Hoang D, McRae M, Chung C, Leffell DJ, Narayan D. A strategy for the successful management of dermatofibrosarcoma protuberans. Ann Plast Surg. 2015; 74(1):80–84

[40] Foroozan M, Sei JF, Amini M, Beauchet A, Saiag P. Efficacy of Mohs micrographic surgery for the treatment of dermatofibrosarcoma protuberans: systematic review. Arch Dermatol. 2012; 148(9):1055–1063

[41] Fields RC, Hameed M, Qin LX, et al. Dermatofibrosarcoma protuberans (DFSP): predictors of recurrence and the use of systemic therapy. Ann Surg Oncol. 2011; 18(2):328–336

[42] Ugurel S, Mentzel T, Utikal J, et al. Neoadjuvant imatinib in advanced primary or locally recurrent dermatofibrosarcoma protuberans: a multicenter phase II DeCOG trial with long-term follow-up. Clin Cancer Res. 2014; 20(2):499–510

[43] Kurlander DE, Martires KJ, Chen Y, Barnholtz-Sloan JS, Bordeaux JS. Risk of

subsequent primary malignancies after dermatofibrosarcoma protuberans diagnosis: a national study. J Am Acad Dermatol. 2013; 68(5):790–796
[44] Perez MC, Padhya TA, Messina JL, et al. Cutaneous angiosarcoma: a single-institution experience. Ann Surg Oncol. 2013; 20(11):3391–3397
[45] Albores-Saavedra J, Schwartz AM, Henson DE, et al. Cutaneous angiosarcoma. Analysis of 434 cases from the Surveillance, Epidemiology, and End Results Program, 1973–2007. Ann Diagn Pathol. 2011; 15(2):93–97
[46] Mendenhall WM, Mendenhall CM, Werning JW, Reith JD, Mendenhall NP. Cutaneous angiosarcoma. Am J Clin Oncol. 2006; 29(5):524–528
[47] Donghi D, Kerl K, Dummer R, Schoenewolf N, Cozzio A. Cutaneous angiosarcoma: own experience over 13 years. Clinical features, disease course and immunohistochemical profile. J Eur Acad Dermatol Venereol. 2010; 24 (10):1230–1234
[48] Morgan MB, Swann M, Somach S, Eng W, Smoller B. Cutaneous angiosarcoma: a case series with prognostic correlation. J Am Acad Dermatol. 2004; 50(6):867–874
[49] Köhler HF, Neves RI, Brechtbühl ER, Mattos Granja NV, Ikeda MK, Kowalski LP. Cutaneous angiosarcoma of the head and neck: report of 23 cases from a single institution. Otolaryngol Head Neck Surg. 2008; 139(4):519–524
[50] Buehler D, Rice SR, Moody JS, et al. Angiosarcoma outcomes and prognostic factors: a 25-year single institution experience. Am J Clin Oncol. 2014; 37 (5):473–479
[51] Deyrup AT, Miettinen M, North PE, et al. Pediatric cutaneous angiosarcomas: a clinicopathologic study of 10 cases. Am J Surg Pathol. 2011; 35(1):70–75
[52] Rao J, Dekoven JG, Beatty JD, Jones G. Cutaneous angiosarcoma as a delayed complication of radiation therapy for carcinoma of the breast. J Am Acad Dermatol. 2003; 49(3):532–538
[53] Mobini N. Cutaneous epithelioid angiosarcoma: a neoplasm with potential pitfalls in diagnosis. J Cutan Pathol. 2009; 36(3):362–369
[54] Wood A, Mentzel T, van Gorp J, et al. The spectrum of rare morphological variants of cutaneous epithelioid angiosarcoma. Histopathology. 2015; 66 (6):856–863
[55] Rubin E, Maddox WA, Mazur MT. Cutaneous angiosarcoma of the breast 7 years after lumpectomy and radiation therapy. Radiology. 1990; 174 (1):258–260
[56] Sharma A, Schwartz RA. Stewart-Treves syndrome: pathogenesis and management. J Am Acad Dermatol. 2012; 67(6):1342–1348
[57] Kraft S, Fletcher CDM. Atypical intradermal smooth muscle neoplasms: clinicopathologic analysis of 84 cases and a reappraisal of cutaneous "leiomyosarcoma". Am J Surg Pathol. 2011; 35(4):599–607
[58] Fields JP, Helwig EB. Leiomyosarcoma of the skin and subcutaneous tissue. Cancer. 1981; 47(1):156–169
[59] Massi D, Franchi A, Alos L, et al. Primary cutaneous leiomyosarcoma: clinicopathological analysis of 36 cases. Histopathology. 2010; 56(2):251–262
[60] Bellezza G, Sidoni A, Cavaliere A, Scheibel M, Bucciarelli E. Primary cutaneous leiomyosarcoma: a clinicopathological and immunohistochemical study of 7 cases. Int J Surg Pathol. 2004; 12(1):39–44
[61] Tsutsumida A, Yoshida T, Yamamoto Y, Itoh T, Minakawa H, Sugihara T. Management of superficial leiomyosarcoma: a retrospective study of 10 cases. Plast Reconstr Surg. 2005; 116(1):8–12
[62] Starling J, III, Coldiron BM. Mohs micrographic surgery for the treatment of cutaneous leiomyosarcoma. J Am Acad Dermatol. 2011; 64(6):1119–1122
[63] Rouhani P, Fletcher CDM, Devesa SS, Toro JR. Cutaneous soft tissue sarcoma incidence patterns in the U.S.: an analysis of 12,114 cases. Cancer. 2008; 113 (3):616–627
[64] Naylor E, Sarkar P, Perlis CS, Giri D, Gnepp DR, Robinson-Bostom L. Primary cutaneous adenoid cystic carcinoma. J Am Acad Dermatol. 2008; 58 (4):636–641
[65] Dores GM, Huycke MM, Devesa SS, Garcia CA. Primary cutaneous adenoid cystic carcinoma in the United States: incidence, survival, and associated cancers, 1976 to 2005. J Am Acad Dermatol. 2010; 63(1):71–78
[66] Ramakrishnan R, Chaudhry IH, Ramdial P, et al. Primary cutaneous adenoid cystic carcinoma: a clinicopathologic and immunohistochemical study of 27 cases. Am J Surg Pathol. 2013; 37(10):1603–1611
[67] Xu YG, Hinshaw M, Longley BJ, Ilyas H, Snow SN. Cutaneous adenoid cystic carcinoma with perineural invasion treated by Mohs micrographic surgery-a case report with literature review. J Oncol. 2010; 2010:469049
[68] Kyllo RL, Brady KL, Hurst EA. Sebaceous carcinoma: review of the literature. Dermatol Surg. 2015; 41(1):1–15
[69] Thomas WW, Fritsch VA, Lentsch EJ. Population-based analysis of prognostic indicators in sebaceous carcinoma of the head and neck. Laryngoscope. 2013; 123(9):2165–2169
[70] Hou JL, Killian JM, Baum CL, et al. Characteristics of sebaceous carcinoma and early outcomes of treatment using Mohs micrographic surgery versus wide local excision: an update of the Mayo Clinic experience over the past 2 decades. Dermatol Surg. 2014; 40(3):241–246
[71] Ongenae KC, Verhaegh MEJM, Vermeulen AHM, Naeyaert JM. Microcystic adnexal carcinoma: an uncommon tumor with debatable origin. Dermatol Surg. 2001; 27(11):979–984
[72] Yu JB, Blitzblau RC, Patel SC, Decker RH, Wilson LD. Surveillance, Epidemiology, and End Results (SEER) database analysis of microcystic adnexal carcinoma (sclerosing sweat duct carcinoma) of the skin. Am J Clin Oncol. 2010; 33(2):125–127
[73] Smart DR, Taintor AR, Kelly ME, et al. Microcystic adnexal carcinoma: the first reported congenital case. Pediatr Dermatol. 2011; 28(1):35–38
[74] Chiller K, Passaro D, Scheuller M, Singer M, McCalmont T, Grekin RC. Microcystic adnexal carcinoma: forty-eight cases, their treatment, and their outcome. Arch Dermatol. 2000; 136(11):1355–1359
[75] Snow S, Madjar DD, Hardy S, et al. Microcystic adnexal carcinoma: report of 13 cases and review of the literature. Dermatol Surg. 2001; 27(4):401–408
[76] LeBoit PE, Sexton M. Microcystic adnexal carcinoma of the skin. A reappraisal of the differentiation and differential diagnosis of an underrecognized neoplasm. J Am Acad Dermatol. 1993; 29(4):609–618
[77] Yu Y, Finn DT, Rogers GS. Microcystic adnexal carcinoma: a rare, locally aggressive cutaneous tumor. Am J Clin Oncol. 2010; 33(2):196–197
[78] Hoang MP, Dresser KA, Kapur P, High WA, Mahalingam M. Microcystic adnexal carcinoma: an immunohistochemical reappraisal. Mod Pathol. 2008; 21(2):178–185
[79] Diamantis SA, Marks VJ. Mohs micrographic surgery in the treatment of microcystic adnexal carcinoma. Dermatol Clin. 2011; 29(2):185–190, viii
[80] Leibovitch I, Huilgol SC, Selva D, Lun K, Richards S, Paver R. Microcystic adnexal carcinoma: treatment with Mohs micrographic surgery. J Am Acad Dermatol. 2005; 52(2):295–300
[81] Wetter R, Goldstein GD. Microcystic adnexal carcinoma: a diagnostic and therapeutic challenge. Dermatol Ther (Heidelb). 2008; 21(6):452–458
[82] Palamaras I, McKenna JD, Robson A, Barlow RJ. Microcystic adnexal carcinoma: a case series treated with Mohs micrographic surgery and identification of patients in whom paraffin sections may be preferable. Dermatol Surg. 2010; 36(4):446–452
[83] Pugh TJ, Lee NY, Pacheco T, Raben D. Microcystic adnexal carcinoma of the face treated with radiation therapy: a case report and review of the literature. Head Neck. 2012; 34(7):1045–1050
[84] Iorizzo LJ, III, Brown MD. Atypical fibroxanthoma: a review of the literature. Dermatol Surg. 2011; 37(2):146–157
[85] Beer TW, Drury P, Heenan PJ. Atypical fibroxanthoma: a histological and immunohistochemical review of 171 cases. Am J Dermatopathol. 2010; 32 (6):533–540
[86] Davidson JS, Demsey D. Atypical fibroxanthoma: clinicopathologic determinants for recurrence and implications for surgical management. J Surg Oncol. 2012; 105(6):559–562
[87] Gru AA, Santa Cruz DJ. Atypical fibroxanthoma: a selective review. Semin Diagn Pathol. 2013; 30(1):4–12
[88] Sakamoto A. Atypical fibroxanthoma. Clin Med Oncol. 2008; 2:117–127
[89] Mirza B, Weedon D. Atypical fibroxanthoma: a clinicopathological study of 89 cases. Australas J Dermatol. 2005; 46(4):235–238
[90] Singh M, Mann R, Ilankovan V, Hussein K, D'arrigo C. Atypical fibroxanthoma–a retrospective immunohistochemical study of 42 cases. J Oral Maxillofac Surg. 2012; 70(11):2713–2718
[91] Withers AHJ, Brougham NDL, Barber RM, Tan ST. Atypical fibroxanthoma and malignant fibrous histiocytoma. J Plast Reconstr Aesthet Surg. 2011; 64(11): e273–e278
[92] Marcet S. Atypical fibroxanthoma/malignant fibrous histiocytoma. Dermatol Ther (Heidelb). 2008; 21(6):424–427
[93] Ferrara G, Gianotti R, Cavicchini S, Salviato T, Zalaudek I, Argenziano G. Spitz nevus, Spitz tumor, and spitzoid melanoma: a comprehensive clinicopathologic overview. Dermatol Clin. 2013; 31(4):589–598, viii
[94] Zedek DC, McCalmont TH. Spitz nevi, atypical spitzoid neoplasms, and spitzoid melanoma. Clin Lab Med. 2011; 31(2):311–320
[95] Joyce DP, Prichard RS, Gulmann C, Hill ADK. The surgical management of Spitz naevi and atypical spitzoid neoplasms: a review of the literature. Surgeon. 2013; 11(4):205–209

第 6 章

Mohs 显微外科手术在皮肤癌治疗中的作用

Charlene Lam, Christine Poblete-Lopez, Elizabeth M. Billingsley

6.1 引言

Mohs 显微外科手术(MMS)是一种基于病理学和外科学的皮肤肿瘤切除技术。MMS 在门诊以局部麻醉操作就可以实现,不但可以最大限度地保留正常组织,更有利于达到较高的皮肤肿瘤治愈率(表 6.1)。这种方法首先由普外科医生 Frederic E. Mohs 提出,是基于肿瘤单点发生并向邻近组织延伸的理论。利用新鲜组织冰冻处理技术和水平切片技术,MMS 可以完整切除肿瘤并在显微镜下检查 100%的切缘。MMS 中全面的切缘检查保证了皮肤恶性肿瘤最高的、循证的切除率,同时最大限度地保留了正常组织(组织节约性)。从功能、美学以及组织重建的观点来看,组织节约性在邻近眼眶、鼻子、嘴唇、耳朵、会阴区和指趾等部位的皮肤癌治疗中尤为重要(图 6.1)。MMS 的高治愈率对于复发性肿瘤、高侵袭性肿瘤以及亚临床型肿瘤具有特殊价值(说明见下)。

表 6.1 不同治疗方法的皮肤癌治愈率

肿瘤类型	方法		
	BCC1	SCC1	MIS2
	5 年(%)		3~5 年(%)
Mohs 外科	99	96.9	92.7~100
手术切除	91~95	91.9	80~94
冷冻治疗	92.5	不适用	66~93
电干燥术和刮除术	74~92	96.3	不适用
放射治疗	89~96.1	90	81~100
咪喹莫特[3]	694	71[5,a]	56~100[6,7]
5-氟尿嘧啶[3]	不适用	85[8,b]	不适用

缩写:BCC,基底细胞癌;MIS,原位黑色素瘤;SCC,鳞状细胞癌

a 侵袭性鳞状细胞癌,随访 28 个月

b 原位鳞状细胞癌(SCCIS),平均随访 4.6 年

MMS 的优点:

- 组织节约性;
- 高治愈率;
- 100%切缘检测;
- 治疗的连续性:外科医生和病理医生的联合;
- 门诊手术;
- 局部麻醉;
- 显微镜下确认切缘无癌组织后闭合伤口;
- 性价比高。

皮肤癌是最常见的癌症。在非黑色素瘤性皮肤癌(NMSC)中,95%是基底细胞癌(BCC)和鳞状细胞癌(SCC)。MMS 方法可使基于证据的 BCC 的 5 年治愈率达到 99%[9,10],SCC 达到 94%(参见表 6.1)[1,11]。MMS 也是一些皮肤癌的首选治疗方案,包括临床上定义不明的复发的和(或)由于高危组织学特性,或特殊解剖位置而导致较高复发风险的皮肤癌(图 6.2)。

越来越多的证据证明 MMS 带来的益处, 这为患者提供了优质的、疗效确切的治疗(参见前文)。然而,MMS 只是皮肤肿瘤外科医生众多治疗手段中的一种。理解各种技术的优缺点非常重要,包括标准切除术、MMS、放疗、化疗以及口服 Hedgehog 通路抑制剂。本章节的目的是熟悉 MMS 技术,阐明 MMS 中切缘组织学检查的方法,并讨论在各种复杂条件下综合治疗的方案和策略。

6.2 培训

MMS 的培训可以通过毕业后医学教育鉴定委员会(ACGME)提供的继续教育获得[12],该项目已经在 2014 年 9 月更名为“显微外科与皮肤肿瘤学”。这些

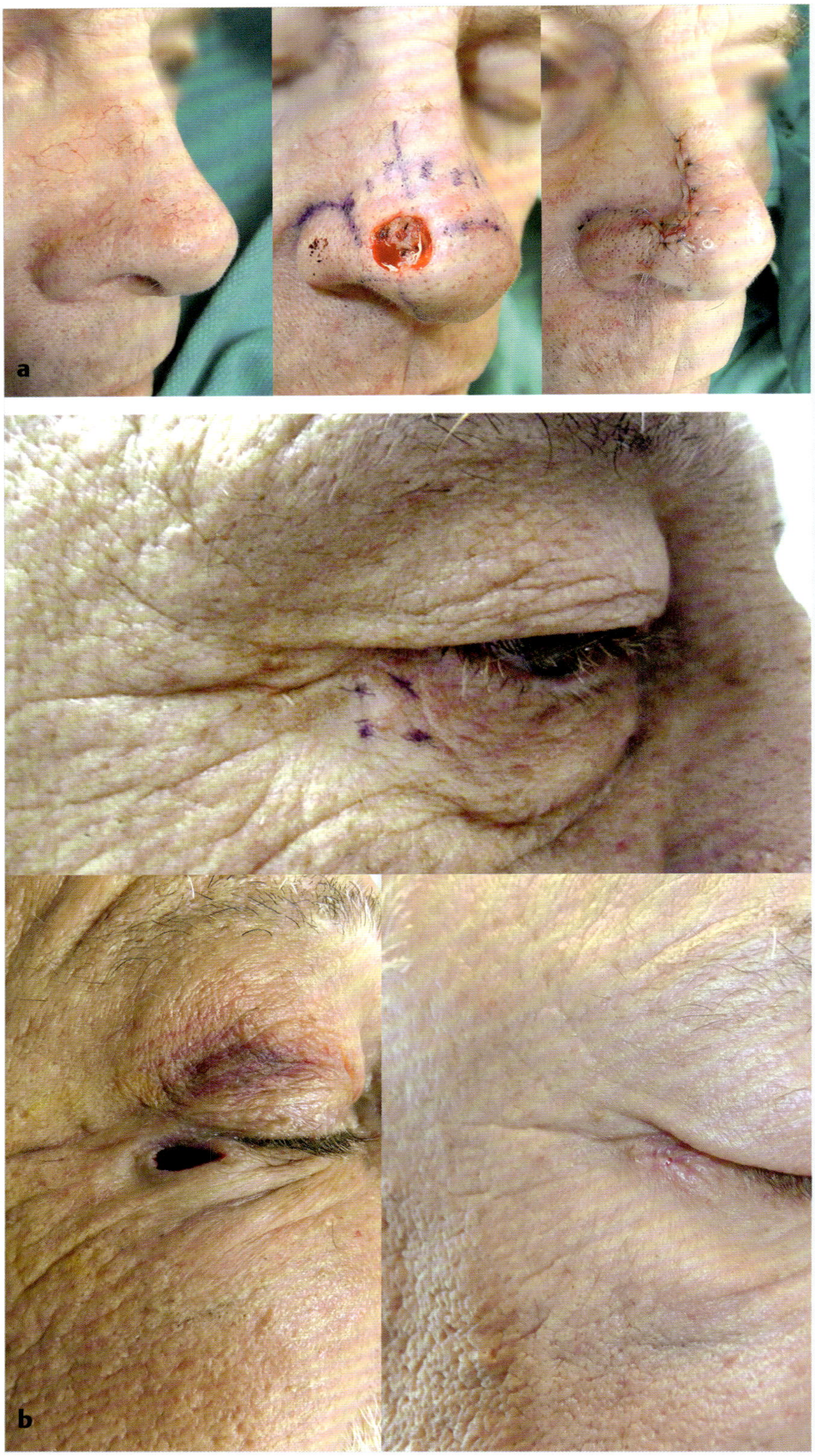

图 6.1 (a,b)经 Mohs 显微外科手术既可以保留组织,同时又可以实现切缘阴性。

经继续教育培训的 Mohs 外科医生在经历 4 年的皮肤病学住院医生培训后，需要再经过 1~2 年额外的 MMS 培训。该继续教育包括精通皮肤肿瘤学、定向肿瘤切除术、组织处理、皮肤病理学、冰冻切片读片，以及创面修复重建技术。皮肤病学住院医生培训是先决条件，可为医生的继续教育奠定丰富的临床经验、外科手术技术和病理学基础，从而精通临床病理相关知识。皮肤外科医生必须掌握冰冻切片的读片、皮肤和

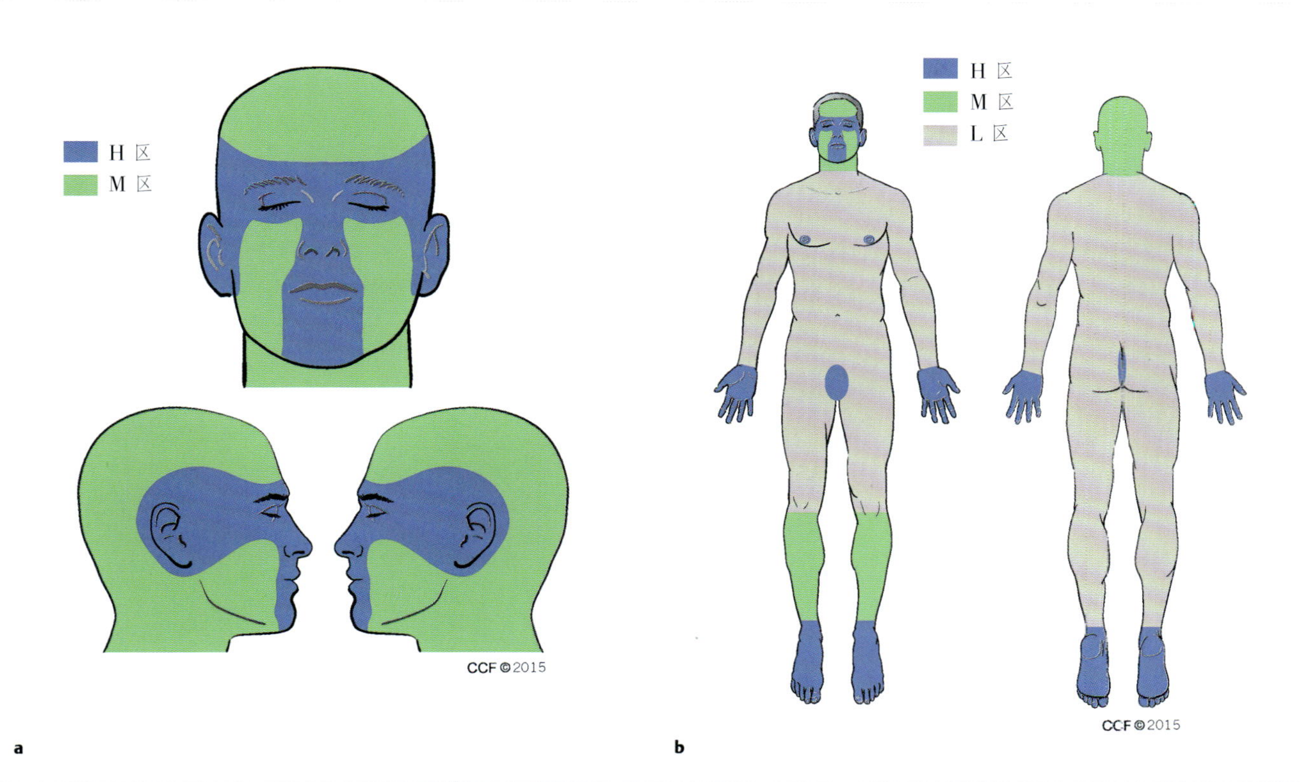

图 6.2　根据风险划分的身体区域。(a)头颈部分为 H 区(面中部、眼睑、眉、鼻、颏部、耳、耳郭周围皮肤或沟槽和颞部)和 M 区(面颊、前额、头皮和下颌缘)。(b)全身分为 H 区(生殖器、手、足、甲单位、脚踝和乳晕)、M 区(胫前区)和 L 区(躯干和四肢)。(Reprinted with permission from CCF.)

软组织解剖以及先进的面部重建技术。

6.3 手术切缘:组织处理技术

外科手术治疗皮肤肿瘤的核心在于手术切缘这一概念。对于外科医生来说,组织学切片制作及读片技术至关重要。最终手术切缘的组织学读片结果与肿瘤组织的处理方法、具体检查的内容息息相关。切缘假阴性的结果可能会出现意料之外的肿瘤复发。如果对切缘的组织学解读出现了主观性和矛盾性,那么外科医生和病理科医生之间的充分交流就很关键。临床边缘的定义是指肿瘤具有临床表现的边缘,而手术切缘会通过特殊的测定方法,围绕临床上肿瘤的边缘来确定[13]。"邻近切缘"这一术语显示出目前定义的模糊性。在一项对病理学家的调查中,"邻近"手术切缘这一定义,可以是距离肿瘤边缘几个细胞,或者离肿瘤边缘 0.1~5mm 的距离。对于那些"邻近"手术切缘的病灶,SCC 会进行二次手术,而 BCC 则不会[14]。外科医生应该注意病理学家解释的边缘,因为这关系到患者后续治疗方案的选择,是手术治疗还是辅助治疗。此外,除去手术技术的原因,如果没有充分理解组织是如何处理的,最终阴性切缘的解读将会受限于处理技术。

关于实验室技术的深入讨论我们将会在第 11 章详细介绍。这里我们的重点将会放在最常用的组织学方法:垂直("面包片")切片技术与水平(Mohs)切片技术的比较上。

6.3.1 垂直("面包片")切片技术

常规使用的处理切除样本的技术包括横断垂直的切片技术,经常被比作"面包片"。这一技术可以形象化地观察到肿瘤和切缘的每个检查面。这一技术的局限性在于只能观测到很少一部分真正的手术切缘(图 6.3)。具体操作方法是,将组织样本放入福尔马林

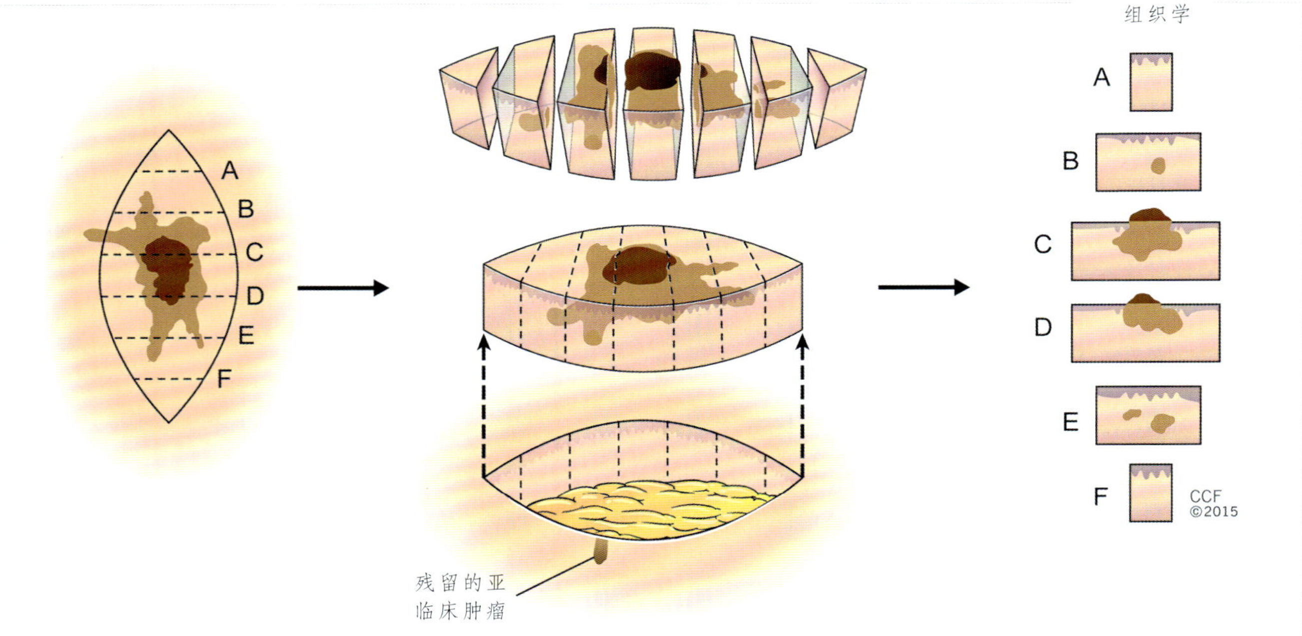

图 6.3 肿瘤行椭圆形切除，用垂直切片（“面包片”）法行组织切缘病理学检查。样本采用指定间隔的连续横断面切片，并包埋入石蜡。横断面切片切开并染色。使用这种方法可能错过位于手术切缘的肿瘤。水平的平行线提示横断面被切开的地方。在切线上的肿瘤不会被横断面切到；因此，肿瘤可能被组织学检查遗漏。(Reprinted with permission from CCF.)

中固定，切成 2~3mm 厚的切片，放入有数字标记的盒子，并包埋入石蜡[福尔马林固定，石蜡包埋(FFPE)]。在每个切片中，组织样本都是用刀片沿垂直于表皮的方向切到基底。按着固定的间隔来切取组织片，以便于快速观察不同层次的组织结构，但是可能会跳过一些区域，而用不间断的序列连续切片可以完全处理样本。用垂直切片方法，大约只能评估 1%真正的手术切缘。连续垂直切片在理论上可以评估 100%的手术切缘。但这几乎是不可能的，因为这需要切割并检查成百上千的切片，在实际工作中很难实现[15]。例如，1cm 的肿瘤会产生 2000 个 5μm 的切片。有报道认为，垂直切片法在判断用 2mm 切缘切除面部 BCC 手术的残余病灶时，其敏感度只有 44%[16]。

还有一点很重要的是：很多实验室在必要时，都愿意用更窄的间隔来切取更多的切片，以获得更精确更重要的诊断信息。治疗团队之间畅通的交流非常关键，在得到样本的最终结果之前，可能需要和皮肤病理科医生讨论。值得重视的是，实际工作中对样本组织的判断可能并不是来自皮肤病理科医生，而是由技术员或者住院医生得出的[15]。

6.3.2 水平(Mohs)切片技术

采用 Mohs 切片技术，理论上可以评估 100%的深度和外围切缘（图 6.4）。采用 45°倾斜角度切除组织并染色后，表皮切缘被压至深层切缘的同一平面，组织被嵌入固封剂[最佳切割温度(OCT)混合物]内冷冻。将冷冻的组织块沿水平方向切割，保证切割方向平行于皮下组织切缘和新压成的表皮边缘。这一上升底部的切片方法真实地还原了底部和周边的手术切缘，因此，标本在一个平面上就能够观察到整个深部和外围切缘。有些专家则认为，没有一种组织处理技术，包括 Mohs 手术，可以实现完全的 100%边缘检测率，他们认为这些技术都存在截面不完全、组织不完整，或是切割方向有误等问题[15]。然而，采用 Mohs 切割法至少可以评估 95%~99%的切缘，这与垂直切割法只有 1%的切缘检测率相比要精确得多[17,18]。这种完整的切缘检测是最大限度保留正常组织、提高复杂肿瘤治愈率的基础。

肿瘤的生长模式可能是连续性，但却不对称的，从而导致肿瘤的边缘难以预测。手术切缘由临床上的

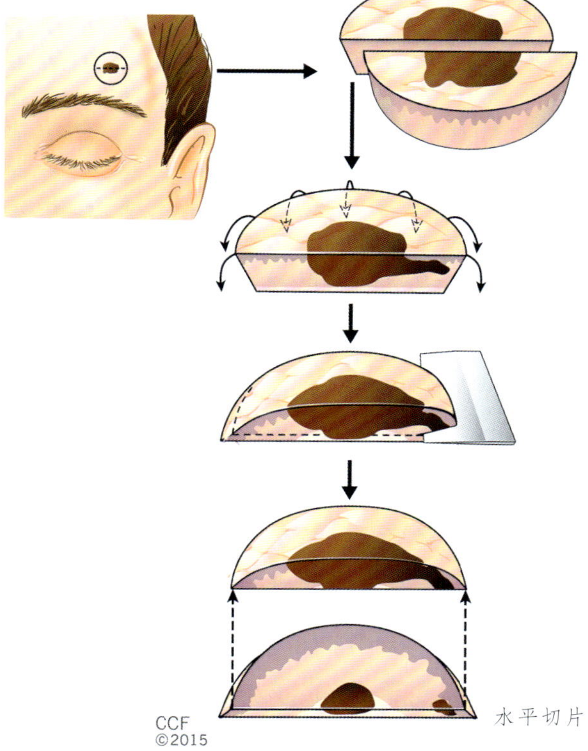

图 6.4 Mohs 层次切除，切缘较小，以及后续压平的皮肤边缘。组织行水平切片，因此皮肤的边缘（表皮）和深部切缘处在同一平面，这确保了完整的侧切缘和深部切缘的评估。100%的切缘都会被检测，因此不必担心肿瘤在连续切片中被遗漏。(Reprinted with permission from CCF.)

肿瘤边缘决定，一些有着非对称性浸润生长模式的肿瘤，在组织结构上的扩增可能超出了有临床表现的边缘。采用标准的垂直切片技术可能会导致非对称性浸润的肿瘤扩增区域被遗漏（参见图 6.3）。

MMS 的另一个优势在于同一名医生兼任了病理科医生和外科医生的角色。临床医生负责样本切除、切片和染色等操作，这有助于最终结果的判断。在 MMS 手术过程中进行组织学观测，可以最大限度地忽略组织活检中的抽样误差。例如，肿瘤组织活检显示结节性 BCC，但是采用 Mohs 方法，可能会发现这是一个浸润性 BCC，组织学浸润较预计面积更大。Mohs 手术医生能将肿瘤的临床表现与组织学表现相关联，有助于发现活检诊断结果与肿瘤的冰冻切片所见不一致的情况。某些分期标准，如周围神经侵袭，也可以通过 MMS 发现，从而可以建议行相关的辅助治疗。

6.4 MMS 的适应证和禁忌证

目前，大约 25%的皮肤癌治疗采用 MMS 治疗[19]。MMS 非常适合于高复发风险型皮肤癌、要求尽可能保留组织的皮肤癌和（或）需要完全切缘阴性时。很多 NMSC 具有局部侵袭性，可以侵入眼、鼻、唇和耳等重要结构，从而导致严重的破坏和损伤。随着时间的推移以及患者的忽视，会出现转移，发展为更具侵袭性的肿瘤。幸运的是，很多 NMSC 是低危的，可以通过表面消融技术（比如电干燥术和刮除术）获得满意的治愈率，性价比较高（参见 6.4.3 符合成本-效益的治疗）。表 6.2 列举了可以选择 MMS 治疗的皮肤肿瘤种类。MMS 的适应证不是绝对的，任何治疗方案的制订都需要根据患者的自身情况来决定，要充分告知患者其他可选疗法，并结合患者对治愈率的期许等因素综合考虑（参见表 6.1）。

所谓“高危”皮肤癌与很多因素相关：肿瘤的临床和组织学特性、解剖部位和前期治疗史（见文本框）。MMS 具有发现难以预测的肿瘤浅表突出和深部突出部分的能力，可以对手术切缘进行细致而完整的组织学检测。此外，肿瘤累及胚胎融合平面、眶周、神经组织和骨骼等都适合选择 MMS 治疗。在这些情况下，深部浸润及不规则侵袭是肿瘤高复发率的原因，相较其他技术，熟练掌握 MMS 技术更具优势。对于复发性肿瘤，由于其亚临床扩张侵袭常常很突出，而且在临床上很难与瘢痕相鉴别，所以，按照推荐切缘彻底切除尤其困难。MMS 对于复发性肿瘤有非常高的治愈率（参见表 6.2）。应用较大的切缘切除肿瘤会造成更大的组织缺损，可能影响外观及导致功能障碍；而应用更保守的切缘可能会导致阳性切缘和再次手术，这种两难的选择一直是治疗面部肿瘤的挑战[37]。

根据 NCCN 提供的数据，多学科专家组认为，MMS 是高危 BCC 和 SCC 的首选治疗技术，因为它可以在术中提供可靠的切缘分析[39]。这也表明，完整的组织切缘分析在高危肿瘤中的重要性。如果 MMS 无法实施，可以选择推荐的切除范围，包括完整的外周边缘和深部边缘（CPDM），并在术中行冰冻切片检查。一项荟萃分析显示，采用 MMS 技术，BCC 的 5 年无病

表 6.2 采用 Mohs 手术治疗的皮肤肿瘤和报道的治愈率

皮肤肿瘤	治愈率	
	5 年	10 年
基底细胞癌		
• 原发性	• 99%[9]	• 95.6%[20]
• 复发性	• 93%[10]	• 96.1%[20]
鳞状细胞癌		
• 原发性	• 92%~99%[11]	
• 复发性	• 90%[1]	
• 增殖性红斑	• 90%[21]	
• 角化棘皮瘤	• 97.5%[22](2 年)	
原位黑色素瘤，包括恶性雀斑样痣	92.7%~100%[23-25]	
非典型纤维黄色瘤	93%~100%[26]	
隆凸性皮肤纤维肉瘤	98%~100%[27-29]	
Merkel 细胞癌	84%[30]	
微囊型附属器癌	90%[31-33]	
皮脂腺癌	89%[34]	
乳房外 Paget 病(EMPD)	92%[35]	
平滑肌肉瘤(浅表)	87%[36]	
恶性纤维组织细胞瘤	–	
血管肉瘤	–	
黑色素瘤	–	
大汗腺癌	–	
淋巴上皮瘤样癌	–	
汗腺汗孔癌	–	

基底细胞癌和鳞状细胞癌的 Mohs 手术指征[38]

肿瘤特征

- 高危＊解剖位置(H 区)：面部的“面具区域”(面中部、眼睑、眉、鼻、颏部、耳和耳郭周围皮肤或沟槽、颞部)、生殖器(会阴和肛周)、手、足、甲单位、踝部，以及乳头或乳晕(图 6.2)
- 大小：L 区≥20mm，M 区≥10mm，H 区≥6mm(图 6.2)
- 侵袭性组织学亚型：
  - BCC：硬皮病样(硬化)、微结节，或浸润性
  - SCC：低分化或未分化的、梭形细胞、皮肤棘层松解的、硬化、异型的、小细胞、透明细胞、结缔组织增生、KA 型(面中部)、淋巴上皮瘤样，以及肉瘤样
- 复发性
- 切缘阳性
- 临床边界难以确定
- 神经周围(血管＊)侵犯
- Breslow 厚度≥2mm*
- 快速生长＊
- 神经系统症状＊

患者特征

- 电离辐射暴露史＊
- 慢性炎症发作(瘢痕)*
- 免疫功能不全：人类免疫缺陷病毒(HIV)、器官移植、恶性血液病，或药物免疫抑制
- 诱发遗传综合征：着色性干皮综合征、基底细胞痣综合征
- 患者已知患有高危肿瘤，无其他健康风险因素

＊特指鳞状细胞癌(SCC)。

生存率可达 99%，SCC 可达 97%[1,9]。另一项前瞻性随机对照临床研究结果显示，10 年随访期间内，复发性和原发性面部 BCC 用 MMS 治疗后的复发率明显低于标准切除术[20]。

除了 BCC 和 SCC，MMS 也被应用于有再次复发倾向的复发性良性肿瘤的治疗中，如结缔组织增生性毛发上皮瘤、婴儿手指纤维瘤和颗粒细胞肿瘤，以及其他少见的皮肤恶性肿瘤[26-36](参见表 6.2)。在这些病例中，MMS 提供的完整切缘检测大大提高了肿瘤的清除率。

6.4.1 黑色素瘤(包括恶性雀斑样痣)

仅有冰冻切片的 MMS 在皮肤黑色素瘤治疗中的作用还存在争议，因为 MMS 确定的切缘范围比已发表指南规定的切缘范围要小，并且冰冻切片在检测非典型增生的黑色素细胞上也有一定难度[40]。特殊的免疫组化(IHC)染色可以提高黑色素细胞性皮损检测的组织学敏感性(表 6.3)[41]，例如 HMB-45、Mel-5、MART-1 和 S100。很多皮肤外科医生仍然建议用石蜡包埋组织来最终确认 MMS 切缘是否为阴性[42]。一些具有丰富黑色素瘤治疗经验的 Mohs 外科医生认为，MMS 治疗黑色素瘤的效果等同于传统的切缘范

表 6.3 Mohs 显微外科手术常用的快速免疫组化染色

肿瘤	免疫组化染色
黑色素瘤	HMB-45、Melan-A(MART-1)、S100
鳞状细胞癌	细胞角蛋白(AE1 或 AE3)
乳房外 Paget 病	细胞角蛋白 7
隆凸性皮肤纤维肉瘤	CD34

缩写:HMB-45,人类黑色素瘤-45。

围[43,44],该治疗方式在某些临床病例中更具优势,如局部复发性黑色素瘤、较大面积黑色素瘤、边界不清晰或无色素的黑色素瘤,以及重要解剖结构附近的黑色素瘤,如生殖器、指(趾)、眼睑、鼻和耳等部位附近的黑色素瘤。

原位黑色素瘤的亚型——恶性雀斑样痣是一个例外,MMS 作为对其的治疗手段正得到越来越多的认可。恶性雀斑样痣(原位黑色素瘤)通常在临床上边界不清晰,好发于头颈部,行标准的局部广泛切除术后复发率较高, 因其难以预测的肿瘤组织侵袭范围经常超出临床预计边缘。一些研究表明, 传统 5mm 的黑色素瘤的切除范围并不能完整地切除恶性雀斑样痣[40,45]。考虑到这些因素,常规 MMS 可作为恶性雀斑样痣的治疗选择, 因为它可以提供完整的切缘检测,并且在保留关键部位组织的基础上还能提高治愈率。另外一个挑战是,冰冻组织处理可造成角质形成细胞与黑色素细胞在形态上难以区分,使真正的肿瘤边缘难以辨别。快速 IHC 染色[41]可以在一定程度上提供帮助,但如果没有专项的训练和丰富的经验,准确地检测出单个细胞变化和巢团仍是一个挑战。一篇综述指出,约 25%初诊为原位黑色素瘤的皮损,在二次切除后发现其含有真皮成分[23]。因此有人推荐将肿瘤组织制成永久切片来评估是否存在真皮内浸润。

基于以上问题,MMS 治疗恶性雀斑样痣和黑色素瘤时进行了一些改良。广泛切除 Mohs 手术、应用石蜡包埋切片的“缓慢”Mohs 分期切除,以及几何分期切除(GSE;参见“改良的 Mohs 显微外科手术”章节)[41,42,45] 等方法都旨在用石蜡包埋病理学实现完全的切缘阴性[46,47]。

6.4.2 合理使用标准

基于循证理论的 MMS 合理使用标准(Mohs AUC)于 2012 年正式出台,该标准在 NCCN 指南的指导下采纳了兰德(RAND)公司的草案[38,48]。基于肿瘤的位置(参见图 6.2)、大小、复发病史、组织学,以及患者健康状况等 270 个临床特征, 制订了一个专业量表,可以根据已知的实际情况以“合理、不合理和不确定”来进行分级。Mohs AUS 的目标是提供一个合理使用 MMS 的指南[38,49]。该表格可以在美国皮肤病学会网站下载(http://www.aad.org/education/appropriate-use-criteria/mohs-surgery-auc), 也可以通过智能手机下载 APP(Mohs AUC),从而为临床快速决策提供参考(http://www.aad.org/education/appropriate-use-criteria/mohs-auc-app)。

6.4.3 符合成本-效益的治疗

随着卫生保健服务成本的逐步上涨,在提供优质服务的同时,选择有意义的治疗方法尤为重要。研究表明,局部麻醉下 MMS 的成本-效益相对于标准切除术来说,主要取决于手术部位和具体方法的选择[50,51]。根据 Mohs AUS 的应用, 以及前面提到的优势,MMS 是一种性价比非常高的皮肤癌治疗方法[9,10]。标准切除、石蜡包埋切片和及时修复缺损的方法与 MMS 相比,费用相当,或者可能更便宜。然而,当将实施手术的地点(诊室、流动手术中心、手术室)、麻醉种类(局部麻醉、全身麻醉)、修复重建类型(即时、延期)、缺损大小(保留组织型、广泛切除型)、复发后的额外手术,以及无形的因素(等待最终切片结果的精神压力、二次手术)等相关因素考虑进去后,MMS 是一种更为经济的皮肤癌治疗方法[19,50-53]。

6.4.4 禁忌证

MMS 没有绝对的禁忌证, 但对于一些不连续的肿瘤、某些组织学特征,或特殊情况的患者等,其仍具有一定的局限性和挑战性。MMS 的基础是肿瘤具有连续性,不连续的肿瘤可能出现假阴性的切缘,导致切除边缘不足。一旦遇到这种情况,可以选择其他方法来评估肿瘤的边缘。如果肿瘤不能通过组织学(特别是冰冻切片)的组织病理来鉴别,则此为 MMS 的相对禁忌证。患者不愿意或不能耐受长时间的手术过程,最好选择放射治疗等非手术治疗,或标准切除术。而对身体状况较为复杂或伴有共存疾病的患者而言,局部麻醉下的 MMS 比全身麻醉下的传统手术更安全可靠[54-56]。MMS 并不能降低转移性或已经侵入深部结构（如眶部、腮腺或骨骼等）肿瘤的发病率或死亡率。MMS 可以帮助外科医生在全身麻醉下进行更广泛的深层肿瘤切除。尽管这种病例比较罕见，但 MMS 可以用来减少肿瘤负荷，防止其侵入重要组织结构[57]，另外可用其评估肿瘤边缘（参见下文，“病例 2”）。

6.5 Mohs 显微外科手术技术

在 MMS 中，Mohs 外科医生负责组织切除术的整个过程，包括实验室处理、组织切片的读片，以及精确的绘制范围等。因此，MMS 包括以下四个主要部分：肿瘤根除、组织病理学检查、精确标记范围和创面处理（图 6.5 和图 6.6）。①肿瘤根除，指用“层”或“阶”的有斜面的手术切缘（参见图 6.6c）切除盘状组织，这样可确保完整的肿瘤切除和全方位的边缘检查。有斜面的切口可以把组织制备成单一平面，这样可以完整地检查组织的外围和深层次边缘（参见图 6.4 和图6.6d）；②组织病理学检查包括：水平切片、制片、染色、显微镜检查残余肿瘤（参见图 6.6f）；③精确标记范围包括：将任意残余肿瘤标记在切除物“地图”上（参见图6.6g）。然后重复以上 3 个步骤，直到确定显微镜下没有残余肿瘤组织（参见图 6.5）；④创面处理，手术关闭无肿瘤的缺损（参见图 6.6k）或实施二期愈合。不同的手术医生对以上步骤会用自己的方式来完成。

6.5.1 术前评估

当考虑肿瘤是否适合进行 MMS 时，必须进行包括病史询问和皮肤专科检查的会诊，该会诊可以在手术同一天进行，要评估手术适应证和术后的抗生素预防等内容[58]。应该考虑患者的植入物管理，包括起器、除颤器，以及深部大脑刺激器，这将影响止血设备的选择。应注意药物和保健品使用史。相应的抗凝药使用应予管理干预。一般情况下，如果患者存在危及生命的事件，应用抗凝药的风险收益比更有利的情况下，建议患者继续应用抗凝药[59,60]。然而，在多学科合作病例中，与其他合作医生的讨论是十分重要的。应该彻底询问患者是否对局部麻醉药、抗生素、碘、乳胶及胶带等过敏。了解个人史，包括是否吸烟、饮酒以及家庭护理的情况非常必要。慢性酒精依赖或

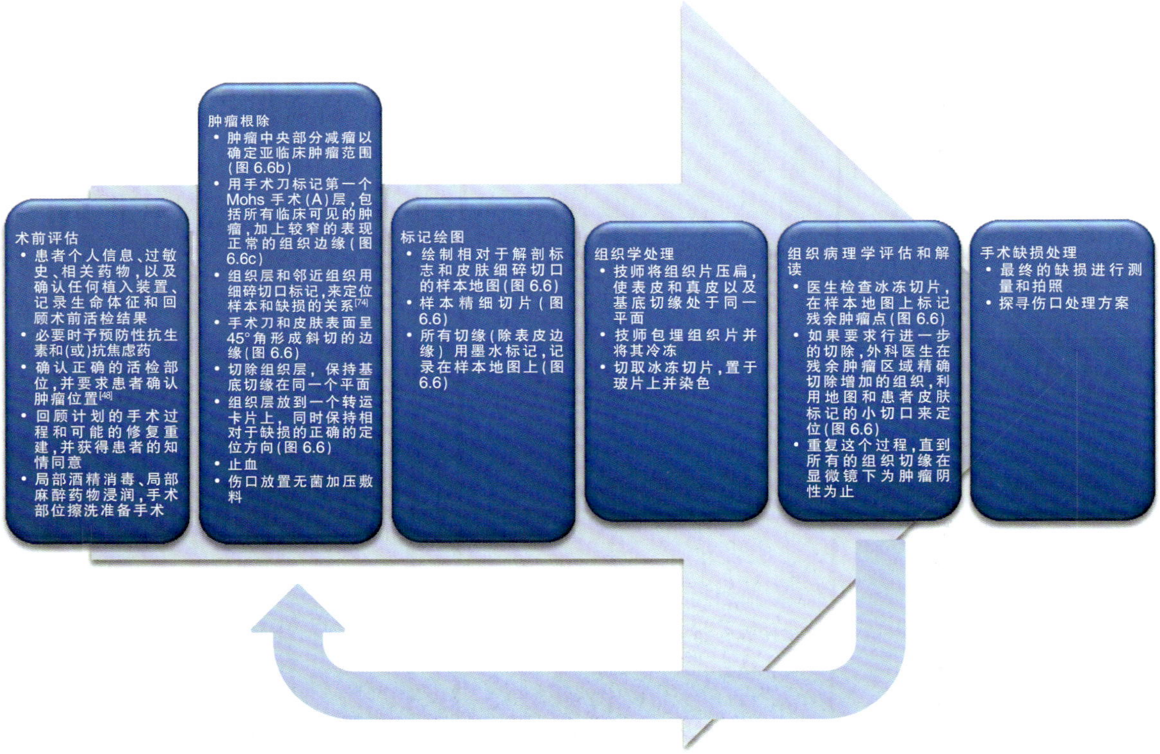

图 6.5 Mohs 显微外科手术流程图。

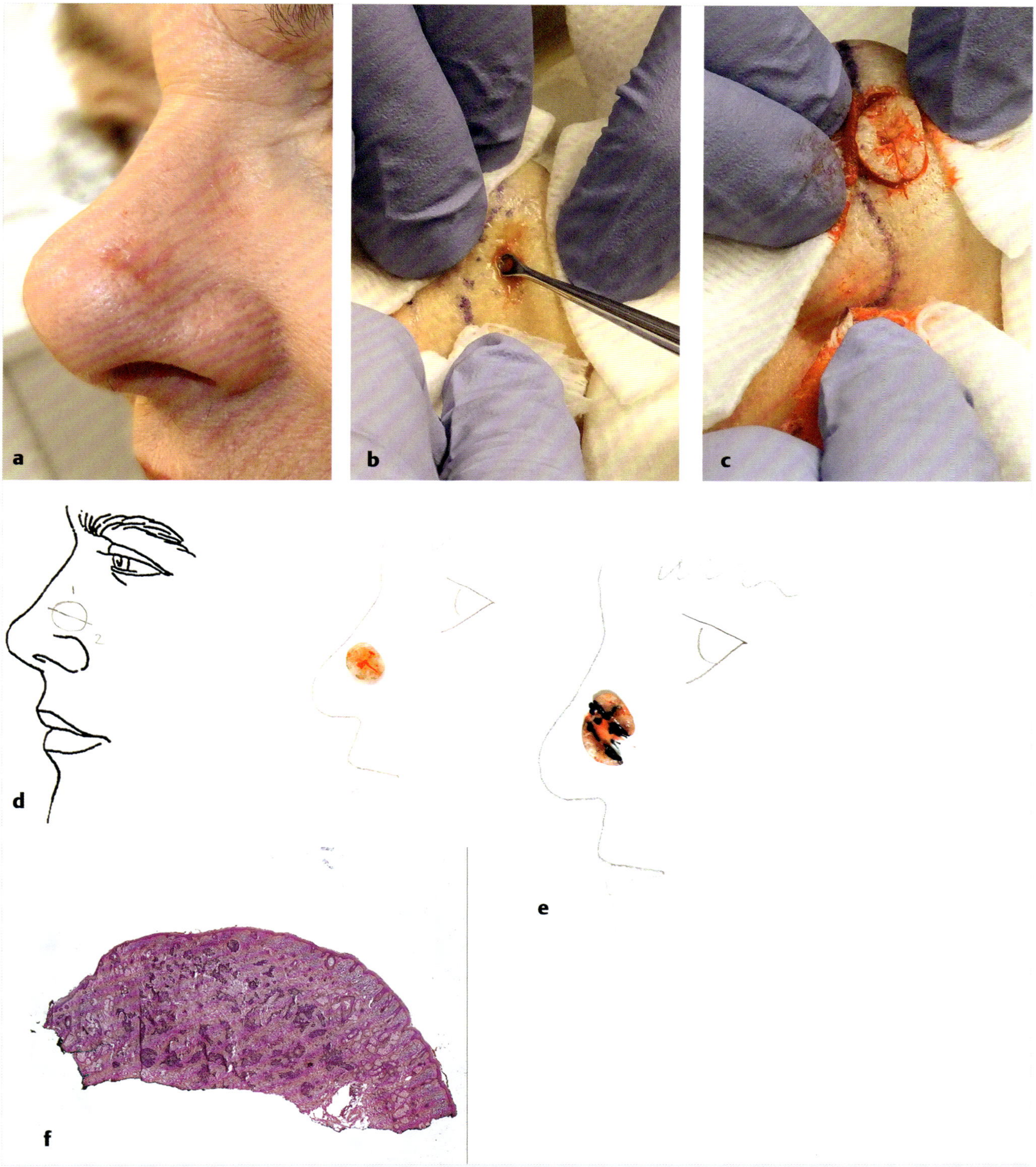

图 6.6　Mohs 显微外科手术技术。(a)鼻部基底细胞癌术前外观。(b)行刮除术减瘤。(c)以斜面切除(手术刀呈 45°角)所有临床可见的肿瘤,同时切除少部分正常的皮肤边缘。在相邻周围组织的 10 点和 4 点方向标记皮肤细碎缺口。(d)在解剖卡片上定位切除的样本。(e)将样本切成两片,并压扁。样本的上部标记成蓝色,下部标记成绿色。匹配 Mohs 地图和组织样本,做好组织学检查的准备。(f)肿瘤阳性的组织病理学切片。(待续)

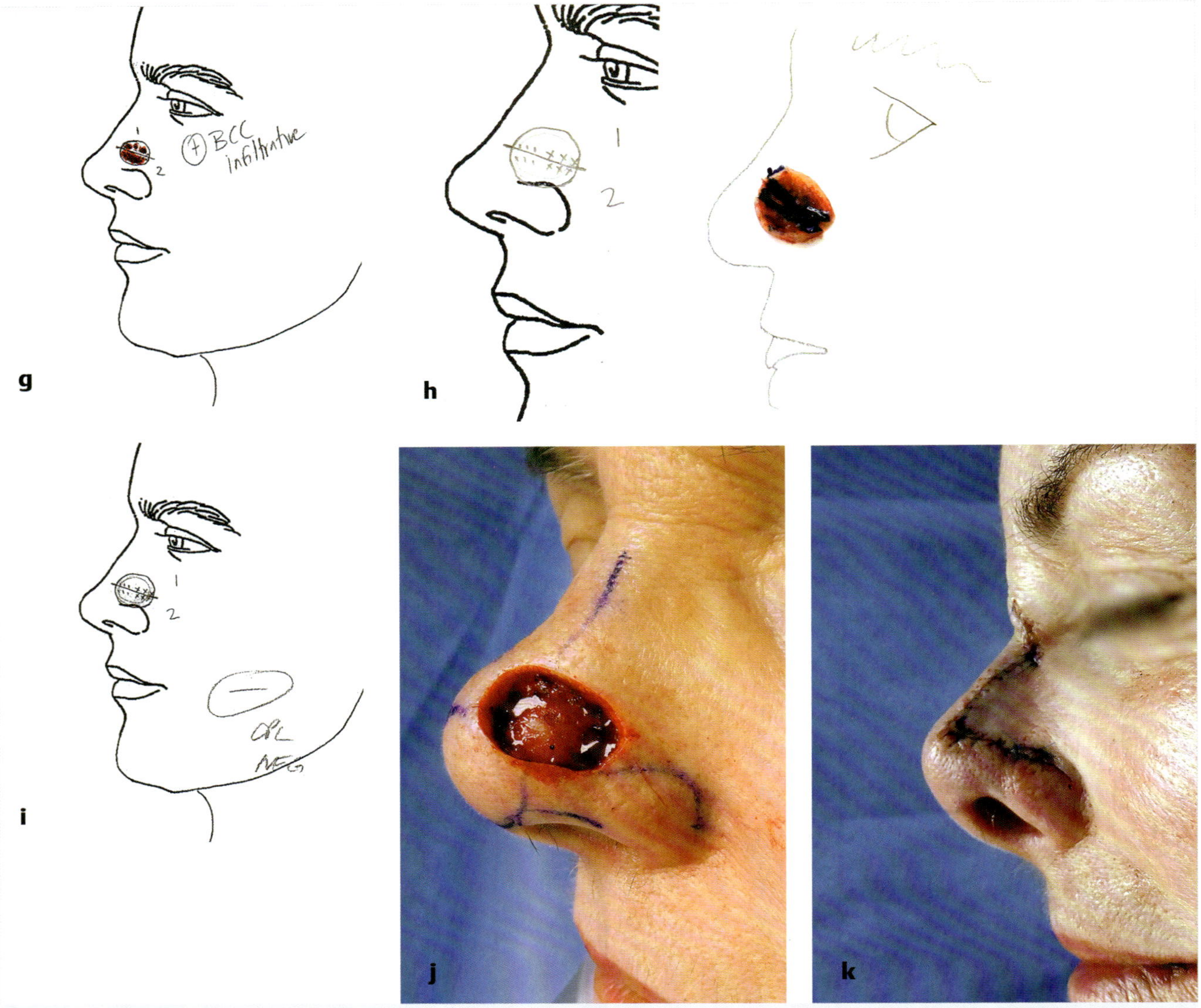

图 6.6(续) (g)Mohs 地图上,用红色标记肿瘤位置。(h)再次切除残余基底细胞癌的区域(第二“B”层),并进行第二层组织和相关组织的 Mohs 绘图。(i)第二层的 Mohs 地图示肿瘤阴性。(j,k)术后的无肿瘤缺损和修复。

者酗酒会增加术中出血风险,吸烟会由于组织氧合减少而导致伤口愈合不良。增进患者对手术的了解,这对减少和避免患者的不满情绪非常重要。

基于肿瘤的特征(特别巨大、复发、混合、深部浸润的肿瘤)或临床症状(疼痛、麻木、面部肌肉不对称),术前进行影像学检查是有必要的[61]。对于复杂的病例需要考虑在术前与其他学科(如眼整形科、耳鼻喉科、神经外科、整形外科)会诊。

活检部位的照片和患者对准确活检位置的确认,对于防止在错误的位置进行手术是极其重要的[62]。所有的治疗方案都应进行详细讨论,例如,由非 MMS 医生进行广泛局部切除是否合适。许多患者都想知道,在修复重建之前,他们的肿瘤是否已被彻底切除[63]。伤口的处理方法和缺损修复方案的选择必须向患者予以解释。如果没有计划性的清醒镇静,通常我们会要求患者常规用药,以及手术当天早晨清淡饮食。从当天会诊到出院,大多数患者共需要 3~4 小时,这取决于肿瘤的大小、需要清除的层次数和闭合伤口的类型。

术中需要适当处理的问题包括患者的焦虑、疼痛(局部麻醉药注射时)、出血、神经损伤和过敏反应。如果手术确定进行,可以给予健康成人口服 5~15mg 的咪达唑仑。了解血管、肌肉和神经解剖知识，特别是面部“危险区域”，可以帮助术者避免并发症的发生，并可改善手术结果。局部麻醉时中加入肾上腺素、严格止血和加压包扎能将出血降至最低程度。所有皮肤外科手术都会损伤皮肤的感觉神经。有时，对于侵袭性肿瘤来说，需要横断重要的运动神经，特别是在颞区。在术前谈话中，应该告知患者，如果肿瘤跨越或靠近运动神经，患者可能会丧失部分功能。同时，可能会有短暂的感觉缺失或感觉异常。

6.5.2 肿瘤根除

MMS 被认为是一种“清洁”而非“无菌”的手术。在患者确认拟活检肿瘤的部位之后，我们会用手术画线笔在临床上呈现的肿瘤边缘沿着皮肤的张力线或者美容亚单位做标记(参见图 6.1a)。

一般采用 1%或 0.5%的利多卡因，加上 1:100 000 的肾上腺素，做局部浸润麻醉。利多卡因也可以用碳酸氢钠稀释(利多卡因:碳酸氢钠=10:1)从而使麻醉药呈碱性，减小注射区域的不适感。麻醉药的起效时间一般为 10~15 分钟，这样可以阻断比较粗的神经，同时使局部血管收缩。手术区域用外科消毒剂(聚维酮碘或氯己定)清洁。

减瘤是手术的第一步。通常使用刮匙去除易碎的肿瘤组织，呈现出肿瘤与正常组织的界线(参见图 6.6b)。这可以帮助外科医生在去除首个 Mohs 样本(层次/阶段)之前，评估肿瘤的宽度和深度。并非所有的外科医生都采用刮匙去除肿瘤，因为他们认为刮除术不能可靠地标记肿瘤区域[64]。较大的肿瘤需要用手术刀或外科剪刀去除。

首(A)层

用手术刀在距离肿瘤边缘 1~2mm 的临床正常皮肤做切口(参见图 6.6c)。肿瘤的边缘取决于肿瘤的类型、位置、患者的特征和其他因素。皮肤上和肿瘤上做小切口(细碎标记)可以用来定位。手术刀呈 45°角斜切开皮肤及皮下组织，基底横断，使深部切缘保持在一个平面上。必要时止血。组织在 Mohs 实验室处理的时候，伤口暂时行加压包扎。此时，包扎好的患者可以在等候室里休息，其亲友可陪同。

6.5.3 标记绘图

将切除的这一层仔细地放到吸墨纸上，纸上可以画好患者的肿瘤部位用以定向（参见图 6.6d）。Mohs 绘图是肿瘤及其与患者关系的图示。该绘图可以详细显示肿瘤的位置、大小、方向、碎片数目，以及样本上的墨水标记。Mohs 手术中 Mohs 绘图的精度和准度至关重要。样本通常会被一切为二，内部(切面)边缘会用墨水标记(参见图 6.6e)。通常样本的上面或内侧部分会用一种颜色标记，下面或外侧部分会用另外一种颜色标记。接下来，将样本编号。Mohs 绘图的标记反映样本的数字和墨水的位置。样本的编号取决于切除组织的大小。冰冻切片会让组织收缩大约 20%[15]。缩小的样本可以进行全部处理。

6.5.4 组织学检查/解读

标记好的组织切片被送给技术员处理，其将组织压扁，使表皮、真皮及皮下组织处于同一平面。保持样本的方向，包埋入包埋剂中，并放入样本夹扣或卡盘[65]。一旦包埋的样本被冷冻，就可放在低温恒温器的平台上。应用切片机把样本切成薄片并放在载玻片上。这样，技术员就获取了离体组织的包含从表皮到深层的完整切片。多个完整的切片按常规收取，分别放置在载玻片上，并用 HE 染色。有些外科医生使用甲苯胺蓝[66]或其他免疫组化染色，这取决于肿瘤的类型。每个样本切片和载玻片的数量取决于外科医生的习惯。Cartee 和 Monheit 报道，Mohs 外科医生平均每个样本制作 3~6 个切片，平均切片厚度为 5~6μm[67]。对这种常规厚度的切片，大多数人会观察至少 4 张完整的连续切片来确定切面的肿瘤是否为阴性[68]。如果仍然有残余肿瘤，还需要再附加 Mohs 切除层。

了解组织的方向和包埋方法，对于解读和定位切片层中残余的肿瘤至关重要。观察切片的时候，很重要的一点是：观察顺序要从上至下(从表皮、真皮到皮下组织)；观察每一个切片的时候，也要从边缘(表皮)至中心(皮下组织)。因此，如果残余瘤出现在表皮和真皮，这意味着在接下来的层次中，切缘需要向外侧延伸(参见图 6.6h)。然而，如果残余瘤仅存在于深层皮下组织，在接下来的层次中，仅底层需要切除。切除小范围的表皮来帮助随后层次的定向。

6.5.5 伤口处理

肿瘤组织被彻底切除后,可以计划下一步的组织重建,或称伤口处理(参见图 6.6j,k)。第 9 章会详细讨论缝合技术。巨大的组织缺损、特殊的解剖位置、深部缺损和神经周围的缺损都需要与其他专科医生合作,如整形外科、眼整形科、耳鼻喉科、神经外科和放射肿瘤科。通常,Mohs 外科医生处理大多数手术缺损的方式为二期愈合、一期闭合、皮片移植和皮瓣技术(图 6.7)。如果没有很高的美容要求,允许伤口二期愈合,或肉芽上皮化,尤其是在那些浅表或凹陷的区域,可以获得易于接受的结果(图 6.8)。二期愈合还具有很多其他优势,包括:没有供区、更少的术后疼痛、更少的花费、更安全,以及更少的并发症[69]。此外,很多患者会选择二期愈合,并且对美观结果满意。二期愈合也可以应用于高危肿瘤,因为复杂的皮瓣或皮片移植会影响对肿瘤复发的监测。较大创面二期愈合可能的缺点是:延迟愈合、长时间的伤口护理,以及由于收缩导致的附近结构变形。延迟关闭的二期愈合同样可以用于深部伤口的修复。伤口的收缩、缺损大小的萎缩以及底部的肉芽,都有利于提高皮片和皮瓣的成活率。

Mohs 外科医生的继续教育会着重训练面部重建技术。在伤口重建前可确定阴性的手术切缘,以及最大限度地保留正常皮肤,这些是 MMS 的显著优势。这些优势在头颈部特别重要,因为在这些部位的复发和(或)切缘阳性可能会是毁灭性的,并且重建也相当困难。

6.5.6 术后评估

如果有必要,术后可予抗生素应用,以预防伤口感染[58]。MMS 的术后剧痛不常见,通常术后应用对乙酰氨基酚止痛就足够了,特别是缺损较小和简单修复的患者。口服的麻醉性镇痛药可以用在巨大肿瘤、复杂重建,或者是伤口在高张力、高敏感部位的患者(如唇部、鼻部、头皮和耳部)[70]。一项随机对照试验对比了对乙酰氨基酚、对乙酰氨基酚和布洛芬,以及对乙酰氨基酚联合可待因的镇痛效果,结果显示,对乙酰氨基酚和布洛芬组合的术后镇痛效果高于其他两组[70]。

我们也建议新发原发皮肤癌和复发性皮肤癌的患者至少每年随访 1 次,这是因为 50%的患有 NMSC 的患者在术后 5 年内会出现另一种皮肤癌。

并发症

由于 MMS 而出现的严重并发症和不良事件很少见。MMS 是一种安全的手术,目前没有检测到死亡率[71,72]。一项大型、多中心、前瞻性、队列研究表明,MMS 的不良事件发生率<1%,并且大多数都十分轻微[71]。术后并发症包括:感染、伤口裂开、局部或全部坏死、出血,以及血肿(血清肿)形成。尽管 MMS 是"清洁"的手术,并且手术持续时间较长,其术后感染率却非常低(0.7%)[73]。

6.6 改良的 Mohs 显微外科手术

有多种改良(变体)MMS 技术来提高组织处理速度[66]、肿瘤去除效果和单个肿瘤细胞识别,从而提高治愈率。手术改良包括:①单切片方法;②"慢"Mohs 或 GSE;③非斜面 90°切口;④广泛切除。改良的肿瘤细胞识别技术包括:①冰冻切片 IHC 染色(参见表 6.3);②提交组织样本进行常规组织学("快速"FFPE 切片)和免疫组化。

6.6.1 单切片方法

单切片方法可以用于较小的肿瘤[74]。单切片技术是用倾斜度很高的、表面松弛的切口来切取样本,能够让含肿瘤部分的所有边缘向外折叠形成一个平面。这个方法尤其适用于小的、浅表的肿瘤,这些肿瘤可以应用浅表的 Mohs 层次,目标是让伤口可以二期愈合修复。同时,完整的基底切缘检查,减少了由于组织切割而造成区域遗漏的可能性。

6.6.2 "慢"Mohs 和黑色素瘤的几何分期切除

"慢"Mohs 分期切除是指送检组织样本被"快速"制成 FFPE 切片,在第二天再由皮肤病理科医生读片[40]。MMS 的这种改良通常被用于黑色素瘤的切除,但这种技术也可用于冰冻切片难以解读的肿瘤,如隆凸性皮肤纤维肉瘤(DFSP)、乳房外 Paget 病(EMPD),以及低分化的 SCC。FFPE 切片平均需要 7 个小时的制备[40]。如果有残余肿瘤细胞,会继续切另外一层,直到切缘阴性。与皮肤病理科医生的密切合作非常关键[40]。这种技术避免了角化细胞在冰冻切片中造成的

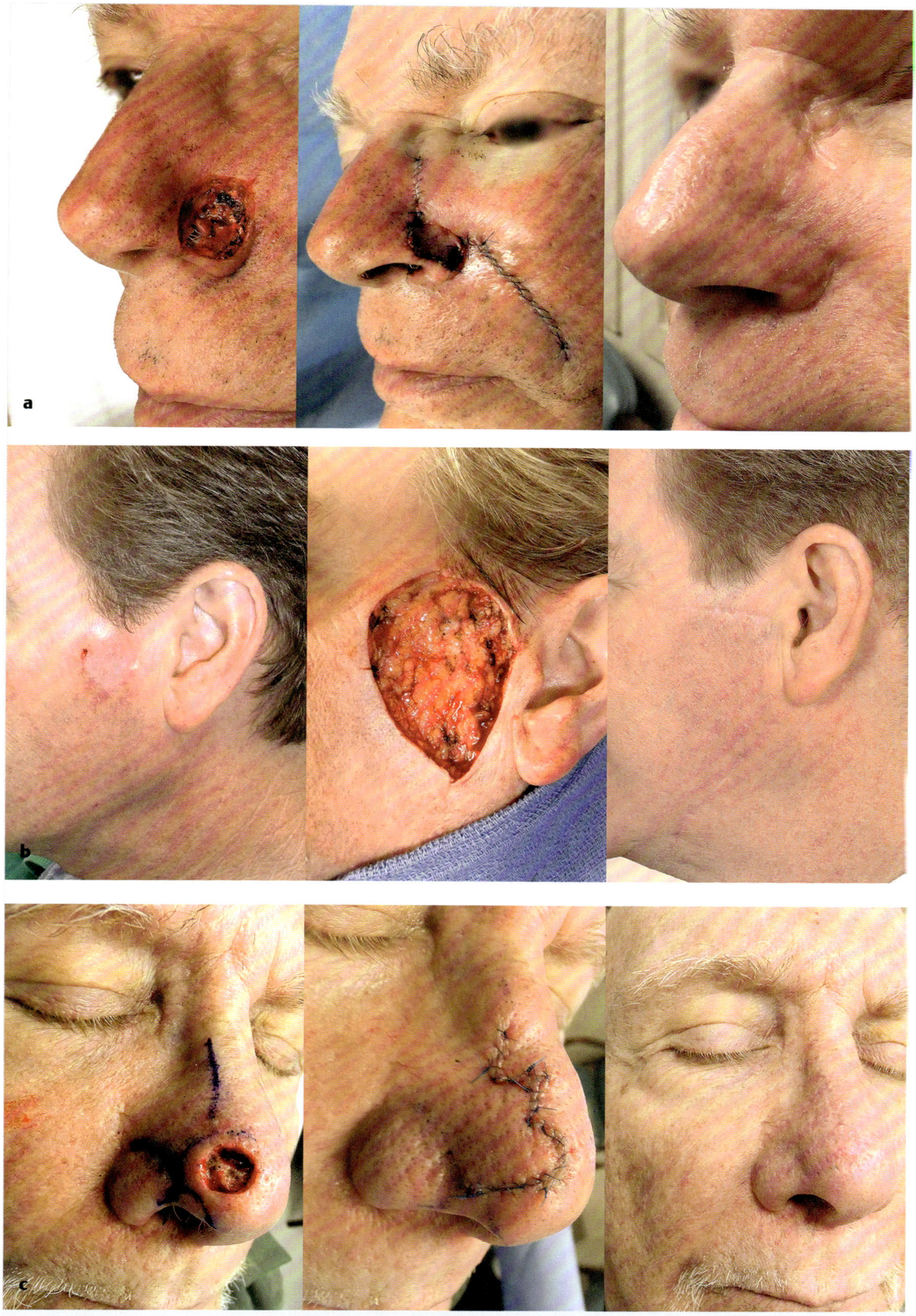

图 6.7 (a~c)经过培训的 Mohs 外科医生进行的典型创面闭合病例。

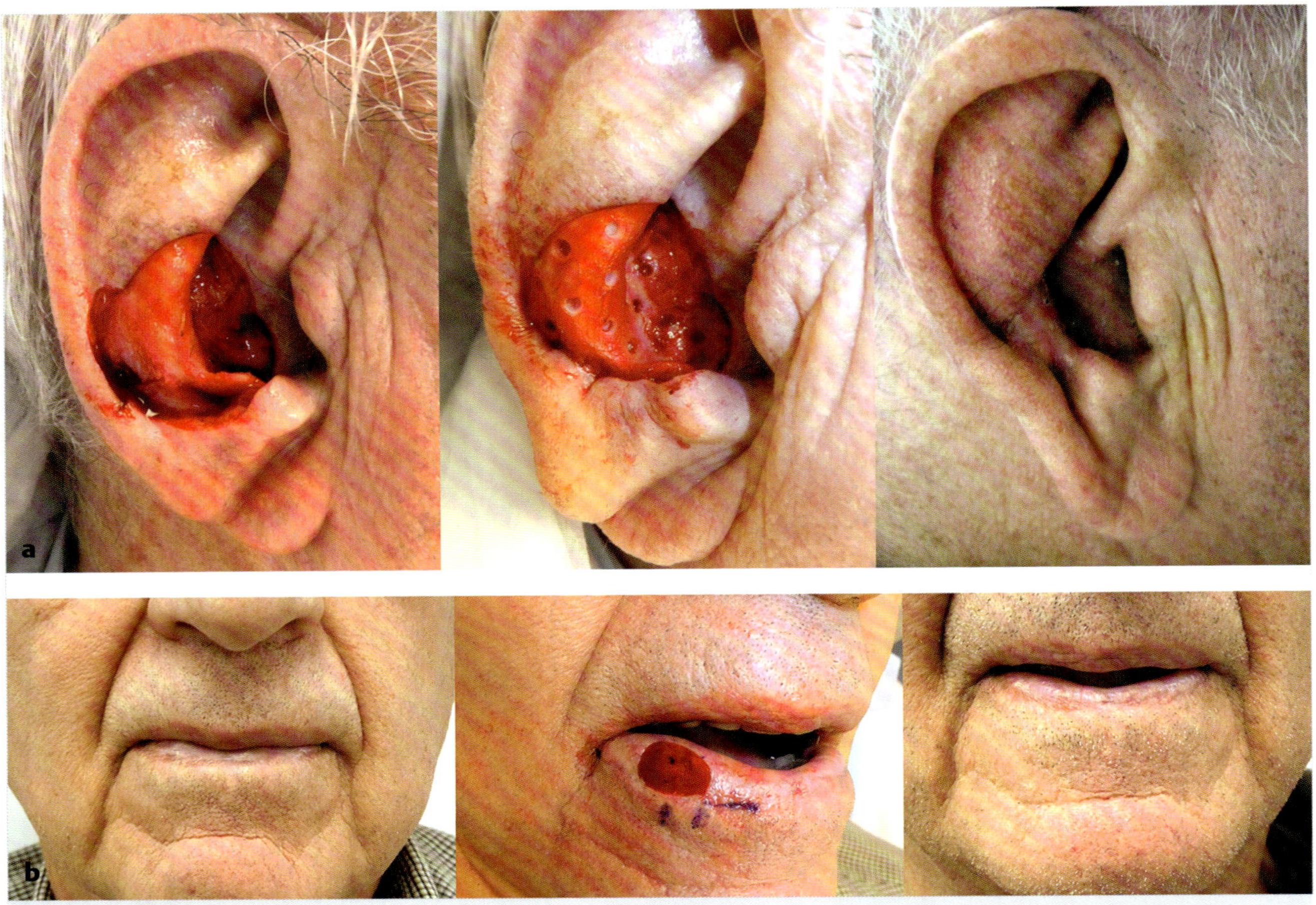

图 6.8 缺损经二期愈合修复的病例。(a)耳部巨大缺损的二期愈合。伤口有些挛缩,但患者对结果非常满意。(b)唇部二期愈合的病例,可保留唇部组织。

干扰,并且切缘的评估有皮肤病理科医生的技术支持。黑色素瘤分期切除的残留率为 0~7%[40]。

GSE 是用垂直的皮肤切缘来切除肿瘤的技术[45]。一些外科医生会应用两个间隔较小、平行的刀片切出肿瘤周围方形的缺损(类似细相框),并假定有足够的切缘保留完整。如果切除的周边组织没有发现肿瘤细胞,就把中央的组织切除。另外,有人发现采用几何图形切除整个样本、标记边缘,以及后续的沿边缘切除条状皮肤更为简便易行。随后,后者被定向、标记、处理,并切除表面,而中间部分则垂直切除以确定肿瘤的厚度。一些皮肤病理科医生推崇 GSE 技术,因为更易于处理组织,以检查整个垂直的表皮边缘[40]。一项最近的回顾性研究和文献综述发现,GSE 是去除恶性雀斑样痣和雀斑样黑色素瘤最理想的方法,因为它的复发率低(1.7%),并能够完整检查外周和深层边缘[45]。为了保持组织的直线长度,会牺牲几毫米的皮肤。在较小的肿瘤中,这种缺陷是无关紧要的。需要多层切除的病例,应用该技术可能会造成一个不规则的缺损,导致修复会更复杂。

6.6.3 扩大切除的 Mohs 手术

在扩大切除的 MMS(“扩大 Mohs”)中,在第一层切取一个较大的临床无瘤边缘(5~20mm)。这种方法可以用于易复发或转移(包括卫星转移)的肿瘤中,尤其是黑色素瘤、Merkel 细胞癌,以及皮肤肉瘤[21],也可以用于不考虑保留组织的情况下[15]。在这些高危肿瘤中,保留组织不再是首要考虑因素,而且 MMS 提供的精准切缘检查更加重要。

6.6.4 快速免疫组化染色

快速 IHC 染色可以帮助评估 NMSC、黑色素细胞肿瘤、DFSP、EMPD、微囊型附属器癌(MAC),以及其他少见肿瘤[76]。这种技术对治疗这些高难度和高危的肿瘤特别有帮助(参见表6.2)[41,77,78]。传统的FFPE切片的免疫组化染色往往需要几个小时。相较而言,在MMS术中冰冻组织上进行的快速IHC染色技术根据采用的不同方法,仅仅需要30~90分钟。而且,这种技术还可以防止组织抗原丢失[77]。然而,快速IHC染色并不是没有限制的,最近对继续教育的Mohs外科医生进行的一项调查表明,在Mohs实验室中常规应用IHC存在诸多障碍,包括时间消耗、缺乏IHC染色的经验,以及成本[76]。尽管如此,近年来引入IHC染色已经提高了MMS领域的水平,并且,其对含有微小组织学特性的肿瘤或那些隐藏在活动性炎症中的肿瘤尤为有益。随着应用和研究的深入,IHC将会常规应用于难以判断的肿瘤中。

6.7 综合性Mohs显微外科手术实践

很明显,Mohs显微外科医生与整形外科医生进行合作,其效果远超过传统的整形外科医生修复皮肤肿瘤术后创面的方法[79]。通过了解Mohs外科医生处理组织和解读切片的方法,可以对该技术进行调整,为患者提供最佳的方案。以下两个病例就是高效的多学科合作的典范。

6.7.1 病例1

白种人女性患者,57岁,因鼻部肿瘤于整形外科就诊。8年前患者鼻部出现丘疹,逐渐增大。患者有吸烟史45年。体格检查显示:鼻背部可见一粉红色、半透明肿块,大小4cm×4cm,伴溃疡,向两侧延伸超过鼻翼缘,向下延伸到鼻小柱,并跨过两侧鼻侧壁,到鼻背部上1/3都有浸润。鼻内未见累及,鼻中隔表现完好(图6.9a,b,c)。无淋巴结肿大。头颈部CT平扫和增强CT显示:沿鼻翼两侧、鼻中隔和鼻背部软组织增厚,邻近骨质无破坏。患者也进行了胸片拍摄,显示为正常范围。皮肤科医生会诊后,对可选择的治疗方案进行了讨论,包括广泛局部切除、MMS、放射治疗,以及维莫德吉药物治疗。由于广泛的软组织和软骨破坏,放射治疗和口服维莫德吉并不能应用正常皮肤组织重建鼻结构。广泛局部切除很可能需要进行完全鼻切除术,切缘会影响眶部,也有可能切除不完全,以及修复困难。因此,患者选择MMS治疗和整形外科修复重建。

MMS术前,患者预先予以地西泮。1%利多卡因和1:100 000肾上腺素行眶下神经阻滞麻醉。手术区域用1%利多卡因和1:100 000肾上腺素,以及0.5%丁哌卡因浸润麻醉。"A"层切除后,仔细标记地图,进行切分(图6.9d~f)。8个样本发现有阳性浸润和结节状BCC(图6.9g)。"B"层切除的7个样本中,一个样本阳性(图6.9h,i)。"C"层切除,肿瘤阴性(图6.9j,k)。患者最终的缺损范围包括两侧的面颊内侧部、整个鼻背表面、一部分下端鼻中隔、双侧下外侧软骨和鼻小柱(图6.9l,m)。患者较轻松地承受了全程7个小时的手术,术中保持清醒,并有一名家属陪伴。

随后患者在全身麻醉下由整形外科医生行分期修复手术。首先,双侧面颊推进修复鼻侧壁缺损,并固定在鼻骨骨膜。鼻缺损行中厚皮片移植。大约3周之后,患者复诊,行前臂桡侧游离皮瓣鼻再造手术,后续又进行一系列的修复手术(图6.9n~p)。术后两年随访,患者恢复良好,没有临床复发迹象。

6.7.2 病例2

白种人男性患者,86岁,有高血压、房颤病史,左眼失明,由于行动不便收住入院。患者额部有一巨大肿瘤,近期已在外院进行活检。肿瘤的发生时间不详,因为患者把肿瘤藏在帽子里。体格检查显示:10cm×6cm的巨大溃疡性斑块伴表面血痂,边缘呈卷边状,范围自左侧眉毛上缘延伸至额部发际线下缘(图6.10a)。未见淋巴结肿大。脑部CT平扫显示:左侧额部颅外软组织肿块,伴下方颅骨破坏。未见高代谢的颈部淋巴结肿大及远处转移。脑部MRI显示:广泛的软组织肿块,左侧额部溃疡性改变,伴下方骨髓浸润,以及点灶样颅骨缺损(图6.10b~e)。无颅内转移。后续活检显示浸润性中度分化SCC,分期为pT3NxMx。

院方成立了包括整形外科医生、神经外科医生、Mohs外科医生和放射肿瘤专家组成的多学科小组。患者全身麻醉(图6.10f),由整形外科医生行肿瘤切除术、左侧眶内容物剜除术(图6.10g)。Mohs外科医生负责标记肿瘤地图,并处理切除的肿瘤组织(图6.10h)。由于下方的颅骨受到侵袭,神经外科医生进行了颅骨切除术。切除的组织用Mohs技术处理(冰冻切片和水平切面),检查所有的切缘组织。由于下方颅骨被切除,所以没有评估深部切缘。外围切缘确认阴

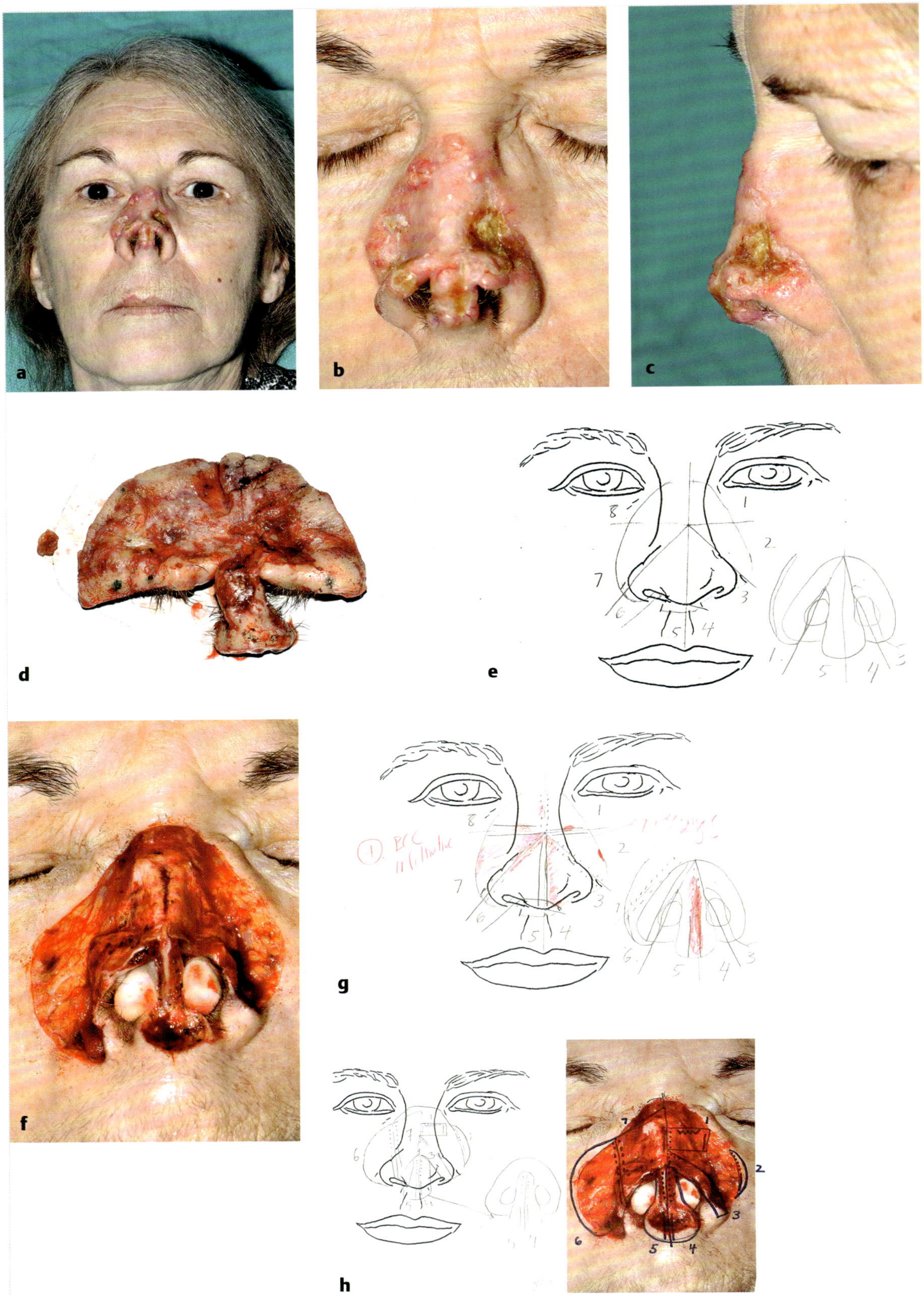

图 6.9 病例 1。(a~c)中年女性患者，鼻部患有巨大基底细胞癌。(d)首层。(e)“A”层地图。(f)“A”层切除后缺损。(g)在“A”层地图上标记的阳性肿瘤。(h)“B”层地图。(待续)

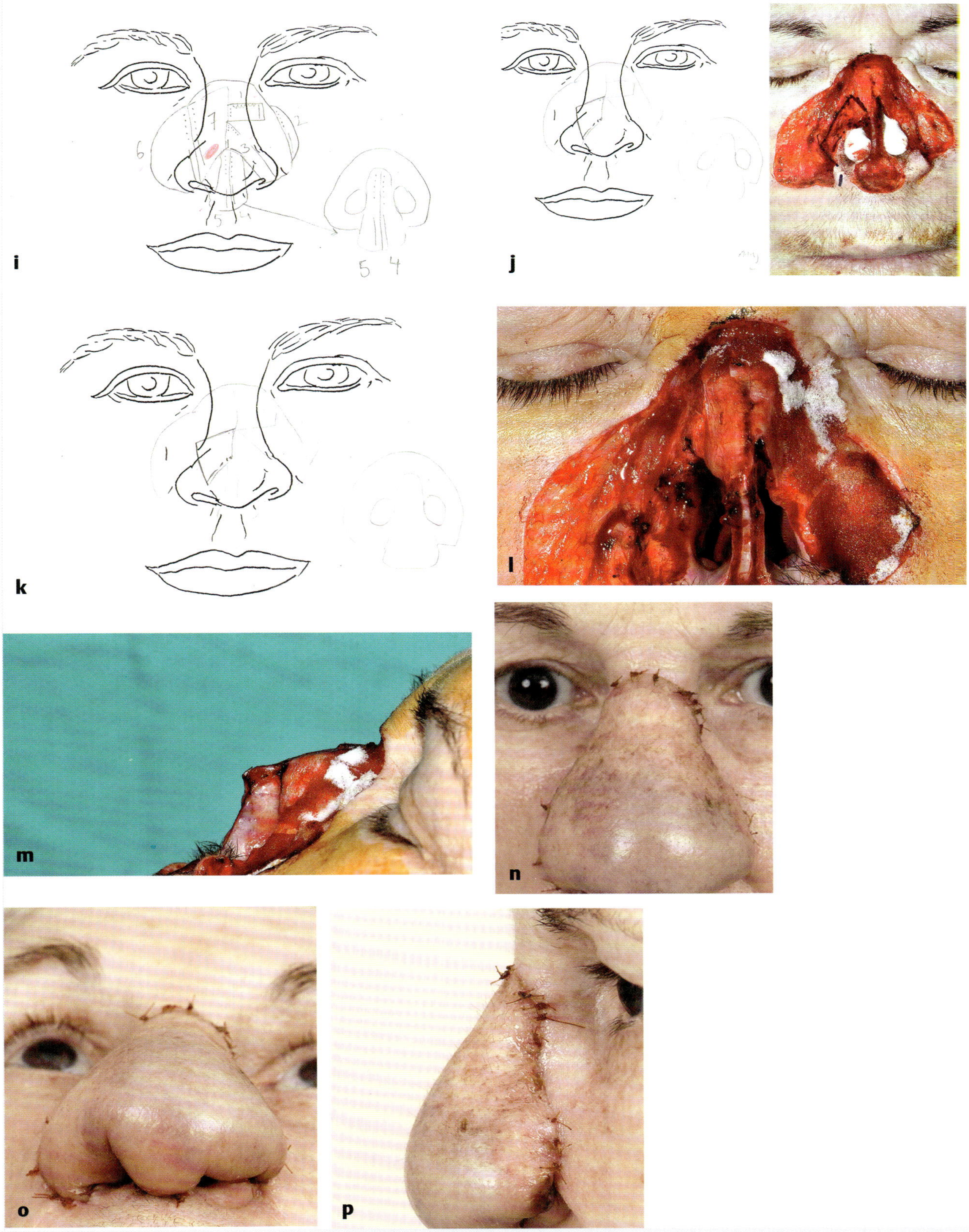

图 6.9(续)　(i)在“B”层地图上标记的阳性肿瘤。(j)“C”层地图。(k)“C”层地图显示肿瘤切缘阴性。(l,m)肿瘤清除后最终的缺损。(n~p)用前臂桡侧游离皮瓣修复重建。

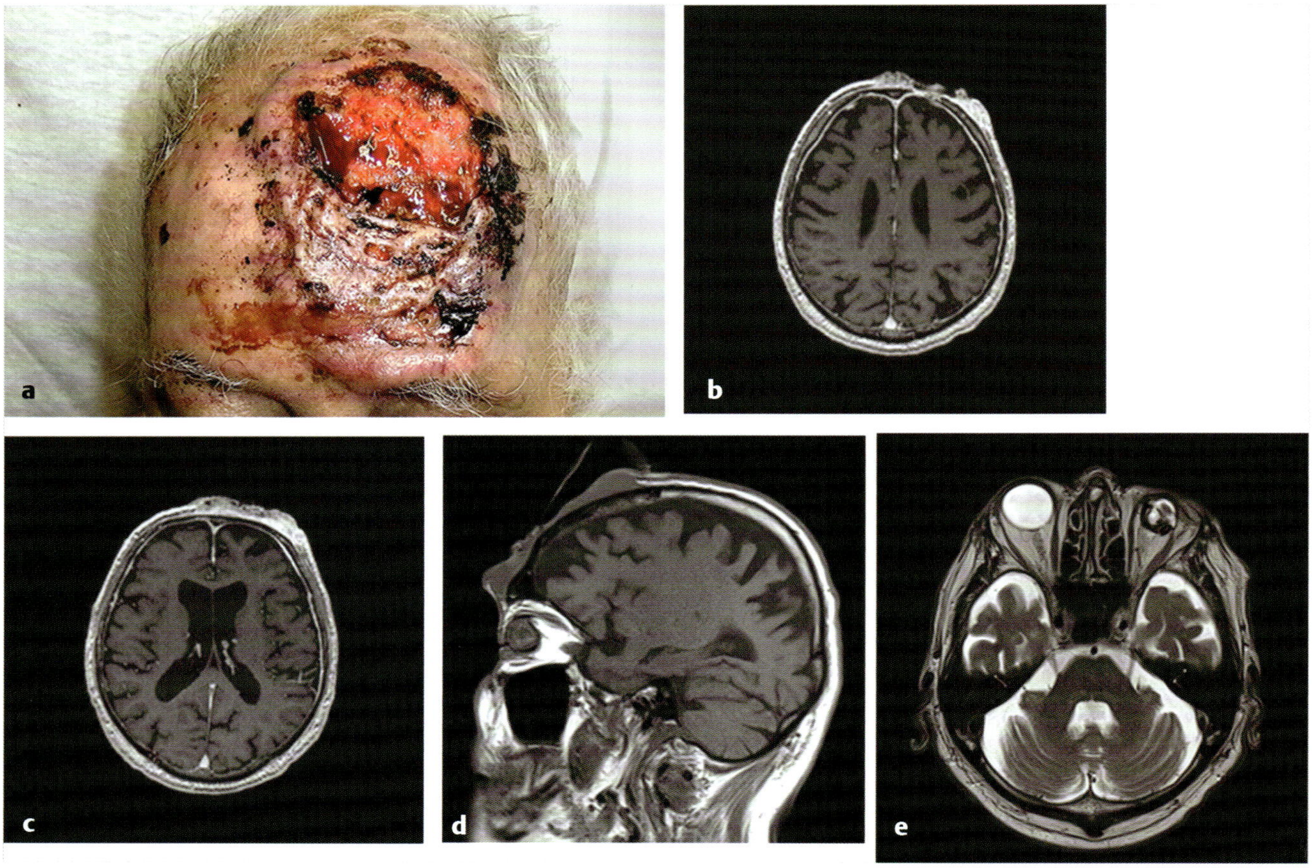

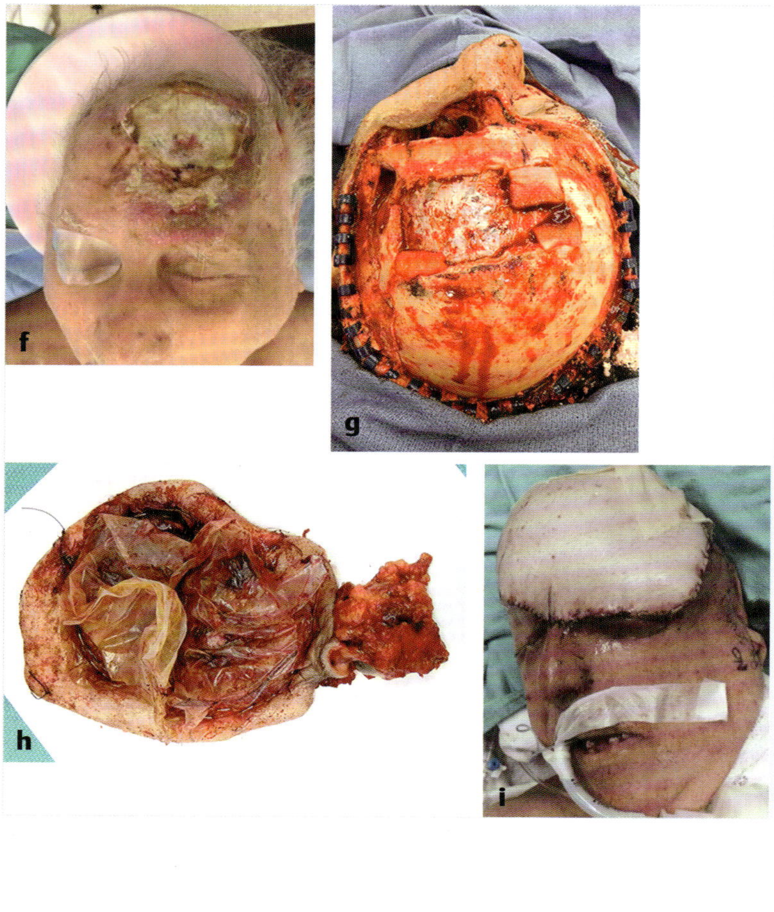

图 6.10 病例 2。老年男性患者，前额部有被忽视的鳞状细胞癌。(a)最初表现。(b)钆(Gd)增强 T1 加权扫描：中线(左侧)额区头皮增厚。轻度非特异性硬脑膜增厚。(c)轴位 Gd 增强 T1 扫描：不规则头皮肿块，左侧额骨有肿瘤局灶侵入颅骨。硬脑膜增厚相对均一，可能是反应性的，或者与慢性低脑脊液压力有关。(d)矢状位 T1 加权平扫：可见头皮肿块。后部颅骨显示正常骨髓增高的脂肪信号，但毗邻头皮肿物处有异常。(e)轴位 T2 扫描：左侧眼球萎缩。(f)清理痂皮和出血，准备将患者的肿瘤根除。(g)缺损。(h)Mohs 显微外科手术切除的“A”层，行外周切缘评估。(i)修复缺损。

性之后，由整形外科医生行游离腹直肌肌皮瓣和背阔肌筋膜瓣移植修复缺损（图 6.10i）。患者术后转院到有资质的护理机构，并计划随后行放射治疗。术后 9 个月随访时，患者的皮瓣愈合良好，无复发迹象。

6.8 结论

MMS 技术的魅力在于它的每一步都很简单，但是整合到一起，就可以在皮肤肿瘤手术领域中改变我们的视野，进而改变对评估肿瘤切缘的预期。这点体现在用 MMS 治疗原发性和复发性 NMSC 具有最高的治愈率，同时，可实现最大化的组织保留。对于某些肿瘤，这是一种性价比高的手术，能够在同一天进行肿瘤的切除和组织的修复。通常，其可在门诊局部麻醉下实施。患者也认可这些优势，并对整个手术流程十分满意[63]。在较复杂的病例中，包括 Mohs 外科医生在内的多学科合作团队，MMS 在根除肿瘤和（或）组织处理方面的价值是无可比拟的，其善于完全的切缘控制和组织保留，并且后续由团队其他外科专业的专家进行的修复重建也必不可少。

参考文献

[1] Rowe DE, Carroll RJ, Day CL, Jr. Prognostic factors for local recurrence, metastasis, and survival rates in squamous cell carcinoma of the skin, ear, and lip. Implications for treatment modality selection. J Am Acad Dermatol. 1992; 26(6):976–990

[2] Kwon SY, Miller SJ. Mohs surgery for melanoma in situ. Dermatol Clin. 2011; 29(2):175–183, vii–viii

[3] Love WE, Bernhard JD, Bordeaux JS. Topical imiquimod or fluorouracil therapy for basal and squamous cell carcinoma: a systematic review. Arch Dermatol. 2009; 145(12):1431–1438

[4] Gollnick H, Barona CG, Frank RG, et al. Recurrence rate of superficial basal cell carcinoma following treatment with imiquimod 5% cream: conclusion of a 5-year long-term follow-up study in Europe. Eur J Dermatol. 2008; 18(6):677–682

[5] Peris K, Micantonio T, Fargnoli MC, Lozzi GP, Chimenti S. Imiquimod 5% cream in the treatment of Bowen's disease and invasive squamous cell carcinoma. J Am Acad Dermatol. 2006; 55(2):324–327

[6] Van Meurs T, Van Doorn R, Kirtschig G. Treatment of lentigo maligna with imiquimod cream: a long-term follow-up study of 10 patients. Dermatol Surg. 2010; 36(6):853–858

[7] Woodmansee CS, McCall MW. Recurrence of lentigo maligna and development of invasive melanoma after treatment of lentigo maligna with imiquimod. Dermatol Surg. 2009; 35(8):1286–1289

[8] Bargman H, Hochman J. Topical treatment of Bowen's disease with 5-Fluorouracil. J Cutan Med Surg. 2003; 7(2):101–105

[9] Rowe DE, Carroll RJ, Day CL, Jr. Long-term recurrence rates in previously untreated (primary) basal cell carcinoma: implications for patient follow-up. J Dermatol Surg Oncol. 1989; 15(3):315–328

[10] Rowe DE, Carroll RJ, Day CL, Jr. Mohs surgery is the treatment of choice for recurrent (previously treated) basal cell carcinoma. J Dermatol Surg Oncol. 1989; 15(4):424–431

[11] Roenigk RK, Roenigk HH, Jr. Current surgical management of skin cancer in dermatology. J Dermatol Surg Oncol. 1990; 16(2):136–151

[12] Hanke CW, Moy RL, Roenigk RK, et al. Current status of surgery in dermatology. J Am Acad Dermatol. 2013; 69(6):972–1001

[13] Bennett RG. The meaning and significance of tissue margins. Adv Dermatol. 1989; 4:343–355, discussion 356–357

[14] Abide JM, Nahai F, Bennett RG. The meaning of surgical margins. Plast Reconstr Surg. 1984; 73(3):492–497

[15] Rapini RP. Comparison of methods for checking surgical margins. J Am Acad Dermatol. 1990; 23(2, Pt 1):288–294

[16] Kimyai-Asadi A, Goldberg LH, Jih MH. Accuracy of serial transverse cross-sections in detecting residual basal cell carcinoma at the surgical margins of an elliptical excision specimen. J Am Acad Dermatol. 2005; 53(3):469–474

[17] Hanke CW, Menn H, O'Brian JJ. Chemosurgical reports: frozen-section processing with the Miami special. J Dermatol Surg Oncol. 1983; 9(4):260–262

[18] Hanke CW, Lee MW. Cryostat use and tissue processing in Mohs micrographic surgery. J Dermatol Surg Oncol. 1989; 15(1):29–32

[19] Rogers HW, Coldiron BM. Analysis of skin cancer treatment and costs in the United States Medicare population, 1996–2008. Dermatol Surg. 2013; 39(1, Pt 1):35–42

[20] van Loo E, Mosterd K, Krekels GA, et al. Surgical excision versus Mohs' micrographic surgery for basal cell carcinoma of the face: a randomised clinical trial with 10 year follow-up. Eur J Cancer. 2014; 50(17):3011–3020

[21] Mikhail GR. Cancers, precancers, and pseudocancers on the male genitalia. A review of clinical appearances, histopathology, and management. J Dermatol Surg Oncol. 1980; 6(12):1027–1035

[22] Larson PO. Keratoacanthomas treated with Mohs' micrographic surgery (chemosurgery). A review of forty-three cases. J Am Acad Dermatol. 1987; 16(5, Pt 1):1040–1044

[23] Dawn ME, Dawn AG, Miller SJ. Mohs surgery for the treatment of melanoma in situ: a review. Dermatol Surg. 2007; 33(4):395–402

[24] Bene NI, Healy C, Coldiron BM. Mohs micrographic surgery is accurate 95.1% of the time for melanoma in situ: a prospective study of 167 cases. Dermatol Surg. 2008; 34(5):660–664

[25] Hou JL, Reed KB, Knudson RM, et al. Five-year outcomes of wide excision and Mohs micrographic surgery for primary lentigo maligna in an academic practice cohort. Dermatol Surg. 2015; 41(2):211–218

[26] Davis JL, Randle HW, Zalla MJ, Roenigk RK, Brodland DG. A comparison of Mohs micrographic surgery and wide excision for the treatment of atypical fibroxanthoma. Dermatol Surg. 1997; 23(2):105–110

[27] Ratner D, Thomas CO, Johnson TM, et al. Mohs micrographic surgery for the treatment of dermatofibrosarcoma protuberans. Results of a multiinstitutional series with an analysis of the extent of microscopic spread. J Am Acad Dermatol. 1997; 37(4):600–613

[28] Gloster HM, Jr, Harris KR, Roenigk RK. A comparison between Mohs micrographic surgery and wide surgical excision for the treatment of dermatofibrosarcoma protuberans. J Am Acad Dermatol. 1996; 35(1):82–87

[29] Snow SN, Gordon EM, Larson PO, Bagheri MM, Bentz ML, Sable DB. Dermatofibrosarcoma protuberans: a report on 29 patients treated by Mohs micrographic surgery with long-term follow-up and review of the literature. Cancer. 2004; 101(1):28–38

[30] Boyer JD, Zitelli JA, Brodland DG, D'Angelo G. Local control of primary Merkel cell carcinoma: review of 45 cases treated with Mohs micrographic surgery with and without adjuvant radiation. J Am Acad Dermatol. 2002; 47(6):885–892

[31] Snow S, Madjar DD, Hardy S, et al. Microcystic adnexal carcinoma: report of 13 cases and review of the literature. Dermatol Surg. 2001; 27(4):401–408

[32] Leibovitch I, Huilgol SC, Selva D, Lun K, Richards S, Paver R. Microcystic adnexal carcinoma: treatment with Mohs micrographic surgery. J Am Acad Dermatol. 2005; 52(2):295–300

[33] Chiller K, Passaro D, Scheuller M, Singer M, McCalmont T, Grekin RC. Microcystic adnexal carcinoma: forty-eight cases, their treatment, and their outcome. Arch Dermatol. 2000; 136(11):1355–1359

[34] Spencer JM, Nossa R, Tse DT, Sequeira M. Sebaceous carcinoma of the eyelid treated with Mohs micrographic surgery. J Am Acad Dermatol. 2001; 44(6):1004–1009

[35] O'Connor WJ, Lim KK, Zalla MJ, et al. Comparison of mohs micrographic surgery and wide excision for extramammary Paget's disease. Dermatol Surg. 2003; 29(7):723–727

[36] Humphreys TR, Finkelstein DH, Lee JB. Superficial leiomyosarcoma treated with Mohs micrographic surgery. Dermatol Surg. 2004; 30(1):108–112

[37] Schell AE, Russell MA, Park SS. Suggested excisional margins for cutaneous malignant lesions based on Mohs micrographic surgery. JAMA Facial Plast Surg. 2013; 15(5):337–343

[38] Connolly SM, Baker DR, Coldiron BM, et al. Ad Hoc Task Force, Ratings Panel. AAD/ACMS/ASDSA/ASMS 2012 appropriate use criteria for Mohs micrographic surgery: a report of the American Academy of Dermatology, Amer-

can College of Mohs Surgery, American Society for Dermatologic Surgery Association, and the American Society for Mohs Surgery. J Am Acad Dermatol. 2012; 67(4):531–550

[39] National Comprehensive Cancer Network. NCCN clinical guidelines in oncology: basal and squamous cell skin cancers (Version 2.2014). October 4, 2014. http://www.nccn.org/professionals/physician_gls/pdf/nmsc.pdf

[40] Whalen J, Leone D. Mohs micrographic surgery for the treatment of malignant melanoma. Clin Dermatol. 2009; 27(6):597–602

[41] Zalla MJ, Lim KK, Dicaudo DJ, Gagnot MM. Mohs micrographic excision of melanoma using immunostains. Dermatol Surg. 2000; 26(8):771–784

[42] Cohen LM, McCall MW, Zax RH. Mohs micrographic surgery for lentigo maligna and lentigo maligna melanoma. A follow-up study. Dermatol Surg. 1998; 24(6):673–677

[43] Zitelli JA, Brown C, Hanusa BH. Mohs micrographic surgery for the treatment of primary cutaneous melanoma. J Am Acad Dermatol. 1997; 37(2, Pt 1):236–245

[44] Bricca GM, Brodland DG, Ren D, Zitelli JA. Cutaneous head and neck melanoma treated with Mohs micrographic surgery. J Am Acad Dermatol. 2005; 52(1):92–100

[45] Abdelmalek M, Loosemore MP, Hurt MA, Hruza G. Geometric staged excision for the treatment of lentigo maligna and lentigo maligna melanoma: a long-term experience with literature review. Arch Dermatol. 2012; 148 (5):599–604

[46] Huilgol SC, Selva D, Chen C, et al. Surgical margins for lentigo maligna and lentigo maligna melanoma: the technique of mapped serial excision. Arch Dermatol. 2004; 140(9):1087–1092

[47] Johnson TM, Headington JT, Baker SR, Lowe L. Usefulness of the staged excision for lentigo maligna and lentigo maligna melanoma: the "square" procedure. J Am Acad Dermatol. 1997; 37(5, Pt 1):758–764

[48] National Comprehensive Cancer Network. NCCN clinical guidelines in oncology. October 4, 2014. http://www.nccn.org/professionals/physician_gls/f_guidelines.asp

[49] Coldiron B. Commentary: implementation of the appropriate-use criteria will not increase Mohs micrographic surgery utilization. J Am Acad Dermatol. 2014; 71(1):36–37

[50] Tierney EP, Hanke CW. Cost effectiveness of Mohs micrographic surgery: review of the literature. J Drugs Dermatol. 2009; 8(10):914–922

[51] Seidler AM, Bramlette TB, Washington CV, Szeto H, Chen SC. Mohs versus traditional surgical excision for facial and auricular nonmelanoma skin cancer: an analysis of cost-effectiveness. Dermatol Surg. 2009; 35(11):1776–1787

[52] Cook J, Zitelli JA. Mohs micrographic surgery: a cost analysis. J Am Acad Dermatol. 1998; 39(5, Pt 1):698–703

[53] Ravitskiy L, Brodland DG, Zitelli JA. Cost analysis: Mohs micrographic surgery. Dermatol Surg. 2012; 38(4):585–594

[54] Alam M, Ricci D, Havey J, Rademaker A, Witherspoon J, West DP. Safety of peak serum lidocaine concentration after Mohs micrographic surgery: a prospective cohort study. J Am Acad Dermatol. 2010; 63(1):87–92

[55] Mason SE, Noel-Storr A, Ritchie CW. The impact of general and regional anesthesia on the incidence of post-operative cognitive dysfunction and post-operative delirium: a systematic review with meta-analysis. J Alzheimers Dis. 2010; 22 Suppl 3:67–79

[56] Pedersen T, Eliasen K, Henriksen E. A prospective study of mortality associated with anaesthesia and surgery: risk indicators of mortality in hospital. Acta Anaesthesiol Scand. 1990; 34(3):176–182

[57] Lam C, Wilkinson M, Billingsley E. Mohs micrographic surgery for cutaneous metastasis of breast cancer. Dermatol Surg. 2013; 39(10):1537–1539

[58] Maragh SL, Otley CC, Roenigk RK, Phillips PK, Division of Dermatologic Surgery, Mayo Clinic, Rochester, MN. Antibiotic prophylaxis in dermatologic surgery: updated guidelines. Dermatol Surg. 2005; 31(1):83–91

[59] Cook-Norris RH, Michaels JD, Weaver AL, et al. Complications of cutaneous surgery in patients taking clopidogrel-containing anticoagulation. J Am Acad Dermatol. 2011; 65(3):584–591

[60] Bordeaux JS, Martires KJ, Goldberg D, Pattee SF, Fu P, Maloney ME. Prospective evaluation of dermatologic surgery complications including patients on multiple antiplatelet and anticoagulant medications. J Am Acad Dermatol. 2011; 65(3):576–583

[61] Vidimos AT, Stultz TW. Imaging in cutaneous oncology: radiology for dermies. Dermatol Clin. 2011; 29(2):243–260, ix

[62] Alam M, Lee A, Ibrahimi OA, et al. Cutaneous Surgery Consensus Group. A multistep approach to improving biopsy site identification in dermatology: physician, staff, and patient roles based on a Delphi consensus. JAMA Dermatol. 2014; 150(5):550–558

[63] Chuang GS, Leach BC, Wheless L, Lang PG, Cook J. Preoperative expectations and values of patients undergoing Mohs micrographic surgery. Dermatol Surg. 2011; 37(3):311–319

[64] Jih MH, Friedman PM, Goldberg LH, Kimyai-Asadi A. Curettage prior to Mohs' micrographic surgery for previously biopsied nonmelanoma skin cancers: what are we curetting? Retrospective, prospective, and comparative study. Dermatol Surg. 2005; 31(1):10–15

[65] Thornton SL, Beck B. Setting up the Mohs surgery laboratory. Dermatol Clin. 2011; 29(2):331–340, xi

[66] Todd MM, Lee JW, Marks VJ. Rapid toluidine blue stain for Mohs' micrographic surgery. Dermatol Surg. 2005; 31(2):244–245

[67] Silapunt S, Peterson SR, Alcalay J, Goldberg LH. Mohs tissue mapping and processing: a survey study. Dermatol Surg. 2003; 29(11):1109–1112, discussion 1112

[68] Cartee TV, Monheit GD. How many sections are required to clear a tumor? Results from a web-based survey of margin thresholds in Mohs micrographic surgery. Dermatol Surg. 2013; 39(2):179–186

[69] Ellner KM, Goldberg LH, Sperber J. Comparison of cosmesis following healing by surgical closure and second intention. J Dermatol Surg Oncol. 1987; 13 (9):1016–1020

[70] Sniezek PJ, Brodland DG, Zitelli JA. A randomized controlled trial comparing acetaminophen, acetaminophen and ibuprofen, and acetaminophen and codeine for postoperative pain relief after Mohs surgery and cutaneous reconstruction. Dermatol Surg. 2011; 37(7):1007–1013

[71] Alam M, Ibrahim O, Nodzenski M, et al. Adverse events associated with mohs micrographic surgery: multicenter prospective cohort study of 20,821 cases at 23 centers. JAMA Dermatol. 2013; 149(12):1378–1385

[72] Merritt BG, Lee NY, Brodland DG, Zitelli JA, Cook J. The safety of Mohs surgery: a prospective multicenter cohort study. J Am Acad Dermatol. 2012; 67 (6):1302–1309

[73] Whitaker DC, Grande DJ, Johnson SS. Wound infection rate in dermatologic surgery. J Dermatol Surg Oncol. 1988; 14(5):525–528

[74] Randle HW, Zitelli J, Brodland DG, Roenigk RK. Histologic preparation for Mohs micrographic surgery. The single section method. J Dermatol Surg Oncol. 1993; 19(6):522–524

[75] Arnon O, Rapini RP, Mamelak AJ, Goldberg LH. Mohs micrographic surgery: current techniques. Isr Med Assoc J. 2010; 12(7):431–435

[76] Trimble JS, Cherpelis BS. Rapid immunostaining in Mohs: current applications and attitudes. Dermatol Surg. 2013; 39(1, Pt 1):56–63

[77] El Tal AK, Abrou AE, Stiff MA, Mehregan DA. Immunostaining in Mohs micrographic surgery: a review. Dermatol Surg. 2010; 36(3):275–290

[78] Miller CJ, Sobanko JF, Zhu X, Nunnciato T, Urban CR. Special stains in Mohs surgery. Dermatol Clin. 2011; 29(2):273–286, ix

[79] Dobke MK, Miller SH. Tissue repair after Mohs surgery. A plastic surgeon's view. Dermatol Surg. 1997; 23(11):1061–1066

第 7 章
皮肤恶性肿瘤治疗中放射治疗的作用

Shlomo A. Koyfman, Bindu V. Manyam, Nikhil Purushottam Joshi, Sue S. Yom

7.1 引言

非黑色素瘤性皮肤癌(NMSC),尤其基底细胞癌(BCC)和鳞状细胞癌(SCC),是美国最常见的皮肤恶性肿瘤。主要治疗方式为外科手术切除,完全切除后复发率仅为1%~5%,且极少发生远处转移,预后良好。以往,放射治疗作为外科手术的替代治疗方案,在这些皮肤恶性肿瘤的根治性治疗中也曾发挥重要作用,尤其是对美观要求较高的区域。近几十年来,随着外科技术不断进步,特别是Mohs显微外科手术(MMS)的广泛应用,根治性放射治疗在皮肤癌治疗中的地位有所下降。然而,在某些情况下,放射治疗仍作为根治性疗法广泛应用,如那些条件较差不适合手术的患者;或是病灶较大且位于面部美容敏感区域的患者;或者是进展期肿瘤术后,病理报告有高危指标,提示单纯手术有极高术后局部复发风险的情况下。在皮肤黑色素瘤术后患者的管理中,放射治疗也发挥了类似的作用。对于不能根治的患者,放射治疗同样可以提供良好的姑息治疗效果。本章回顾了NMSC和黑色素瘤放射治疗的常见适应证、剂量和分割方案、技术,以及肿瘤疗效和美容效果(图7.1)。

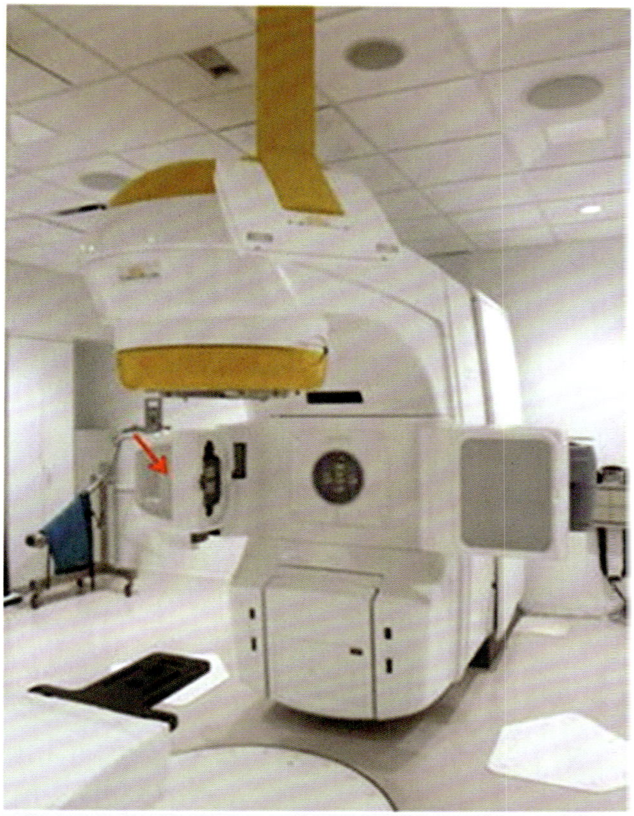

图 7.1 图示为一台可由锥形束CT(红色箭头所示)提供图像引导进行光子和电子放射治疗的现代直线加速器。

7.2 非黑色素瘤性皮肤癌放射治疗适应证

7.2.1 根治性放射治疗适应证

对于早期NMSC,手术和放射治疗的治愈率都非常高。鉴于手术单次即可完成治疗,且有较好的肿瘤疗效和美容效果,手术通常作为首选的治疗方式。一项前瞻性随机研究比较了347例肿块<4cm的面部基底细胞癌应用MMS和根治性放射治疗的疗效。MMS组和放射治疗组的局部失败率分别为0.7%和7.5%。此外,相较于放射治疗组,评价美容效果为良好或更好的患者中,手术组占比更大(87%对69%)[1]。本组研究中放射治疗技术并不统一(55%接受了组织间植入的近距离治疗,45%接受了深部X线治疗),这可能影响了比较的同质性,但作为唯一的一项随机研究,其仍可以指导临床医疗决策。

NMSC是选择放射治疗还是手术治疗,会受到诸多因素的影响。通常根治性放射治疗的禁忌证包括：肿瘤较大；肿瘤侵袭骨和(或)软骨，因为这种情况下肿瘤控制率通常较差；放射治疗后复发的肿瘤；或者之前照射区域内肿瘤复发等。遗传性辐射敏感综合征患者，如着色性干皮病、基底细胞痣综合征和活动性结缔组织疾病患者(如硬皮病和系统性红斑狼疮)，也应避免放射治疗[2]。适合根治性放射治疗的患者包括：具有手术不可切除病灶的患者，并存疾病较多不适合手术的老年患者，以及病变位于眼睑、眼角(尤其是行手术治疗可能会破坏泪小管的患者)、外耳(图 7.2 和图 7.3)、鼻(图 7.4 和图 7.5)、眉毛(图 7.6)、颞部(图 7.7)或者唇部等部位的患者，行手术治疗可能会明显影响美观或出现功能缺损。

放射治疗在老年患者中更为常用，文献也提出有力的支持，上述类型患者应用根治性放射治疗具有一定的安全性和有效性。一项包括 986 例上眼睑皮肤基底细胞癌和鳞状细胞癌的回顾性综述显示，根治性放射治疗的 5 年治愈率为 96.4%[3]。玛格丽特公主医院

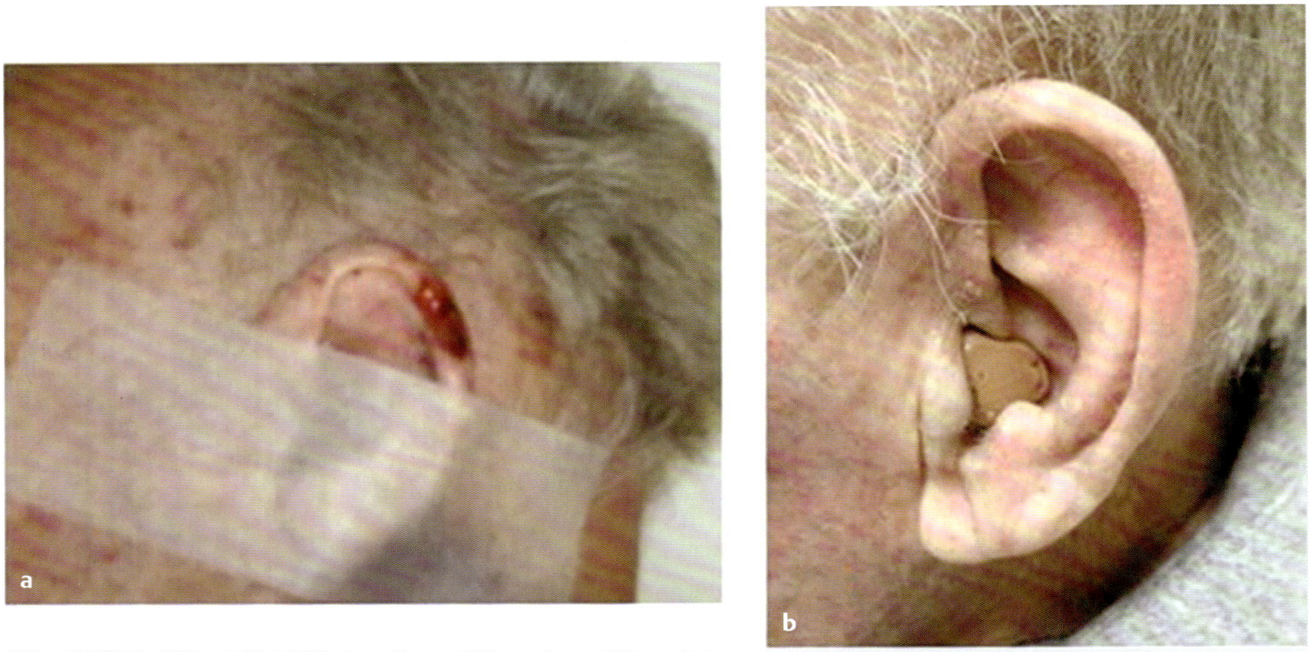

图 7.2 (a)左耳轮鳞状细胞癌出血病灶(治疗前)。(b)根治性放射治疗后(50Gy/20 次，电子线)，完全缓解，美容效果佳。

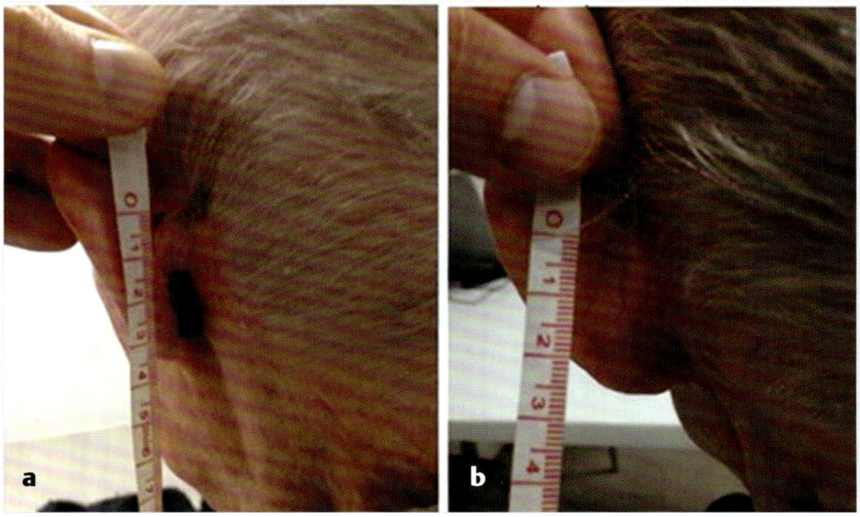

图 7.3 (a)96 岁患者，右耳后基底细胞癌，T2N0M0(治疗前)(b)根治性放射治疗后 1 个月(50Gy/20 次，电子线)。

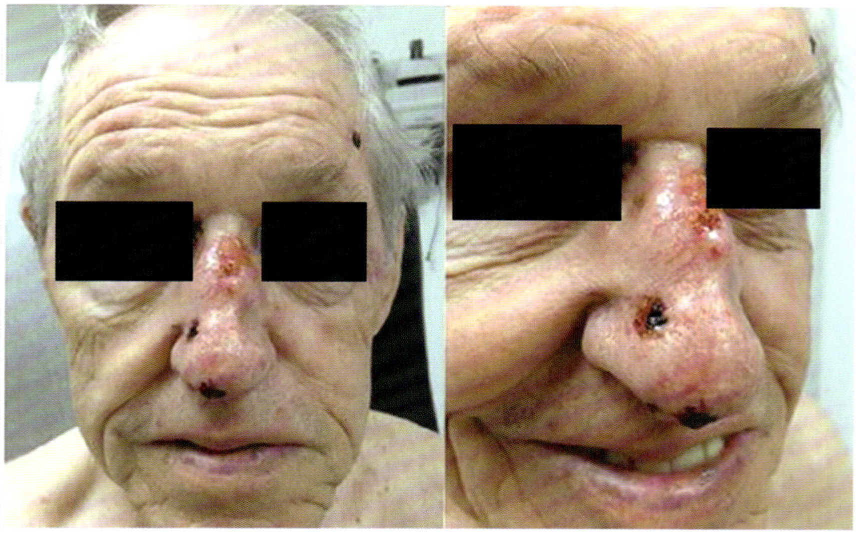

图 7.4 面部多发基底细胞癌(治疗前)。

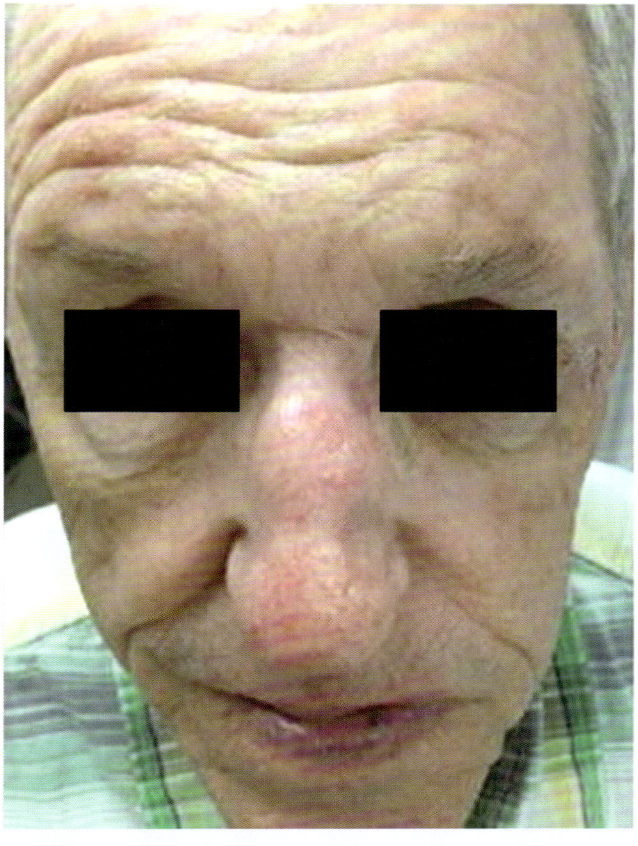

图 7.5 面部多发基底细胞癌根治性放射治疗后 3 个月(40Gy/10 次,电子线)。

对 334 例外耳基底细胞癌和鳞状细胞癌进行的回顾性分析显示,根治性放射治疗 2 年局部控制率为 87%,其中只有 7%的患者有严重的晚期毒性反应[4]。玛格丽特公主医院对 100 例鼻部皮肤鳞状细胞癌进行的回顾性分析显示,根治性放射治疗的 2 年局控率为 90%,未发现严重的副反应[5]。

虽然单纯根治性放射治疗对于 T1-3N0 NMSC 有较好的肿瘤控制率,但对于 T4 期肿瘤和出现淋巴结转移的情况治疗效果欠佳。这类患者推荐首选手术治疗,再行辅助放射治疗。T4 期患者定义为肿瘤侵袭中轴骨或四肢骨,或者颅底神经周围浸润。佛罗里达大学报道,T4 期 BCC 和 SCC 患者 5 年局部控制率仅 53%[6,7]。在一项包括 68 例接受根治性放射治疗的头颈部皮肤 T4 期 BCC 和 SCC 患者的回顾性分析中,与初发病灶相比,复发病灶的局部控制率更低(41%对 67%,P=0.07),提示局部控制率和疾病相关生存率较差的三个重要预测因子是骨受累(P<0.01)、复发病灶(P<0.01)和神经受累(P<0.02)[6]。即使最适合的病灶,其局部控制率也不超过 70%。一项包括 531 例 BCC 和 SCC 的大型回顾性分析有类似的结果,证实根治性放射治疗对于原发性 BCC 和 SCC 的局部控制率分别为 94%和 89%,而复发性 BCC 和 SCC 局部控制率则分别为 86%和 68%[8]。对于有淋巴结转移的患者,根治性放射治疗后的局部区域复发率为 30%~50%,肿瘤相关死亡率高达 30%[9]。基于这些不太理想的治疗结果,建议对这些进展期疾病使用强化治疗和多模式治疗方法。对于初始治疗不适合手术的患者,顺铂同步化学治疗可以提高放射治疗疗效。虽然没有高级别的证据证明这种治疗模式可使皮肤恶性肿瘤的治

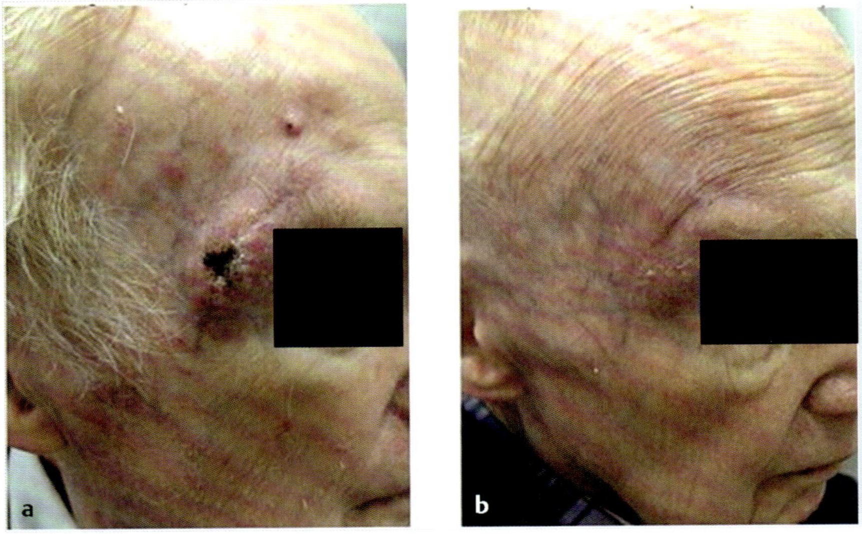

图 7.6 (a)前额右眉处鳞状细胞癌(治疗前)。(b)根治性放射治疗后 1 个月(45Gy/15 次,电子线)。

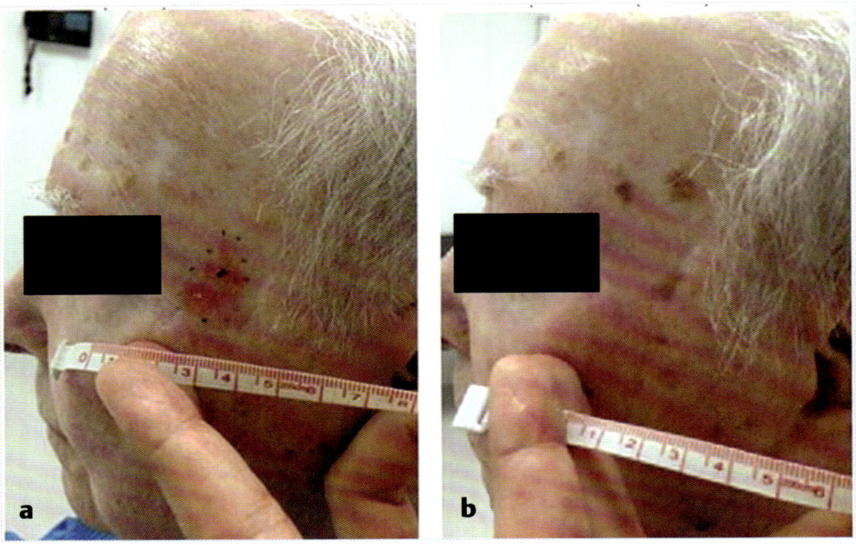

图 7.7 (a)88 岁男性患者,左颞部皮肤原位鳞状细胞癌。(b)根治性放射治疗 1 个月后(30Gy/5 次,电子线)。

疗明显获益,但许多头颈部肿瘤专家从头颈部黏膜鳞状细胞癌的治疗推测:在不能行手术治疗的局部进展期疾病中,同步化学治疗可显著提高疾病控制率和生存率[10]。

术后放射治疗适应证

术后放射治疗很少用于 BCC。BCC 患者单纯手术后复发的风险极低,即使患者切缘阳性、肿瘤侵袭局部软骨,或者神经周围浸润,也可采取密切观察,必要时再次手术[11,12]。然而,如果经多次切除仍然切缘阳性,或者 T4 期疾病广泛侵袭骨或软组织,或者发生淋巴结转移,或者出现临床明显的神经周围浸润,这些情况下应该考虑术后放射治疗(图 7.8)[13]。

SCC 切除术后则较常采用术后放射治疗(图 7.9)。术后放射治疗常被建议用于高危患者,如 T4 期疾病、有转移风险或有卫星灶转移、淋巴结转移、持续切缘阳性,以及复发病灶的患者(图 7.10 和图 7.11)。此外,患者有≥2 个的中度风险因素,如肿瘤>2cm、组织学低分化、病变位于耳部和毛发覆盖的唇缘、神经受侵和免疫抑制状态,也可以受益于术后辅助放射治疗。

回顾性研究数据显示,单纯接受手术治疗的 T4 期肿瘤患者有较高的局部复发率[7]。此外,T 分期进展期的患者,隐匿性淋巴结转移的概率也较高,为 29%~50%。在肿瘤浸润深度较大(≥8mm),或肿瘤广泛侵

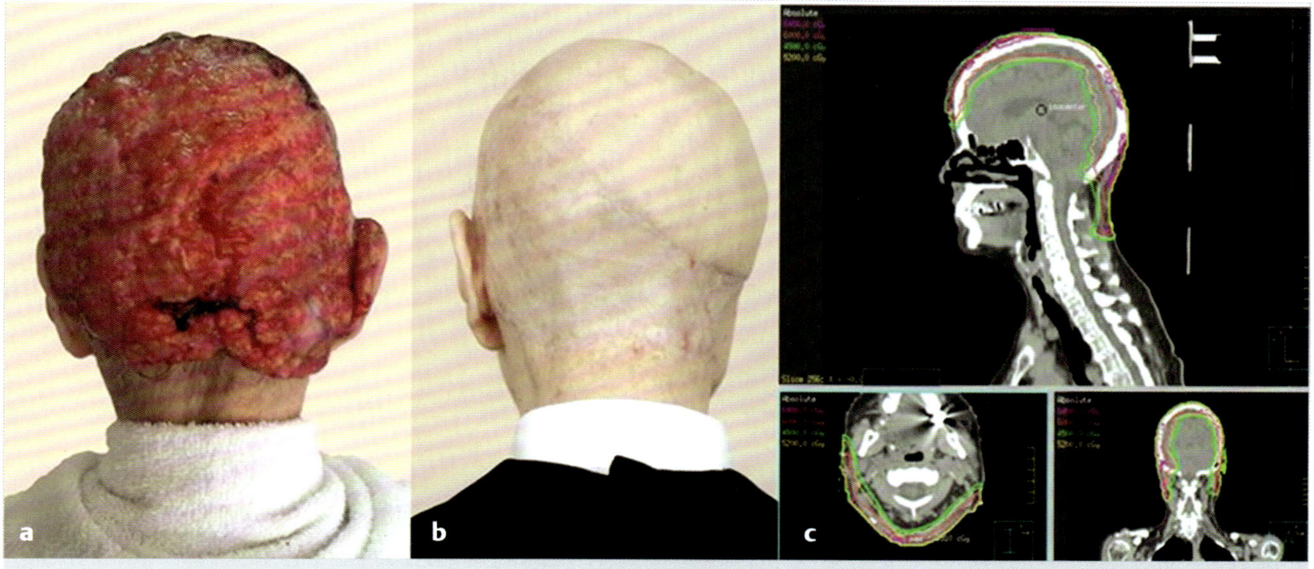

图 7.8　75 岁女性患者，T4 期头皮基底细胞癌：(a)术前状态。(b)游离皮瓣重建术后以及术后放射治疗后。(c)放射治疗计划中的放射剂量分布图(轴位、矢状位和冠状位 CT 扫描)。

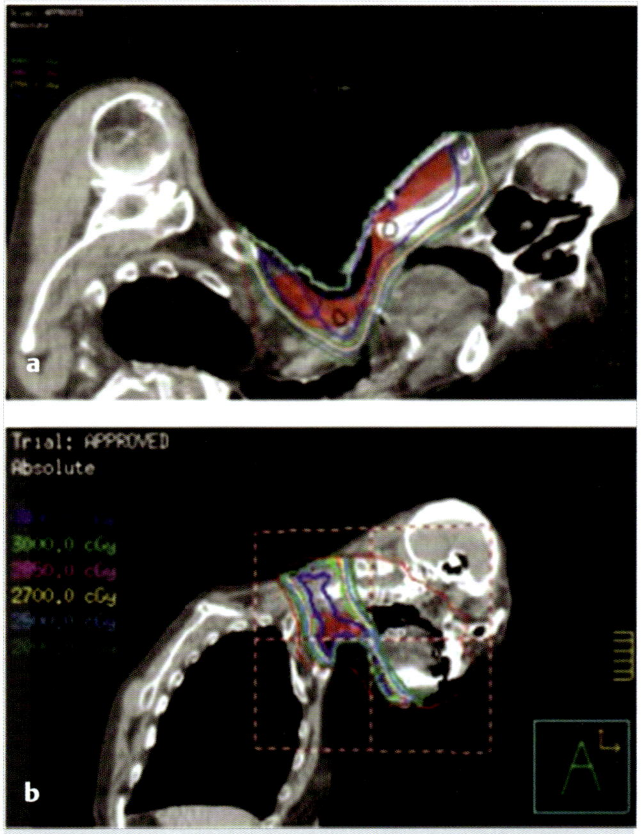

图 7.9　91 岁男性患者，重度脊柱后凸，面部多发鳞状细胞癌，伴右侧颈部肿块快速增大，接受手术切除和皮瓣重建。(a)轴位显示颈部瘤床电子放射治疗的等剂量曲线。(b)由于重度脊柱后凸，放射治疗剂量采用 30Gy/5 次，每周 2 次。

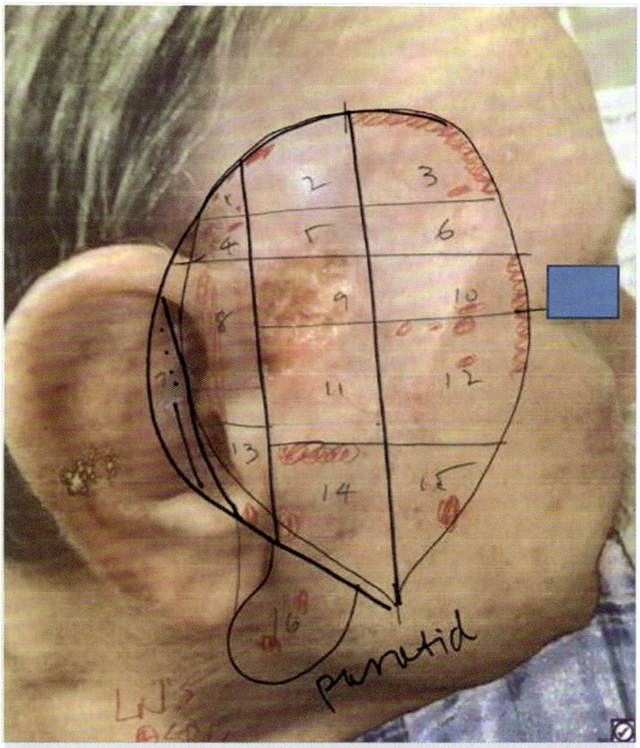

图 7.10　63 岁男性患者，右侧颞部多处复发性鳞状细胞癌，利用 Mohs 地图标记肿瘤区域。

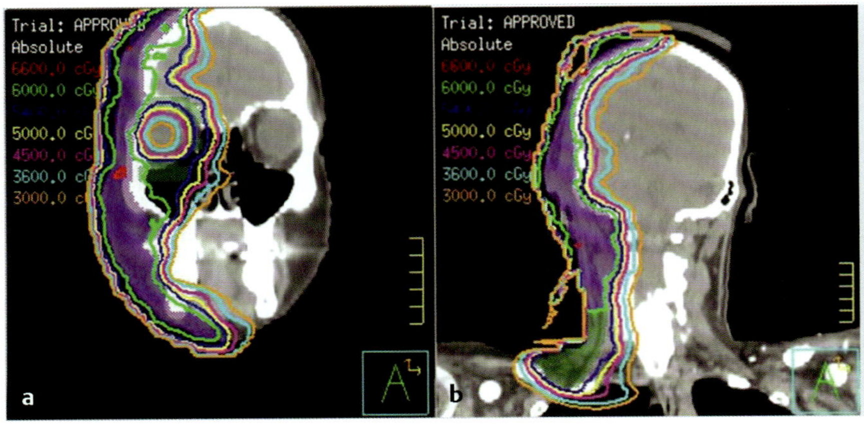

图 7.11 (a)图 7.10 中的患者于 Mohs 手术后接受术后放射治疗，冠状位 CT 显示剂量分布。(b)术后放射治疗冠状位图像显示剂量覆盖同侧颈部淋巴结区。

袭皮下脂肪,隐匿性淋巴结转移可以高达 30%[9]。肿瘤原位复发、神经受侵、淋巴血管受侵和免疫抑制的患者有较高的淋巴结转移风险,应使用颈部增强 CT 和(或)正电子发射体层摄影(PET)仔细评估淋巴结情况[14-16]。在这些患者中,切除原发肿瘤的同时,建议行前哨淋巴结活检和(或)颈部淋巴结清扫术。作为颈部未清扫区域的选择性治疗,术后放射治疗也有一定的价值。

对于明确诊断淋巴结转移的患者,颈部淋巴结清扫术联合术后放射治疗是目前的标准治疗方案。虽然皮肤 SCC 的淋巴结转移率总体不高(约 5%),但其明显与预后不良相关。单纯行颈部淋巴结清扫术,局部复发率为 11%~38%,即使经过多模式治疗,5 年无病生存率也仅为 60%~70%。这类人群的独立预后不良因素包括:淋巴结尺寸≥3cm、多个淋巴结受累、结外浸润、淋巴结清扫不完全,以及单纯手术治疗[15-17]。澳大利亚的一项回顾性研究包括 167 例侵袭腮腺或颈部淋巴结的 SCC 患者,该研究比较了单纯手术和手术结合术后放射治疗的结果，放射治疗中位剂量为 60Gy/30 次,与单独手术的患者相比,术后放射治疗组患者局部区域复发的发病率显著降低(20%对 43%),5 年无病生存率(73%对 54%;P=0.004)和 5 年总生存率(66%对 27%;P=0.003)更高[16]。许多回顾性研究中出现了类似的研究结果,在淋巴结转移和(或)腮腺淋巴结转移的皮肤 SCC 患者中，术后放射治疗可以提高局部控制率和 5 年无病生存率[18-21]。原发病灶位于躯干或四肢上,接受淋巴结清扫术的 SCC 患者,在有多个淋巴结受累或结外浸润时,通常建议术后放射治疗。与头颈部黏膜 SCC 相似,在行腮腺切除或颈部淋巴结清扫术的患者中,如果免疫功能正常,且仅为单个淋巴结转移,淋巴结<3cm,未发现结外浸润,由于其局部复发的可能性<5%,这类患者可避免行放射治疗[22]。

神经周围浸润在 SCC 患者中虽然不是很常见(5%~10%)，但是考虑到是重要的复发风险因素,在决定是否需要辅助放射治疗时要慎重考虑。神经周围浸润通常分为临床浸润和镜下浸润两种。临床神经周围浸润由神经系统表现来定义,最常见的是三叉神经或面神经受累,导致疼痛、感觉异常、瘫痪、蚁走感(虫子在皮肤上爬行的感觉),或影像学上表现为神经增强[23,24]。镜下神经周围浸润仅在术后组织病理学检查中得以确诊,术前患者无症状。由于与局部复发风险增加,以及与区域和远处转移相关,神经周围浸润是重要的预后参考因素。增加 SCC 神经周围浸润风险的相关因素包括:男性、肿瘤>2cm、肿瘤位于面中部、复发肿瘤,以及分化较差的亚型[25]。神经周围浸润程度是复发风险的预测因素。因此,仔细的病史收集、体格检查和影像学检查是至关重要的。通过神经增粗、增强或神经周围的脂肪层消失的特征来判断,MRI 在确定病灶范围方面具有优势(图 7.12)。CT 在确定是否有骨质受侵方面具有优势,尤其是观察肿瘤是否侵入与脑神经相关的椎间孔时。

佛罗里达大学的一系列研究重点强调了临床和镜下神经周围浸润的差异,比较了两组神经周围浸润患者接受积极的手术治疗和术后放射治疗的疗效。与镜下神经周围浸润的患者相比,有临床神经周围浸润的患者 5 年局部控制率(57%对 90%,P≤0.001)和总体生存率(57%对 69%,P=0.03)均更低[13,23]。所以,临

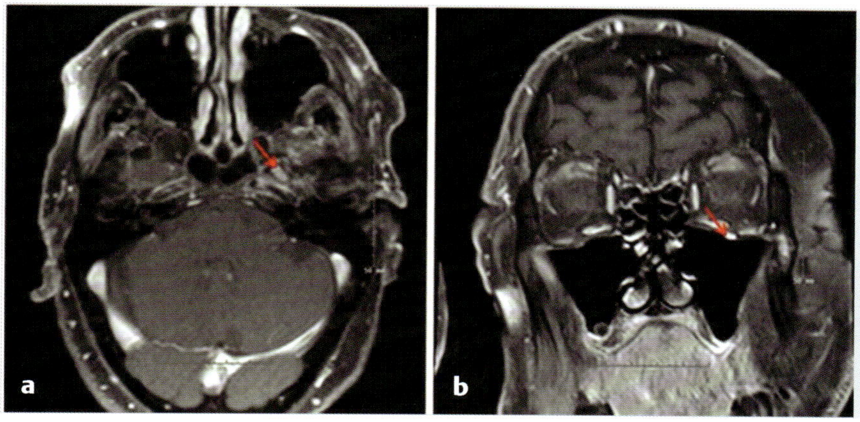

图 7.12 64 岁男性患者，有慢性免疫抑制病史，左颞部皮肤鳞状细胞癌 pT2N0，术后复发侵袭三叉神经。(a)于卵圆孔处左侧 V3 神经明显强化(红色箭头所示)。(b)毗邻左侧眶下神经的 V2 支增强明显(红色箭头所示)，向上延伸至 Meckel 腔。患者接受了挽救性手术，术后放射治射治疗联合同步西妥昔单抗的综合治疗。随访 8 个月，无复发。

床神经周围浸润的患者推荐行术后放射治疗。组织病理提示神经周围浸润的患者，术后放射治疗的作用不明确。Lin 等发现镜下点灶浸润与和镜下广泛浸润相比，两者预后不同，点灶浸润无复发生存率更高(86% 对 74%，P=0.1)[24]。不过两者之间的差异未被很好地界定。如果仅是在不知名的小神经中发现有 1 个或 2 个孤立的神经周围浸润区域，直径<0.1mm，且发生在免疫正常的无复发患者中，由于这些患者单纯手术的治疗效果已非常好，故不推荐辅助放射治疗。然而，镜下神经周围浸润的患者中，如果为多病灶，累及更大的神经(直径>0.1mm)及知名神经，或发生在免疫抑制患者中，则视为高危，建议行术后放射治疗[2,25]。

对于临床神经周围浸润的照射，治疗靶区应该包括受侵的区域，特别是受侵神经、颅底神经、神经末梢支配的远端皮肤、主要交通支，以及神经走行的间隔[26]。例如，对于第Ⅶ对脑神经受侵的患者，治疗的区域应该包括神经通过茎突乳突孔的出口，保证膝神经节照射剂量的充分覆盖，同时避免同侧耳蜗受到超量照射。同样，如果累及 V1 或 V2 神经，靶区应包括 Meckel 腔内的半月神经节和海绵窦(图 7.13)。对于影

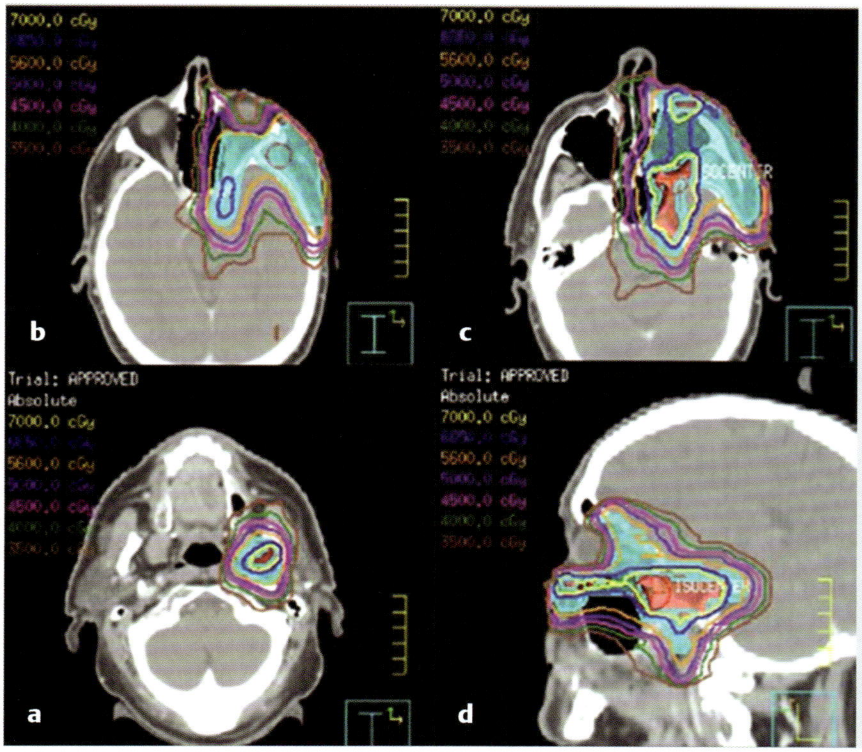

图 7.13 (a)放射治疗计划轴位 CT 上显示等剂量曲线覆盖的下牙槽神经(红色实心部分)。(b)放射治疗计划轴位 CT 上显示等剂量曲线覆盖的左侧海绵窦和颞部肌肉组织(浅蓝色实心部分)。(c)放射治疗计划轴位 CT 上显示等剂量曲线覆盖的 V2 支进入海绵窦的路径(红色实心部分)。(d)放射治疗计划矢状位 CT 显示等剂量曲线覆盖的 V1 支和 V2 支进入海绵窦层面(红色实心部分)。

像学上已表现为颅底受侵的神经,靶区应考虑包括其神经根离开脑干的部位。对于病灶侵袭颅底不能切除的患者,应考虑给予较高的放射剂量(70Gy),联合或不联合同步化学治疗(图 7.14)。

神经周围浸润,除了与瘤床和神经通路的区域内复发相关,还可能与淋巴结复发相关,这是另一个需要考虑的与放射野设计高度相关的因素。Lin 等的研究证实,在病理证实神经周围浸润的复发患者中,有更高的局部复发风险(40%对 19%,$P<0.01$)和区域复发风险(29%对 5%,$P=0.02$)[24]。与面颊部、耳部或鼻部皮肤的病灶相比,位于头皮的病灶可能不太容易转移到淋巴结,所以在这种情况下考虑病灶的位置非常重要。掌握这些肿瘤的淋巴引流模式也至关重要(如头颈部回流至腮腺淋巴结,躯干和四肢回流至腋下淋巴结),在设计放射治疗靶区时应考虑这些因素。

7.2.2 皮肤黑色素瘤的放射治疗适应证

根治性放射治疗适应证

通常我们认为黑色素瘤是一种抗放射性的恶性肿瘤。因此,对于此类肿瘤,最大限度行手术切除是最重要的治疗方法。放射治疗对于存在较大肿瘤患者的长期控制疗效有限。放射治疗通常用于肿块不可切除,或者手术治疗失败术后短期内迅速复发的患者。在这些患者中,推荐单次分割用较高剂量,治疗目的基本以姑息治疗为主。

术后放射治疗适应证

原发肿瘤床、淋巴结区或两者进行辅助放射治疗,是减少局部复发的一种手段。如果手术切缘范围足够,原发性黑色素瘤的局部复发较为罕见,文献报道的发病率<5%[27,28]。然而,有一小部分患者有较高的瘤床复发控制失败率,包括深度侵袭性 T4 期病变、存在卫星病灶、结缔组织增生亚型,或尽管进行多次切除,切缘仍为阳性。这些情况应考虑对瘤床进行辅助性放射治疗(图 7.15 和图 7.16)。

O'Brien 及其团队分析了 629 例头颈部黑色素瘤患者,发现局部复发率升高与肿瘤浸润深度有关:深度<0.76mm,复发率为 2%;0.76~1.49mm 为 5%;1.5~3.99mm 为 15%;≥4mm 为 20%[29]。通常情况下,T4 期肿瘤需要考虑辅助放射治疗。对于有其他高危特征的情况也应考虑辅助放射治疗。其中之一就是卫星病灶,原发瘤床 2cm 以内的不连续病灶被认为是复发风险增加的标志[30]。结缔组织增生性黑色素瘤是一种比较少见的组织亚型(占所有黑色素瘤的 1%),以梭形细胞为特征,伴有胶原蛋白的产生。该亚型常与神经扩散相关,局部复发率高达 20%~50%[31,32]。在这些情况下,鉴于局部复发率较高,应考虑辅助放射治疗。

在选择性淋巴结区域,或是在淋巴结清扫术后的区域内应用辅助性放射治疗有广泛的文献报道[33,34]。Burmeister 等人的Ⅲ期随机研究,将高危患者随机分配到行手术治疗和淋巴结清扫术联合或不联合淋巴结辅助放射治疗,结果支持放射治疗对于减少区域复发有益[35]。患者有下列特征之一的,与失败率增加有关:

1.血清乳酸脱氢酶<正常上限 1.5 倍,存在结外浸润。

2.≥1 个任何大小的腮腺淋巴结受累。

3.≥2 个颈部淋巴结受累和(或)肿瘤≥3cm 伴 1 个淋巴结阳性。

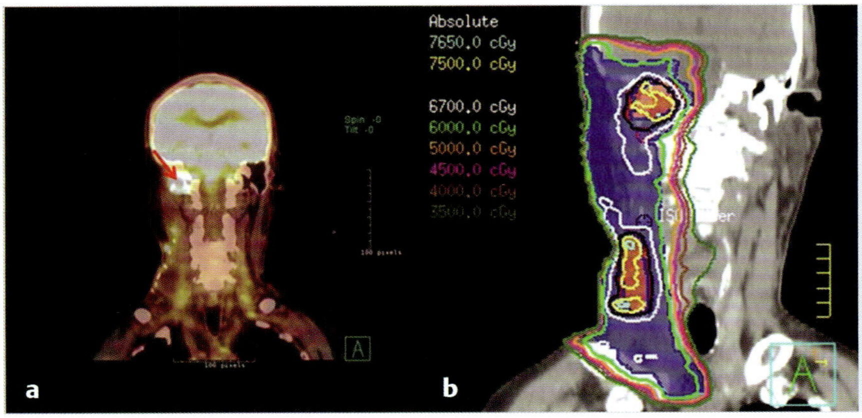

图 7.14 (a)67 岁男性患者,右耳复发性 SCC 病史,经多次外科切除及放射治疗,出现右侧颅底复发(红色箭头所示)。(b)放射治疗计划矢状位 CT 显示 70Gy 等剂量曲线覆盖复发区域(黑色线)。

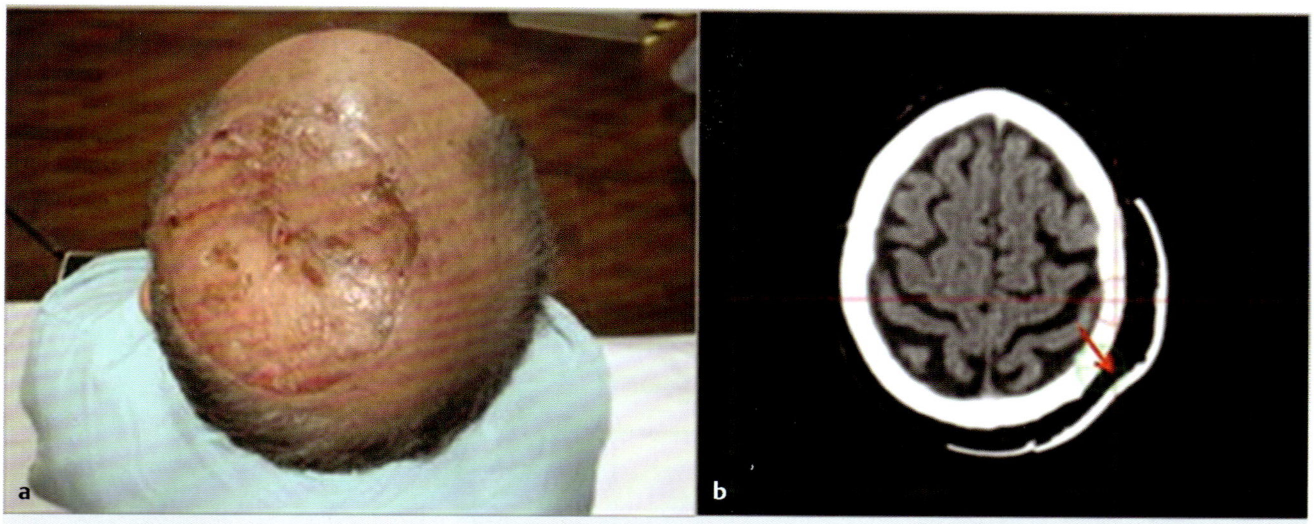

图 7.15　72 岁男性患者，头皮部 pT3N2cMx 黑色素瘤，伴溃疡和卫星病灶，采用广泛的局部切除、游离皮瓣重建、同侧颈部淋巴结清扫术和原发瘤床辅助放射治疗。(a)术后图像。(b)放射治疗计划轴位 CT 显示填垫材料(红色箭头所示)以达到足够的表面剂量。

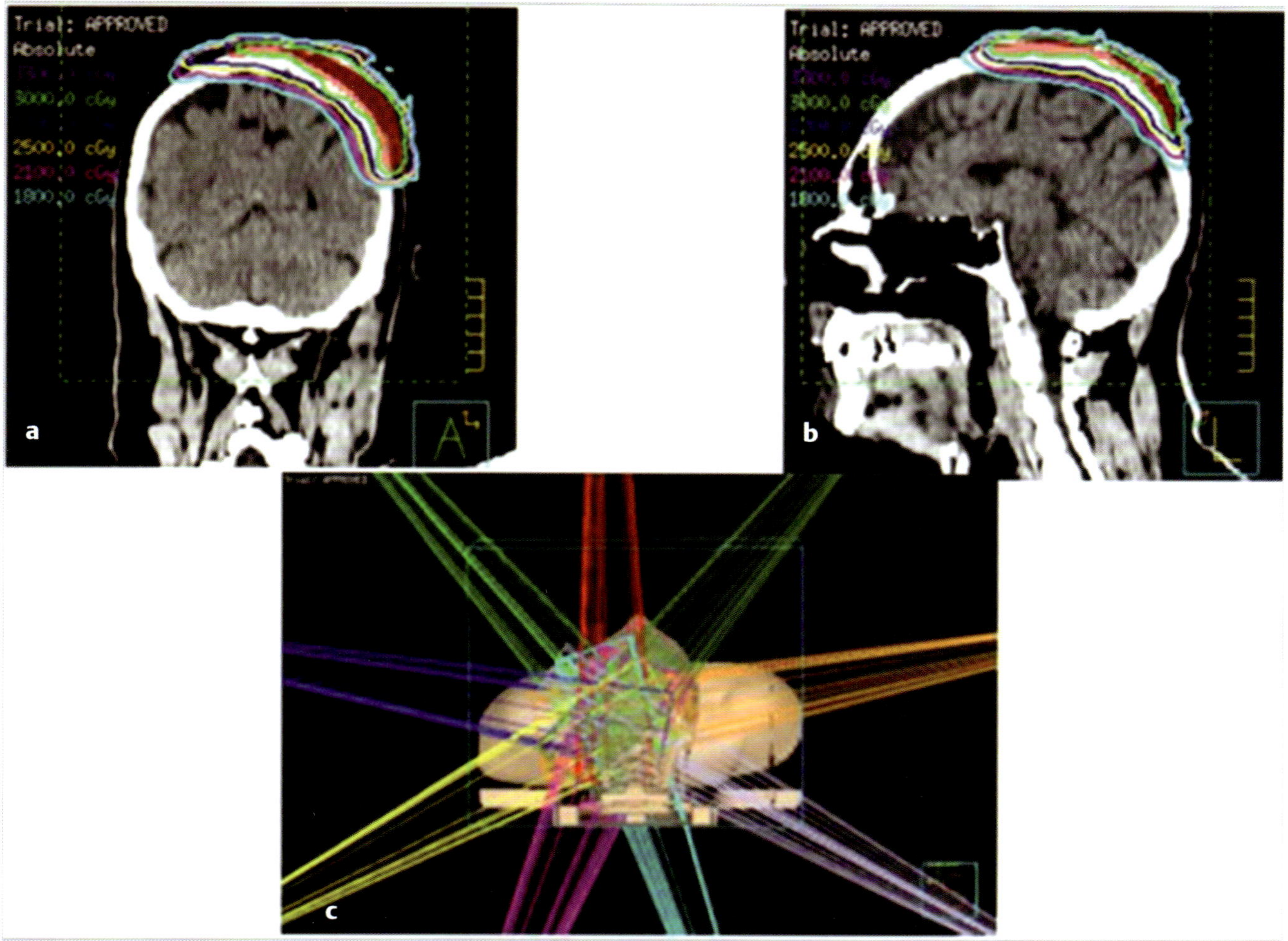

图 7.16　(a)如图 16.15 所示头皮黑色素瘤患者术后原发瘤床放射治疗计划的冠状位 CT 显示等剂量线覆盖靶区(红色实心)。(b)放射计划的矢状位 CT。(c)9 野调强放射治疗射野的设计(IMRT)。

4.≥2 个腋下淋巴结受累和(或)肿瘤≥4cm 伴 1 个淋巴结阳性。

5.≥3 个腹股沟淋巴结受累和(或)肿瘤≥4cm 伴 1 个淋巴结阳性 和(或)复发病灶。

重要的是，该项试验中没有进行全身性治疗。在这项研究中的 217 例患者中，接受放射治疗的患者与观察组的患者相比，区域复发的可能性要小得多(18%对 33%，*P*=0.041)。由于远处转移是黑色素瘤治疗失败的主要表现，因此，结果可想而知，区域控制的加强没有转化为整体平均生存率的提高(54%对44%，*P*=0.12)。最常见的 3 级或 4 级不良反应是血清肿和伤口感染，两组结果相当[35]。由于本研究缺乏系统治疗，以及缺乏生存差异分析，辅助放射治疗是否对所有患者有益仍存在疑问。即便如此，它强调了区域控制优先考虑的指导原则，对于淋巴结广泛转移，尤其是有结外浸润或明显软组织受累的情况，辅助放射治疗应该是降低局部复发率的有效方法(图 7.17 至图 7.19)。

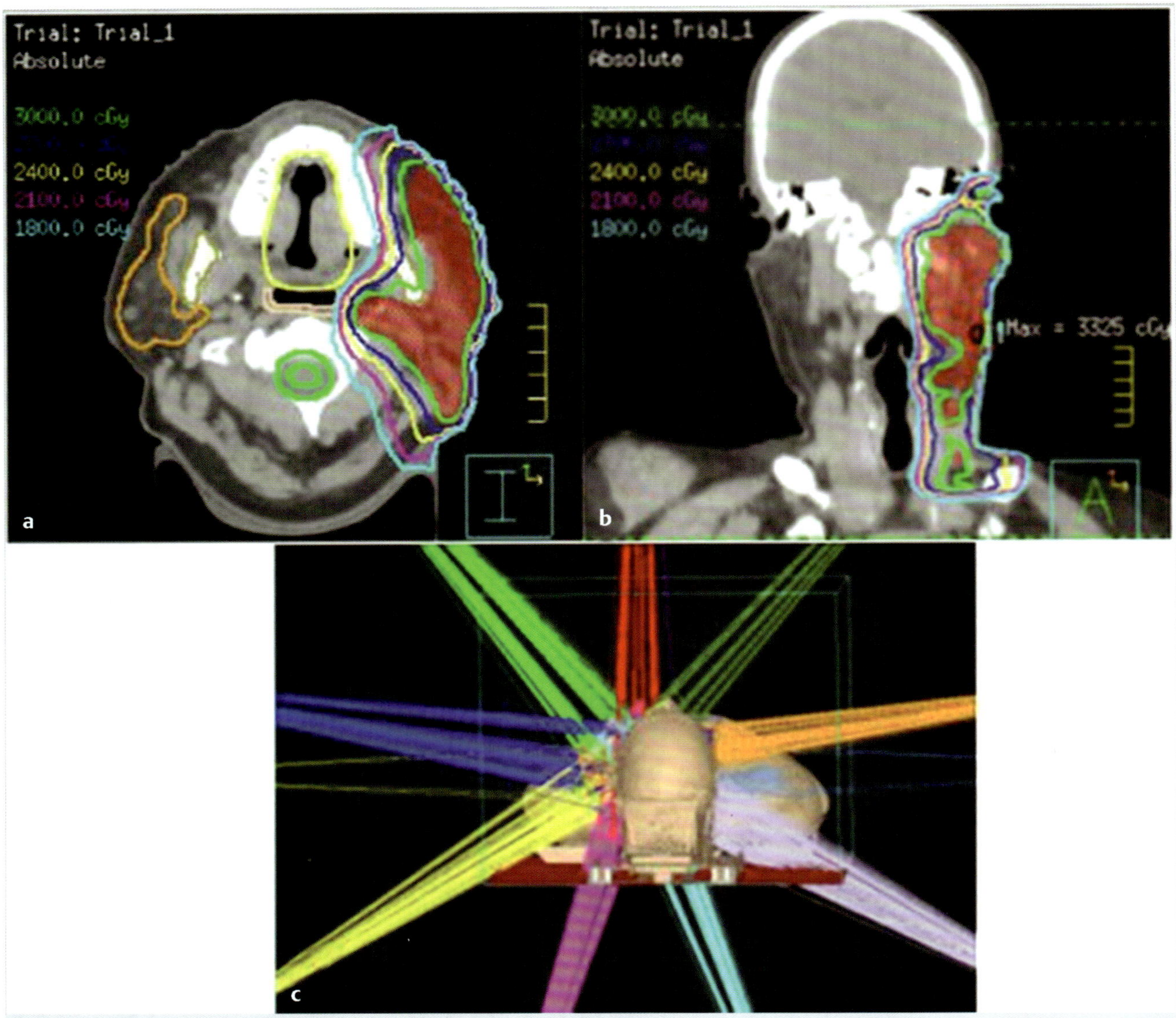

图 7.17 40 岁男性患者，左侧面颊部黑色素瘤接受局部广泛切除，腮腺浅叶切除和选择性淋巴结清扫(Ⅱ~Ⅳ)，原发肿瘤瘤床和同侧颈部淋巴结引流区接受术后放射治疗。(a)横断面放射治疗计划 CT 显示等剂量曲线覆盖靶区的部分(红色实心)。使用 IMRT 技术保护右侧腮腺(橙色)、口腔(黄色)、脊髓(绿色)和外扩的安全边界(绿色)。(b)冠状位放射治疗计划 CT 显示覆盖同侧淋巴结区域的等剂量线。(c)9 个射野 IMRT 计划示意图。

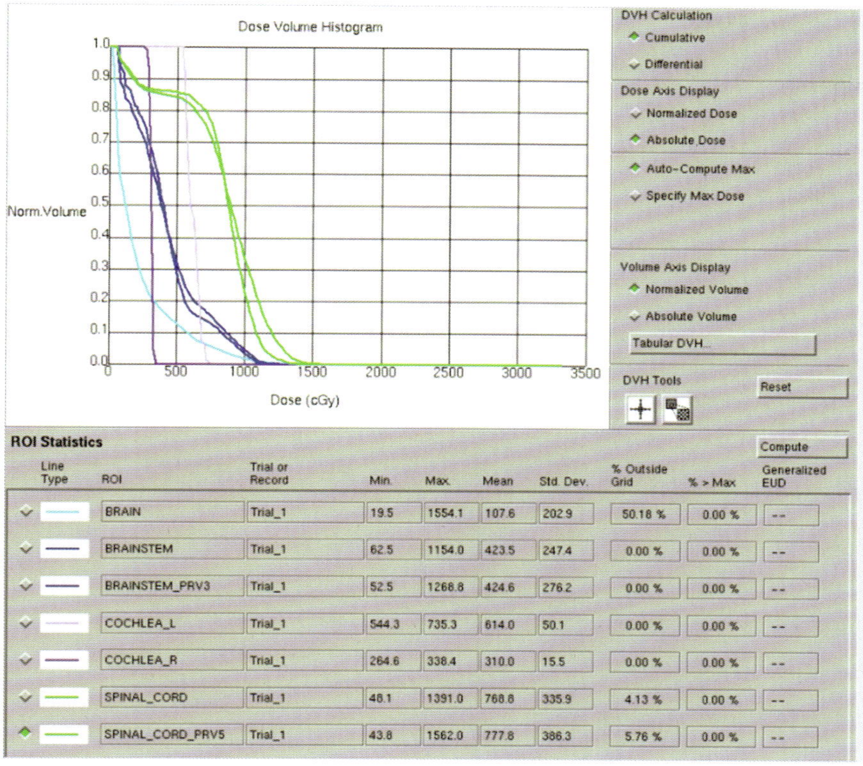

Line Type	ROI	Trial or Record	Min.	Max.	Mean	Std. Dev.	% Outside Grid	% > Max	Generalized EUD
	BRAIN	Trial_1	19.5	1554.1	107.6	202.9	50.18 %	0.00 %	--
	BRAINSTEM	Trial_1	62.5	1154.0	423.5	247.4	0.00 %	0.00 %	--
	BRAINSTEM_PRV3	Trial_1	52.5	1268.8	424.6	276.2	0.00 %	0.00 %	--
	COCHLEA_L	Trial_1	544.3	735.3	614.0	50.1	0.00 %	0.00 %	--
	COCHLEA_R	Trial_1	264.6	338.4	310.0	15.5	0.00 %	0.00 %	--
	SPINAL_CORD	Trial_1	48.1	1391.0	768.8	335.9	4.13 %	0.00 %	--
	SPINAL_CORD_PRV5	Trial_1	43.8	1562.0	777.8	386.3	5.76 %	0.00 %	--

图 7.18　剂量体积直方图阐释了图 7.17 中的放射治疗计划使用 IMRT 技术，正常器官受到了保护。这些结构接受的剂量远低于它们的耐受量。

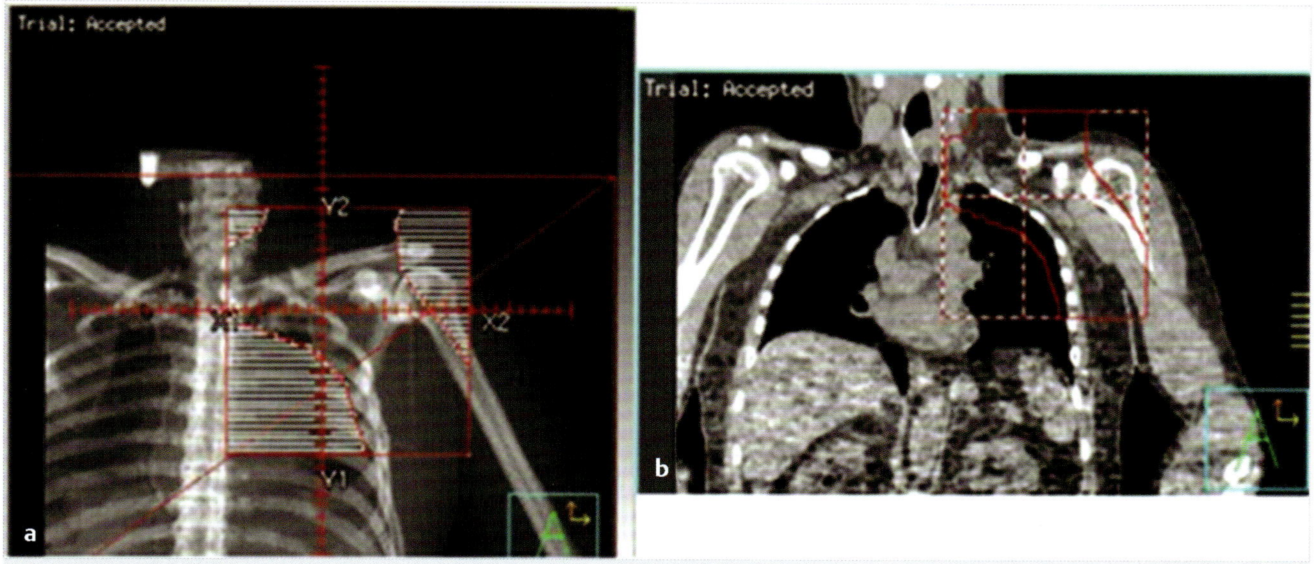

图 7.19　(a)数字化重建射线图像显示腋窝皮肤黑色素瘤患者接受辅助放射治疗的左侧腋窝放射治疗射野。(b)冠状位 CT 图像显示左侧腋窝放射治疗射野。

7.2.3 剂量与分割模式

放射生物学原理是皮肤癌放射治疗剂量和分割模式选择的基础(总剂量和治疗次数)。虽然较高的总剂量通常会产生更好的肿瘤控制，但名义上的总剂量并不比放射生物学有效剂量更重要。事实上，每次分割(Fx)剂量对控制率也有显著的影响，使用较高的每次分割剂量而给予较低的总剂量，也可以获得与较低的每次分割剂量而总剂量较高的等效肿瘤学控制率。例如，如果每日剂量（如 2Gy）保持不变，那么 66Gy 的总剂量控制率高于 40~45Gy。但如果单次剂量为 4~4.5Gy，两周内 10 次完成 40~45Gy 的总剂量，相较于使用 2Gy/次，6.5 周内 33 次完成总剂量 66Gy，二者的放射生物学效应相当。

然而，使用较高每日剂量的短疗程放射治疗潜在的缺点是，正常组织也受到了较高的照射剂量，超出正常组织的修复能力，从而导致较高的远期副作用的发生风险。因此，对于皮肤癌放射治疗，有很多不同的放射治疗方案效果可能相同。然而，使用更高每日剂量的短期方案，虽然治疗更方便，但可能会增加晚期反应的风险[36,37]。一项针对原发性 NMSC（85.7%）患者的 1149 个照射野的回顾性研究结果提示，接受剂量为 45~80Gy 的根治性放射治疗后常见的外观改变是色素沉淀和毛细血管扩张。放射治疗后 90 天，64.7% 的患者出现色素沉着，43.1%的患者有毛细血管扩张，24.8%的患者出现红斑，16.8%的患者出现色素沉着。随着时间的推移，某些外观改变的频率也随之增加，放射治疗后 4 年，有 91.8%的患者出现色素减退，82.2%的患者有毛细血管扩张。在角化病、红斑和硬化中没有观察到与时间的关系[38]。现代技术采用电子束放射治疗或近距离放射治疗，在 95%~100%的患者中有良好的治疗效果，长期皮炎、脱发或毛细血管扩张发病率较低[37]。其他与患者有关的因素，如照射野内皮肤折叠、营养状况不佳、吸烟和糖尿病等，都可能增加与放射相关并发症的发生风险。

基于 CT 的现代放射治疗计划，治疗的美容效果已经明显提高，但在考虑到远期反应的风险时，剂量分割的基本原理仍然至关重要。因此，美容敏感区、邻近放射敏感性组织（如软骨、眶部和神经结构）的区域，以及寿命延长的年轻患者，使用标准日剂量的长疗程放射治疗是更好的选择。然而，对于那些肿瘤与软骨、眶部或神经组织无关的老年患者，或者那些交通不便或有社会经济限制的肿瘤患者，以及那些肿块位于对美容要求不高区域的患者，使用每日高剂量低总剂量的治疗模式，在 1~3 周的时间内完成治疗会是一个非常有吸引力的选择。

在根治性放射治疗或者术后放射治疗时，同样有各种剂量的分割模式可供选择。在治疗之前，应该仔细评估肿瘤的大小、位置、与重要结构的距离，以及美容的重要性，慎重选择合适的剂量和分割方案。表 7.1 和表 7.2 提供了一些根治性放射治疗和术后放射治疗的经典剂量分割模式。当淋巴结需要照射时，一般采用 45~50Gy，每次 1.8~2.0Gy，特别是腹股沟和腋窝区域，但如果是针对头颈部区域时，一般会采用 54~60Gy，每次 1.8~2.0Gy。对于切缘阳性和（或）结外浸

表 7.1 非黑色素瘤性皮肤癌的根治性放射治疗剂量和分割模式

原发肿瘤	剂量和分割模式
	70Gy/35 次，7 周完成
	66Gy/30 次，6 周完成
	55Gy/20 次，4 周完成
	50Gy/15 次，3 周完成
	40Gy/5 次，每周 2 次
	30Gy/3 次，每周 1 次
	20Gy/次，单次完成
淋巴结区	**剂量和分割模式**
淋巴结阴性，有亚临床疾病风险	50~54Gy，5~6 周完成
	50Gy，4 周完成
头颈部区域淋巴结阳性	推荐外科手术切除
	70Gy/35 次，7 周完成
	66Gy/30 次，6 周完成
	55Gy/20 次，4 周完成
腋窝、腹股沟淋巴结阳性	推荐外科手术切除
	60~66Gy，6 周完成

表 7.2 非黑色素瘤性皮肤癌术后放射治疗剂量和分割模式

原发肿瘤瘤床	剂量和分割模式
切缘阴性	60Gy/30 次，6 周完成
	50Gy/25 次，5 周完成
	50Gy/20 次，4 周完成
切缘阳性	66Gy/33 次，6.5 周完成
	55Gy/20 次，4 周完成
区域淋巴结清扫后区域	**剂量和分割模式**
头颈部	
无包膜外受侵	60Gy/30 次，6 周完成
	50Gy/20 次，4 周完成
结外浸润	66Gy/33 次，6.5 周完成
腋窝和腹股沟	55Gy/20 次，4 周完成
无结外浸润	45~50Gy/25 次，5 周完成
结外浸润	60~66Gy/30~33 次，6 周完成

润，需要局部加量 6~10Gy，总剂量达到 66~70Gy，以期获得长久的局部控制效果[2]。

除了晚期反应有差异之外，还有一些数据表明，在 BCC 和 SCC 的根治性放射治疗中，采用大分割方案（每日高剂量，总治疗次数较少的治疗）与肿瘤控制率较高相关。一项回顾性研究分析了接受根治性放射治疗的 531 例 BCC 和 SCC 的患者，接受≤2Gy/次的 BCC 患者，与每次剂量>2Gy 的 BCC 患者相比，局部控制率显著降低（75%对 95.9%，P=0.01），不过在 SCC 患者中结果并非如此[39]。其他研究也显示出相互矛盾的结果。在一项针对 434 例 BCC 和 SCC 患者的回顾性分析中，患者分别接受 54Gy/18 次和 44Gy/10 次两种剂量分割模式的治疗，3 年局部无复发率在 BCC（97.6%对 96.9%）和 SCC（97%对 93.6%）患者组中均相似[8]。根据我们的经验，每日剂量<2Gy 是不符合基本原理的，这会过度延长患者的治疗过程。不同的处方总剂量可通过使用短疗程或更长疗程的治疗来获得最佳的控制效果。剂量和分割方式的选择主要根据与正常组织的距离、长期美容效果、患者的耐受性和便利性因素考虑。

鉴于皮肤黑色素瘤在体外试验中被证实是抗放射性的，选择合适的总剂量和单次剂量尤其重要。大量的细胞培养研究表明，在剂量-反应曲线上有一个较宽的“肩区”，这一特征从理论上提示：要实现高效的肿瘤细胞杀伤需要更高的单次剂量，尤其是肿瘤较大时。美国肿瘤放射治疗组（RTOG）的一项Ⅲ期随机临床试验，在姑息性治疗模式中研究了这个问题，将 137 例转移性黑色素瘤患者（转移部位除脑部或腹部以外的任何部位），随机分到 32Gy/4 次（8Gy/次）和 45Gy/20 次（4.5Gy/次）组。尽管治疗前试验数据表明两者之间存在差异，但这项研究未发现两组间的临床反应率有任何差异[40]。然而，该研究未能对肿瘤的大小进行匹配控制，可能因此降低了两组间差异的区分。

对于根治性放射治疗，常用的放射治疗计划是 30~40Gy，5~8 次分割完成治疗。但是，如果预期的治疗区域邻近重要的神经结构，建议采用标准分割在几周内完成治疗（表 7.3）[41]。肿块未能切除的黑色素瘤控制率并不理想。

术后放射治疗的局部控制率相当好，为 80%~90%。另外一些不同的剂量分割模式似乎同样有效。在 Burmeister 等的研究中，48Gy/20 次的剂量模式也

表 7.3 黑色素瘤术后放射治疗的剂量和分割模式

原发肿瘤/淋巴结瘤床	剂量和分割模式
邻近重要神经结构	60~66Gy/30~33 次，6.5 周完成
不与重要神经结构相邻	48Gy/20 次，4 周完成
	30Gy/5 次，每周 2 次

表现为安全有效[35]。Ballo 等人报道了 MD 安德森癌症中心对于远离关键神经器官的病灶长期使用的方法为 30Gy/5 次，两周内完成。对于这类病灶，传统的剂量分割模式为 60~66Gy/30~33 次（2Gy/次）[42]。

7.2.4 放射治疗技术和靶区

放射治疗的主要目标是精确地向一个确定的肿瘤体积提供最大剂量的辐射，从而达到根除疾病，并对周围正常的组织造成最小损害的目的。这可以通过多种方式实现，通常分为两大类方法：①使用光子或电子的外照射；②使用放射源的内照射，又称为近距离放射治疗。由于缺乏对这些差异的理解，我们可能会低估患者可用的其他治疗模式，以至于在未采取最佳治疗技术的早期研究中出现过多的治疗失败和（或）较差的美容结果。

体外放射治疗

20 世纪下半叶技术的进步催生新机器的诞生，可以提供用于治疗皮肤癌的外部照射。一种能产生低能 X 线的 X 射线机可产生 10~50 千伏峰值（kVp）的 X 线，可用来完成接触治疗。低能射线的穿透率非常低，在不超过皮肤浅表 2mm 处即被吸收。鉴于其穿透浅表的特性，低能射线疗法主要用于原位恶性肿瘤，如鲍恩病、光线性角化病和恶性雀斑样痣，而且以往也被用于治疗炎症，如牛皮癣和慢性湿疹。虽然低能射线可以用于治疗非常浅表的 BCC 和 SCC，但对于其是否可以清除深部浸润还是高度怀疑。目前已发表的结果较好的治疗方案，包括 6Gy/次，每周 2 次，共 12 次；30Gy/次、15Gy/次隔天治疗共 3 次；或 20Gy/次，隔天治疗共 3 次。累积剂量不应超过 100Gy。低能射线治疗的优点是很少有长期的副作用，如色素减退或色素沉着、治疗后脱发，以及放射治疗诱发的恶性肿瘤的风险也很小[37]。

光束能量为 50~100kVp 的浅表 X 线可用于治疗

稍大或更深的病变。病变越大或越深，需要的能量就越高。皮肤表面上经常需要放置一种定制式屏蔽铅，其一般有一个中心切口，有精确的形状以适应准直器或者照射野的形状（图 7.20）。浅表 X 线的最大剂量沉积在皮肤表面，分散到周围正常组织的剂量则相当小，剂量分布不受不规则或弯曲的体表面的影响，如鼻部、眼眦、唇部和外耳等处。因此，对于病灶位于某些美容敏感区域的患者来说，手术效果可能并不令人满意，这种浅表治疗却是一种理想的治疗方式。然而，这种能量范围内的 X 线在骨骼或软骨等密度较大的材料中的吸收是有差异的，因此，如果治疗分割模式过于激进，可能会增加骨或软骨坏死的风险。还应该注意的是，正电压 X 线放射治疗仅局限于浅表病变。在该光子能量范围内，靶区组织的剂量覆盖范围非常差，仅覆盖邻近组织几毫米。过去，会通过增加辐射剂量的方法，使更多剂量到达所需的深度，以产生明显的剂量热点，导致表面剂量比计划处方剂量高 20%~50%，可能会出现较差的美容效果。由于深部组织剂量覆盖可能不理想，这也是较大或较深部位的病变采用此种技术疗效欠佳的部分原因[37]。正确理解该技术及其特性可以避免这些问题，从而使其成为浅表皮肤癌治疗的理想选择。

正电压装置和钴装置能产生更高能量的 X 线，过去经常使用。然而，所有这些治疗模式，目前大部分已被淘汰，取而代之的是由直线加速器产生电子和光子的治疗模式。类似于某些低能 X 线，电子束治疗的优点是可以实现快速的剂量跌落，并且在组织中实现更深的穿透（图 7.21）。电子能量范围相当广泛，临床实践中从 6MeV 至 21MeV 不等，较高能量的电子束可以覆盖深达 4~5cm 的靶组织。由于表面剂量非常高，并且可以通过使用个体化组织等效填充物达到 100% 的处方剂量，因此电子线对于皮肤癌十分有效。浅表电子线在平坦的表面上作用最佳，可以提供均匀和可预期的剂量分布。有明显凹陷的表面也可以采用电子线治疗，但通常需要多个匹配的照射野，会额外增加计划的复杂性，以及出现剂量热点的可能性。

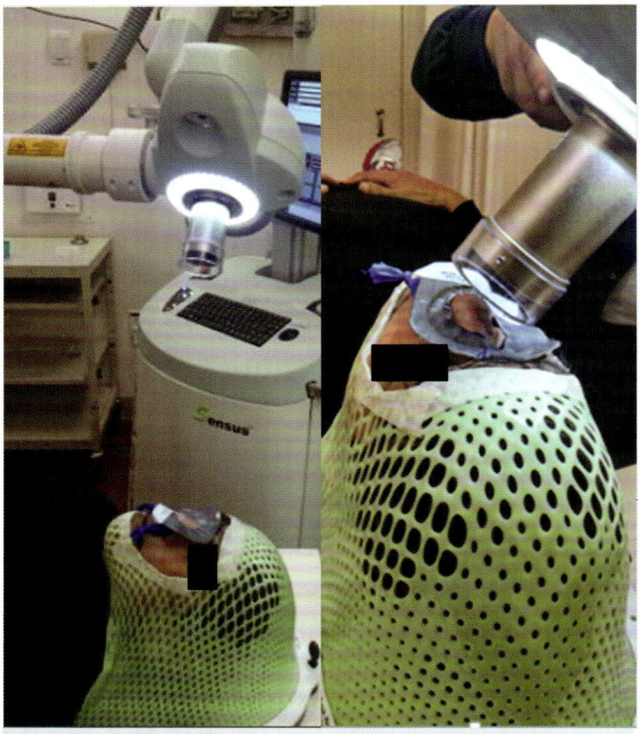

图 7.20 浅表放射治疗机，采用特制的屏蔽铅治疗鼻部皮肤鳞状细胞癌。

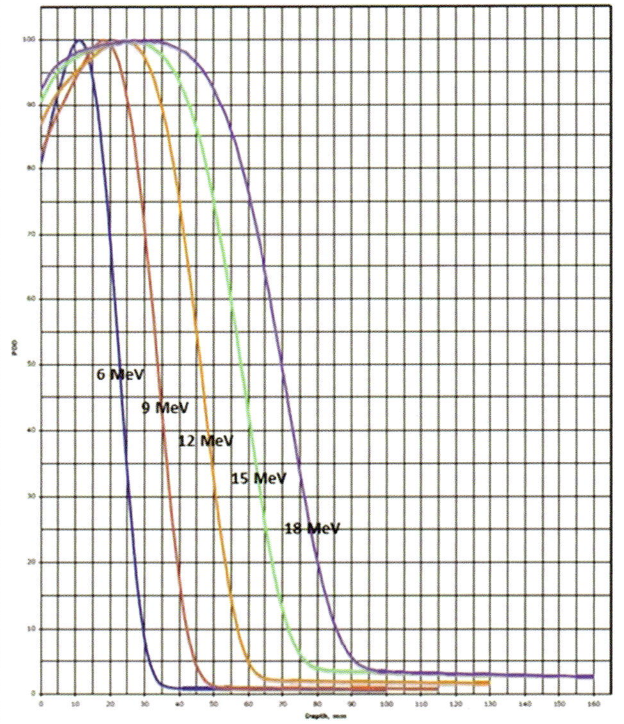

图 7.21 电子束能量。不同能量的电子束深度剂量表（x 轴为百分剂量，y 轴为深度）。随着电子能量的增加，最大剂量沉积的组织深度也增加，较低能量的电子束对于下层正常组织的保护较为理想。

光子看似具有与电子相似的能量范围(6~18MeV)，但它们通常可保护皮肤，皮肤表面的入射剂量仅为深部组织处方剂量的 15%~35%(图 7.22)。然而，对于复杂倾斜表面或者是凹陷形状的病灶，光子治疗是有用的，对于深层组织如淋巴结或神经通路，也是最合适的治疗方式。皮肤剂量可以通过使用多个切线野和个体化组织等效填充物进行提高。对于深部肿瘤更复杂的治疗计划，调强放射治疗(IMRT)的使用已经在治疗计划方面取得了巨大进展。通过使用多角度射束，实现光束调制，随后在组织内形成复杂形状的剂量差异性沉积，使得高剂量传递至非常复杂的靶区，并且具有快速的剂量跌落和优越的规避正常组织的特点。治疗颈部和颅底病变时，需要避开唾液腺、吞咽器官、骨骼、眶部、视神经和脑干等重要器官，IMRT 技术的重要特性使得这些要求可以基本实现。IMRT 的技术优势，结合每天使用锥形束 CT 图像引导以减少日常操作摆位误差，可显著降低放射治疗引起的副反应，为治疗与重要器官相邻的较大浸润性肿瘤或侵袭颅底的肿瘤提供了更多机会[37]。

近距离放射治疗

近距离放射治疗包括将放射源置于身体表面(表面敷贴技术)或放射源置于靶区组织中(组织间插植技术)。唇部、眼睑或耳前、耳后皮肤具有不规则的轮廓，并且毗邻重要结构，因此近距离放射治疗特别适合用于这些部位的皮肤病变。近距离放射治疗可以实现梯度很大的剂量跌落，以避免危及距离仅几毫米的邻近器官。该技术主要用于根治性治疗，也可用于切缘阳性情况下的术后放射治疗。

近距离放射治疗可通过使用表面敷贴技术或组织间插植技术实现(图 7.23)。组织间近距离放射治疗指的是将有放射活性的管线或粒子直接置入靶区组织，可以是永久性的，也可以是暂时性的。治疗方式可以采用低剂量率(LDR)于 48~72 小时完成，或使用高剂量率(HDR)分次照射，5~15 分钟完成。由于 HDR 传输系统在放射肿瘤领域的广泛应用，目前后者的使用更为普遍。一项对 147 例眼睑、眼眦、鼻部或外耳基底细胞癌和鳞状细胞癌的回顾性研究中，采用 ^{192}Ir 组织间插植近距离放射治疗原发肿瘤或者术后复发肿瘤，5 年局部复发率为 12.7%，耐受性良好。不良反应包括轻至中度色素减退、皮肤萎缩、毛细血管扩张和眼睑功能障碍，未观察到严重的毒性反应。正如预期那样，对于复发性疾病患者来说，预后较差[43]。

表面敷贴技术是另一种近距离放射治疗方式，特别适用于浸润深度有限(1cm)的浅表病变。表面敷贴模具由柔韧的材料制作而成，随后在靶区位置硬化，形成类似铸造式的个体化材料。模具内含有医用导管，通过导管准确定向放射源，使剂量精确地沉积到肿瘤部位。放射源通常采用 ^{192}Ir，使用 HDR 后装机传输。这种技术特别有利于鼻尖或鼻翼部位肿瘤的治

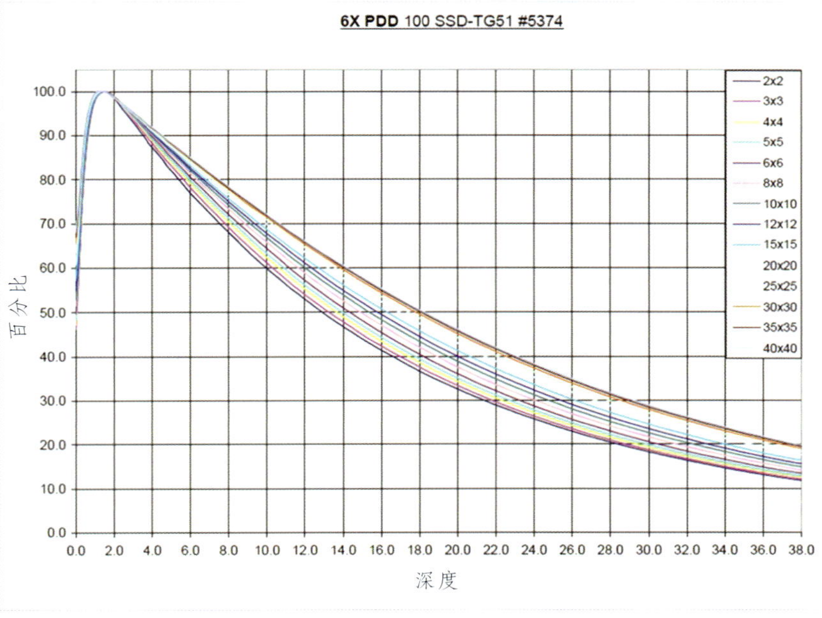

图 7.22　6MV 光子束剂量图谱。左侧显示为不同的射野大小。注意，光子束剂量跌落与电子束相比(如图 7.21 所示)更为缓慢。

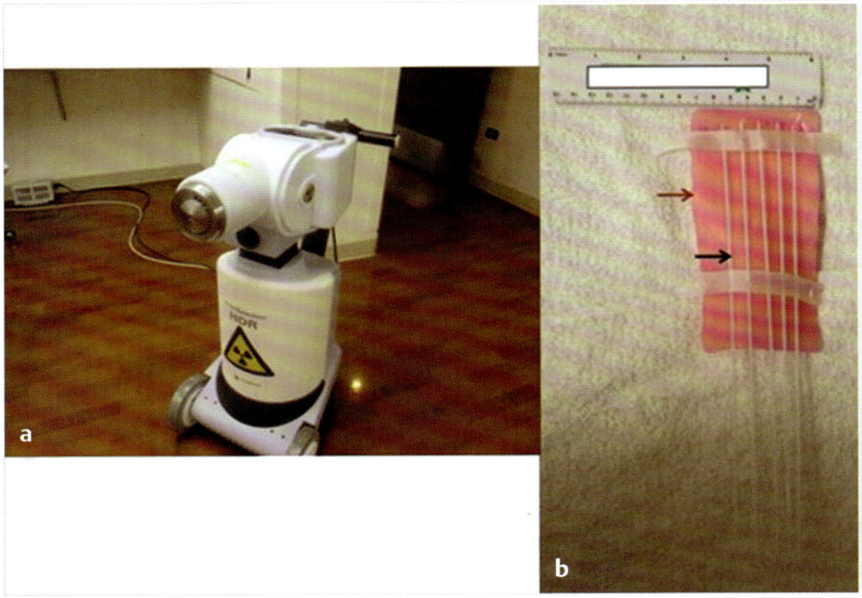

图 7.23 (a)高剂量率近距离放射治疗机。(b)近距离放射治疗敷贴模型，在蜡制材料上固定其医用导管，以提供足够的表面剂量和光子能量积累(黑色箭头所示为导管；红色箭头所示为凝胶材料)。

疗，这些解剖位置的倾斜表面可干扰电子束或光子束剂量的均匀分布(图 7.24)。模具敷贴近距离放射治疗可使用个体化弯曲的蜡制物，以符合患者复杂的鼻部轮廓，确保递送至靶区放射剂量的均匀性(图 7.25)[44]。HDR 表面敷贴近距离治疗用于 NMSC，在前瞻性和回顾性研究中均被证实是安全有效的。在一项前瞻性研究中，136 例面部 BCC 和 SCC 的患者通过外部表面敷贴 HDR 近距离放射治疗，原发肿瘤和复发肿瘤的 5 年局部控制率分别为 99%和 87%。在治疗 6 个月后，98%的患者反馈有良好或极佳的美容效果[45]。

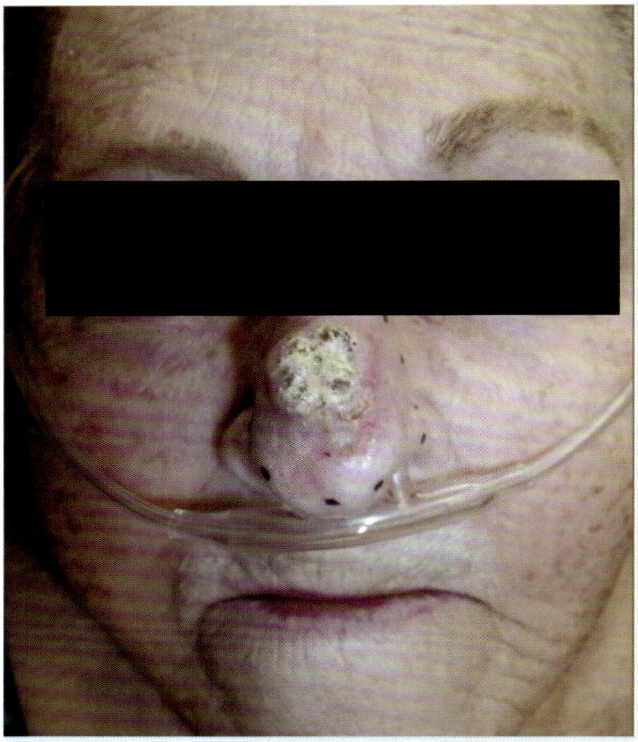

图 7.24 94 岁女性患者，鼻尖皮肤鳞状细胞癌，不可手术切除，接受电子线外照射放射治疗。图中所示为 2cm×1.8cm 大小的复发性 SCC，T1N0M0，之前接受过表面敷贴近距离放射治疗。

7.2.5 非黑色素瘤性皮肤癌免疫抑制状态患者的注意事项

慢性免疫抑制状态与皮肤 SCC 和 BCC 较高的发病率有关。在接受慢性免疫抑制治疗的实体器官移植受者(OTR)、慢性淋巴细胞白血病(CLL)患者，以及暴露于慢性皮质类固醇治疗的患者中，都可以观察到这种风险的增加。与免疫活性正常的人群相比，OTR 人群中 SCC 的发病率增加 65~100 倍[11]。一旦处于免疫抑制状态的患者发生皮肤癌，超过 75%的患者会在 5 年内出现更多的病灶，通常会在几个月内出现[46]。除了罹患恶性肿瘤的风险增加之外，慢性免疫抑制人群更容易发展为具有高危特征的 SCC，包括神经周围浸润、淋巴管血管间隙浸润、肿瘤发生在头颈部、淋巴结转移和深部组织受累。这些患者的 SCC 可表现为更强的侵袭性，其预后也更差。导致这些患者死亡的因素中，皮肤癌可能占 5%~10%。随着现代免疫抑制治疗

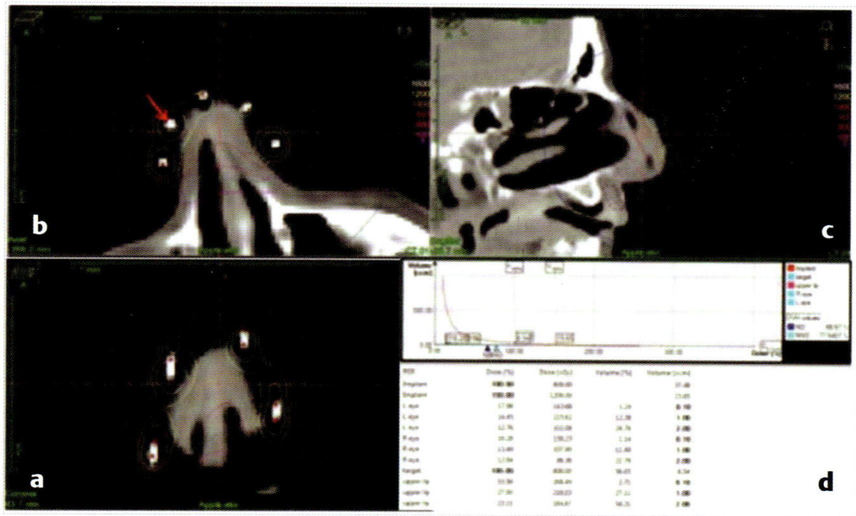

图 7.25　图 7.24 中鼻尖部皮肤鳞状细胞癌患者的近距离放射治疗计划。(a)放射治疗计划轴位 CT 显示模具植入。(b)包含 5 根医用导管(红色箭头所示)。这些导管放在红色的蜜蜡层中,此处未显示。(c)放射治疗计划矢状位 CT 显示等剂量曲线覆盖病灶。(d)靶区和正常危及器官的剂量体积参数。处方剂量为 8Gy,5 次完成。

的发展,治疗效果更佳,移植后存活时间和免疫抑制治疗持续时间也不断增加,导致此类患者 SCC 发病率升高。因此,对该类患者进行积极治疗也变得日益重要。

术后放射治疗在高危 SCC 患者的治疗中起着重要作用,推荐该类患者进行术后放射治疗。疾病控制率和对放射治疗的耐受性是否因免疫状态而异,目前还不明确。然而,现有的文献表明,即使接受了术后放射治疗,免疫抑制患者的治疗结果也较免疫活性正常的患者差[48]。Manyam 等人近期的一项回顾性对比研究中,头颈部皮肤 SCC 的患者在手术切除后接受辅助放射治疗,其中 38 例患者为免疫活性正常状态,21 例患者为免疫抑制状态。大部分有淋巴结转移(63%),50%有神经周围浸润,15%为 T3/T4 期。免疫抑制人群的 2 年局部控制率(48%对 73%,P=0.01)和无疾病生存率(44%对 62%,P=0.03)显著低于免疫活性正常人群[49]。处于免疫抑制状态的患者可能本质上对传统辅助治疗更具抵抗性。这些患者是否能从早期放射治疗、剂量递增放射治疗或同步系统性全身治疗中受益,需要未来的前瞻性研究加以证实。免疫抑制患者的 SCC 可能具有较高的不连续扩散或卫星式扩散的趋势,并且可能发生远离原发肿瘤部位的复发。因此,放射治疗靶区应该包括的周围组织范围是一个重要考虑因素,尤其是存在广泛神经周围浸润或淋巴血管间隙浸润的情况[50]。最后,对于慢性免疫抑制的 SCC 患者,应进行更加慎重的评估,甚至在早期病变中也应如此。

该人群的免疫抑制治疗方案也是需要考虑的重要因素。OTR 通常用钙调磷酸酶抑制剂(如 FK-506 和他克莫司)治疗,用于预防移植排斥反应。然而,这些药物证实与原有丝分裂相关,并可促进肿瘤发展。另一方面,哺乳动物雷帕霉素(mTOR)抑制剂(如西罗莫司),具有抗肿瘤特性。一项包括肾移植患者的Ⅲ期随机对照试验表明,使用西罗莫司可显著降低新发 SCC 的发病率(22%对 39%,P=0.02),并且与接受钙调磷酸酶抑制剂的患者相比,新发 SCC 的发生显著延迟(15 个月对 7 个月,P=0.02)。西罗莫司的移植排斥反应发生率并没有明显增加,但副作用明显增加[51]。因此,此类被诊断为新发 SCC 的患者,移植医生应该与患者讨论免疫抑制剂转换为 mTOR 抑制剂的风险和获益。

7.2.6 放射治疗同步全身系统性治疗的注意事项

BCC 远处转移的风险极低,因此,系统性治疗的作用尚未广泛研究。维莫德吉是一种针对 Hedgehog 信号通路的小分子抑制剂,是第一个被批准用于晚期 BCC 的系统性治疗药物。该药适用于不能接受根治性手术或放射治疗的复发或转移性 BCC。在一项针对维莫德吉的Ⅱ期临床研究中,不能手术的局部晚期 BCC 患者对药物的反应率为 43%(95% CI:31~56,P<0.0001),转移性 BCC 患者对药物的反应率为 30%(95%CI:16~48,P=0.001),严重不良事件发生率为 25%。尽管此种药物与术后放射治疗或根治性放射治疗同步治疗的相关临床试验正在进行,但是目前还没

有其治疗有效性的相关数据[52]。

皮肤 SCC 的远处转移的总体风险也非常低,约为 3.7%。目前,尚无前瞻性Ⅲ期临床试验评估高危 SCC 患者接受根治性放射治疗或术后放射治疗时同步系统性治疗的获益。大部分进行系统性治疗的决定,都是从头颈部 SCC 术后放射治疗和同期铂类化学治疗的Ⅲ期随机试验中推断出来的。这些试验表明,与单纯术后放射治疗相比,采用术后放射治疗同步顺铂化学治疗,局部控制率和无进展生存率显著提高,但严重不良反应发生率也显著提高[53,54]。进一步分析这些试验表明,阳性切缘和淋巴结结外浸润是同步化学治疗获益的两个危险因素[22]。对于具有这些危险因素的皮肤 SCC 患者,应考虑进行多学科会诊讨论是否加用顺铂为基础的化学治疗作为放射治疗的补充。

表皮生长因子受体(EGFR)抑制剂作为单一疗法或与手术和(或)放射治疗联合用于皮肤 SCC 的治疗一直是研究焦点。在一项Ⅱ期临床研究中,22 例局部晚期皮肤 SCC 患者在使用新辅助剂吉非替尼治疗后进行手术、放射治疗,或手术联合放射治疗,完全缓解率为 18%,部分缓解率为 27%,2 年无进展生存率为 60%[55]。同样,在另一项Ⅱ期临床试验中,无法手术切除或为转移性皮肤 SCC 的患者接受 EGFR 抑制剂西妥昔单抗单药治疗,缓解率为 30%,其余 70%疾病稳定[56]。然而,目前还没有数据显示 EGFR 抑制剂与放射治疗同步作为辅助性治疗或根治性治疗的额外获益[57,58]。

在实际临床工作中,对于术后切缘阳性和淋巴结结外浸润的患者,我们采用辅助放射治疗同步顺铂化学治疗;对病变不可切除的患者(如颅底受侵),我们采用根治性同步顺铂化学治疗。对于因年龄和(或)肾功能因素不适用顺铂的患者,我们也考虑同步使用西妥昔单抗。

7.2.7 转移病变的姑息性放射治疗

传统的姑息性放射治疗原则适用于各种类型的皮肤癌。姑息性治疗通常用于有症状的局部区域,如疼痛、出血和气道压迫。如果转移灶有即将导致严重并发症的可能,包括有骨折风险的股骨转移灶,可引起脊髓压迫的、向硬膜外延伸的椎体转移灶,以及疾病进展时会引起神经系统发病和死亡的脑转移灶,此类患者即使无症状也应进行放射治疗。典型的姑息性分次治疗方案有:30Gy/10 次、24Gy/6 次、20Gy/5 次或 8Gy/1 次(图 7.26)[59]。

高剂量单次立体定向放射外科手术(SRS)或单次/多次立体定向放射治疗(SBRT)等先进放射技术在某些转移性病灶中发挥着重要作用。脑转移是恶性黑色素瘤的一个重要问题,占患者死亡的 20%~54%(图 7.27[60])。当脑转移灶较小适用 SRS 时,不管是伽马刀放射外科手术,还是基于直线加速器的放射外科手术,都是十分有效的治疗方式(图 7.28 至图 7.30)[61-63]。

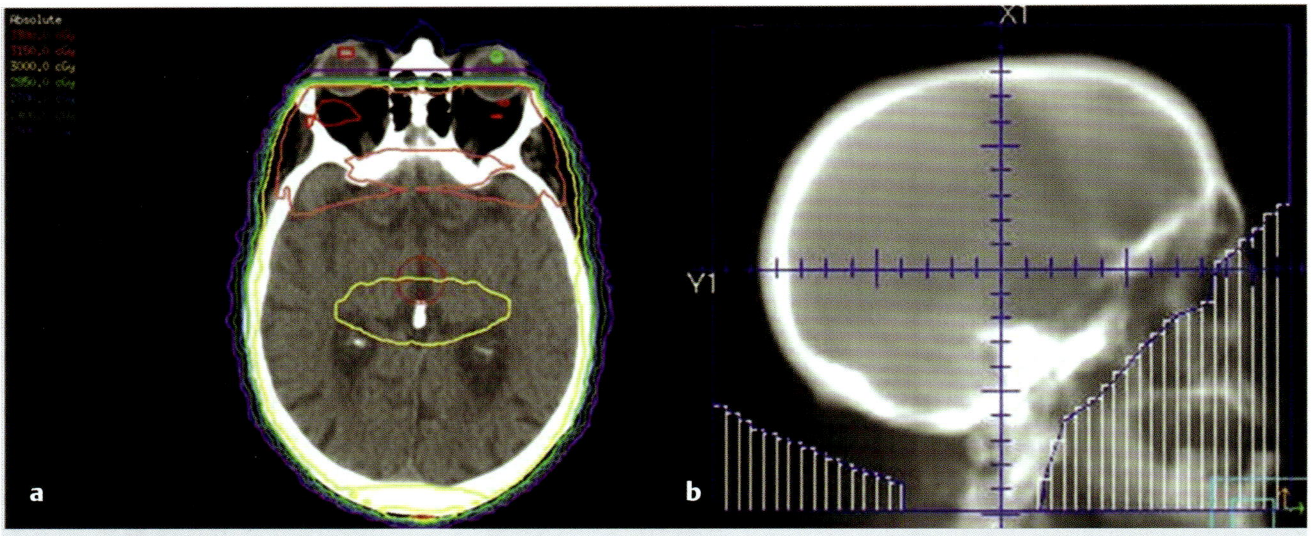

图 7.26 (a)皮肤黑色素瘤脑转移,放射治疗计划轴位 CT 显示全脑姑息放射治疗,处方剂量:30 Gy/10 次。(b)全脑放射治疗的侧野。

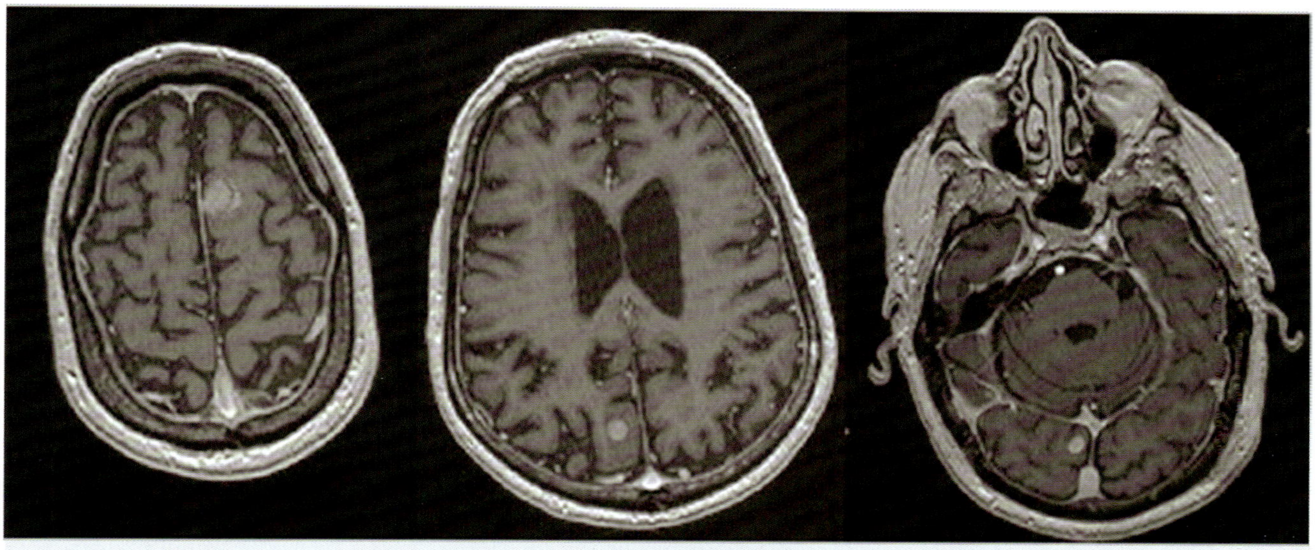

图 7.27　增强 MRI 轴位 T1 图像显示皮肤黑色素瘤脑转移至脑内的多个病灶。

Mori 及其同事分析了 60 例接受 SRS（平均剂量 16.4Gy）治疗的黑色素瘤脑转移患者，其影像局部控制率为 90%，11%的患者病灶完全消失[61]。对于黑色素瘤脊柱转移的患者，文献报道显示，脊柱放射外科手术同样也有较高的疼痛控制率和局部控制率，并且副作用很小(图 7.31)。在肺脏或肝脏的寡转移性病灶中，SBRT 也被证实安全有效。

对于复发性 NMSC，局部区域复发通常是最大的治疗挑战，并且是少数未治愈患者发病率和死亡率的主要原因。由于这种情况经常发生在头颈部，头颈部 SBRT 是一种可以实现持久局部挽救的新兴治疗方法(图 7.32 至图 7.34)[64]。一项 I 期研究证实，头颈部 SCC 放射治疗后局部复发的患者，给予 44Gy/5 次放射治疗具有一定的安全性，此后数百例患者采用了这种治疗方法，缓解率高达 50%~75%，在每隔 1 天治疗 1 次的方案中，3/4 级毒性的发生率为 10%~15%。虽然这种方案应用于皮肤癌看似合理，但鉴于目前的数据仅是基于头颈部肿瘤，因此只是推断而已。

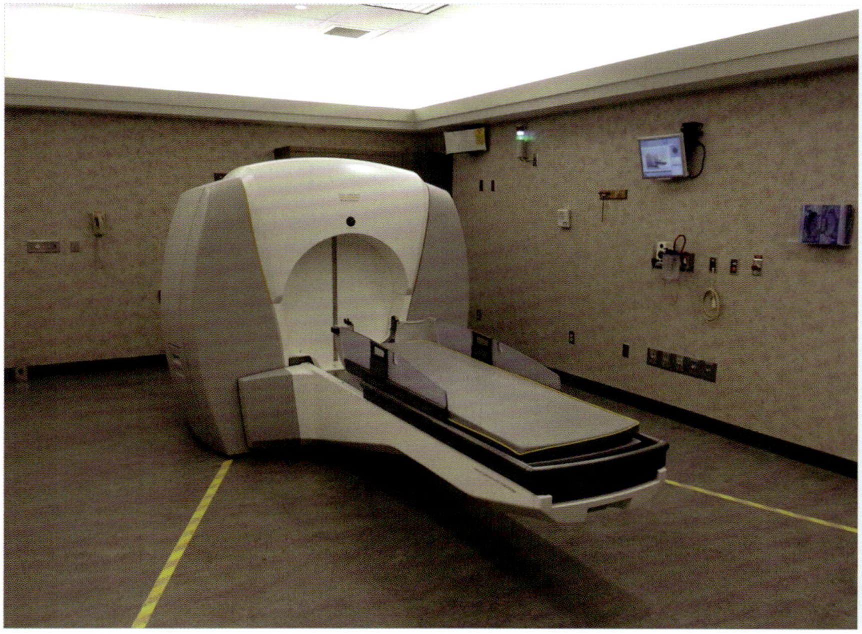

图 7.28　伽马刀放射外科手术系统(Perfexion 模型)。

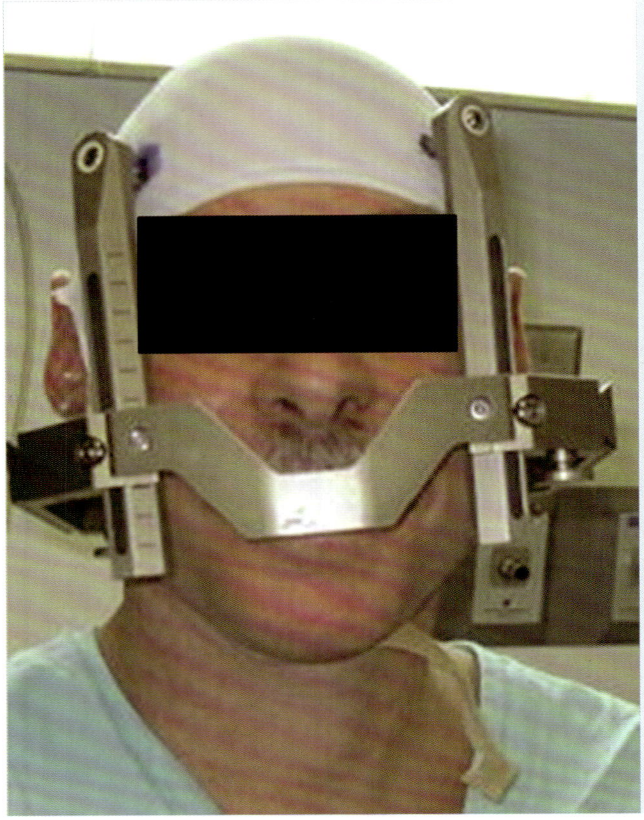

图 7.29 伽马刀放射外科手术时的头部固定框架。

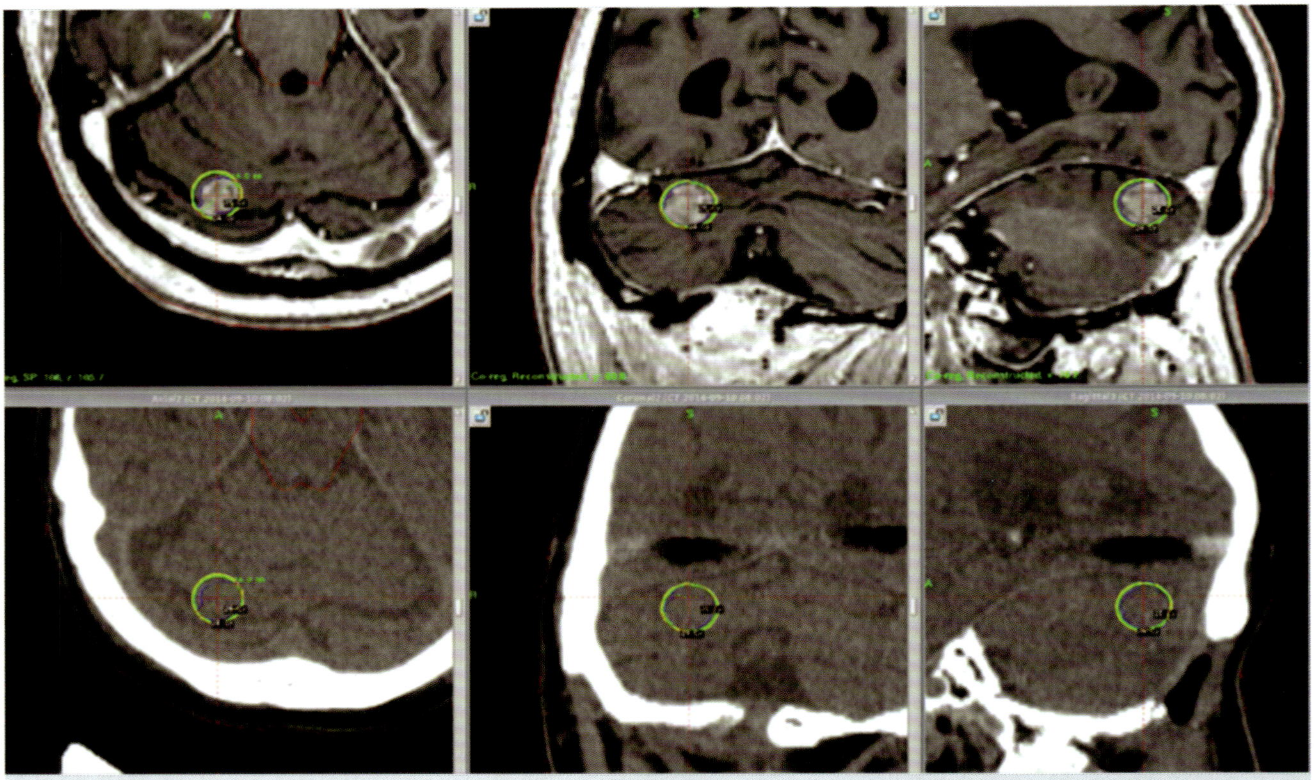

图 7.30 58 岁男性患者,皮肤黑色素瘤脑内单个病灶转移,接受伽马刀治疗,剂量为单次 24Gy(上面一行从左到右:轴位、冠状位和矢状位 MRI 图像显示病灶位置,绿色曲线为 24Gy 等剂量线;下面一行为相应的 CT 图像)。

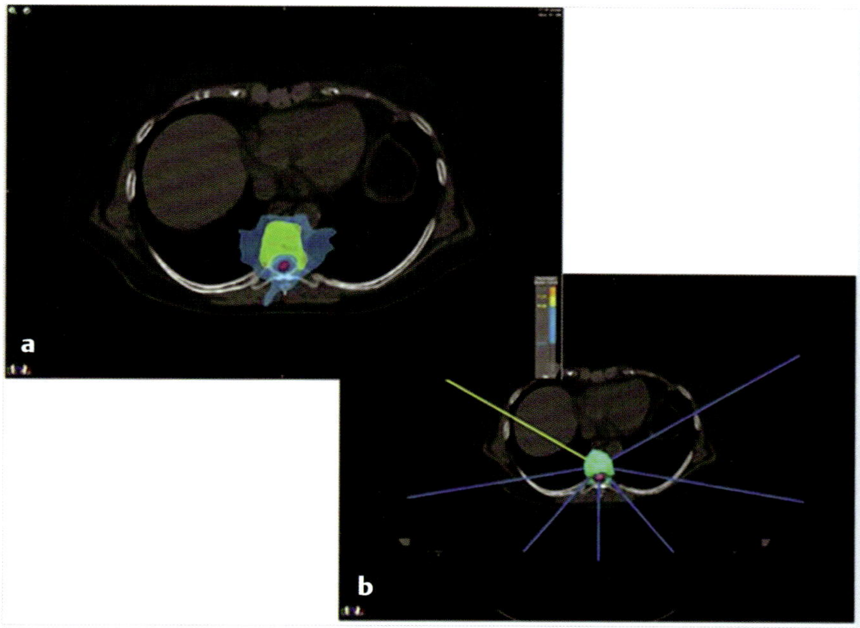

图 7.31　(a)放射治疗计划轴位 CT 显示 T8 椎体皮肤黑色素瘤转移，接受脊柱 SBRT 单次剂量 16Gy 治疗(绿色区域为靶区，粉红色为脊髓，黄色为 16Gy 等剂量线)。(b)针对病灶的 7 个 IMRT 调强射野示意图(绿色为靶区,粉红色为脊髓)。

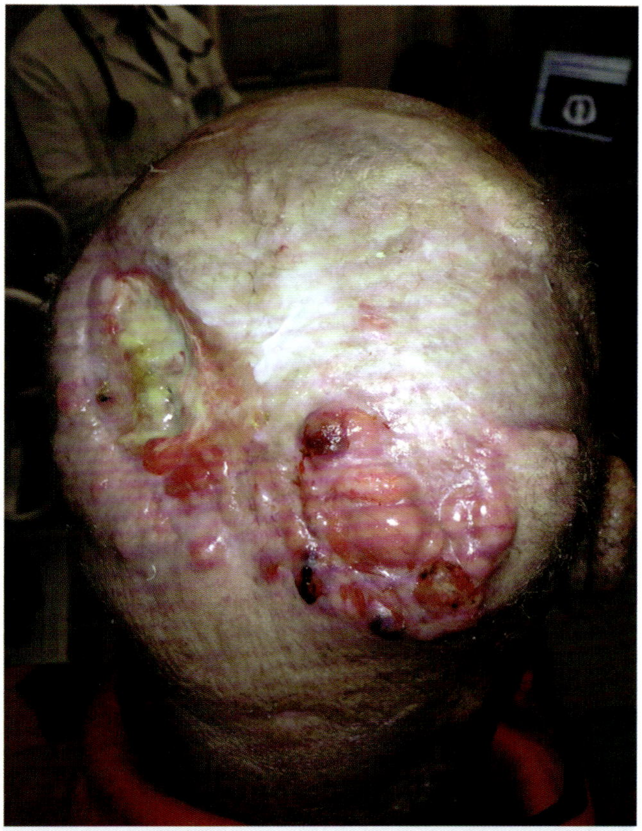

图 7.32　58 岁男性患者,有慢性免疫抑制病史,复发性菜花样头皮鳞状细胞癌,接受手术治疗,以及两个疗程的姑息性立体定向放射治疗。

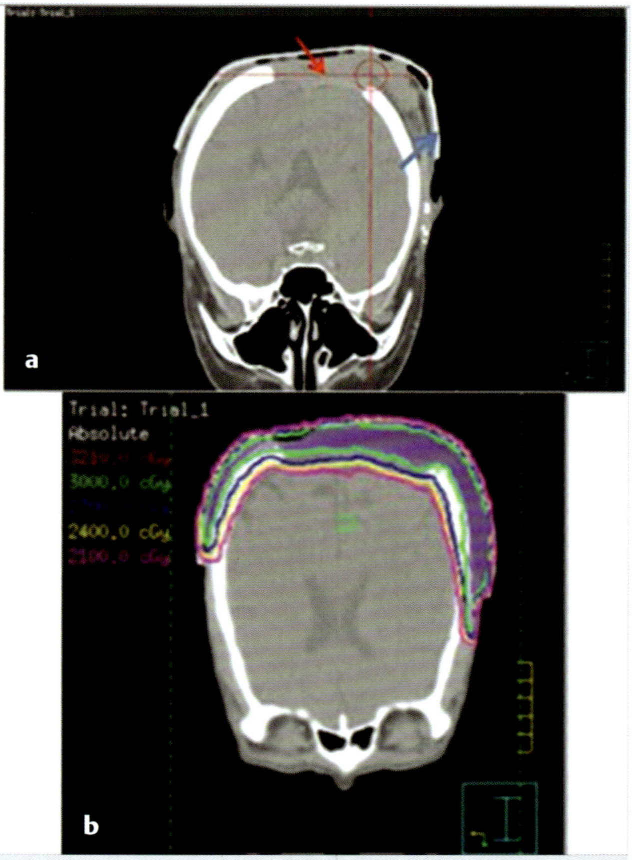

图 7.33　立体定向放射治疗。(a)放射治疗计划轴位 CT 显示软组织穿透颅骨向颅内扩散(红色箭头所示)以及覆盖物(蓝色箭头所示)。(b) 等剂量曲线覆盖靶区 (紫色实心部分),处方剂量 30Gy/5 次。

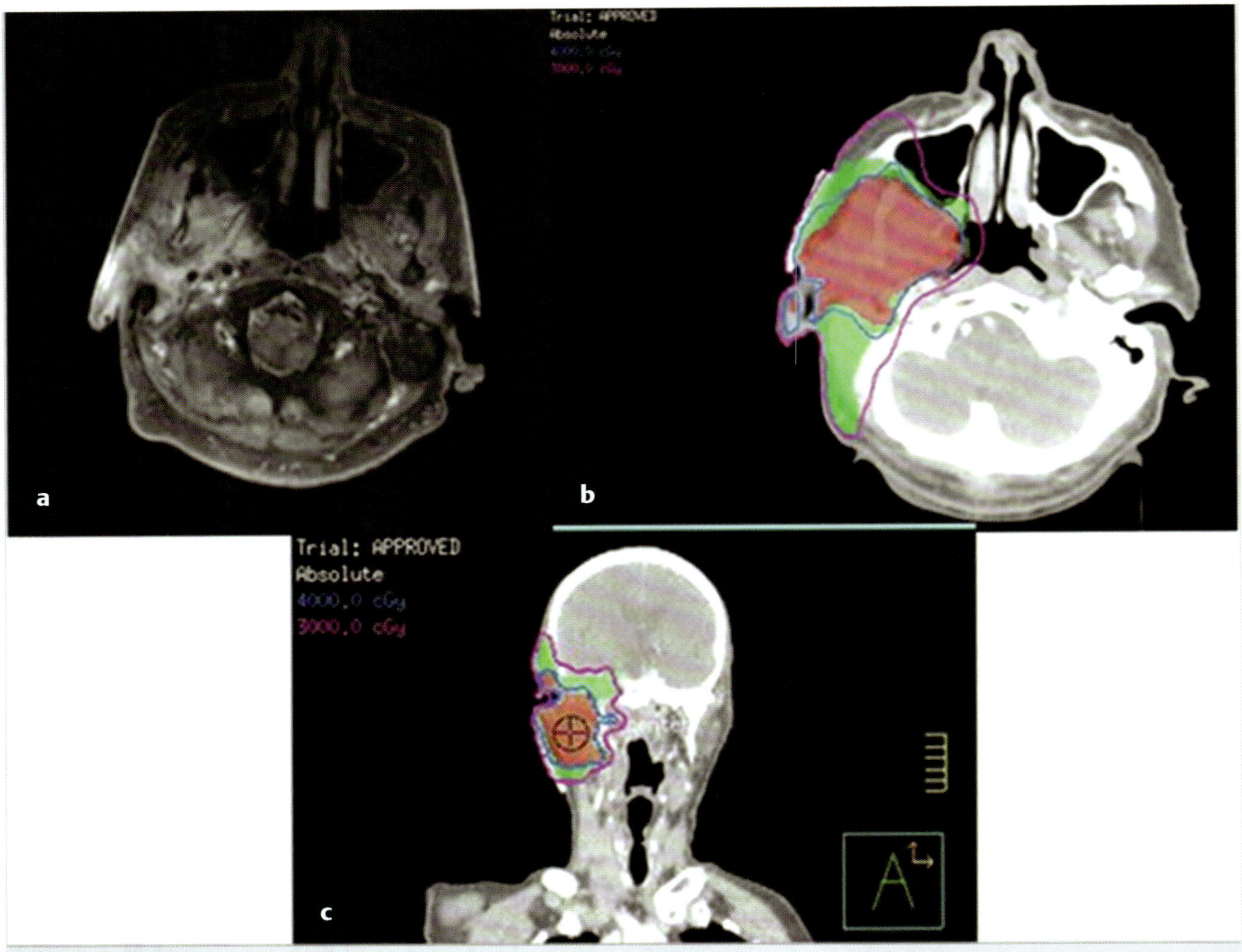

图 7.34 70 岁男性患者，有慢性免疫抑制病史，不可手术切除的皮肤鳞状细胞癌伴腮腺淋巴结转移，在接受根治性放化疗后出现复发性右咽部肿块，用立体定向放射治疗对复发病灶进行治疗。(a)增强 MRI T1 轴位图像。(b)放射治疗计划轴位 CT 显示 40Gy 等剂量线覆盖靶区(红色区域)。(c)放射治疗计划冠状位 CT 图像。

7.2.8 黑色素瘤的放射治疗和热疗

对于肿瘤较大、不可切除、放射治疗后容易复发的皮肤癌，同时使用 40℃~45℃热疗，已显示出显著的放射治疗增敏作用和直接的细胞毒性效应，因为热疗可选择性地破坏处于有丝分裂 S 期的细胞，而 S 期是细胞周期中放射治疗无效的时间段[65,66]。欧洲热疗肿瘤学会 (European Society of Hyperthermic Oncology) 进行了一项关于转移性或复发性黑色素瘤的研究，其中 70 例患者被随机分配至放射治疗+热疗组或单独放射治疗组。2 年局部控制率，放射治疗(24~27Gy/3 次)+热疗组显著高于单独放射治疗组 (46%对 28%，P=0.008)，但两组患者的生存率无显著差异[67]。对于肿瘤较大不可切除的皮肤癌，这也是放射治疗的重要辅助手段。根据我们的经验，对于曾接受过放射治疗的区域，热疗作为辅助性手段与放射治疗同步联合应用十分有效，可以提高放射治疗的疗效，降低放射治疗的总剂量，有利于再次放射治疗的进行。

7.2.9 利益冲突声明

Yom 医生获得了 Genentech，Inc 的临床试验支持。

参考文献

[1] Avril MF, Auperin A, Margulis A, et al. Basal cell carcinoma of the face: surgery or radiotherapy? Results of a randomized study. Br J Cancer. 1997; 76(1):100-106

[2] Bichakjian CK, Olencki T, Aasi S, et al. NCCN Clinical Practice Guidelines in Oncology (NCCN Guidelines) Squamous Cell Skin Cancer; 2015

[3] Caccialanza M, Piccinno R, Gaiani F, Contini D. Relevance of dermatologic radiotherapy in the therapeutic strategy of skin epithelial neoplasms: excellent results in the treatment of lesions localized on eyelids and skin overlying the cartilage of the nose. G Ital Dermatol Venereol. 2013; 148(1):83-88

[4] Silva JJ, Tsang RW, Panzarella T, Levin W, Wells W. Results of radiotherapy for epithelial skin cancer of the pinna: the Princess Margaret Hospital experience, 1982-1993. Int J Radiat Oncol Biol Phys. 2000; 47(2):451-459

[5] Tsao MN, Tsang RW, Liu FF, Panzarella T, Rotstein L. Radiotherapy management for squamous cell carcinoma of the nasal skin: the Princess Margaret Hospital experience. Int J Radiat Oncol Biol Phys. 2002; 52(4):973-979

[6] Lee WR, Mendenhall WM, Parsons JT, Million RR. Radical radiotherapy for T4 carcinoma of the skin of the head and neck: a multivariate analysis. Head Neck. 1993; 15(4):320-324

[7] Al-Othman MO, Mendenhall WM, Amdur RJ. Radiotherapy alone for clinical T4 skin carcinoma of the head and neck with surgery reserved for salvage. Am J Otolaryngol. 2001; 22(6):387-390

[8] van Hezewijk M, Creutzberg CL, Putter H, et al. Efficacy of a hypofractionated schedule in electron beam radiotherapy for epithelial skin cancer: analysis of 434 cases. Radiother Oncol. 2010; 95(2):245-249

[9] Kwan W, Wilson D, Moravan V. Radiotherapy for locally advanced basal cell and squamous cell carcinomas of the skin. Int J Radiat Oncol Biol Phys. 2004; 60(2):406-411

[10] Blanchard P, Baujat B, Holostenco V, et al. MACH-CH Collaborative group. Meta-analysis of chemotherapy in head and neck cancer (MACH-NC): a comprehensive analysis by tumour site. Radiother Oncol. 2011; 100(1):33-40

[11] Lott DG, Manz R, Koch C, Lorenz RR. Aggressive behavior of nonmelanotic skin cancers in solid organ transplant recipients. Transplantation. 2010; 90(6):683-687

[12] Traywick C, O'Reilly FM. Management of skin cancer in solid organ transplant recipients. Dermatol Ther (Heidelb). 2005; 18(1):12-18

[13] Jackson JE, Dickie GJ, Wiltshire KL, et al. Radiotherapy for perineural invasion in cutaneous head and neck carcinomas: toward a risk-adapted treatment approach. Head Neck. 2009; 31(5):604-610

[14] Wang JT, Palme CE, Morgan GJ, Gebski V, Wang AY, Veness MJ. Predictors of outcome in patients with metastatic cutaneous head and neck squamous cell carcinoma involving cervical lymph nodes: improved survival with the addition of adjuvant radiotherapy. Head Neck. 2012; 34(11):1524-1528

[15] Veness MJ, Palme CE, Smith M, Cakir B, Morgan GJ, Kalnins I. Cutaneous head and neck squamous cell carcinoma metastatic to cervical lymph nodes (nonparotid): a better outcome with surgery and adjuvant radiotherapy. Laryngoscope. 2003; 113(10):1827-1833

[16] Veness MJ, Morgan GJ, Palme CE, Gebski V. Surgery and adjuvant radiotherapy in patients with cutaneous head and neck squamous cell carcinoma metastatic to lymph nodes: combined treatment should be considered best practice. Laryngoscope. 2005; 115(5):870-875

[17] O'Brien CJ, McNeil EB, McMahon JD, Pathak I, Lauer CS, Jackson MA. Significance of clinical stage, extent of surgery, and pathologic findings in metastatic cutaneous squamous carcinoma of the parotid gland. Head Neck. 2002; 24(5):417-422

[18] Chua MS, Veness MJ, Morgan G, et al. Parotid lymph-node metastases from cutaneous squamous-cell carcinomas: treatment outcome and prognostic factors following surgery and adjuvant radiotherapy. Australas Radiol. 2002; 46(2):174-179

[19] Palme CE, O'Brien CJ, Veness MJ, McNeil EB, Bron LP, Morgan GJ. Extent of parotid disease influences outcome in patients with metastatic cutaneous squamous cell carcinoma. Arch Otolaryngol Head Neck Surg. 2003; 129(7):750-753

[20] Jol JA, van Velthuysen ML, Hilgers FJ, Keus RB, Neering H, Balm AJ. Treatment results of regional metastasis from cutaneous head and neck squamous cell carcinoma. Eur J Surg Oncol. 2003; 29(1):81-86

[21] delCharco JO, Mendenhall WM, Parsons JT, Stringer SP, Cassisi NJ, Mendenhall NP. Carcinoma of the skin metastatic to the parotid area lymph nodes. Head Neck. 1998; 20(5):369-373

[22] Bernier J, Cooper JS, Pajak TF, et al. Defining risk levels in locally advanced head and neck cancers: a comparative analysis of concurrent postoperative radiation plus chemotherapy trials of the EORTC (#22931) and RTOG (#9501). Head Neck. 2005; 27(10):843-850

[23] Mendenhall WM, Amdur RJ, Hinerman RW, Cognetta AB, Mendenhall NP. Radiotherapy for cutaneous squamous and basal cell carcinomas of the head and neck. Laryngoscope. 2009; 119(10):1994-1999

[24] Lin C, Tripcony L, Keller J, et al. Perineural infiltration of cutaneous squamous cell carcinoma and basal cell carcinoma without clinical features. Int J Radiat Oncol Biol Phys. 2012; 82(1):334-340

[25] Han A, Ratner D. What is the role of adjuvant radiotherapy in the treatment of cutaneous squamous cell carcinoma with perineural invasion? Cancer. 2007; 109(6):1053-1059

[26] Gluck I, Ibrahim M, Popovtzer A, et al. Skin cancer of the head and neck with perineural invasion: defining the clinical target volumes based on the pattern of failure. Int J Radiat Oncol Biol Phys. 2009; 74(1):38-46

[27] Guadagnolo BA, Zagars GK. Adjuvant radiation therapy for high-risk nodal metastases from cutaneous melanoma. Lancet Oncol. 2009; 10(4):409-416

[28] Burmeister BH, Smithers BM, Poulsen M, et al. Radiation therapy for nodal disease in malignant melanoma. World J Surg. 1995; 19(3):369-371

[29] O'Brien CJ, Coates AS, Petersen-Schaefer K, et al. Experience with 998 cutaneous melanomas of the head and neck over 30 years. Am J Surg. 1991; 162(4):310-314

[30] Gonzalez RJ, Kudchadkar R, Rao NG, Sondak VK. Adjuvant immunotherapy and radiation in the management of high-risk resected melanoma. Ochsner J. 2010; 10(2):108-116

[31] Vongtama R, Safa A, Gallardo D, Calcaterra T, Juillard G. Efficacy of radiation therapy in the local control of desmoplastic malignant melanoma. Head Neck. 2003; 25(6):423-428

[32] Chen LL, Jaimes N, Barker CA, Busam KJ, Marghoob AA. Desmoplastic melanoma: a review. J Am Acad Dermatol. 2013; 68(5):825-833

[33] Corry J, Smith JG, Bishop M, Ainslie J. Nodal radiation therapy for metastatic melanoma. Int J Radiat Oncol Biol Phys. 1999; 44(5):1065-1069

[34] Agrawal S, Kane JM, III, Guadagnolo BA, Kraybill WG, Ballo MT. The benefits of adjuvant radiation therapy after therapeutic lymphadenectomy for clinically advanced, high-risk, lymph node-metastatic melanoma. Cancer. 2009; 115(24):5836-5844

[35] Burmeister BH, Henderson MA, Ainslie J, et al. Adjuvant radiotherapy versus observation alone for patients at risk of lymph-node field relapse after therapeutic lymphadenectomy for melanoma: a randomised trial. Lancet Oncol. 2012; 13(6):589-597

[36] Hymes SR, Strom EA, Fife C. Radiation dermatitis: clinical presentation, pathophysiology, and treatment 2006. J Am Acad Dermatol. 2006; 54(1):28-46

[37] Cognetta A, Mendenhall WM. Radiation Therapy for Skin Cancer. New York. Springer; 2013

[38] Rupprecht R, Lippold A, Auras C, et al. Late side-effects with cosmetic relevance following soft X-ray therapy of cutaneous neoplasias. J Eur Acad Dermatol Venereol. 2007; 21(2):178-185

[39] Locke J, Karimpour S, Young G, Lockett MA, Perez CA. Radiotherapy for epithelial skin cancer. Int J Radiat Oncol Biol Phys. 2001; 51(3):748-755

[40] Sause WT, Cooper JS, Rush S, et al. Fraction size in external beam radiation therapy in the treatment of melanoma. Int J Radiat Oncol Biol Phys. 1991; 20(3):429-432

[41] Coit DG, Thompson JA, Andtbacka R, et al. NCCN Clinical Practice Guidelines in Oncology (NCCN Guidelines) Melanoma. 2015

[42] Ballo MT, Ross MI, Cormier JN, et al. Combined-modality therapy for patients with regional nodal metastases from melanoma. Int J Radiat Oncol Biol Phys. 2006; 64(1):106-113

[43] Ducassou A, David I, Filleron T, Rives M, Bonnet J, Delannes M. Retrospective analysis of local control and cosmetic outcome of 147 periorificial carcinomas of the face treated with low-dose rate interstitial brachytherapy. Int J Radiat Oncol Biol Phys. 2011; 81(3):726-731

[44] Wong JR, Wang CC. Radiation therapy in the management of cutaneous malignancies. Clin Dermatol. 2001; 19(3):348-353

[45] Guix B, Finestres F, Tello J, et al. Treatment of skin carcinomas of the face by high-dose-rate brachytherapy and custom-made surface molds. Int J Radiat Oncol Biol Phys. 2000; 47(1):95-102

[46] Wisgerhof HC, Edelbroek JR, de Fijter JW, et al. Subsequent squamous- and basal-cell carcinomas in kidney-transplant recipients after the first skin cancer: cumulative incidence and risk factors. Transplantation. 2010; 89(10):1231-1238

[47] Buell JF, Hanaway MJ, Thomas M, Alloway RR, Woodle ES. Skin cancer following transplantation: the Israel Penn International Transplant Tumor Registry

experience. Transplant Proc. 2005; 37(2):962–963
[48] Oddone N, Morgan GJ, Palme CE, et al. Metastatic cutaneous squamous cell carcinoma of the head and neck: the Immunosuppression, Treatment, Extranodal spread, and Margin status (ITEM) prognostic score to predict outcome and the need to improve survival. Cancer. 2009; 115 (9):1883–1891
[49] Manyam BV, Gastman B, Zhang AY, et al. Inferior outcomes in immunosuppressed patients with high-risk cutaneous squamous cell carcinoma of the head and neck treated with surgery and radiation therapy. J Am Acad Dermatol. 2015; 73(2):221–227
[50] Lang PG, Jr, Braun MA, Kwatra R. Aggressive squamous carcinomas of the scalp. Dermatol Surg. 2006; 32(9):1163–1170
[51] Euvrard S, Morelon E, Rostaing L, et al. TUMORAPA Study Group. Sirolimus and secondary skin-cancer prevention in kidney transplantation. N Engl J Med. 2012; 367(4):329–339
[52] Sekulic A, Migden MR, Oro AE, et al. Efficacy and safety of vismodegib in advanced basal-cell carcinoma. N Engl J Med. 2012; 366(23):2171–2179
[53] Bernier J, Domenge C, Ozsahin M, et al. European Organization for Research and Treatment of Cancer Trial 22931. Postoperative irradiation with or without concomitant chemotherapy for locally advanced head and neck cancer. N Engl J Med. 2004; 350(19):1945–1952
[54] Cooper JS, Pajak TF, Forastiere AA, et al. Radiation Therapy Oncology Group 9501/Intergroup. Postoperative concurrent radiotherapy and chemotherapy for high-risk squamous-cell carcinoma of the head and neck. N Engl J Med. 2004; 350(19):1937–1944
[55] Lewis CM, Glisson BS, Feng L, et al. A phase II study of gefitinib for aggressive cutaneous squamous cell carcinoma of the head and neck. Clin Cancer Res. 2012; 18(5):1435–1446
[56] Samstein RM, Ho AL, Lee NY, Barker CA. Locally advanced and unresectable cutaneous squamous cell carcinoma: outcomes of concurrent cetuximab and radiotherapy. J Skin Cancer. 2014; 2014:284582
[57] Kim S, Eleff M, Nicolaou N. Cetuximab as primary treatment for cutaneous squamous cell carcinoma to the neck. Head Neck. 2011; 33(2):286–288
[58] Maubec E, Petrow P, Scheer-Senyarich I, et al. Phase II study of cetuximab as first-line single-drug therapy in patients with unresectable squamous cell carcinoma of the skin. J Clin Oncol. 2011; 29(25):3419–3426
[59] Lutz ST, Lo SS, Chang EL, et al. Expert Panel On Radiation Oncology-Bone Metastases. ACR Appropriateness Criteria® non-spine bone metastases. J Palliat Med. 2012; 15(5):521–526
[60] Skibber JM, Soong SJ, Austin L, Balch CM, Sawaya RE. Cranial irradiation after surgical excision of brain metastases in melanoma patients. Ann Surg Oncol. 1996; 3(2):118–123
[61] Mori Y, Kobayashi T, Shibamoto Y. Stereotactic radiosurgery for metastatic tumors in the pituitary gland and the cavernous sinus. J Neurosurg. 2006; 105 Suppl:37–42
[62] Yu C, Chen JC, Apuzzo ML, et al. Metastatic melanoma to the brain: prognostic factors after gamma knife radiosurgery. Int J Radiat Oncol Biol Phys. 2002; 52 (5):1277–1287
[63] Selek U, Chang EL, Hassenbusch SJ, III, et al. Stereotactic radiosurgical treatment in 103 patients for 153 cerebral melanoma metastases. Int J Radiat Oncol Biol Phys. 2004; 59(4):1097–1106
[64] Lim CM, Clump DA, Heron DE, Ferris RL. Stereotactic Body Radiotherapy (SBRT) for primary and recurrent head and neck tumors. Oral Oncol. 2013; 49(5):401–406
[65] van der Zee J. Heating the patient: a promising approach? Ann Oncol. 2002; 13(8):1173–1184
[66] Kroon BB, Bergman W, Coebergh JW, Ruiter DJ, Dutch Melanoma Working Party. Consensus on the management of malignant melanoma of the skin in The Netherlands. Melanoma Res. 1999; 9(3):207–212
[67] Overgaard J, Gonzalez Gonzalez D, Hulshof MC, et al. Hyperthermia as an adjuvant to radiation therapy of recurrent or metastatic malignant melanoma. A multicentre randomized trial by the European Society for Hyperthermic Oncology. Int J Hyperthermia. 1996; 12(1):3–20

第 8 章 系统性治疗皮肤癌的外科意义

Vadim P. Koshenkov, Oliver Eng, Howard L. Kaufman

8.1 引言

皮肤癌是全世界最常见的癌症。其中基底细胞癌和鳞状细胞癌占绝大多数,这些癌症大多与阳光暴露和紫外辐射有关。据美国的统计结果,明确诊断的350 万非黑色素瘤性皮肤癌中,20%为鳞状细胞癌[1]。而黑色瘤的发病率要低得多,预计 2017 年将新增 87 110 例,但它的死亡率至少占所有皮肤癌的 50%。20 世纪 70 年代以后,黑色素瘤的发病率一直以每年约2.6%的比例稳步上升[2]。皮肤癌的死亡率也在增加,主要与新发的鳞状细胞癌死亡人数增加有关。2017 年预计将有约 9730 人死于黑色素瘤,8800 人死于鳞状细胞癌[2,3]。

虽然大多数皮肤癌患者的预后良好,但在治疗晚期鳞状细胞癌和转移性黑色素瘤方面仍存在重大挑战。约 5%的鳞状细胞癌患者(每年近 30 000 例患者)有显著的局部和远处转移的高风险[4]。在 8791 例鳞状细胞癌死亡病例中,大部分属于这种情况。类似的,虽然早期黑色素瘤的 5 年生存率接近 98%,但Ⅳ期疾病的总生存率仍低于 20%[5]。在过去几年中,转移性黑色素瘤患者的治疗取得了重大进展。靶向治疗和肿瘤免疫治疗的发展已经彻底改变了转移性黑色素瘤的治疗手段。从 2011 年到 2015 年,美国 FDA 批准了 7 种新药。靶向治疗和免疫治疗在非黑色素瘤性皮肤癌中的作用正在深入研究中。

在 20 世纪和 21 世纪的第一个 10 年期间,只有两种药物可用于治疗转移性黑色素瘤。这两种药物就是烷化剂达卡巴嗪和免疫治疗药物白细胞介素-2(IL-2)[6]。自 2011 年以来,已证明多种药物可以改善晚期黑色素瘤患者的无进展生存期和(或)总体生存率。这些药物包括伊匹单抗(第一代 T 细胞检查点抑制剂)、维莫非尼和达拉非尼(二者为 BRAF 抑制剂),以及曲马替尼(选择性 MEK 抑制剂)[7-9]。此外,有显著效果的较新的免疫治疗药物,如程序性死亡受体-1(PD-1)和 PD-1 配体 1(PD-L1)抑制剂,已经与两种PD-1 抑制剂(派姆单抗和纳武单抗)在 2014 年被批准用于转移性黑色素瘤的二线治疗。目前还在进行若干临床试验,以评价这些新药物辅助治疗黑色素瘤和转移性皮肤癌的疗效,包括鳞状细胞癌和 Merkel 细胞癌。随着药物种类的增加和治疗效果的提高,晚期黑色素瘤患者的寿命将会逐渐延长。在这些患者中,外科手术在治疗转移性疾病中的作用可能会扩大,以增加新的、更有效的系统性治疗的获益。同样,外科医生必须熟悉这些药物的适应证和毒性特征,以便在新的系统性癌症治疗时代最大限度地增加外科干预的获益。本章将简要讨论新的系统性治疗药物,并强调外科治疗的意义,重点是黑色素瘤和鳞状细胞癌。

8.2 黑色素瘤的系统性治疗

转移性黑色素瘤的治疗选择包括细胞毒性化学治疗、靶向治疗和免疫治疗。外科切除和放射治疗是辅助性或姑息性的,并且对于经遴选的具有最小转移疾病的患者,或者那些经系统性治疗后有孤立残留疾病的患者是有益的。美国癌症免疫治疗学会(SITC)和美国国家综合癌症网络(NCCN)的共识指南可用于帮助选择晚期黑色素瘤患者的治疗类型和顺序[10,11](http://www.nccn.org/professionals/physician_gls/PDF/melanoma.pdf)。医学、外科放射肿瘤学、分子病理学和放射学组成的多学科团队为这类患者的治疗提供适当的建议是非常关键的。晚期黑色素瘤的患者应该评估血清乳酸脱氢酶水平,以便进行肿瘤分期和监测治疗的反应,同时要关注全身影像,尤其要注意内脏器官、中枢神经系统(CNS)和骨骼的影像。对于可以完全切除达到切缘阴性的患者，应该进行转移灶切除，这样可以获得30%~35%的5年生存率[10,11]。放射治疗对淋巴结肿大的患者也很有益处,特别是位于颈部和腋窝的淋巴结。此外,放射治疗对于疼痛性骨病变和CNS疾病的患者也是有益的。

8.2.1 化学治疗

虽然细胞毒性化学治疗对黑色素瘤的疗效不如对其他癌症有效,但它仍可能在疾病的治疗中发挥作用。FDA批准的唯一治疗转移性黑色素瘤的化学治疗药物是达卡巴嗪(DTIC),自1974年起开始使用[12]。<5%的患者可达完全缓解,5年生存率为2%~6%，然而,副反应率可以高达20%,耐受性相对良好[13]。DTIC仍然是首选的单剂化学治疗药物,因为还没有高质量的试验表明其与另一种化疗药物合用会对生存有更多益处。

替莫唑胺是达卡巴嗪的口服类似物，具有CNS渗透率高的优点。在一项比较研究中,客观缓解率(替莫唑胺21%对达卡巴嗪18%)、总生存率(7.7个月对6.4个月,*P*=0.20)或副作用都没有统计学差异[14]。替莫唑胺可代替达卡巴嗪用于脑转移,或用于需要口服给药的情况。

学者们已经研究了多种联合化学治疗方案,力图提高上述单一疗法的最低疗效。顺铂、长春碱和达卡巴嗪(CVD)联合应用已被广泛使用,但其增加了毒性却没有得到更好的生存获益[15,16]。卡铂和紫杉醇与达卡巴嗪或替莫唑胺联合应用在Ⅱ期临床试验中显示出良好的结果[17]。客观缓解率为26%,总生存期7.8个月。有学者尝试用生物化学疗法改善疗效,该疗法将干扰素α-2b (IFNα2β) 和低剂量IL-2被添加到CVD中。然而,两项大型随机临床试验表明,与标准的化学治疗相比,不良事件有所增加,但总体生存率并没有改善[18,19]。

8.2.2 BRAF和MEK抑制剂靶向治疗

随着驱动黑色素瘤细胞中基因突变的多种分子途径被确定,促成了分子抑制剂的大开发。BRAF抑制剂、MEK抑制剂、血管内皮生长因子(VEGF)抑制剂和血管紧张素转换酶(CKIT)抑制剂均与黑色素瘤靶向治疗相关。BRAF途径利用RAS-RAF-MEK-ERK信号蛋白(图8.1)。BRAF突变导致该途径的组成性激活,并对细胞信号传导、肿瘤生长至关重要。大约50%的皮肤黑色素瘤中都有BRAF突变激活发生[20]。尽管没有生长配体,RAS、BRAF和MEK蛋白突变却导致通路的持续激活。最常见的BRAF突变位于氨基酸600的位置,导致缬氨酸与谷氨酸(V600E)的交换。所有晚期黑色素瘤患者都应该检测BRAF突变,因为其发病率相对较高,并且可能有药物治疗选择。

第一种BRAF抑制剂维莫非尼于2011年被FDA

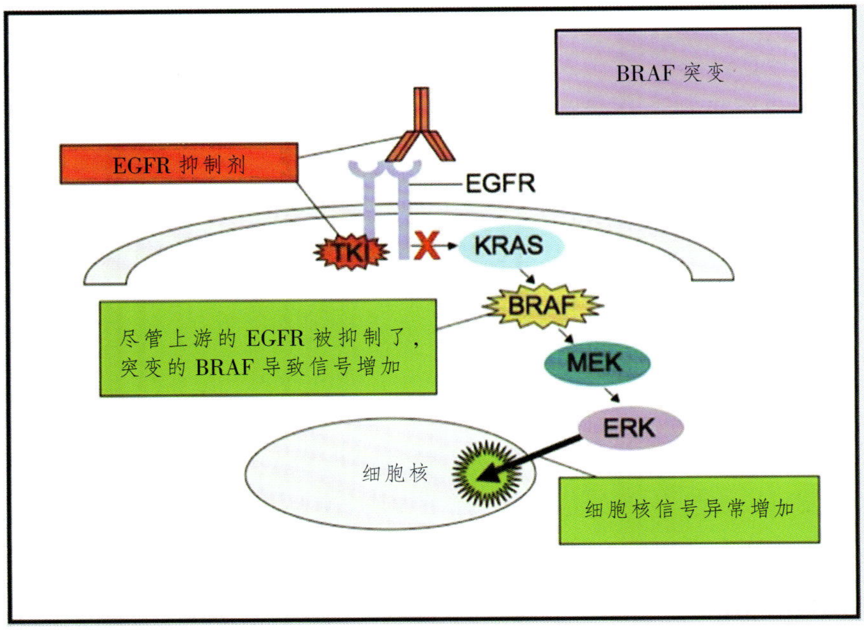

图8.1 BRAF通路和细胞信号传导。

批准用于 BRAF 突变的转移性黑色素瘤[8]。在 675 例治疗初期患者的Ⅲ期临床试验中，维莫非尼与达卡巴嗪进行比较，它与无进展生存率（5.3 个月对 1.6 个月，$P<0.001$）和 6 个月生存率（84%对 64%）的改善具有相关性。在临床试验中，多达 50%~70%的患者出现肿瘤消退[8,21,2]。中位反应时间较短，约为 4.5 周，然而，耐药性却是常见的，通常在治疗开始后 7~8 个月内发生。目前正在尝试几种策略，例如联合治疗和间断给药，以降低抗药性的出现。达拉非尼是另一种 BRAF 抑制剂，与达卡巴嗪相比，无进展生存率也有所提高（5.1 个月对 2.7 个月，$P<0.001$），客观缓解率为 52%[23]。基于这样的试验结果，达拉非尼于 2013 年获得 FDA 批准。维莫非尼和达拉非尼均可口服。这两种药物的毒性比达卡巴嗪略高，38%的患者可能需要降低剂量[8]。这些药物的不良反应包括疲劳、关节炎、肌痛、皮肤超敏反应和皮肤损伤，如棘皮瘤和皮肤鳞状细胞癌。

曲美替尼是一种口服 MEK 抑制剂，于 2013 年获得 FDA 批准，在包括 322 例 BRAF V600E 或 V600K 突变转移性黑色素瘤患者的Ⅲ期临床试验中，对达卡巴嗪或紫杉醇进行了对比试验[24]。无进展生存期（4.8 个月对 1.5 个月，$P<0.001$）和 6 个月生存期（81%对 67%，$P=0.01$）均优于曲美替尼。客观缓解率是 22%，这比使用 BRAF 抑制剂低，并且报道的副作用更少。皮肤反应常见，如皮疹、皮炎、痤疮、皮肤干燥、瘙痒和甲沟炎。然而，这些副反应通常是比较温和的。其他副作用包括腹泻、口腔炎、腹痛、淋巴水肿、高血压和出血。

MEK 中的突变可能与对 BRAF 抑制剂的抵抗有关。一项Ⅱ期临床试验中，162 例患者单独使用达拉非尼或联合使用达拉非尼和曲美替尼[9]，双重治疗显著改善了中位无进展生存期，从 5.6 个月提高至 9.4 个月，而客观缓解率是 76%对 54%（$P=0.03$）。有趣的是，在使用单一 BRAF 抑制剂的约 20%患者中，鳞状细胞癌的发病率通过添加 MEK 抑制剂而降低了 50%以上。鳞状细胞癌的发病率为 2%~7%（$P=0.004$和 $P=0.09$），取决于曲美替尼的应用剂量。在联合治疗组中，与 BRAF 抑制剂相关的其他皮肤变化较少，而与 MEK 抑制剂相关的毒性是常见的。最近，包括 423 例先前未治疗患者的Ⅲ期临床试验有同样的发现[25]。在双重治疗组中，无进展生存期（9.3 个月对 8.8 个月，$P=0.03$）、客观缓解率（67%对 51%，$P=0.002$）和 6 个月生存率（93%对 85%，$P=0.02$）有所改善。同样，联合治疗组鳞状细胞癌的发病率较低（2%对 9%）。

抗血管内皮生长因子和血管紧张素转换酶抑制剂

VEGF 和 CKIT 代表了黑色素瘤药物开发的其他可能的治疗靶点。抗 VEGF 药物单独使用时缺乏疗效，与细胞毒性化学治疗联合使用时的结果有些令人失望[26]。在Ⅱ期临床试验中，214 例患者接受卡铂和紫杉醇联合或不联合贝伐单抗治疗。无进展生存期（5.6 个月对 4.2 个月）、客观缓解率（25.5%对 16.4%）和中位总生存期（12.3 个月对 9.2 个月）的差异均没有统计学意义。

伊马替尼是一种 CKIT 抑制剂，对胃肠道间质瘤和慢性髓细胞性白血病患者的预后有显著改善。在所有黑色素瘤中，约 6%存在 CKIT 突变，但黏膜和舌下病变患者的发病率较高[27]。在Ⅱ期临床试验中，24 例 CKIT 突变的黑色素瘤患者接受伊马替尼治疗，客观缓解率为 29%[28]。疾病控制率为 50%，但 CKIT 突变和 CKIT 扩增之间差异很大（77%对 18%）[28]。这些数据表明 VEGF 和 CKIT 抑制可能有作用，但迄今为止，临床试验的结果还不足以达到临床审批通过的要求。但是，黑色素瘤患者可以使用这些药物作为临床试验的一部分。

8.2.3 免疫疗法

免疫疗法可以定义为增强宿主免疫系统以对抗癌细胞。这是可能的，因为 B 细胞和 T 细胞可以识别肿瘤相关抗原，对肿瘤细胞产生细胞毒性作用。这一过程可以启动针对死亡肿瘤细胞释放的多种抗原的级联免疫反应，从而最终消除肿瘤。T 细胞介导免疫的重要作用已被广泛认识，最终开发出了几种免疫治疗剂，目的是促进活化或防止抑制 T 细胞的反应。包括细胞因子，例如干扰素和 IL-2，以及最近的 T 细胞检查点抑制剂，如伊匹单抗、派姆单抗和纳武单抗。所有上述五种药物以及聚乙二醇化形式的干扰素都已被 FDA 批准用于治疗转移性黑色素瘤。与化学治疗和靶向治疗（它们均反应快速，但是都会产生最终的耐药性）相比，免疫疗法的药物活性开始可能更延迟，但是却基本不产生耐药性。即使在晚期转移性疾病患者中，它也常常能产生持久的药物活性反应。

白细胞介素-2

IL-2 在 1998 年被 FDA 批准用于转移性黑色素瘤的治疗,在小鼠模型和人类临床试验中已经广泛研究了 30 年,确切的抗肿瘤机制尚不清楚,但 IL-2 似乎通过促进肿瘤特异性 T 细胞的大量扩增发挥作用。这两项大型试验在 IL-2 有效性测试中是不可或缺的。409 例包括转移性黑色素瘤(n=182)或肾细胞癌(n=227)患者的单机构临床试验表明,大剂量 IL-2 可以获得 17.1%的客观缓解率,8.1%的患者获得了完全缓解[29];270 例转移性黑色素瘤患者的多机构临床试验显示出相似的结果,客观缓解率为 16%,完全缓解率为 6%[30]。也许,试验中最显著的发现是缓解的持久性。在缓解者组中,完全缓解的中位持续时间为 59 个月,40%的患者无病状态>70 个月[31]。IL-2 治疗与毛细血管渗漏综合征相关的发病率相当高。然而,毒性通常是可逆的,有相应的临床指南帮助临床医生处理这些问题[32]。

伊匹单抗

伊匹单抗是靶向 T 细胞检查点抑制剂,细胞毒性 T 淋巴细胞抗原-4(CTLA-4)的单克隆抗体,在活化的 T 细胞表面被发现(图 8.2)。通过一系列的信号激活 T 细胞,当识别出作为结合到主要组织相容性复合物的加工肽呈现的同源抗原时,第一信号由 T 细胞受体提供。第二个信号由 CD28 提供,CD28 也存在于 T 细胞的表面,在结合到共刺激物(B7.1 和 B7.2)时激活增殖和细胞因子的产生, 活化后,CTLA-4 通过高亲和力结合 B7.1 和 B7.2, 被动员到 T 细胞表面并调节 T 细胞活性, 并抑制 T 细胞增殖和细胞因子产生。伊匹单抗阻止 CTLA-4 抑制 T 细胞活性,因此阻止 T 细胞抑制, 从而有更长时间有效的 T 细胞反应。在 676 例晚期黑色素瘤患者的Ⅲ期临床试验中,患者被随机分为单独应用伊匹单抗、gp100 肽疫苗, 或两者联合。与单独使用疫苗相比,单独使用或联合使用伊匹单抗的总体生存率(10 个月对 6 个月,P=0.0026)有所改善[7]。有趣的是,治疗组间无进展生存率无显著差异,提示伊匹单抗的治疗反应有延迟性。

伊匹单抗还与达卡巴嗪或粒细胞-巨噬细胞集落刺激因子(GM-CSF)联合应用于两项大型临床试验[33,34]。与达卡巴嗪联合应用时,1 年生存率显著提高(47.3%对 36.3%)[33]。然而,3 级或更高的不良事件在联合组中增加了 1 倍以上(56.3%对 27.5%,P<0.001)。联合应用 GM-CSF 后,1 年生存率明显优于单独应用伊匹单抗(68.9%对 52.9%,P=0.01),但矛盾的是,联合应用的副作用更少[34]。与伊匹单抗相关的不良反应包括自身免疫性皮炎、结肠炎、肝炎、垂体炎,以及极少的外周神经炎和胰腺炎。早期发现这些并发症比出现后再治疗更重要,因为停止治疗、给予皮质类固醇,以及在罕见情况下应用英夫利昔单抗已证明在处理自身免疫相关毒性方面是成功的[35]。

PD-1 和 PD-L1 抑制剂

PD-1 受体是活化后在 T 细胞表面表达的另一个 T 细胞检查点(图 8.2)。虽然在 T 细胞活化后不久就可以观察到 PD-1 表达,但它可作为 T 细胞耗竭的标志物,并在下调 T 细胞反应中起类似于 CTLA-4 的作用。PD-1 信号是通过与两种配体之一结合而触发的,这两种配体称为 PD-L1 和 PD-L2[36]。已经提出抑制 PD-1 与 PD-L1 结合作为另一种预防或逆转 T 细胞衰竭的策略,这在黑色素瘤、非小细胞肺癌、膀胱癌、霍奇金淋巴瘤和其他癌症的治疗中显示出了巨大的潜能。2014 年,两种 PD-1 抑制剂派姆单抗和纳武单抗被 FDA 批准用于二线药物治疗转移性黑色素瘤。

在Ⅰ期临床试验中,135 例黑色素瘤患者采用抗 PD-1 抗体,以剂量递增的方式进行治疗[37]。所有剂量组的客观缓解率为 38%, 最高剂量组的缓解率为 52%。重要的是,先前使用伊匹单抗的治疗似乎没有影响这种效果。中位随访时间为 11 个月,在进行分析时,尚未达到中位缓解持续时间,这表明缓解非常持久。PD-1 抑制剂耐受性好,极少有 3 级或 4 级毒性。在另一项包括 52 例晚期癌症患者的临床Ⅰ期试验中,抗 PD-L1 抗体可获得 17.3%的客观缓解率[38]。大多数缓解持续 1 年以上, 只有 9%的患者发生 3 级或 4 级毒性[38]。最近,抗 PD-1 抗体纳武单抗在 418 例既往未治疗但没有 BRAF 突变的黑色素瘤患者的临床Ⅲ期试验中与达卡巴嗪进行了比较[39]。纳武单抗治疗患者的 1 年生存率(72.9%对 42.1%,P<0.001)、无进展生存期(5.1 个月对 2.2 个月,P<0.001)和客观缓解率(40.0%对 13.9%,P<0.001)均优于达卡巴嗪治疗患者。PD-L1 表达在 418 例患者中的 35.4%的预处理肿瘤样品中存在,并且与纳武单抗治疗组的较高缓解率

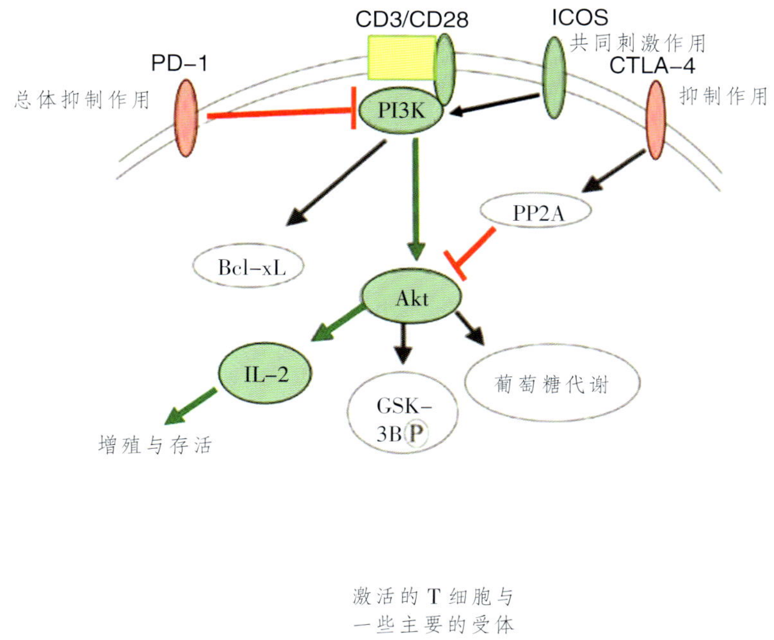

图 8.2　免疫治疗剂在黑色素瘤中的各种 T 细胞途径和作用位点。

(52.7%对 33.1%)相关,但与达卡巴嗪组的较高缓解率(10.8%对 15.7%)无关。治疗相关的 3 级或更高级别毒性在纳武单抗队列中的发生率低于达卡巴嗪组(11.7%对 17.6%)。

T 细胞检查点抑制剂的临床成功已引起人们对联合方案的兴趣,并在临床Ⅰ期试验中进行了测试,其中包括 53 例接受同步治疗的黑色素瘤患者和 33 例接受伊匹单抗和纳武单抗序贯治疗的患者[40]。客观缓解率分别为 40%和 20%。在最大耐受剂量的同步治疗组,缓解率达到 53%,18%患者有快速完全的缓解。同步治疗组的毒性分布并不比观察到的伊匹单抗单药治疗的毒性分布差。联合治疗黑色素瘤的大规模随机试验正在进行中。

溶瘤病毒免疫治疗

免疫疗法的另一种方法是用天然或重组溶瘤病毒直接感染癌细胞。这些病毒会优先在肿瘤细胞内复制,诱导裂解肿瘤细胞死亡,释放"危险"的相关分子信号,并通过在病毒感染的情况下释放肿瘤相关抗原来促进抗肿瘤免疫。许多载体在治疗性小鼠模型和早期临床试验中显示出不错的前景,包括腺病毒、腺相关病毒、疱疹病毒、呼肠孤病毒、牛痘病毒、柯萨奇病毒和新城疫病毒。皮肤癌,尤其是黑色素瘤,已经成为溶瘤病毒免疫疗法的合理靶点,因为患者通常具有可触及的注射损伤,并且这些肿瘤具有固有的免疫原性。

就临床发展而言,有大量数据支持使用编码人 GM-CSF(称为 Talimonee Laherparepvec 或 T-VEC)的改良型Ⅰ型单纯疱疹病毒。T-VEC 病毒通过缺失两个致病性病毒基因片段而被减毒,这避免了其亲神经性。T-VEC 还编码 GM-CSF,它可以帮助募集和成熟化树突状细胞以吞噬垂死的肿瘤细胞,并启动肿瘤特异性 T 细胞反应。对 50 例晚期或转移性黑色素瘤患者进行了Ⅱ期临床试验,其病变可直接在瘤内注射[41]。注射和非注射疾病的客观缓解率为 26%,可以观察到轻微的毒性特征,包括轻微体质症状和注射部位反应[41]。1 年和 2 年生存率分别为 58%和 52%,提示存在着持久的缓解效果。用 T-VEC 治疗的患者还表现出黑色素瘤特异性效应因子 CD8+T 细胞在注射的肿瘤内的积累,以及抑制性调节性 CD4+T 细胞和髓系来源抑制性细胞数量的减少。

T-VEC 也已在一项Ⅲ期临床试验中进行测试,纳入 436 例晚期黑色素瘤患者,他们以 2:1 的比例随机接受 T-VEC 或重组 GM-CSF[42]。两组的客观缓解率分别为 26%和 6%,而持久缓解率(试验的主要终点)分别为 16%和 2%(P<0.0001)。接受 T-VEC 治疗的受试者的中位总生存期也较高(23.3 个月对 18.9 个月,P=0.051)。在接受 T-VEC 治疗的患者中,<3%发生了 3 级或更高级别的不良事件。目前正在临床 Ib/Ⅱ期试验中研究使用 T-VEC 和伊匹单抗联合的方法,初步数据表明,与单独使用伊匹单抗相比,联合应用的反应起效更早,且客观缓解率有所提高[43]。

8.3 黑色素瘤的辅助治疗

8.3.1 干扰素 α-2b

黑色素瘤转移到区域淋巴结(Ⅲ期)的患者复发的风险很高。1996 年以来,FDA 批准大剂量干扰素 α-2b(IFNα2β)用于辅助治疗 Ⅲ期黑色素瘤。干扰素抗肿瘤活性的确切机制尚未完全确定,可能包括免疫调节、直接抗增殖和促凋亡作用,并可能通过抗血管生成机制起作用。IFNα2β 作为高危黑色素瘤辅助治疗药物的首项大型临床试验之一,共包括 287 例接受广泛局部切除和淋巴结切除术的患者[44]。与安慰剂相比,大剂量 IFNα2β 改善了无进展生存期(20 个月对 12 个月)和总生存期(45.6 个月对 33.6 个月)。毒性在大多数患者中是显著的,并且经常需要改变剂量。FDA 根据试验结果批准了干扰素的临床应用。另一项研究对 642 例患者进行了随访,将高剂量 IFNα2β 与低剂量 IFNα2β 和安慰剂组进行比较[45]。高剂量 IFNα2β 组的无进展生存期优于其他组,但总生存期无明显变化。随后进行了一项Ⅲ期临床试验,将患者随机分为两组,分别接受高剂量 IFNα2β 诱导治疗或安慰剂诱导治疗[46]。由于初步结果显示两组间无进展生存期和总生存期无差异,该试验在计划中止前就结束了。

对聚乙二醇化 IFNα2β 的评估是优化疗效和限制毒性的策略,因为这种类型的药物制剂增加了吸收和半衰期。Ⅲ期临床试验包括 1256 例切除阳性淋巴结的黑色素瘤患者,提示对无进展生存有益,这在单个淋巴结转移阳性患者和原发性溃疡患者中最为显著。虽然该结果获得了 FDA 批准药物的临床使用许可,但经过 90 个月的长期随访,无进展生存期和总生存期都没有得以持续改善[47]。此外,37%的患者因毒性而不得不停用该药物。许多学者已经进行了多项荟萃分析,试图确定大剂量 IFNα2β 是否改善了无进展生存期和总生存期。大多数研究表明,虽然无进展生存期的改善受益于这种治疗,但当患者长期随访时,这种获益的效果并没有延伸到总生存期[48-50]。

8.3.2 伊匹单抗

INFα2β 疗效改善的有限性促使人们寻找更好的药物。伊匹单抗是一种免疫治疗药物,已被证明可以提高转移性黑色素瘤患者的总体生存率,具有持久的反应性[7],目前几项临床试验正在对其进行研究。在 951 例切除肿瘤的Ⅲ期患者的Ⅲ期临床试验中,以 1:1 的比例将伊匹单抗与安慰剂进行比较。中位随访 2.7 年后,3 年无进展生存率显著提高(46.5%对 34.8%,P=0.0013)[51]。但在试验中,伊匹单抗组使用的较高剂量(10mg/kg)已导致相当大的 3 级或 4 级不良事件发生率,尤其是内分泌疾病(8.5%对 0)。在开始使用伊匹单抗的患者中,52%的患者因不良事件而停止治疗,大多数在治疗开始后 12 周内停止。调查佐剂伊匹单抗的其他Ⅱ期和Ⅲ期临床试验目前正在积累患者过程中[52,53]。

8.4 非黑色素瘤性皮肤癌的系统性治疗

8.4.1 西妥昔单抗

绝大多数被诊断为皮肤鳞状细胞癌的患者预后良好,手术切除通常是彻底的治疗方法。然而,在每年 70 万例病例中,约有 5%的病例具有局部区域和(或)远处转移的高危特征。这些高危特征包括大小≥2cm、厚度≥4mm、头颈部位、分化不良、神经周围浸润、肿瘤复发和宿主免疫抑制[4,54,55]。在存在区域转移的情况下,这些晚期鳞状细胞癌的患者 5 年生存率为 65%~75%[56,57]。

对于已经存在区域转移的鳞状细胞癌,仅用手术治疗可能效果不佳,许多学者已经开始研究相关的辅助治疗手段,力图改善相对较差的生存结果。

为此目的,有研究对西妥昔单抗的应用进行了相关探索并取得了一些成功。在包括 36 例化学治疗患者(未行手术切除的患者)的Ⅱ期临床试验中,西妥昔单抗的客观缓解率为 28%,疾病控制率为 69%,无进展生存期为 4.1 个月[58]。最常见的副作用是皮疹,无 3

级或 4 级毒性。其他非对照研究表明，西妥昔单抗治疗后肿瘤消退，发病率降低，并改善了临床结果[59,60]。这些有限的数据证实，药物有可能降低切除的发病率，并提高生存率，但需要更大规模精确设计的对照试验来进一步证实这些结果。

8.4.2 Hedgehog 抑制剂

基底细胞癌是最常见的皮肤恶性肿瘤[1]，很少发生转移，但可能局部浸润生长，如果治疗不当，会导致严重的发病率和毁容的后果。鉴于这些情况，直到 2012 年，Hedgehog 抑制剂维莫德吉获得临床有效治疗的结果，并获得 FDA 的批准。实际上，大多数基底细胞癌的 Hedgehog 信号通路都有异常，维莫德吉通过阻断同源物的活性来抑制信号传导。在 96 例患者的Ⅱ期临床试验中，维莫德吉对转移性基底细胞癌（客观缓解率为 30%，P=0.001）和晚期基底细胞癌（客观缓解率为 43%，P<0.001）均有效[61]。两组患者中位无进展生存期为 9.5 个月。毒性特征显著，25%的患者发生严重不良事件，还有 7 人死亡，但没有确定明确的死亡原因，作者表明药物与死亡之间的关系尚不确定。这种药物在预防基底细胞痣综合征患者发生新发癌症方面也显示出疗效，但不良事件的严重程度足以使大约 50%的患者停止治疗[62]。

8.5 外科医生在系统性治疗中的意义

外科医生可以应要求来帮助处理转移性黑色素瘤患者，目的是治疗性切除、姑息性干预或处理来自系统治疗的并发症。应仔细评估黑色素瘤患者完全切除所有肿瘤的可能性、患者的潜在代谢和营养状态、医学共存疾病，以及经过先前和后续系统性治疗产生持久缓解效果的可能性。一般来说，患者应该首先进行治疗性手术的评估，如果不可行，那么目标可能只是姑息性的，或者是为了提高患者的生活质量而设计手术方案。

8.5.1 转移性疾病的外科治疗

在过去的 20 年中，外科手术在转移性黑色素瘤治疗中的作用持续扩大。对即将发生小肠转移的病变以及痛性皮肤病变行姑息性切除，已成为一种公认的操作，大量的回顾性研究提示临床获益和生活质量改善。黑色素瘤是最常见的转移到小肠的恶性肿瘤，与不完全切除组或观察组相比，孤立性和寡转移性胃肠道转移癌切除术可提高生存率[63-66]。类似的，对皮肤、淋巴结和肺转移的治疗性切除的回顾性研究显示，手术明显改善了结果。从手术中获益最多的患者，是那些转移瘤的数量有限，而且可以完全切除的患者。这些患者从诊断时起就有较长的无进展间期[67,68]。

多中心选择性淋巴结切除术试验 1（MSLT-1）包括大规模患者，研究了转移切除术的作用。在该研究中，291 例患者发展为转移性疾病，161 例患者行转移灶切除，4 年生存率优于同期非手术组（20.8%对 7%，P<0.0001）[69]。手术对 M1a 期（皮肤转移、皮下转移和淋巴结转移）患者最有利。仔细选择那些内脏寡转移性疾病的患者，包括脑、肝和肾上腺转移，已经证明治疗性切除能有效改善他们的生存率[70-72]。一组接受脑转移瘤切除术的患者中位生存期为 8.5 个月，这比非手术治疗的患者预期的 3~6 个月生存期有明显改善。

最近，已经确立了这样一种理念，即对于系统性治疗反应不完全的患者应考虑转移切除术。这个理念之所以获得支持，是由于大量有效的系统性药物和与较新的治疗方案（包括最显著的免疫治疗方法）相关的疗效持久性。支持这一策略的数据已在若干小群组的报道中得到证明。11 例大剂量 IL-2 治疗的转移性肾细胞癌患者有部分缓解，这些患者随后接受了残余病灶的切除，以便获得外科学阴性证据（SNED）。这些患者的无进展生存率与完全缓解患者相当，而且优于未接受手术干预的部分缓解患者（100%对 76%对 35%）[73]。在 60 例转移性黑色素瘤和肾细胞癌对 IL-2 有部分缓解的患者中，无进展生存率表现出类似的结果[74]。随着最近引入更有效的免疫治疗剂，例如伊匹单抗以及 PD-1 和 PD-L1 抑制剂，在部分缓解患者中采用 SNED 的切除残余病变的方法可改善更多患者的预后。

黑色素瘤的转移切除术在回顾性系列研究中获得了一些评估，但关于转移切除术在鳞状细胞癌或其他类型皮肤癌中作用的评估报道很少。西妥昔单抗的使用可产生客观但不完全的临床缓解，那些对这种治疗表现出明显初始反应的患者，考虑切除残余病灶是更加合适的。在进行下一步研究之前，对于目前系统性治疗表现为不完全缓解的转移性皮肤癌患者，特别是有可能完全根除所有病变的患者，应考虑切除残余病灶。

8.5.2 系统性治疗毒性的外科处理

2011 年至 2015 年间，美国 FDA 批准了 7 种新型治疗转移性黑色素瘤的系统性药物，从而增加了可用于治疗转移性黑色素瘤的系统性药物的数量。这些药物包括分子靶向剂和免疫治疗药物，它们都与前面讨论的独特的副作用相关。外科医生致力于治疗各种毒性反应，但还没有建立标准的方法。与全身性黑色素瘤治疗相关的最常见的外科问题是免疫治疗引起的自身免疫性胃肠毒性，以及用 BRAF 抑制剂治疗的患者鳞状细胞癌的处理。

伊匹单抗与自身免疫性小肠结肠炎相关，当药物浓度为 3mg/kg 时，大约 21%的患者会发生自身免疫性小肠结肠炎[75]。使用较高剂量的伊匹单抗，结肠炎发病率也较高，而使用 PD-1/PD-L1 途径抑制剂的结肠炎发病率则较低。一般来说，症状限制性结肠炎可以用止泻药治疗。更严重或耐药的病例可能需要应用大剂量皮质类固醇，很少使用英夫利昔单抗。在所有严重腹泻病例中，治疗应包括排除结肠炎的其他原因，如艰难梭菌相关性结肠炎，以及在开始大剂量免疫抑制药物治疗前应注意排除穿孔。

药物治疗通常对自身免疫性结肠炎有效，但要注意大约 2%的伊匹单抗相关性结肠炎患者会发生肠穿孔。外科医生应该意识到这一困难并具挑战性的并发症的诊断，因为许多患者已经大量使用皮质类固醇，可能掩盖急腹症的明显症状。腹泻和便血是常见的，但与肿瘤免疫治疗相关的自身免疫性结肠炎并不一致。有些患者可以表现为腹部绞痛而没有腹泻。如果对这类患者的状况有疑问，应进行连续腹部检查、液体/电解质监测、重复白细胞计数，以及考虑腹部影像学检查，患者可能还需要内镜检查和低阈值的外科干预。

伊匹单抗相关性肠穿孔的外科治疗体系尚未统一确立。应进行彻底的的剖腹探查术以确保结肠炎的发生没有其他原因，腹腔镜检查可能是一种有用的初步筛查方法。如果穿孔部位可以在术前或术中确定，而且腹腔污染最小，则可以进行一期修复。当不确定穿孔部位时，术中内镜检查也是有用的。如果找不到该部位，可能需要进行全结肠切除术。根据腹膜内污染的程度、肠的状态和修复的安全性而确定不同的修复方法。在闭合前还应进行大量腹膜内冲洗。如果患者在手术前长期服用免疫抑制剂，则可能需要应激剂量的类固醇。虽然抗生素的作用尚未明确，但一旦排除艰难梭菌结肠炎，在治疗严重自身免疫性结肠炎时也应考虑早期和围术期抗生素的使用。

其他的免疫治疗也有结肠穿孔的报道，但使用 PD-1 抑制剂的发病率要低得多，并且报道在接受高剂量 IL-2 治疗的患者中发病率<0.45%[76]。接受高剂量 IL-2 后的伊匹单抗治疗导致肠穿孔率为 13.6%[77]。一些临床医生建议应在使用伊匹单抗治疗后，但在使用第二种药物之前（如 IL-2 之前）进行结肠镜检查，如果患者有症状，则排除活动性结肠炎[37]。随着对不同组合方案的持续评估，对于医学肿瘤学家和外科医生来说，保持警惕并了解这种治疗的可能并发症是很重要的。

BRAF 抑制剂治疗的一个独特副作用是发生皮肤棘皮瘤，极少发生侵袭性鳞状细胞癌，在维莫非尼和达拉非尼的治疗中都观察到了这一点[78]。虽然这些药物治疗的继发皮肤损伤大多数是良性棘皮瘤，但存在侵袭性鳞状细胞癌的可能性，这就要求所有接受 BRAF 抑制剂治疗的患者都必须由合格的皮肤科医生定期进行皮肤筛查，且该医生应能很好地区分这两种实体肿瘤。一般来说，皮肤损伤发生在治疗 3 个月后，但也可发生在治疗后 1 周。据报道，鳞状细胞癌的发病率在某些系列研究中可高达 26%[79]。较大的或疼痛的良性棘皮瘤或者有记载的浸润性癌患者应通过外科手术做完全切除治疗。虽然转移性疾病尚未见报道，但一旦出现严重的皮肤表现，一般应停止或减少治疗，并对患者进行更密切的监测。有趣的是，联合应用 BRAF 和 MEK 抑制剂可降低良性和恶性皮肤病变的发病率，且效果是呈剂量依赖性的[9,25]。

8.6 结论

皮肤癌对人类的影响在持续增加，黑色素瘤现在是美国第五常见的恶性肿瘤，而非黑色素瘤性皮肤癌的发病率高于所有其他癌症的总和。晚期非黑色素瘤性皮肤癌和转移性黑色素瘤患者的暗淡前景正在迅速改变，因为可用于系统性治疗的药物和医疗设备正在迅速增多。除了细胞毒性化学治疗外，还有越来越多的新的分子靶向治疗和免疫治疗药物可用。靶向治疗药物起效快，缓解率高，但耐药性几乎是普遍存在的。相反，肿瘤免疫治疗药物可能需要较长的时间来产生缓解效果，但可以产生非常持久的缓解效果。这对外科医生的影响是双重的。由于系统性治疗的有效性已经改善了晚期和转移性皮肤癌患者的预后，对于系统性治疗不完全缓解的患者，所有残余病灶的转移切除可能也是可取的。此外，靶向治疗的外科学相关并发症包括需要外科切除和需要详细皮肤监测的良性和恶性皮肤肿瘤。免疫治疗，特别是伊匹单抗和联合方法，均会导致自身免疫性结肠炎，可能需要仔细的临床观察和处理，极少数的情况下甚至需要外科探查和切除穿孔的结肠。外科医生将需要继续关注转移性黑色素瘤和非黑色素瘤性皮肤癌，并作为系统性治疗小组的重要组成人员。

参考文献

[1] Lomas A, Leonardi-Bee J, Bath-Hextall F. A systematic review of worldwide incidence of nonmelanoma skin cancer. Br J Dermatol. 2012; 166(5):1069–1080
[2] Siegel R, Ma J, Zou Z, Jemal A. Cancer statistics, 2014. CA Cancer J Clin. 2014; 64(1):9–29
[3] Karia PS, Han J, Schmults CD. Cutaneous squamous cell carcinoma: estimated incidence of disease, nodal metastasis, and deaths from disease in the United States, 2012. J Am Acad Dermatol. 2013; 68(6):957–966
[4] Karia PS, Jambusaria-Pahlajani A, Harrington DP, Murphy GF, Qureshi AA, Schmults CD. Evaluation of American Joint Committee on Cancer, International Union Against Cancer, and Brigham and Women's Hospital tumor staging for cutaneous squamous cell carcinoma. J Clin Oncol. 2014; 32(4):327–334
[5] Edge SB, Byrd DR, Compton CC, Fritz AG, Green FL, Trotti A, eds. AJCC Cancer Staging Manual. 7th ed. New York, NY: Springer; 2010
[6] Ko JM, Fisher DE. A new era: melanoma genetics and therapeutics. J Pathol. 2011; 223(2):241–250
[7] Hodi FS, O'Day SJ, McDermott DF, et al. Improved survival with ipilimumab in patients with metastatic melanoma. N Engl J Med. 2010; 363(8):711–723
[8] Chapman PB, Hauschild A, Robert C, et al. BRIM-3 Study Group. Improved survival with vemurafenib in melanoma with BRAF V600E mutation. N Engl J Med. 2011; 364(26):2507–2516
[9] Flaherty KT, Infante JR, Daud A, et al. Combined BRAF and MEK inhibition in melanoma with BRAF V600 mutations. N Engl J Med. 2012; 367(18):1694–1703
[10] Kaufman HL, Kirkwood JM, Hodi FS, et al. The Society for Immunotherapy of Cancer consensus statement on tumour immunotherapy for the treatment of cutaneous melanoma. Nat Rev Clin Oncol. 2013; 10(10):588–598
[11] Coit DG, Andtbacka R, Anker CJ, et al. National Comprehensive Cancer Network (NCCN). Melanoma, version 2.2013: featured updates to the NCCN guidelines. J Natl Compr Canc Netw. 2013; 11(4):395–407
[12] Bhatia S, Tykodi SS, Thompson JA. Treatment of metastatic melanoma: an overview. Oncology (Williston Park). 2009; 23(6):488–496
[13] Kim C, Lee CW, Kovacic L, Shah A, Klasa R, Savage KJ. Long-term survival in patients with metastatic melanoma treated with DTIC or temozolomide. Oncologist. 2010; 15(7):765–771
[14] Middleton MR, Grob JJ, Aaronson N, et al. Randomized phase III study of temozolomide versus dacarbazine in the treatment of patients with advanced metastatic malignant melanoma. J Clin Oncol. 2000; 18(1):158–166
[15] Legha SS, Ring S, Papadopoulos N, Plager C, Chawla S, Benjamin R. A prospective evaluation of a triple-drug regimen containing cisplatin, vinblastine, and dacarbazine (CVD) for metastatic melanoma. Cancer. 1989; 64(10):2024–2029
[16] Buzaid A, Legha SS, Balch CM, et al. Pilot study of preoperative chemotherapy with cisplatin, vinblastine, and dacarbazine in patients with local-regional recurrence of melanoma. Cancer. 1994; 74(9):2476–2482
[17] Rao RD, Holtan SG, Ingle JN, et al. Combination of paclitaxel and carboplatin as second-line therapy for patients with metastatic melanoma. Cancer. 2006; 106(2):375–382
[18] Bajetta E, Del Vecchio M, Nova P, et al. Multicenter phase III randomized trial of polychemotherapy (CVD regimen) versus the same chemotherapy (CT) plus subcutaneous interleukin-2 and interferon-alpha2b in metastatic melanoma. Ann Oncol. 2006; 17(4):571–577
[19] Atkins MB, Hsu J, Lee S, et al. Eastern Cooperative Oncology Group. Phase III trial comparing concurrent biochemotherapy with cisplatin, vinblastine, dacarbazine, interleukin-2, and interferon alfa-2b with cisplatin, vinblastine and dacarbazine alone in patients with metastatic malignant melanoma (E3695): a trial coordinated by the Eastern Cooperative Oncology Group. J Clin Oncol. 2008; 26(35):5748–5754
[20] Bauer J, Büttner P, Murali R, et al. BRAF mutations in cutaneous melanoma are independently associated with age, anatomic site of the primary tumor, and the degree of solar elastosis at the primary tumor site. Pigment Cell Melanoma Res. 2011; 24(2):345–351
[21] Bollag G, Hirth P, Tsai J, et al. Clinical efficacy of a RAF inhibitor needs broad target blockade in BRAF-mutant melanoma. Nature. 2010; 467(7315):596–599
[22] Das Thakur M, Salangsang F, Landman AS, et al. Modelling vemurafenib resistance in melanoma reveals a strategy to forestall drug resistance. Nature. 2013; 494(7436):251–255
[23] Hauschild A, Grob JJ, Demidov LV, et al. Dabrafenib in BRAF-mutated metastatic melanoma: a multicentre, open-label, phase 3 randomised controlled trial. Lancet. 2012; 380(9839):358–365
[24] Flaherty KT, Robert C, Hersey P, et al. METRIC Study Group. Improved survival with MEK inhibition in BRAF-mutated melanoma. N Engl J Med. 2012; 367(2):107–114
[25] Long GV, Stroyakovskiy D, Gogas H, et al. Combined BRAF and MEK inhibition versus BRAF inhibition alone in melanoma. N Engl J Med. 2014; 371(20):1877–1888
[26] Kim KB, Sosman JA, Fruehauf JP, et al. BEAM: a randomized phase II study evaluating the activity of bevacizumab in combination with carboplatin plus paclitaxel in patients with previously untreated advanced melanoma. J Clin Oncol. 2012; 30(1):34–41
[27] Beadling C, Jacobson-Dunlop E, Hodi FS, et al. KIT gene mutations and copy number in melanoma subtypes. Clin Cancer Res. 2008; 14(21):6821–6828
[28] Hodi FS, Corless CL, Giobbie-Hurder A, et al. Imatinib for melanomas harboring mutationally activated or amplified KIT arising on mucosal, acral, and chronically sun-damaged skin. J Clin Oncol. 2013; 31(26):3182–3190
[29] Rosenberg SA, Yang JC, White DE, Steinberg SM. Durability of complete responses in patients with metastatic cancer treated with high-dose interleukin-2: identification of the antigens mediating response. Ann Surg. 1998; 228(3):307–319
[30] Atkins MB, Lotze MT, Dutcher JP, et al. High-dose recombinant interleukin 2 therapy for patients with metastatic melanoma: analysis of 270 patients treated between 1985 and 1993. J Clin Oncol. 1999; 17(7):2105–2116
[31] Atkins MB, Kunkel L, Sznol M, Rosenberg SA. High-dose recombinant interleukin-2 therapy in patients with metastatic melanoma: long-term survival update. Cancer J Sci Am. 2000; 6 Suppl 1:S11–S14
[32] Schwartzentruber DJ. Guidelines for the safe administration of high-dose interleukin-2. J Immunother. 2001; 24(4):287–293
[33] Robert C, Thomas L, Bondarenko I, et al. Ipilimumab plus dacarbazine for previously untreated metastatic melanoma. N Engl J Med. 2011; 364(26):2517–2526
[34] Hodi FS, Lee S, McDermott DF, et al. Ipilimumab plus sargramostim vs ipilimumab alone for treatment of metastatic melanoma: a randomized clinical trial. JAMA. 2014; 312(17):1744–1753
[35] Fecher LA, Agarwala SS, Hodi FS, Weber JS. Ipilimumab and its toxicities: a multidisciplinary approach. Oncologist. 2013; 18(6):733–743
[36] Freeman GJ, Long AJ, Iwai Y, et al. Engagement of the PD-1 immunoinhibitory receptor by a novel B7 family member leads to negative regulation of lymphocyte activation. J Exp Med. 2000; 192(7):1027–1034
[37] Hamid O, Robert C, Daud A, et al. Safety and tumor responses with lambrolizumab (anti-PD-1) in melanoma. N Engl J Med. 2013; 369(2):134–144
[38] Brahmer JR, Tykodi SS, Chow LQ, et al. Safety and activity of anti-PD-L1 antibody in patients with advanced cancer. N Engl J Med. 2012; 366(26):2455–2465
[39] Robert C, Long GV, Brady B, et al. Nivolumab in previously untreated melanoma without BRAF mutation. N Engl J Med. 2015; 372(4):320–330
[40] Wolchok JD, Kluger H, Callahan MK, et al. Nivolumab plus ipilimumab in

advanced melanoma. N Engl J Med. 2013; 369(2):122–133
[41] Senzer NN, Kaufman HL, Amatruda T, et al. Phase II clinical trial of a granulocyte-macrophage colony-stimulating factor-encoding, second-generation oncolytic herpesvirus in patients with unresectable metastatic melanoma. J Clin Oncol. 2009; 27(34):5763–5771
[42] Andtbacka RHI, Kaufman HL, Collichio F, et al. Talimogene laherparepvec induces durable responses in patients with advanced melanoma. J Clin Oncol 2015; 33(25):2780-2788
[43] Puzanov I, Milhem MM, Minor D, et al. Talimogene laherparepvec in combination with ipilimumab in previously untreated, unresectable stage IIIB-IV melanoma. J Clin Oncol 2016; 34(22):2619-2626
[44] Kirkwood JM, Strawderman MH, Ernstoff MS, Smith TJ, Borden EC, Blum RH. Interferon alfa-2b adjuvant therapy of high-risk resected cutaneous melanoma: the Eastern Cooperative Oncology Group Trial EST 1684. J Clin Oncol. 1996; 14(1):7–17
[45] Kirkwood JM, Ibrahim JG, Sondak VK, et al. High- and low-dose interferon alfa-2b in high-risk melanoma: first analysis of intergroup trial E1690/S9111/C9190. J Clin Oncol. 2000; 18(12):2444–2458
[46] Agarwala SS, Lee SJ, Yip W, et al. HYPERLINK "https://www.ncbi.nlm.nih.gov/pubmed/28135150" Phase III Randomized Study of 4 Weeks of High-Dose Interferon-α-2b in Stage T2bNO, T3a-bNO, T4a-bNO, and T1-4N1a-2a (microscopic) Melanoma: A Trial of the Eastern Cooperative Oncology Group-American College of Radiology Imaging Network Cancer Research Group (E1697). J Clin Oncol 2017; 35(8):885-892
[47] Eggermont AM, Suciu S, Testori A, et al. Long-term results of the randomized phase III trial EORTC 18991 of adjuvant therapy with pegylated interferon alfa-2b versus observation in resected stage III melanoma. J Clin Oncol. 2012; 30(31):3810–3818
[48] Lens MB, Dawes M. Interferon alfa therapy for malignant melanoma: a systematic review of randomized controlled trials. J Clin Oncol. 2002; 20 (7):1818–1825
[49] Verma S, Quirt I, McCready D, Bak K, Charette M, Iscoe N. Systematic review of systemic adjuvant therapy for patients at high risk for recurrent melanoma. Cancer. 2006; 106(7):1431–1442
[50] Mocellin S, Pasquali S, Rossi CR, Nitti D. Interferon alpha adjuvant therapy in patients with high-risk melanoma: a systematic review and meta-analysis. J Natl Cancer Inst. 2010; 102(7):493–501
[51] Eggermont AM, Chiarion-Seleni V, Grob JJ, et al. Ipilimumab versus placebo after complete resection of stage III melanoma: initial efficacy and safety results from the EORTC 18701 phase III trial. J Clin Oncol 2014;32(Suppl.). Abstract LBA9008
[52] National Cancer Institute, Ipilimumab or High-Dose Interferon Alfa-2b in Treating Patients With High-Risk Stage III-IV Melanoma That Has Been Removed by Surgery, Accessed June 16, 2017 http://clinicaltrials.gov/ct2/show/NCT01274338?term=ecog + 1609&rank=1
[53] National Cancer Institute, Ipilimumab With or Without High-Dose Recombinant Interferon Alfa-2b in Treating Patients With Stage III-IV Melanoma That Cannot Be Removed by Surgery, Accessed June 16, 2017 http://clinicaltrials.gov/ct2/show/NCT01708941?term=ecog + 3611&rank=1
[54] Jambusaria-Pahlajani A, Kanetsky PA, Karia PS, et al. Evaluation of AJCC tumor staging for cutaneous squamous cell carcinoma and a proposed alternative tumor staging system. JAMA Dermatol. 2013; 149(4):402–410
[55] Clayman GL, Lee JJ, Holsinger FC, et al. Mortality risk from squamous cell skin cancer. J Clin Oncol. 2005; 23(4):759–765
[56] Andruchow JL, Veness MJ, Morgan GJ, et al. Implications for clinical staging of metastatic cutaneous squamous carcinoma of the head and neck based on a multicenter study of treatment outcomes. Cancer. 2006; 106(5):1078–1083
[57] O'Brien CJ, McNeil EB, McMahon JD, Pathak I, Lauer CS, Jackson MA. Significance of clinical stage, extent of surgery, and pathologic findings in metastatic cutaneous squamous carcinoma of the parotid gland. Head Neck. 2002; 24(5):417–422
[58] Maubec E, Petrow P, Scheer-Senyarich I, et al. Phase II study of cetuximab as first-line single-drug therapy in patients with unresectable squamous cell carcinoma of the skin. J Clin Oncol. 2011; 29(25):3419–3426
[59] O'Bryan K, Sherman W, Niedt GW, et al. An evolving paradigm for the workup and management of high-risk cutaneous squamous cell carcinoma. J Am Acad Dermatol. 2013; 69(4):595–602.e1
[60] Kim S, Eleff M, Nicolaou N. Cetuximab as primary treatment for cutaneous squamous cell carcinoma to the neck. Head Neck. 2011; 33(2):286–288
[61] Sekulic A, Migden MR, Oro AE, et al. Efficacy and safety of vismodegib in advanced basal-cell carcinoma. N Engl J Med. 2012; 366(23):2171–2179
[62] Tang JY, Mackay-Wiggan JM, Aszterbaum M, et al. Inhibiting the hedgehog pathway in patients with the basal-cell nevus syndrome. N Engl J Med. 2012; 366(23):2180–2188
[63] Berger AC, Buell JF, Venzon D, Baker AR, Libutti SK. Management of symptomatic malignant melanoma of the gastrointestinal tract. Ann Surg Oncol. 1999; 6(2):155–160
[64] Gutman H, Hess KR, Kokotsakis JA, Ross MI, Guinee VF, Balch CM. Surgery for abdominal metastases of cutaneous melanoma. World J Surg. 2001; 25 (6):750–758
[65] Ollila DW, Essner R, Wanek LA, Morton DL. Surgical resection for melanoma metastatic to the gastrointestinal tract. Arch Surg. 1996; 131(9):975–979, 979–980
[66] Sanki A, Scolyer RA, Thompson JF. Surgery for melanoma metastases of the gastrointestinal tract: indications and results. Eur J Surg Oncol. 2009; 35 (3):313–319
[67] Neuman HB, Patel A, Hanlon C, Wolchok JD, Houghton AN, Coit DG. Stage-IV melanoma and pulmonary metastases: factors predictive of survival. Ann Surg Oncol. 2007; 14(10):2847–2853
[68] Wasif N, Bagaria SP, Ray P, Morton DL. Does metastasectomy improve survival in patients with Stage IV melanoma? A cancer registry analysis of outcomes. J Surg Oncol. 2011; 104(2):111–115
[69] Howard JH, Thompson JF, Mozzillo N, et al. Metastasectomy for distant metastatic melanoma: analysis of data from the first Multicenter Selective Lymphadenectomy Trial (MSLT-I). Ann Surg Oncol. 2012; 19(8):2547–2555
[70] Zacest AC, Besser M, Stevens G, Thompson JF, McCarthy WH, Culjak G. Surgical management of cerebral metastases from melanoma: outcome in 147 patients treated at a single institution over two decades. J Neurosurg. 2002; 96(3):552–558
[71] Mittendorf EA, Lim SJ, Schacherer CW, et al. Melanoma adrenal metastasis: natural history and surgical management. Am J Surg. 2008; 195(3):363–368, discussion 368–369
[72] Ryu SW, Saw R, Scolyer RA, Crawford M, Thompson JF, Sandroussi C. Liver resection for metastatic melanoma: equivalent survival for cutaneous and ocular primaries. J Surg Oncol. 2013; 108(2):129–135
[73] Kim B, Louie AC. Surgical resection following interleukin 2 therapy for metastatic renal cell carcinoma prolongs remission. Arch Surg. 1992; 127 (11):1343–1349
[74] Yang JC, Abad J, Sherry R. Treatment of oligometastases after successful immunotherapy. Semin Radiat Oncol. 2006; 16(2):131–135
[75] Beck KE, Blansfield JA, Tran KQ, et al. Enterocolitis in patients with cancer after antibody blockade of cytotoxic T-lymphocyte-associated antigen 4. J Clin Oncol. 2006; 24(15):2283–2289
[76] Heimann DM, Schwartzentruber DJ. Gastrointestinal perforations associated with interleukin-2 administration. J Immunother. 2004; 27(3):254–258
[77] Smith FO, Goff SL, Klapper JA, et al. Risk of bowel perforation in patients receiving interleukin-2 after therapy with anti-CTLA 4 monoclonal antibody. J Immunother. 2007; 30(1):130
[78] Chu EY, Wanat KA, Miller CJ, et al. Diverse cutaneous side effects associated with BRAF inhibitor therapy: a clinicopathologic study. J Am Acad Dermatol. 2012; 67(6):1265–1272
[79] Boussemart L, Routier E, Mateus C, et al. Prospective study of cutaneous side-effects associated with the BRAF inhibitor vemurafenib: a study of 42 patients. Ann Oncol. 2013; 24(6):1691–1697

第 9 章 面部皮肤癌切除后常见的重建技术

Neilendu Kundu, Brian R. Gastman

9.1 引言

皮肤癌的病理学特征具有多样性。皮肤癌是美国最常见的癌症，相关数据显示，20%的美国人在一生中至少会罹患一种皮肤癌[1,2]。官方统计数据表明，从2007 年到 2011 年，美国每年平均花费约 81 亿美元用于治疗皮肤癌[2]，而且这个数字在逐年攀升。

面部是皮肤癌最常见的发生部位，长期暴露于易感因素可能是主要原因。由于多种因素的作用，面部皮肤的缺损也是多种多样的。从医学角度来看，相比身体的其他部位，面部血管丰富，伤口一般会愈合得很好，感染率较低，通常只需要最简单的清创治疗即可。后面的讨论将提及，即便是二期愈合修复也会达到较为满意的美容效果。从社会科学的角度来看，面部对于日常交流及更加复杂的社会互动活动至关重要。因此，对面部病变缺损的重建是患者回归正常生活的关键。整形外科的一位鼻祖——Tagliacozzi 的名言对此表述得非常好："恢复、修复和重建大自然赋予的一切，虽无力使其完美到赏心悦目，却至少可以让备受折磨的他们精神振奋"[3]。

面部重建涉猎的专科较广，包括普外科、整形外科、皮肤科、眼科和耳鼻喉科等。为了有效地处理这些缺陷，需要大量的外科技术储备。这些技术包括一期闭合、皮片移植、局部皮瓣及游离皮瓣移植。本章描述了常见的重建技术，包括一些要避免的缺陷，但尚未涵盖全部的重建修复手段。

面部是人体最复杂的解剖结构之一。为了帮助外科医生更好地阐明重建区域，基于特定标志线和阴影，面部被划分为不同的美学单位。面部的主要美学亚单位包括前额、眼睑、面颊、鼻部、唇部、颏部和耳部[4]。这些亚单位随后又进一步细分，例如，鼻部又分为 9 个亚单位：鼻梁、成对的鼻侧壁、鼻尖、成对的软组织三角、成对的鼻翼和鼻小柱[5]。最理想的皮肤缺损重建原则是在每个美学单位内进行类似组织的覆盖。遵循亚单位的操作理念，瘢痕可以"隐藏"在自然阴影中，使得那些最初令人生畏的面部缺陷的患者获得相对美观及能够让人接受的外观。

9.2 前额

前额重建的经验表明，即使较大的缺损也可以获得较为满意的外观。此外，由于丰富的血运，应用二期愈合修复的缺损也可以获得令人满意的美容效果（图 9.1）。前额被细分为旁正中、外侧和侧颞部等亚单元，眉毛则作为它的移动性亚单位[6]。

动脉和静脉的血供是伴行的。动脉的血流是由成对的颞浅动脉额支（颈外动脉系统）以及滑车上动脉和眶上动脉（颈内动脉系统）这两个内外系统供应的。每支血运的供给都足够丰富，满足形成轴形皮瓣的必要条件。因此，可以灵活地设计多种旋转皮瓣和推进皮瓣。

前额的神经支配包括眶上神经和面神经的额支。眶上神经有两个分支，为前额提供感觉。深层的神经分支是从眶缘（侧向）延伸到颅骨的颞缝上方，沿颅骨（平行）移行到颞线，然后分支向内进入头皮。浅支也是从眶缘发出，但是在前面穿过额肌，为头皮提供感觉。以上这些神经的损伤会导致感觉异常和瘙痒。面神经的额支在额肌深部支配额肌，它提供了额肌的运动功能，体表走行定位是 Pitanguy 线，即耳屏前 0.5cm 和眉弓上眶外侧 1.5cm 处的连线[7]。

1~2cm 的额部小缺损可以一期闭合或者二期愈合修复，都可以达到良好的美容效果。这一概念已被用于鼻重建，即将前额皮瓣转移用于鼻部较大缺损的

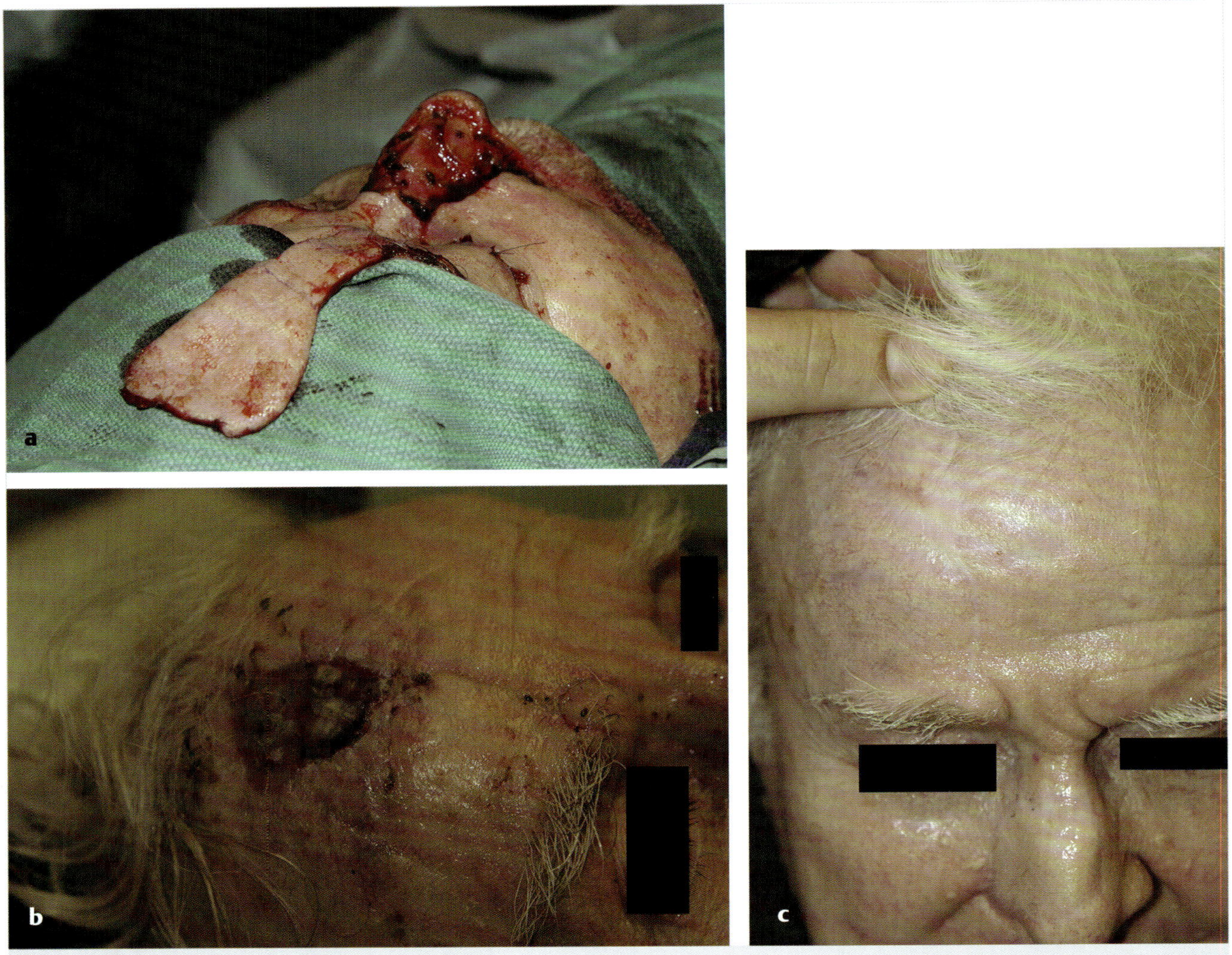

图 9.1 (a,b)前额旁正中皮瓣鼻再造后，创面的二期愈合是常见的。通常情况下，在前额使用这种方法可以获得易于接受的美容效果。(c)创面二期愈合的优势在于可以获得较满意的美容结果。

修复。额部皮瓣基于滑车上动脉系统的轴向血液供应，其优势为：供区可以生成肉芽组织并愈合。按照标准的伤口护理方法，确保清洁、潮湿的环境，愈合好的前额瘢痕外观是完全可以接受的。这种伤口开放的缺点是，可能需要长达 6 周的时间才能完全愈合。

前额中等大小的缺损（最大 3~4cm）可以一期闭合。由于具有血运丰富的优势，在这个区域较大创面可以实现一期闭合。而由于切口张力，身体其他部位的同样创面就可能发生坏死，但在额部通常可以愈合良好且没有并发症产生。

对于相对较大的（>6cm）前额缺损，采用推进皮瓣，将前额部松弛皮肤张力线（RSTL）区域的皮肤进行推进移动，可以达到理想效果。尽管全厚皮片移植也是极好的选择，但“H 形皮瓣”利用了前额侧方皮肤较为松弛并可移动的特征，可以在美学原则的基础上进行修复重建而不需要另外增加供区。在前瞻性病例系列研究中，根据有效的患者满意度调查表的结果，发现“H 形皮瓣”具有良好的美容效果[8]。该皮瓣是采用与 RSTL 平行的切口，并从每边基底去除小三角形以利于移动。去除小三角形和潜行分离额肌表面时，减少了损伤眶上神经的可能，可以无张力关闭创面，同时兼顾美容效果（图 9.2）。也可以利用前额皱纹处（由于额肌的自然运动而形成的）的多余皮肤来设计皮瓣，进一步达到美容的效果。

颞区的创面也可以利用前面所述的推进皮瓣进行修复。这个区域修复的关键是保持眉毛和颞区发际

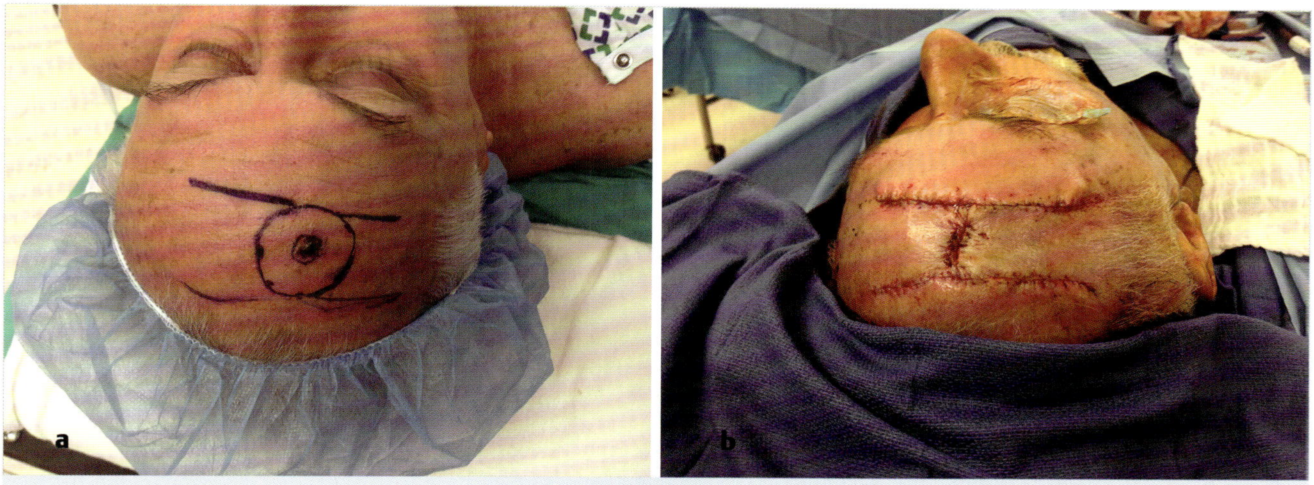

图 9.2　在局部麻醉下切除了直径为 2cm 的皮肤鳞状细胞癌，应用 H 形皮瓣修复了直径近 6cm 的皮肤组织缺损。

线的位置。局部皮瓣，包括将在本章节中后续详细讨论的颈面部皮瓣，可以避免潜在问题的发生。

9.3 面颊

面颊作为面部最大的美学区域，与面部的其他区域一起，最能反映面部的表情活动，从而影响着社交活动，它使面部浅表和内部组织结构结合为一个联合体。

面颊的轮廓形态是由面部的脂肪、下面的骨性结构和面部的支持韧带协同作用产生的。保持面颊的韧带对亚单位至关重要，因为它们可以保持框架结构，以获得较为年轻的容貌。随着年龄的增加，韧带变得越来越松弛，这可能形成脂肪的再分配，从而产生衰老的外观。其中一些支持韧带已在前面的章节进行了描述和分类。例如，颧骨的支持韧带被称为 McGregor 片段。这些是骨皮韧带，为覆盖颧骨的皮肤提供支撑。此外，面颊和唇上部交界处的韧带，形成了鼻唇沟[9]。面颊的解剖要熟悉面神经的知识，因为损伤面神经会导致患者容貌严重受损。只要解剖在浅表肌腱膜系统(SMAS)的浅层，就可以维持一个对于神经相对安全的平面，从而避免并发症。

面颊部接受颈外动脉系统的血液供应，绝大部分来自面动脉分支。有小部分的血供来自面横动脉，它是颞浅动脉的一个分支。静脉回流与动脉伴行，类似前额的血供系统。

面颊的神经支配取决于位置。从角膜外侧边缘垂线到第二前磨牙的内侧面区域是由眶下神经(三叉神经的二级分支)支配的。该神经还支配下眼睑、上唇和鼻前庭的感觉。耳大神经的前支为耳屏至角膜外侧缘的外侧皮肤提供感觉。

几种不同的面颊分类系统，可将面颊分为不同的美学亚单位。一种是把面颊分为 8 个独立的美学亚单位：眶缘下区、鼻唇沟、颊唇皱褶、下颌区唇部皱褶、下颌下缘、耳前皱褶、外眦到耳轮脚连线的延伸区域[9]。Roth 等人将面颊分成 3 个重叠的美学区域：1 区 (眼眶下区)、2 区(耳前区)和 3 区(下颌颊区)[10]，并且基于这些区域，描述了面颊的重建算法。图 9.3 展示了遵循作者观点的流程图[11]。许多面颊的缺损——包括大部分的 Mohs 缺损也可以一期闭合。在 Mohs 缺损的两端，椭圆形切除或在缺损两侧形成简单的 Burow 三角形，在 RSTL 的平面上分离，这样可以无张力一期闭合，从而获得最佳的美容效果。这种方法尤其适用于老年患者，因为其皮肤比较松弛，可以避免术后睑外翻和口角移位的发生。

鼻、唇或颊部小缺损的修复方法包括新月形推进皮瓣、双叶或 V-Y 推进皮瓣及鼻唇沟皮瓣。

对于那些>3~4cm 较大缺损的患者，有几种可行的重建方法。皮肤组织扩张是一种较好的选择，虽然它需要数周甚至数月的时间来进行“痛苦”的皮肤扩张，直到扩张到满意的程度为止，但是可以取得良好的效果。不过，定制颊部扩张器也增加了额外的治疗

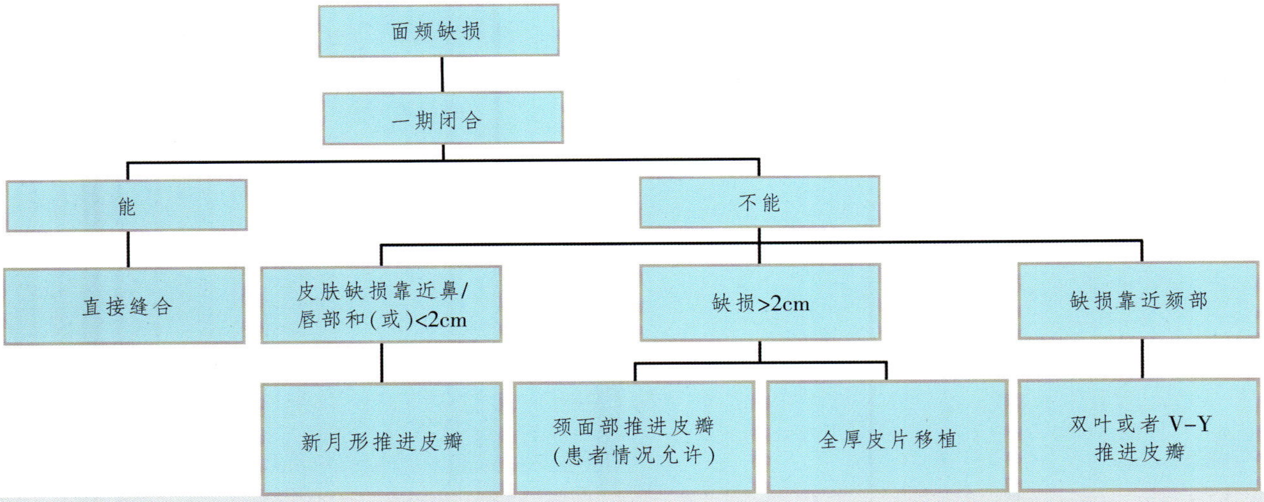

图 9.3 易于遵循的面颊重建流程。(Reproduced with permission from Rapstine et al.[11])

费用。全厚皮片移植适用于有多种共存疾病的老年患者,可以选择耳前或耳后区域、锁骨上区的皮肤作为供区。皮肤移植因为有色差而不能作为首选方法,且植皮后的皮片挛缩可能会引起一定的不良后果。Mustarde 最早描述了下眼睑的修复重建,应用颈面部推进皮瓣能够覆盖大面积皮肤缺损, 而且组织的颜色、纹理和轮廓都很匹配[12]。Austen 等人报道了 32 例连续的颈面部推进皮瓣,这些皮瓣无主要并发症的发生,并有令人满意的美容效果[13]。此外,解剖剥离可在颈部下方到三角胸肌间沟的水平上施行,以拉拢额外的组织进行无张力修复。这对于较大而且靠近内眦的创伤具有更重要的意义,这种情况下,伤口的过度张力会导致外翻(图 9.4)。重建计划的一个重要方面是在颈面部和反向颈面部推进皮瓣之间进行选择[14]。这两种皮瓣的不同之处在于旋转的方向性。颈面部皮瓣旋转的方向是侧面颊和颈部皮肤朝向鼻子。反向颈面部皮瓣是下面部向头颅方向旋转皮肤。在瞳孔线内侧缺损的情况下使用反向皮瓣(图 9.5)。

标记颈面部皮瓣选择需要类似面部除皱术的耳前切口,可以延伸到耳后和下方的三角沟。切口上缘设计应高于外眦的水平, 因为这是最大张力的点,如果标记在外眦以下,可能发生睑外翻。切口可以向缺损的内侧延伸。在 SMAS 之上掀起皮瓣,可以潜行分离至颈部的皮下,将颈部皮肤向上拉拢。局部会产生一个大的立锥体组织(或称“狗耳状”组织),可以在内侧进行切除,这样就可以适当地铺平皮瓣。然而,在切除时,注意不要损坏皮瓣蒂部血运。如果有影响的话,就先保留“狗耳状”组织,几周后复诊再做切除修整。由于皮瓣很大,通常留置引流管,待 24 小时内的量小于 30mL 后再拔除。

9.4 眼睑

眼睑可以说是面部最复杂的亚单位。修复重建时要充分考虑到肌肉和菲薄的皮肤组织之间错综复杂的相互关系。眼睑皮肤是身体上最薄的皮肤组织,眼睑具有保护、润滑和清洁眼睛的重要功能[15,16]。重建的基本原则包括维持眼睛保护的上述关键功能,以及维持眼睛活动性, 使用类似组织来替换软组织中的缺陷,同时保持美学外观。局部皮瓣和皮片移植是整形外科医生主要采用的方法(图 9.6)。然而,由于问题的复杂性超出了本章的范围,我们将暂不讨论具体的眼睑重建技术。

9.5 唇部

唇部在感觉、面部表情、口腔控制(包括肌肉的完整性)和发声方面发挥着重要的功能作用,也是面下部的焦点。嘴唇整合了由皮肤、肌肉和黏膜组成的一些美学单位。从重建的角度来看,这是特别具有挑战性的,因为很难利用远位皮瓣来取得相同质量、颜色和质地的组织[17]。唇部修复需要精确,因为即便唇珠

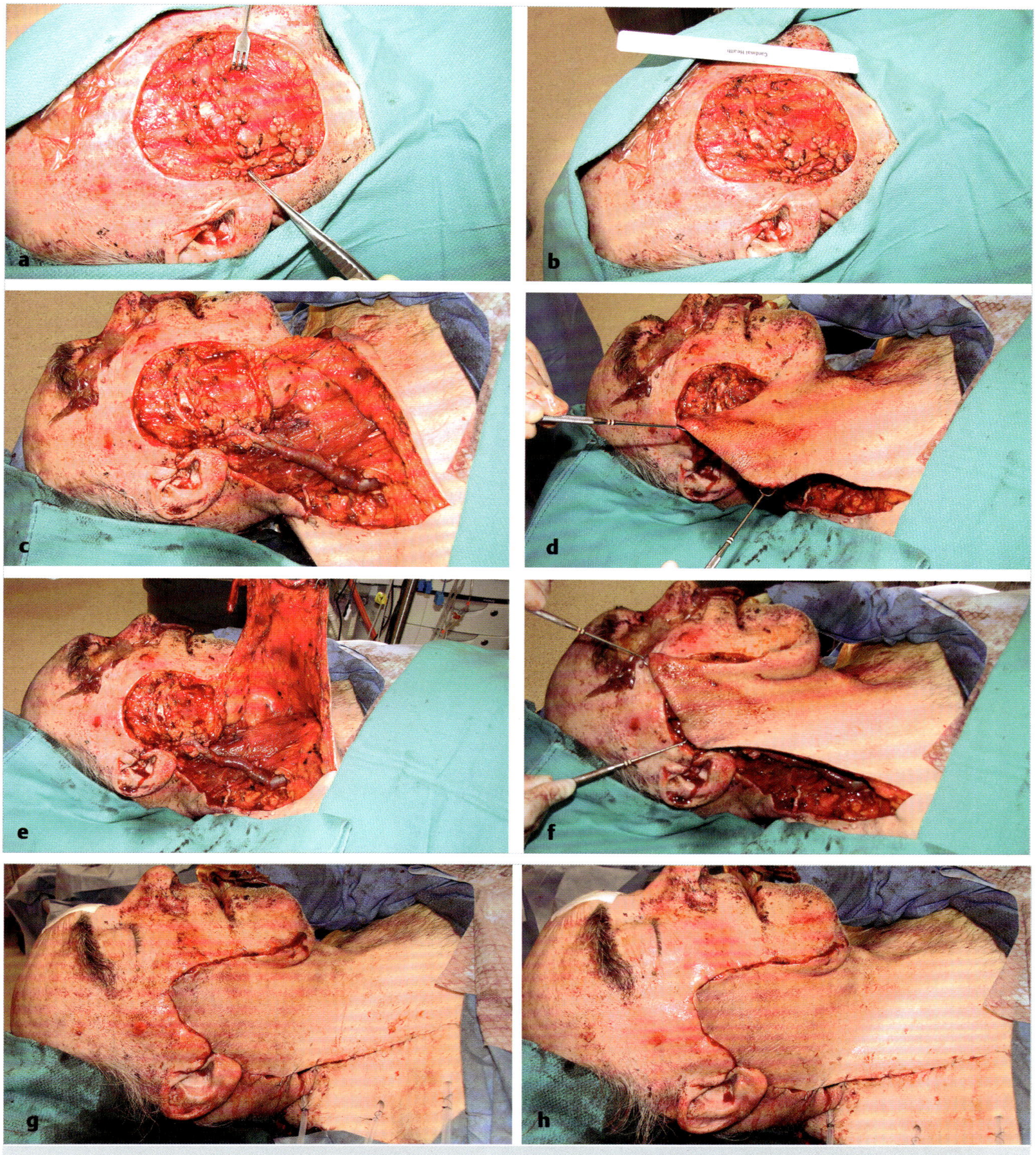

图 9.4　应用颈面部皮瓣修复 8cm×8cm 的面颊缺损。(待续)

的移位在 1mm 水平上，也会导致明显的瘢痕，这在两个人谈话的距离上就可以观察到[18]。

唇部被分成两个美学单位：上唇和下唇。上唇有两个单位：外侧和内侧(或人中)。下唇是一个整体的美学单位。外部的界标是联合部、唇弓、人中嵴、唇珠、白唇线和红唇线。此外，还有 4 个关键组件。它们是皮肤和皮下组织、肌肉(口轮匝肌)、黏膜和唇红缘。从横截面的角度看，神经支配[颏神经和眶下神经作为唇

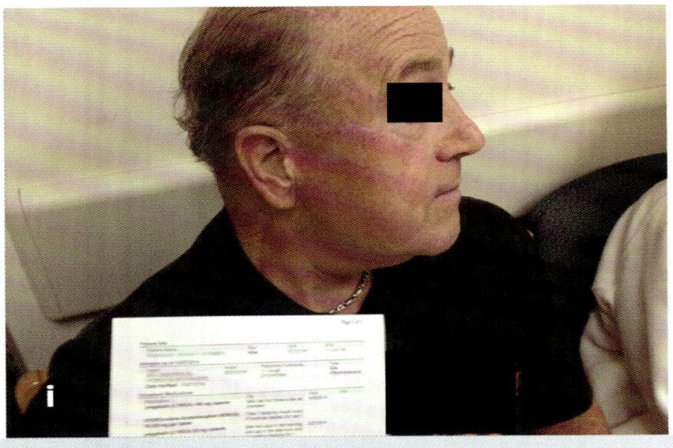

图 9.4（续）

部的感觉神经，眶下神经（上唇）和颏神经（下唇）作为唇部的运动神经]和血管供应（面动脉的唇动脉分支）都位于肌肉和黏膜之间。红唇是白唇内侧的可见部分，具有独特的光反射特征[19]。嘴唇重建的关键标志之一是保持唇红缘清晰的边界。

全唇缺损再造的原则可依据“三步法”[20]，本章将略过该内容。关于带神经的游离皮瓣修复，很多年前提出的前臂桡侧携带掌长肌游离皮瓣已被视为标准的修复重建方法[21,22]。如果唇部缺损少于总体的 1/3，可以在楔形切除后行一期闭合。要获得理想的结果，需

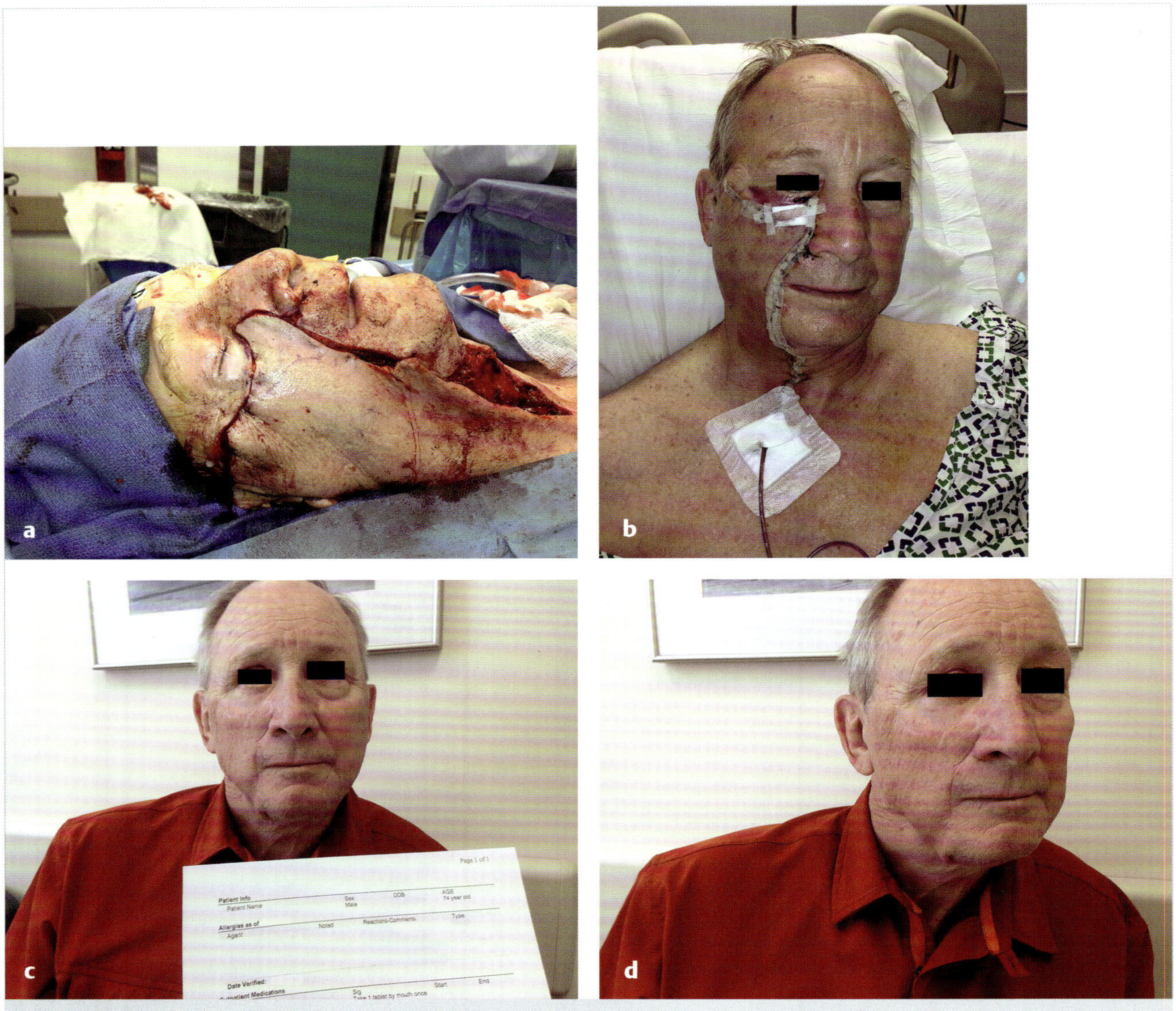

图 9.5　应用反向颈面部皮瓣修复位于瞳孔中线内侧较大的皮肤缺损。

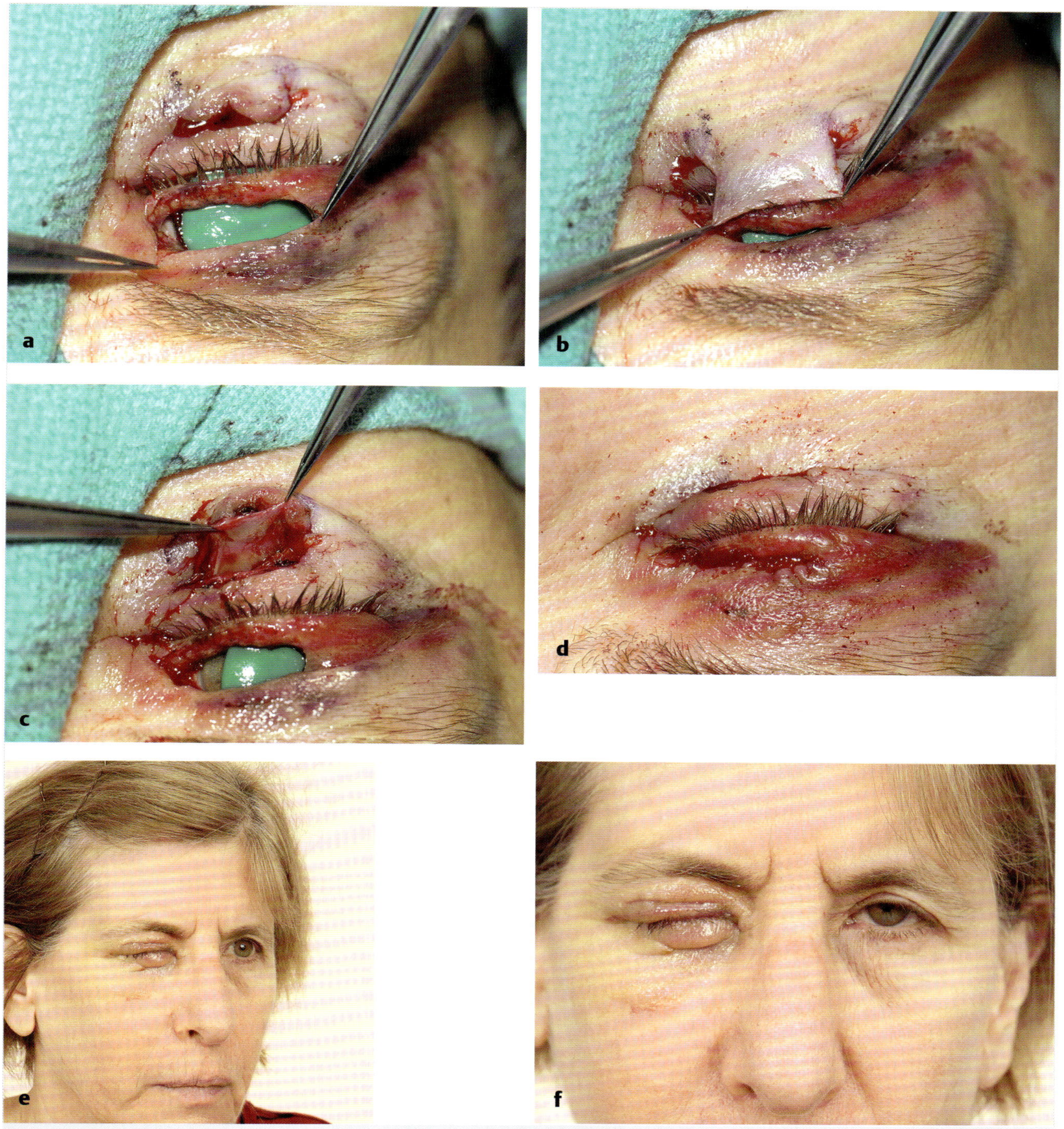

图 9.6　用于上眼睑重建的 Cutler-Beard 皮瓣。(Subparts i and j reprinted with permission from CCF.)(待续)

要确保组织的精确近似性,包括唇红缘(图 9.7)。

如果唇部缺损为总体的 1/3~1/2，可以应用分期的 Abbe 唇部交叉皮瓣[23](图 9.8)。在施行 Abbe 皮瓣之前,需要告知患者术后会有感觉的缺失。在设计皮瓣时,宽度应为缺损区域宽度的 1/2,以便确保可以直接拉拢缝合供区的皮肤。皮瓣以全层方式通过黏膜进行,蒂部旋转近 180°。患者在断蒂术前(3 周内)需要肠外营养及流质饮食。通过皮瓣蒂部的按压实验可以评估移植的组织是否已经成活。

若缺损位于唇联合区,小于上唇或下唇总宽度 1/2,

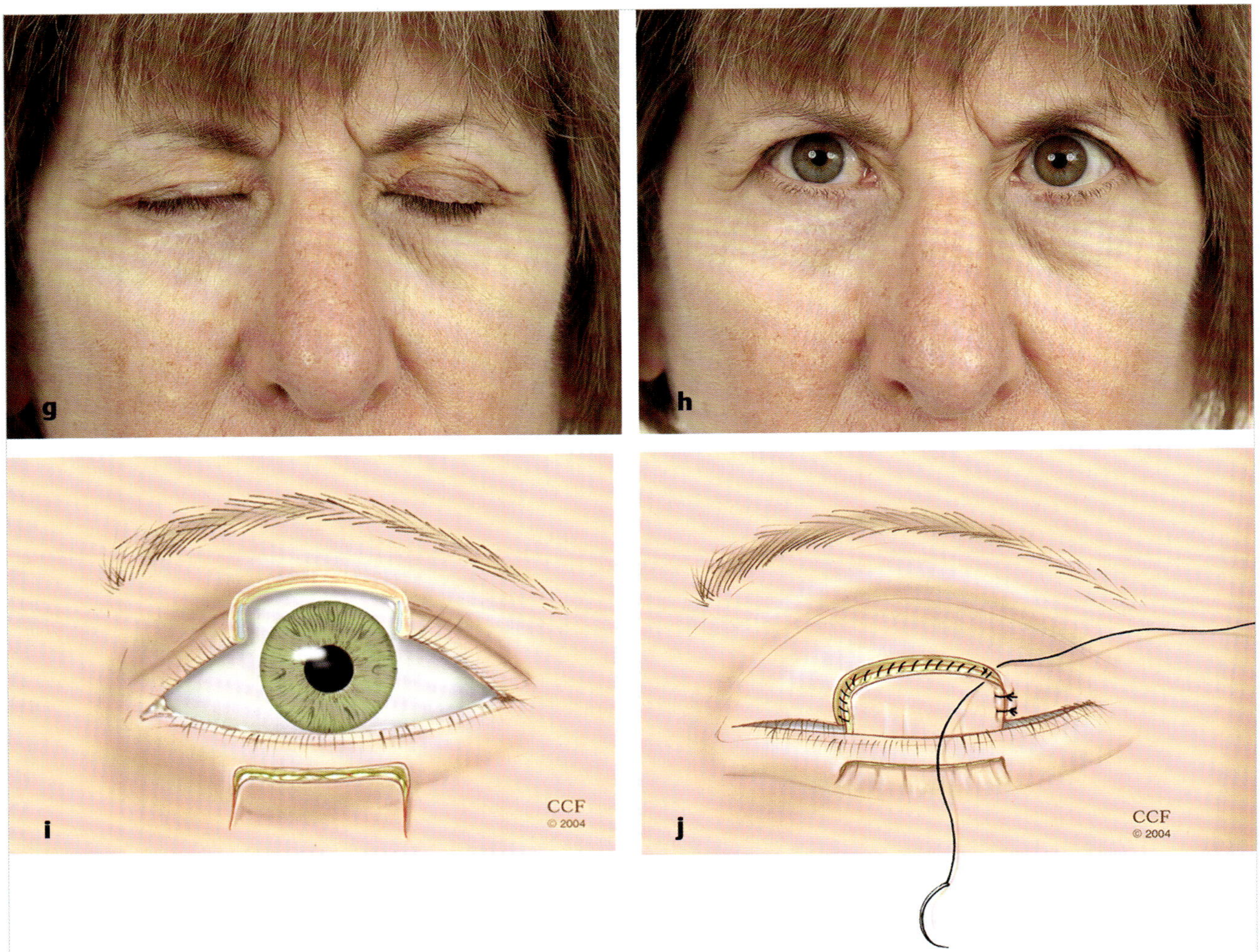

图 9.6（续）

可以应用 Estlander 皮瓣修复[24]。但是该皮瓣也像 Abbe 皮瓣一样是没有感觉的，而且存在口角形态改变的困扰（图 9.9）。往往需要二次口角成形术。类似 Abbe 皮瓣，供区皮瓣需要设计全层唇部，转移的面积为缺损面积的 1/3~1/2。

累及唇部中央部分 1/3~2/3 的缺损可以用 Karapandzic 皮瓣重建[25]（图 9.10）。虽然利用 Karapandzic 皮瓣修复较大的缺损可能导致小口畸形，但是皮瓣仍是理想的，因为可以一期完成，同时可保留口腔括约肌、口角和人中的功能。另外，与 Estlander 皮瓣和 Abbe 皮瓣不同，该皮瓣可以保留感觉。该皮瓣的标记要求曲线切口的宽度保持在最小值，即缺损垂直部分的高度。这样就可以适当地旋转口周皮瓣，以便在没有实质张力的情况下接近缺损，同时允许闭合曲线切口。

9.6 鼻部

鼻部占据了面部最重要的位置，从笛卡儿坐标系的角度来看，它占据了坐标轴（0，0）的位置。鼻部的改变和变化会导致较差的美容效果。更严重的是，如果累及更深的结构，还会导致呼吸困难。如前文所述，鼻部被细分为 9 个美学亚单位：鼻背、成对的鼻侧壁、鼻尖、成对的软组织三角区、成对的鼻翼和鼻小柱[5]。鼻部亚单位重建的关键点是：如果一个亚单位大部分缺失，就需要替换整个亚单位。虽然看起来有悖常理，但这样做可能导致创面变大。Menick 一直强调的原则是将切口隐藏在鼻子自然轮廓阴影内，从而使瘢痕不容易被注意到[26]。

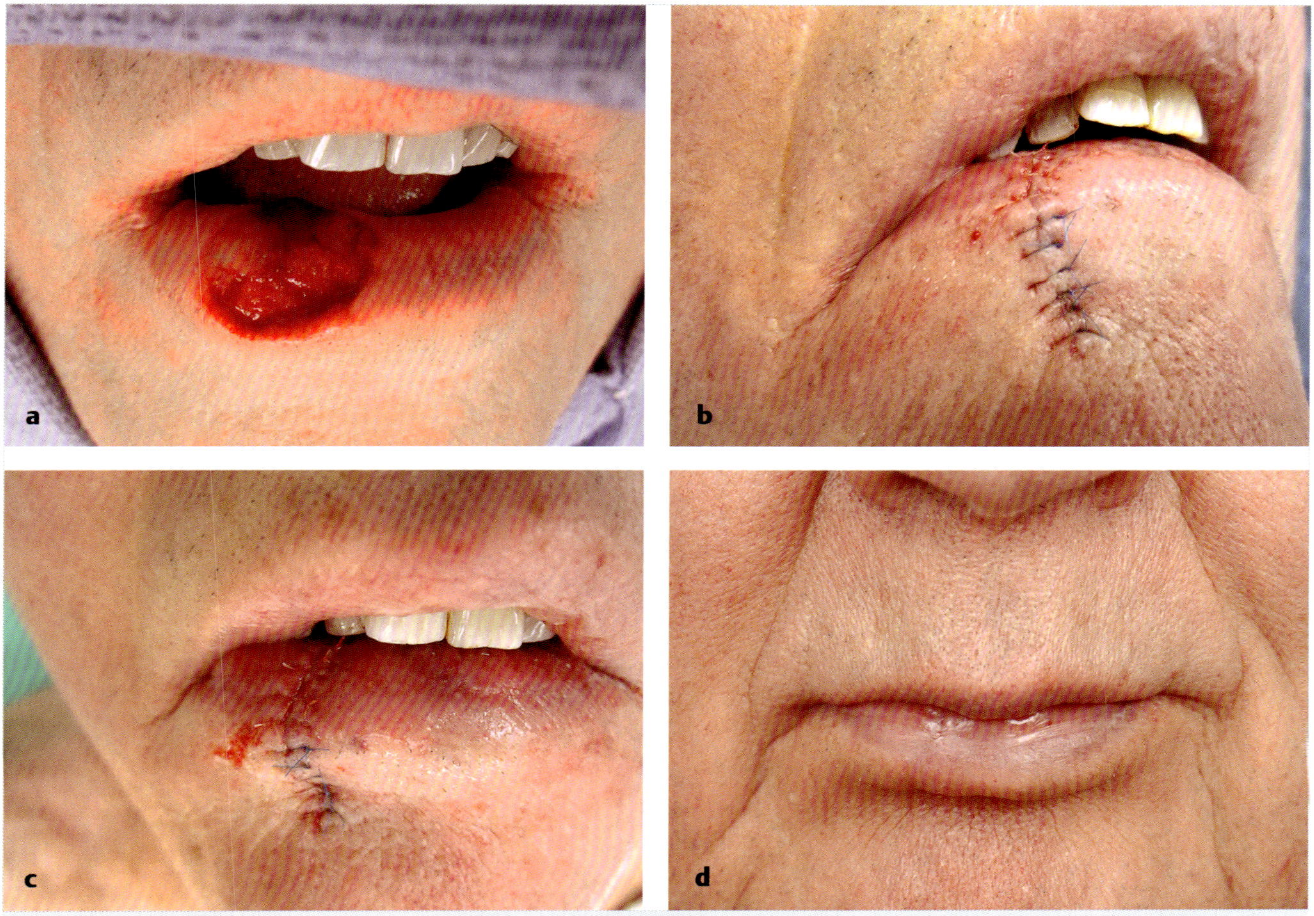

图 9.7　唇部推进皮瓣可获得良好的美学效果。精确的唇红缘对位是修复的最关键步骤。

鼻部皮肤的厚度和性质差异性较大，从鼻根部到鼻尖，皮肤逐渐变厚，皮脂腺增多，皮肤移动度变小。男性与女性之间也差异较大——男性的更平滑且皮肤更厚。这些因素都会明显影响重建方法的选择。缺损的深度也是重建方法所考虑的重要因素。对于大部分的皮肤恶性肿瘤，缺损局限于皮肤和皮下组织的全层厚度。然而，在某些情况下，更深的结构（如软骨），必要时也需要去除。在讨论鼻部皮肤恶性肿瘤时，这些缺损往往不在我们所讨论的范围内。因此，对于累及软骨和黏膜重建的创伤，我们将不做深入的讨论。

虽然鼻部皮肤再造主要采用局部皮瓣，但全层皮片移植（FTSG）是时效性更高的重建方式，适用于有多种共存疾病的患者。FTSG 的一个主要优点是能够修复几乎任何大小的鼻缺损。常见的色差接近的供区部位是耳前或耳后皮肤以及锁骨上皮肤。如果上述部位有大量的光化损伤或陈旧瘢痕，还可以使用其他部位的皮肤，包括手臂内侧和腹股沟。鼻部缺损比较浅表且小于一个美学亚单位的话，修复的效果就非常理想。浅表的创面血运丰富，植皮成活率通常较高。此外，鼻子的侧面天生就很薄，适宜皮片移植。这里有一个重要的特征，就是不同个体鼻部皮肤厚度差异很大。植皮用来修复鼻部可以作为一个广泛的经验法则。通常情况下，因为鼻尖部皮肤比较厚，皮片移植物可能无法提供像局部皮瓣那样的理想结果。由于色差较小及纹理和鼻部皮肤相匹配，FTSG 可以代替中厚皮片移植（STSG）。FTSG 的主要的缺点是供区需要修复，以及与 STSG 相比，其移植成活率较低。此外，鼻孔附近的皮肤移植可能由于鼻孔挛缩而导致上翘，因此，鼻孔附近的创面通常采用皮瓣修复重建。

1cm 以内的小缺损可以一期闭合，但是在横向或垂直方向上达到 1.5cm 的创面经常使用双叶皮瓣来闭合[27]。双叶皮瓣是在一个旋转点上序贯旋转的两个

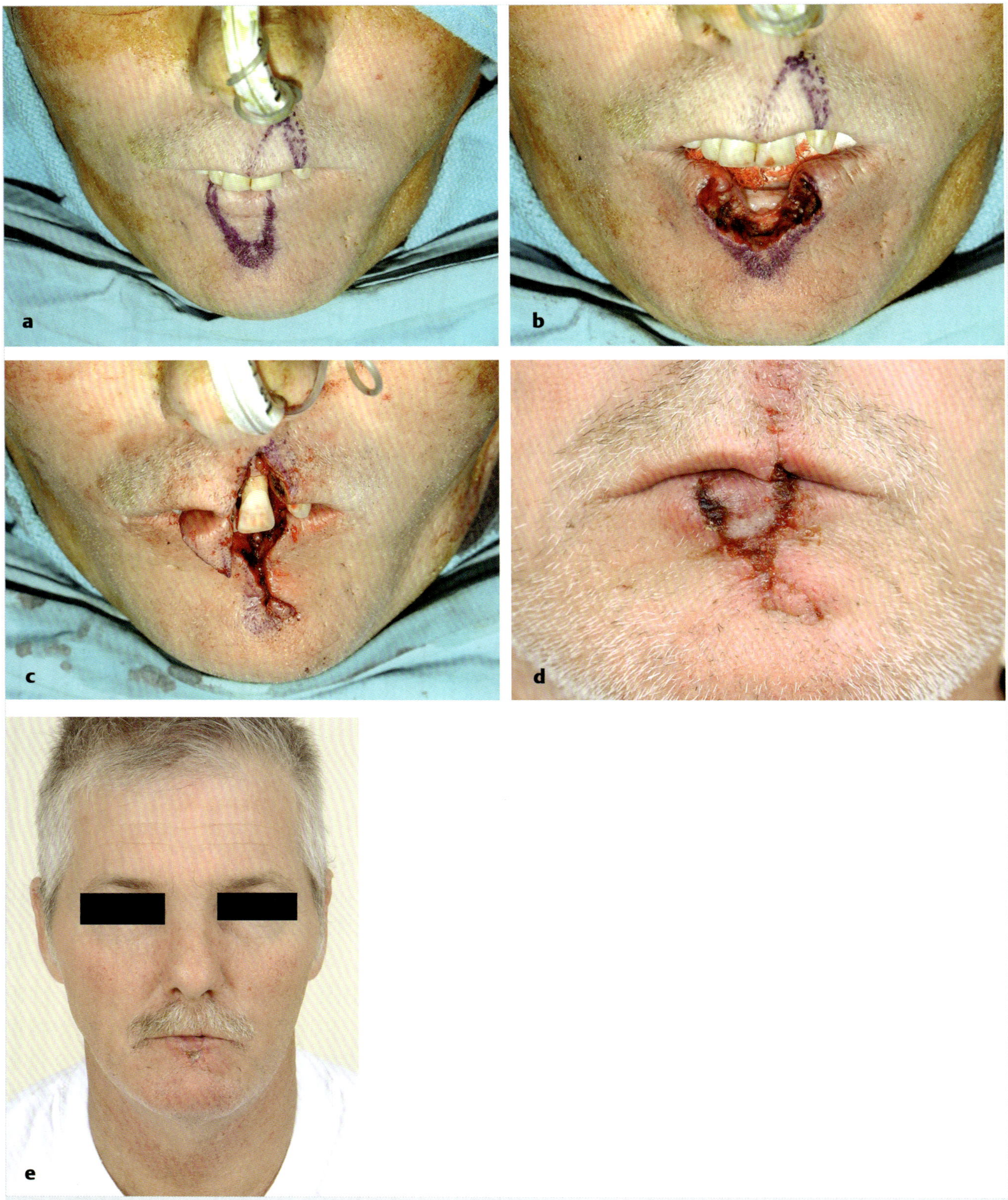

图 9.8 唇部 Abbe 分期交叉皮瓣可用于修复单侧唇部 1/3~1/2 的缺损。

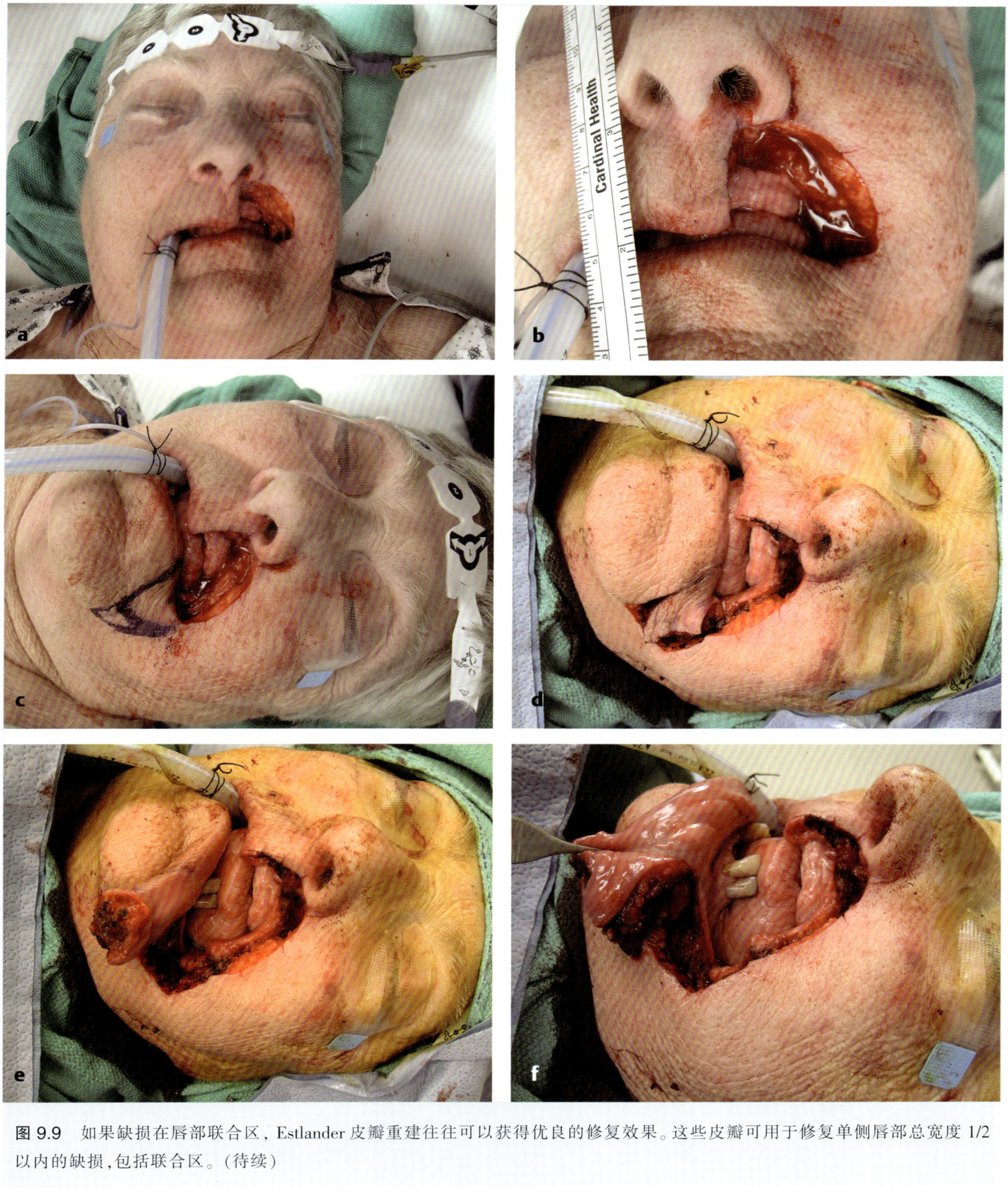

图 9.9 如果缺损在唇部联合区，Estlander 皮瓣重建往往可以获得优良的修复效果。这些皮瓣可用于修复单侧唇部总宽度 1/2 以内的缺损，包括联合区。(待续)

邻近皮瓣[28]。皮瓣的第一叶旋转到缺损处，第二叶旋转到由第一叶移动产生的继发性缺损上。第二叶的缺损一期闭合(图 9.11)。手术关键点在于设计和规划。首先沿着创面的纵轴画一条垂线。第一叶与伤口相邻并设计成略小于缺损，第二叶与第一叶大约为 45°，而第一叶与缺损区域纵轴成 45°角，这些皮瓣最好设计

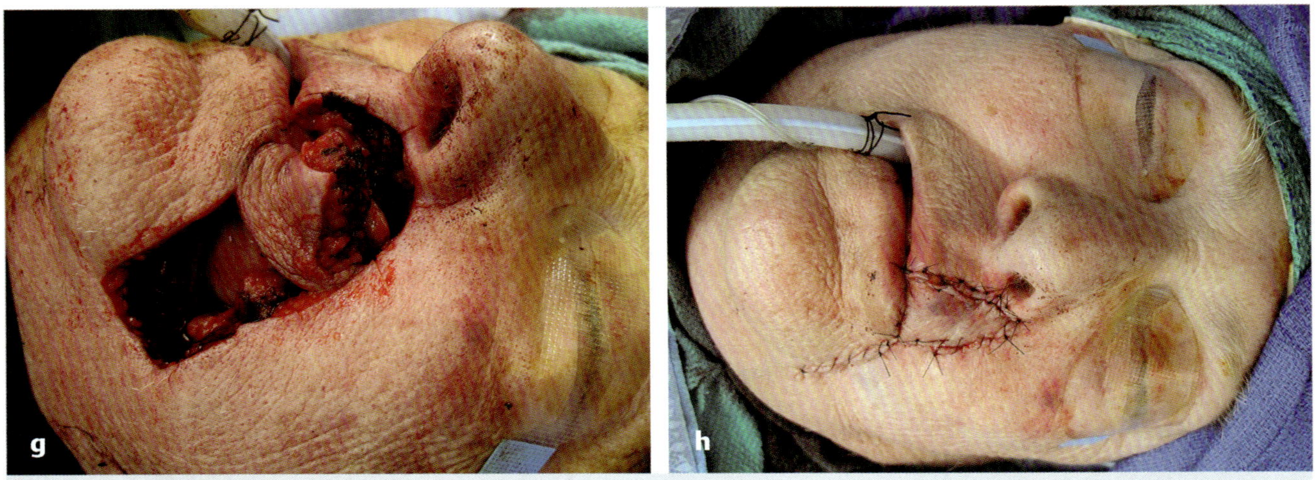

图 9.9(续)

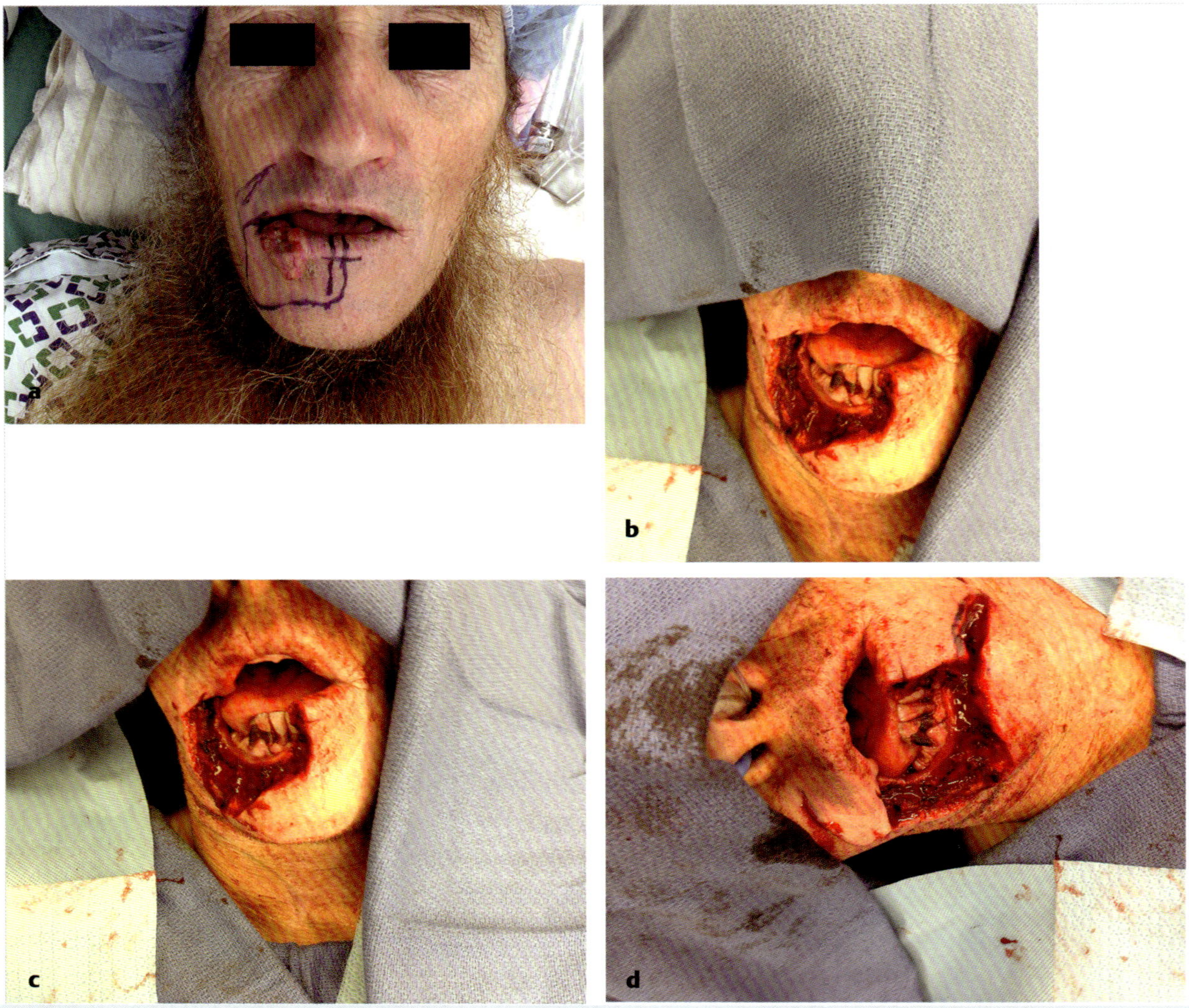

图 9.10 用 Karapandzic 皮瓣重建修复大型中央唇部缺损。然而，由于后期患者可能出现小口畸形，所以需要进行反复训练。(待续)

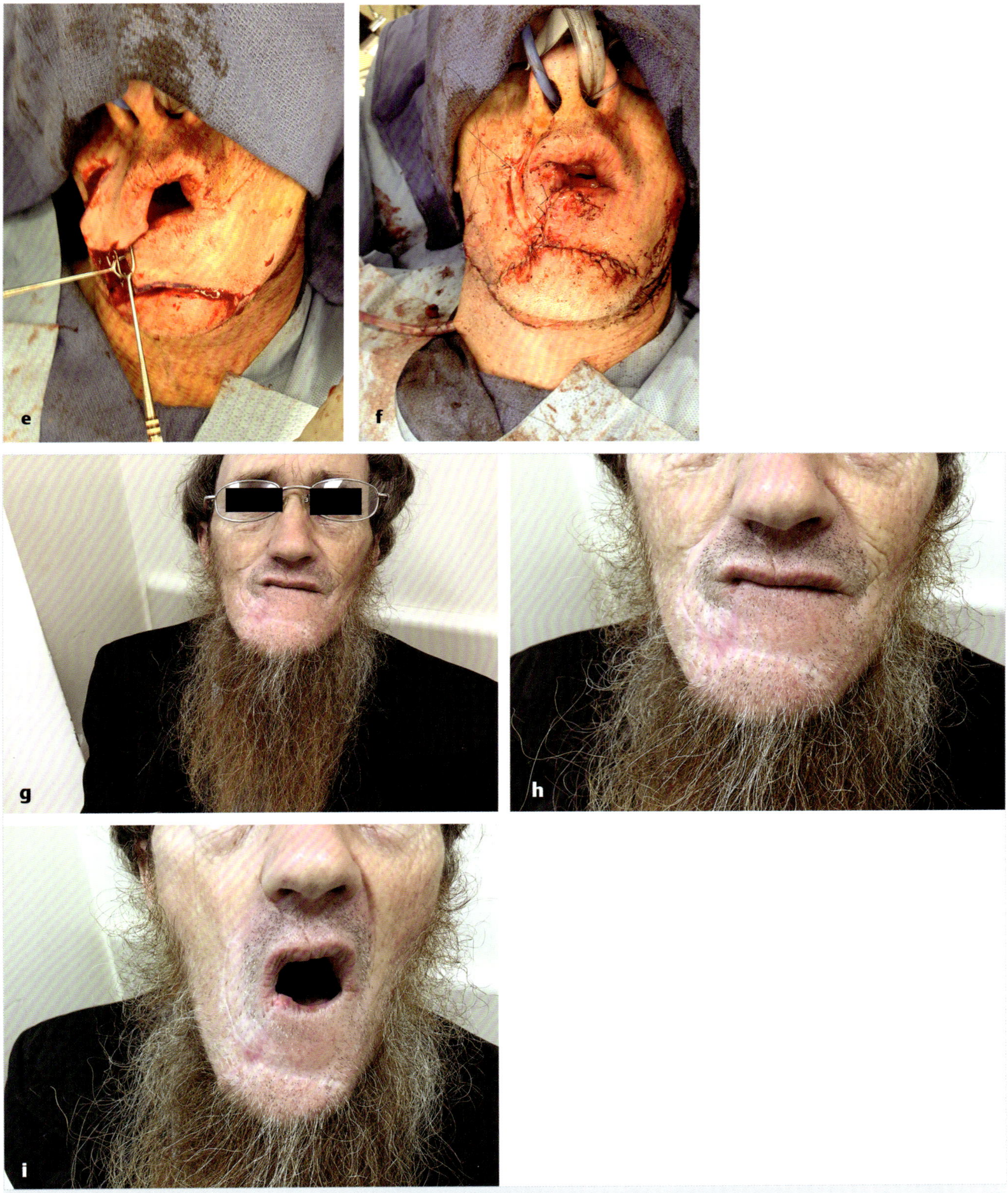

图 9.10(续)

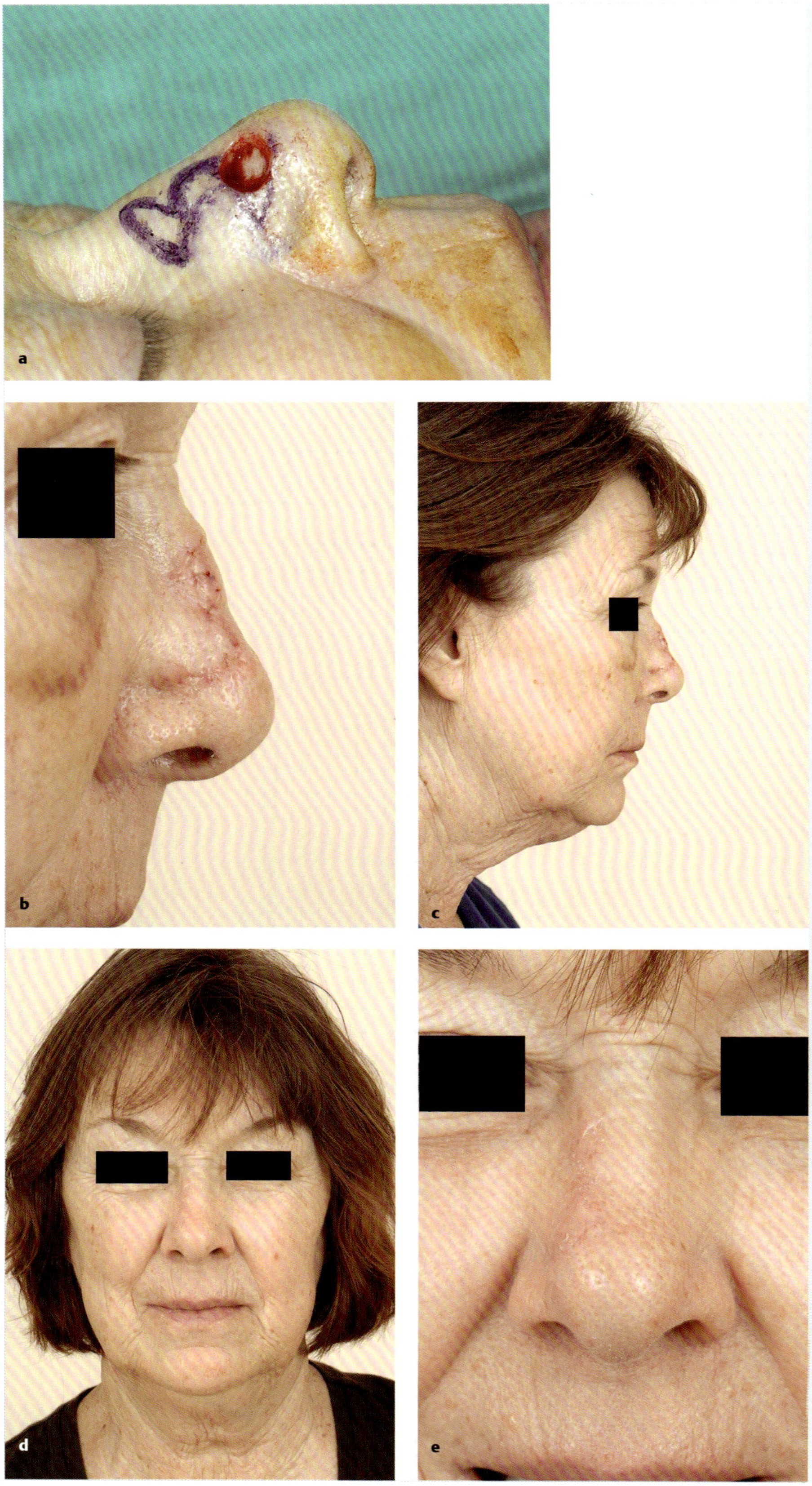

图 9.11　应用双叶皮瓣修复鼻背长达 1.5cm 的创面。

在鼻侧壁或鼻背上部。Zitelli 最早提出每叶皮瓣的旋转角度不应该>50°。另外，缺损和旋转点之间的三角隆起应在旋转之前切除[27]。皮瓣掀起是在筋膜平面实施。医生需要准确充分地剥离，该剥离也可能超过设计范围，使皮瓣在没有张力的情况下充分旋转。第一叶皮瓣旋转到位闭合缺损，然后第二叶皮瓣紧接着旋转。用 6–0 单丝缝线间断缝合伤口。

对于 1.5~2.5cm 大小的缺损，鼻背皮瓣可以应用眉间多余皮肤来修复鼻尖、鼻背侧和鼻侧壁的缺损(图 9.12)。它是基于角动脉的横向和向上分支来供血。这种皮瓣适用于老年患者，因为它能最大限度地利用皮肤的松弛度[29]。像双叶皮瓣一样，剥离平面在鼻背筋膜之上。去除转接处的多余三角皮肤，掀起皮瓣，以宽广的蒂部旋转皮瓣到位。该皮瓣常见的缺点是会导致鼻尖抬高或旋转和患侧鼻翼的抬高。

鼻翼是鼻重建的关键结构，因为可以很容易看到凹口。这一点可以使用鼻唇沟的推进皮瓣来避免。此外，鼻尖的 1/3(这是皮肤恶性肿瘤最高发的区域)也可以完全由该皮瓣重建，但鼻翼支撑可能需要额外的软骨移植[30]。鼻唇沟皮瓣的设计是多种多样的，它可以根据面部动脉的分支来进行上方蒂或下方蒂的皮瓣设计。如果放在鼻唇沟皱褶内，供区可以获得理想的美容效果(图 9.13 和图 9.14)。应用该皮瓣进行重建的关键原则是确保缝合部分在口角外侧水平面以上。

鼻部大的缺损，包括鼻部周围的全鼻软组织重建，可以使用前额旁正中皮瓣(图 9.15)。在整形外科，这个皮瓣非常有名，在论著中它的历史可以追溯到公元前 700 年，古印度时期的 *Sushruta Samita*[31]。这个皮瓣是以滑车上血管为基础，滑车上血管起自颈内动脉系统的眼动脉分支。根据缺损制作一个模板，它被放

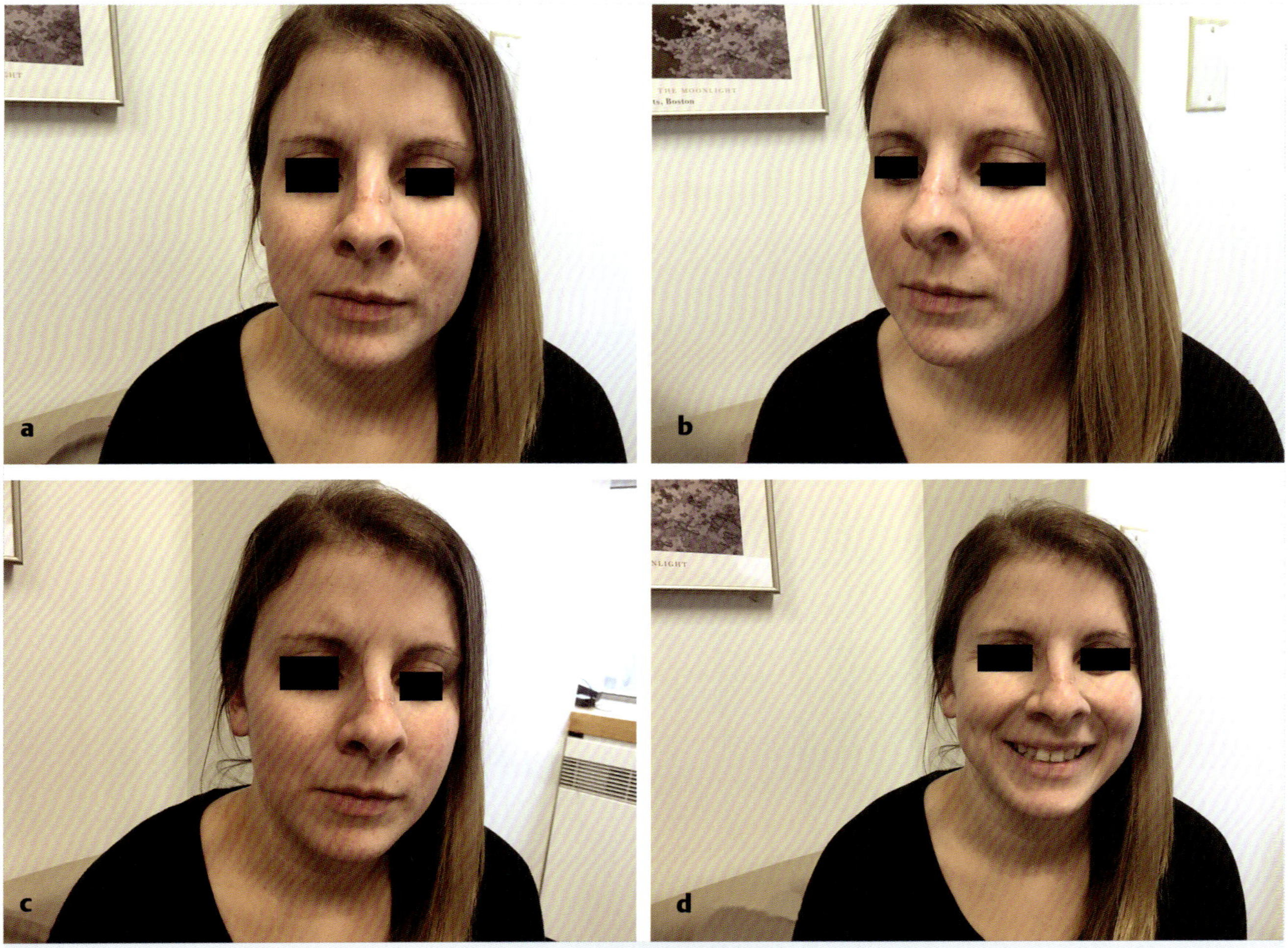

图 9.12　鼻背皮瓣针对适当的缺损可以达到良好的美学效果。如图为早期随访患者的多角度照片。

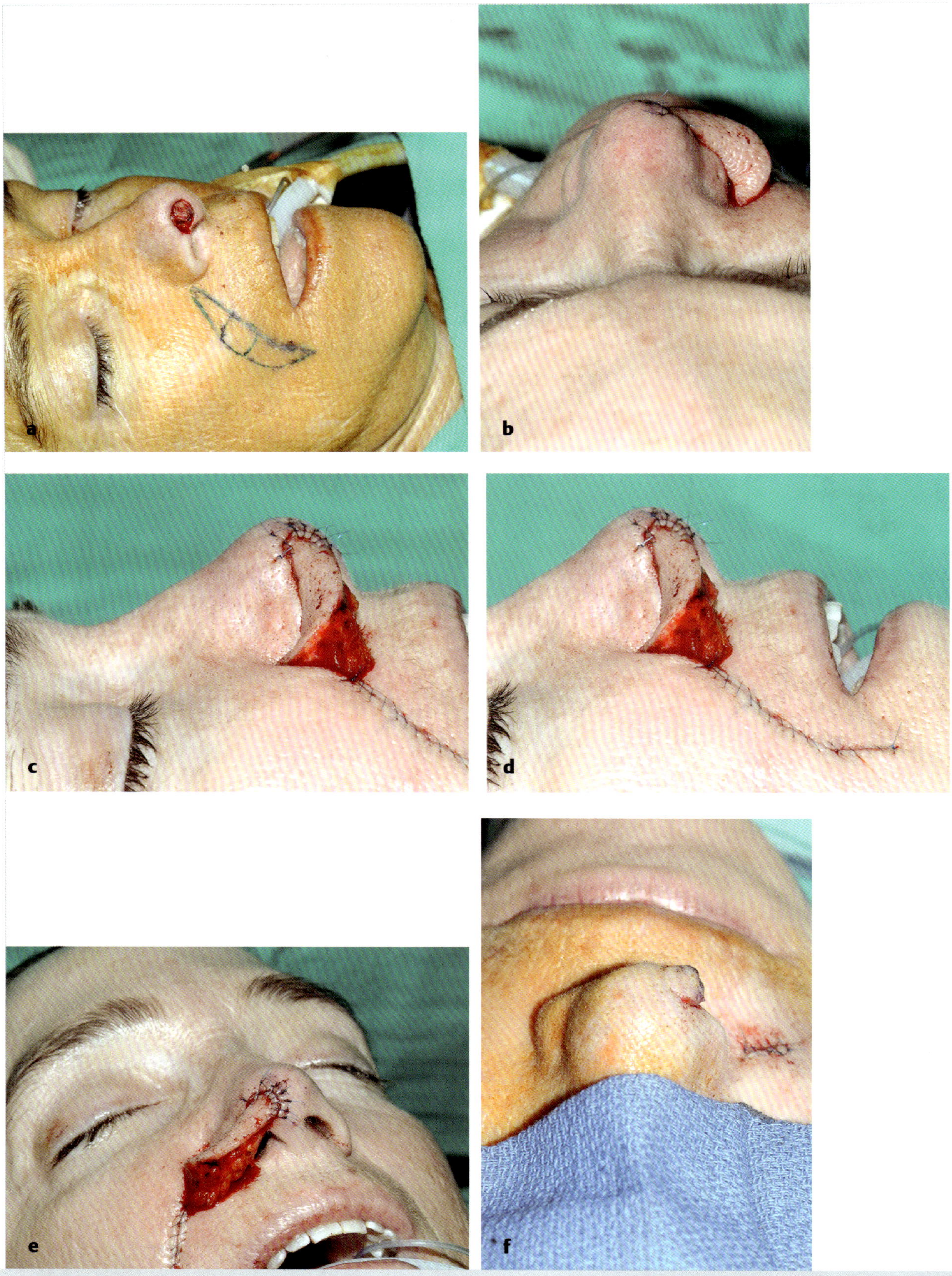

图 9.13 应用鼻唇沟皮瓣修复鼻缺损，瘢痕很隐蔽。（待续）

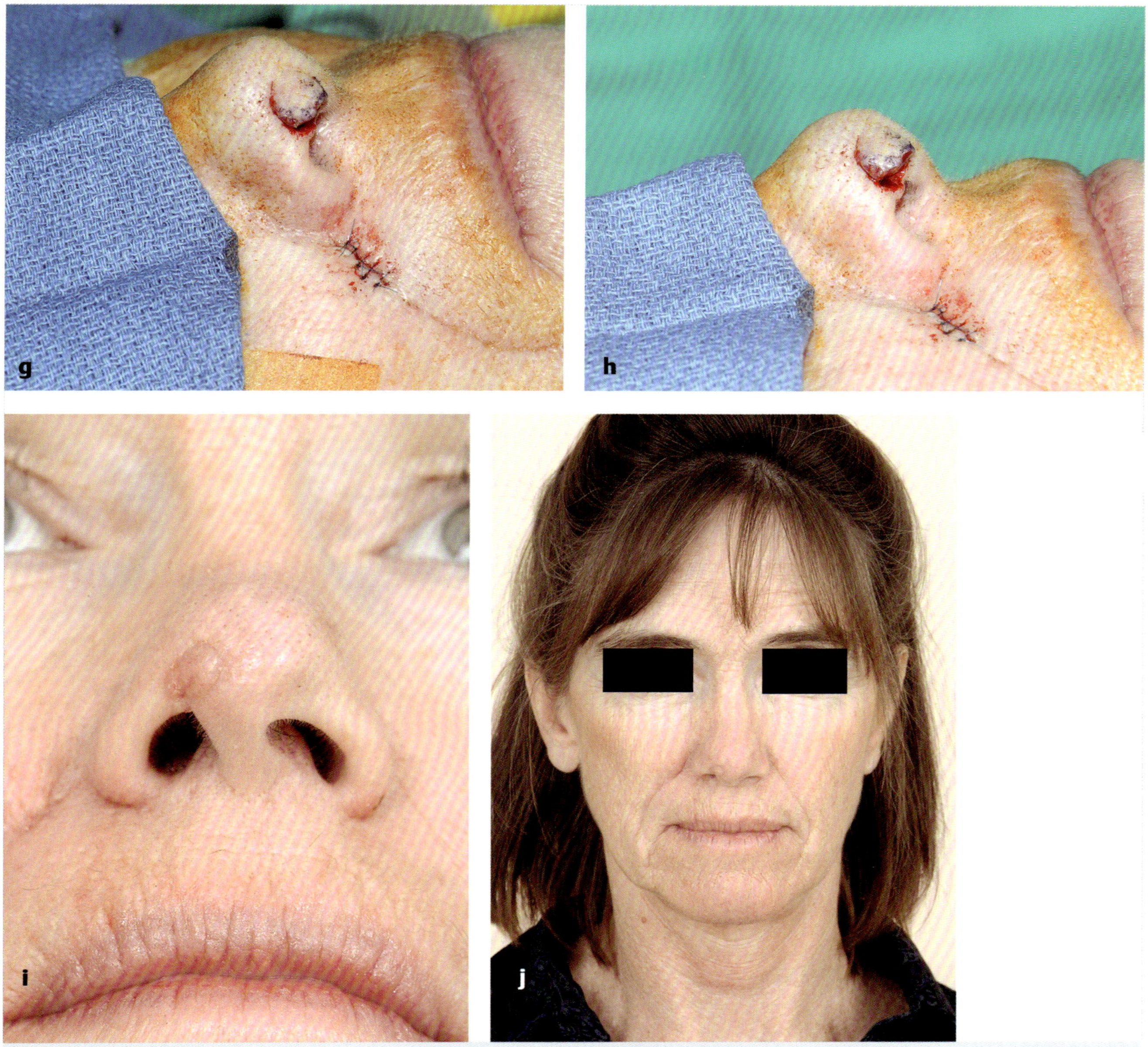

图 9.13(续)

置在前额血管的上方，靠近滑车上血管平面的发际线。在眉毛以上，中线上旁 1.7~2.2cm 之间可见滑车上血管[32]。设计皮瓣在滑车上血管以上。切开皮肤深达额肌平面，然后旋转皮瓣并缝合覆盖缺损区域。供区大部分可直接缝合，剩余的部分经过二次愈合可达到良好的美容效果(详见前面的前额部分)。皮瓣蒂部保留 1.2cm 宽就可以存活。

应用前额皮瓣修复鼻部创面的最大缺点之一是需要分期进行。由于颜色和皮肤质地与受区相似，前额皮瓣的变体可以提供优秀的美学结果，而且已确定可以无须多步骤完成。许多作者报道过，应用前额旁正中皮瓣可以一期修复鼻部小缺损[33-36]。然而，全鼻部再造也可以使用前额皮瓣一期修复(图 9.16)。皮瓣设计和解剖与之前描述的相似，不同之处在于，在眉间部分形成一个隧道用于穿过皮瓣。为了减少皮瓣蒂部压迫导致静脉淤血的可能性，可以切除皱眉肌，去掉皮瓣穿过蒂部的表皮，将其放置在隧道下面。前额供区可以直接拉拢缝合，如果张力过大，可以留待二期

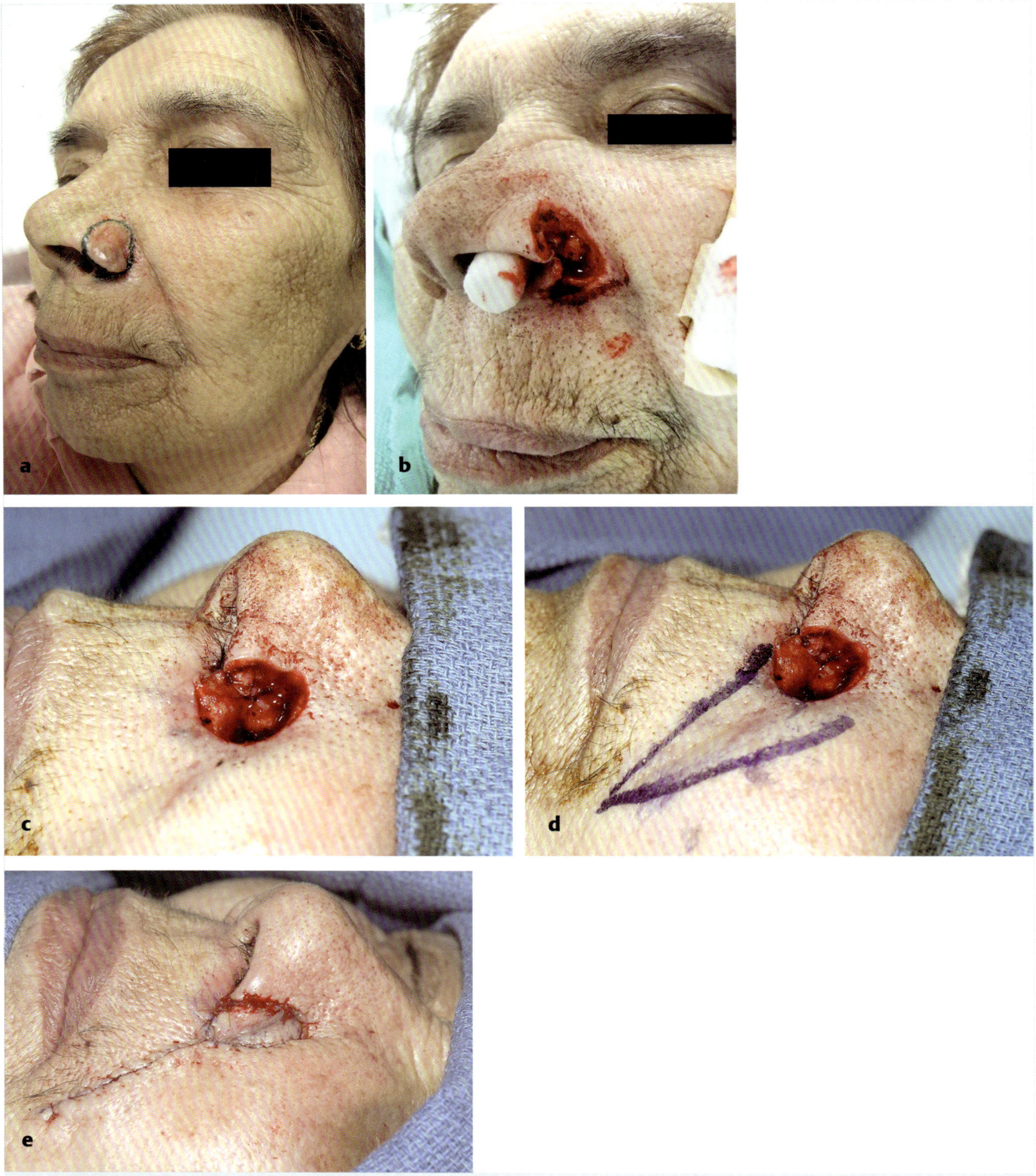

图 9.14　另一位应用鼻唇沟皮瓣修复鼻翼的患者,可以提供复合软组织来覆盖鼻翼缘。(待续)

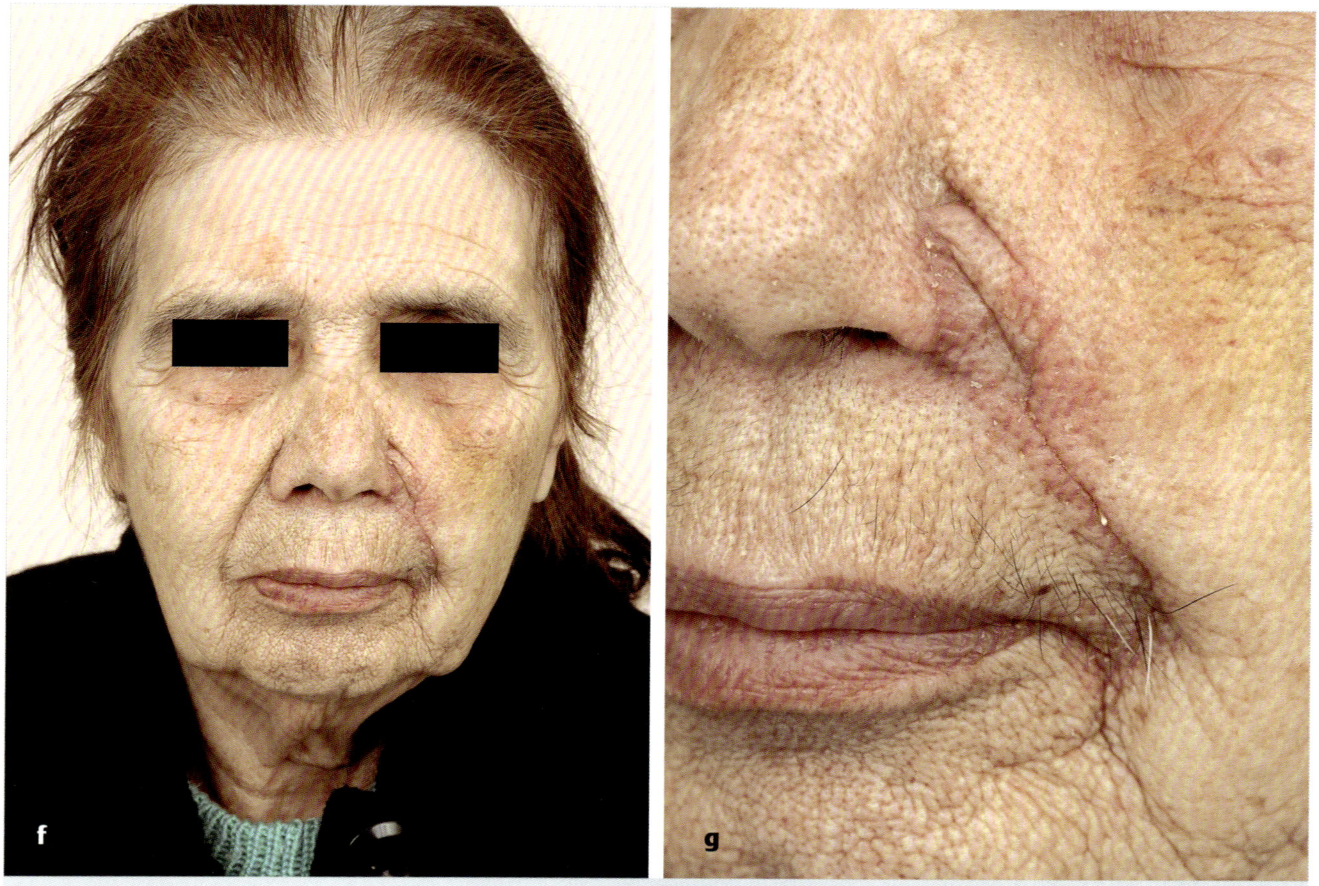

图 9.14(续)

愈合。这种重建方法可以应用在儿童或者老年患者或者有多种共存疾病的人群。

9.7 结论

面部的修复重建有几个原则,例如保留美学亚单位,以及任何时候都要尽可能地保证供区和受区组织相似。遵循这些基本原则,可以使皮肤恶性肿瘤根治术后的大型创面获得满意的美学效果。本篇并不是皮瓣手术的百科全书,而是在面部的特殊区域可以实行的皮瓣手术。整形外科医生利用这些普通而常见的皮瓣可以为罹患此类缺损的患者提供良好的治疗。

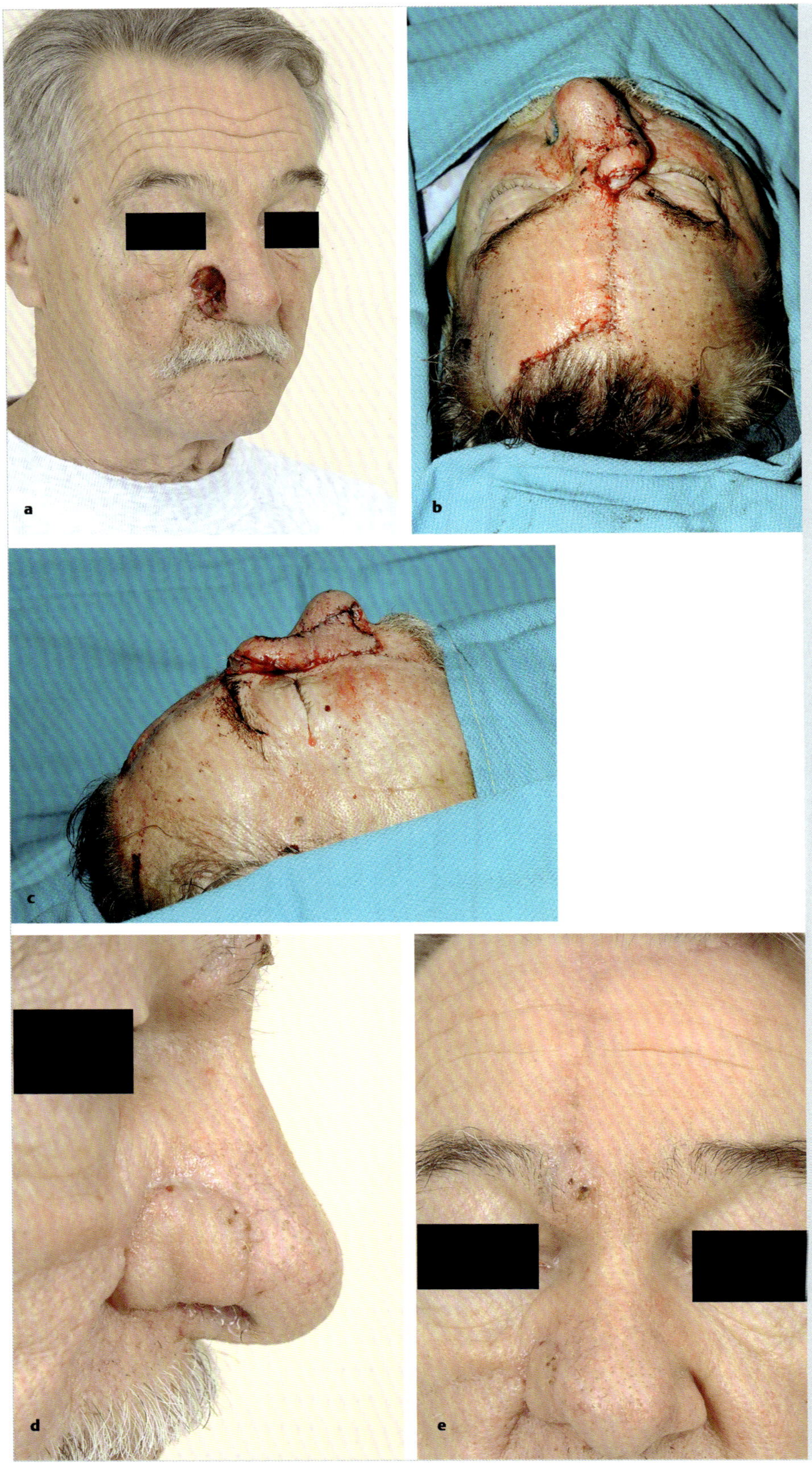

图 9.15 应用前额旁正中皮瓣重建鼻部较大的缺损。（待续）

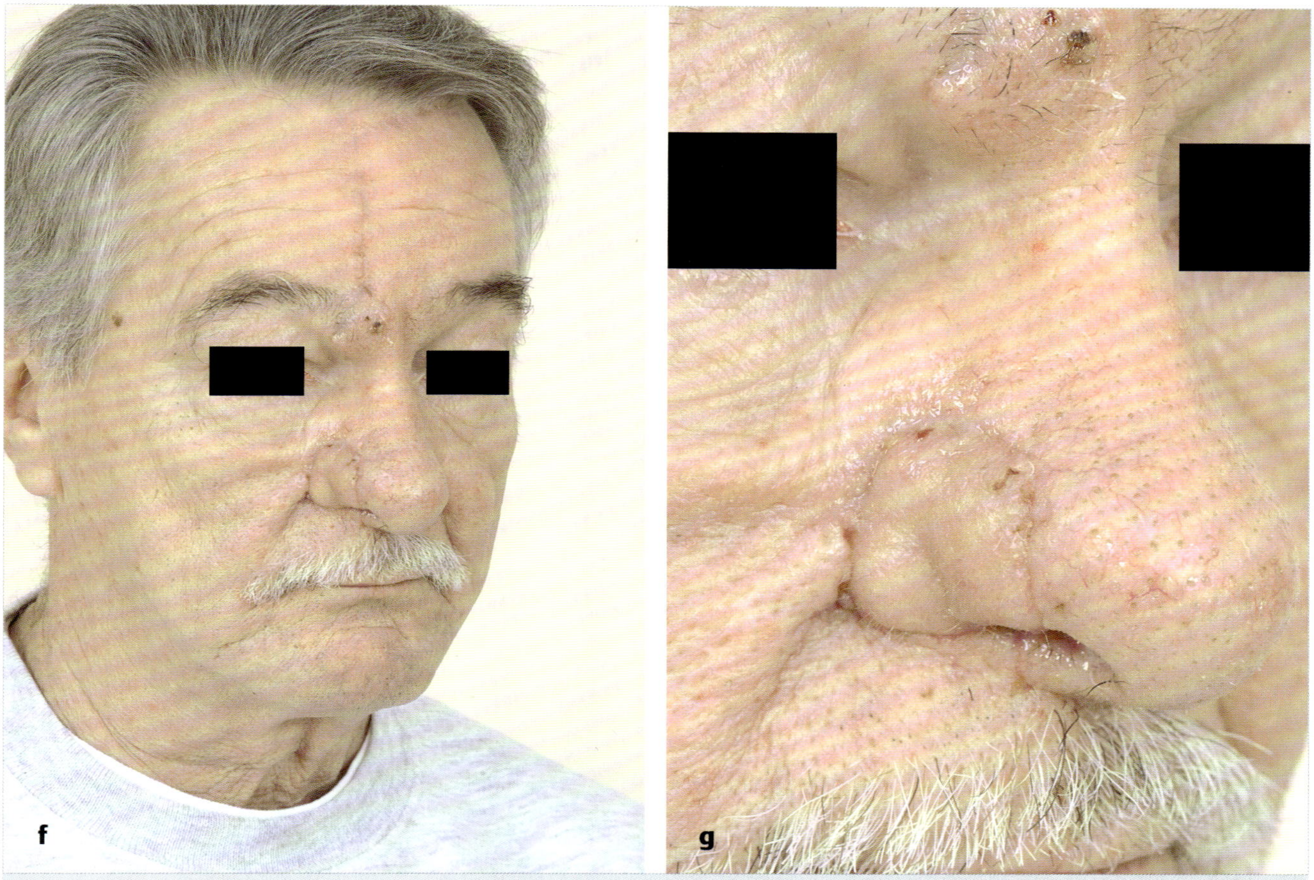

图 9.15(续)

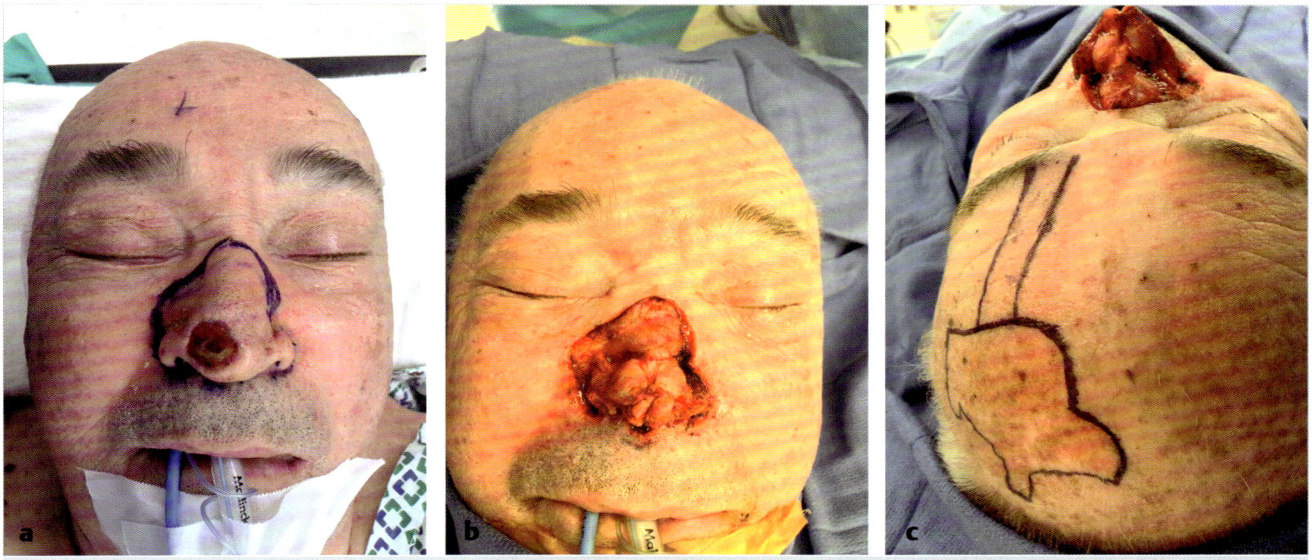

图 9.16　全鼻再造可以应用前额旁正中皮瓣一期完成。(待续)

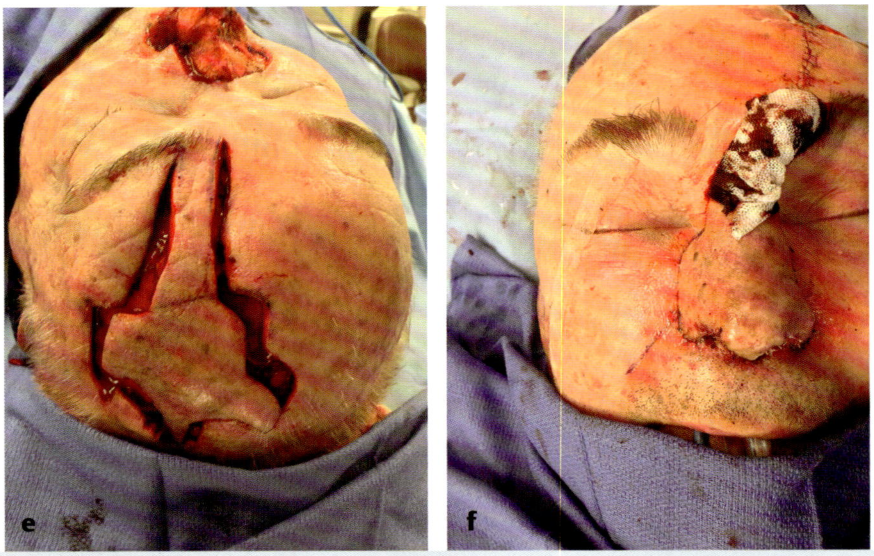

图 9.16（续）

参考文献

[1] Guy GP, Jr, Thomas CC, Thompson T, Watson M, Massetti GM, Richardson LC, Centers for Disease Control and Prevention (CDC). Vital signs: melanoma incidence and mortality trends and projections - United States, 1982–2030. MMWR Morb Mortal Wkly Rep. 2015; 64(21):591–596
[2] Guy GP, Jr, Machlin SR, Ekwueme DU, Yabroff KR. Prevalence and costs of skin cancer treatment in the U.S., 2002–2006 and 2007–2011. Am J Prev Med. 2015; 48(2):183–187
[3] Tagliacozzi G. De Curtorum Chirurgia per Insitionem, 1597.
[4] Nadol JB, Galla RJ, Fabian RL, Montgomery WW. Surgical Anatomy of the Head and Neck. Philadelphia, PA: Lippincott Williams & Wilkins; 2001
[5] Burget GC, Menick FJ. The subunit principle in nasal reconstruction. Plast Reconstr Surg. 1985; 76(2):239–247
[6] Seline PC, Siegle RJ. Forehead reconstruction. Dermatol Clin. 2005; 23(1):1–11, v
[7] Trussler AP, Stephan P, Hatef D, Schaverien M, Meade R, Barton FE. The frontal branch of the facial nerve across the zygomatic arch: anatomical relevance of the high-SMAS technique. Plast Reconstr Surg. 2010; 125(4):1221–1229
[8] Ebrahimi A, Nejadsarvari N. Upper forehead skin reconstruction with h-flap. J Cutan Aesthet Surg. 2013; 6(3):152–154
[9] La Trenta GS. Atlas of Aesthetic Face and Neck Surgery. Philadelphia, PA: Saunders; 2004
[10] Roth DA, Longaker MT, Zide BM. Cheek surface reconstruction: best choices according to zones. Oper Tech Plast Reconstr Surg.. 1998; 5(1):26–36
[11] Rapstine ED, Knaus WJ, II, Thornton JF. Simplifying cheek reconstruction: a review of over 400 cases. Plast Reconstr Surg. 2012; 129(6):1291–1299
[12] Mustarde JC. Repair and Reconstruction in the Orbital Region. 2nd ed. London: Churchill-Livingstone; 1980
[13] Austen WG, Jr, Parrett BM, Taghinia A, Wolfort SF, Upton J. The subcutaneous cervicofacial flap revisited. Ann Plast Surg. 2009; 62(2):149–153
[14] Boyette JR, Vural E. Cervicofacial advancement-rotation flap in midface reconstruction: forward or reverse? Otolaryngol Head Neck Surg. 2011; 144(2):196–200
[15] Fralick FB. Anatomy and physiology of the eyelid. Trans Am Acad Ophthalmol Otolaryngol. 1962; 66:575–581
[16] Spinelli HM. Atlas of aesthetic eyelid and periocular surgery. Philadelphia, PA: Saunders; 2004
[17] Neligan PC. Strategies in lip reconstruction. Clin Plast Surg. 2009; 36(3):477–485
[18] Boutros S, Thorne CH, Beasley RW, et al. Grabb & Smith's Plastic Surgery. 6th ed. Philadelphia, PA: Lippincott Williams & Wilkins; 2007
[19] Ishii LE, Byrne PJ. Lip reconstruction. Facial Plast Surg Clin North Am. 2009; 17(3):445–453
[20] Behmand RA, Rees R. Reconstructive lip surgery. In: Achauer BM, Eriksson E, Guyuron B, et al., eds. Plastic Surgery: Indications, Operations, and Outcomes. Philadelphia, PA: Mosby-Year Book; 2000
[21] Sasidaran R, Zain MA, Basiron NH. Lip and oral commissure reconstruction with the radial forearm flap. Natl J Maxillofac Surg. 2012; 3(1):21–24
[22] Fernandes R, Clemow J. Outcomes of total or near-total lip reconstruction with microvascular tissue transfer. J Oral Maxillofac Surg. 2012; 70(12):2899–2906
[23] Abbe RA. A new plastic operation for the relief of deformity due to double hairlip. Med Rec. 1898; 53:477
[24] Ebrahimi A, Maghsoudnia GR, Arshadi AA. Prospective comparative study of lower lip defects reconstruction with different local flaps. J Craniofac Surg. 2011; 22(6):2255–2259
[25] Degala S, Shetty SK, Monalisha. The karapandzic flap in lower lip reconstruction. J Maxillofac Oral Surg. 2015; 14 Suppl 1:421–425
[26] Menick FJ. Reconstruction of the nose. In: Baker SR, Swanson NA, eds. Local Flaps in Facial Reconstruction. St. Louis, MO: Mosby; 1995:305–307
[27] Zitelli JA. The bilobed flap for nasal reconstruction. Arch Dermatol. 1989; 125(7):957–959
[28] Zoumalan RA, Hazan C, Levine VJ, Shah AR. Analysis of vector alignment with the Zitelli bilobed flap for nasal defect repair: a comparison of flap dynamics in human cadavers. Arch Facial Plast Surg. 2008; 10(3):181–185
[29] Rohrich RJ, Muzaffar AR, Adams WP, Jr, Hollier LH. The aesthetic unit dorsal nasal flap: rationale for avoiding a glabellar incision. Plast Reconstr Surg. 1999; 104(5):1289–1294
[30] Levy RM, Hanke CW. The nose: a high risk area for skin cancer. www.skincancer.org/skin-cancer-information/basal-cell-carcinoma/the-nose. Accessed May 1, 2015.
[31] Millard DR, Jr. Hemirhinoplasty. Plast Reconstr Surg. 1967; 40(5):440–445
[32] Shumrick KA, Smith TL. The anatomic basis for the design of forehead flaps in nasal reconstruction. Arch Otolaryngol Head Neck Surg. 1992; 118(4):373–379
[33] Har-El G. Single-stage paramedian forehead flap for nasal reconstruction. Oper Tech Otolaryngol–Head Neck Surg. 1999; 10:127–130
[34] Park SS. The single-stage forehead flap in nasal reconstruction: an alternative with advantages. Arch Facial Plast Surg. 2002; 4(1):32–36
[35] Fudem GM, Montilla RD, Vaughn CJ. Single-stage forehead flap in nasal reconstruction. Ann Plast Surg. 2010; 64(5):645–648
[36] Park SS. Revisiting the single-stage forehead flap in nasal reconstruction. JAMA Facial Plast Surg. 2013; 15(5):383–384

第 10 章
淋巴结清扫术

Calvin J. Young, Amrita Pandit, Deepak Narayan

10.1 引言

黑色素细胞瘤是一种皮肤恶性肿瘤，通常需要手术切除淋巴结，而且，回流淋巴结染色是否阳性更是本病最重要的预后因素之一。前哨淋巴结活检（SLNB）的原理将在下文中进行讨论。对于SLNB阳性的黑色素瘤患者，回流区域系统性淋巴结清扫是目前美国的常规治疗标准。其他皮肤恶性肿瘤，如Merkel细胞癌[1,2]、高危鳞状细胞癌(SCC)[3]、皮肤大汗腺腺癌[4]和乳头状腺癌[5]也需行前哨淋巴结活检以及淋巴结清扫术。

10.2 前哨淋巴结活检：技术特征

1977年，Cabanas提出SLNB的概念，其是用于评估阴茎SCC淋巴结受累情况的微创操作[6]。1992年，Morton等人将同样的概念应用于皮肤黑色素瘤的治疗，以期降低与淋巴结过度清扫相关的并发症的发病率。目前，SLNB方案也适用于其他皮肤恶性肿瘤[7]。学者们认为，早期检测到淋巴结中的癌细胞，有助于迅速清除癌细胞向其他部位转移的淋巴结，从而获得较好的预后。SLNB同时也规定了淋巴结清扫的适应证——只清扫确定有癌细胞转移的淋巴结。这使得清扫的淋巴结数量大大降低，从整体上降低了淋巴结过度清扫的发生率。在对黑色素瘤阳性淋巴结进行彻底切除时发现，只有很少部分淋巴结标本有隐匿性淋巴结转移，即除了含有癌细胞的前哨淋巴结以外的淋巴结有癌细胞沉积。麻省总医院的Elias等人认为，只有15%的淋巴结可能出现隐匿性转移[8]。因此，我们需要细化淋巴结清扫的适应证。办法之一就是使用SLNB作为独立的治疗步骤。这一概念目前正在临床试验中进行验证。

10.3 核素淋巴显像

核素淋巴显像始于19世纪00年代的尸体解剖研究中，当时Cruickshank采用皮下注射汞的方式来研究淋巴引流模式[9]。后来发现淋巴引流不像以前认为的那样教条和可预测。虽然根据研究可以预测某个特定的皮肤区域会流入哪个淋巴池，但仍然存在着很大的变异性，特别是在头颈部和躯干部[10]。

核素淋巴显像是一种无创检测皮肤肿瘤淋巴液流向的方式[11]。这种成像方式对有可能引流到多处淋巴结病变的患者具有非常重要的价值。例如，下肢病变可引流到腘窝、股骨、腹股沟或髂区。同样的，头皮前部的病变可以引流到腮腺内淋巴结或颈前淋巴结Ⅰ~Ⅴ水平。

目前，核素淋巴显像是通过在肿瘤部位周围的真皮内注射放射性标记物质，随后放射性物质可以进入人体淋巴系统。理想的放射性示踪剂需具备以下几个特征[12]：

- 它定位前哨淋巴结后，不将健康的淋巴结染色。
- 它能从注射部位快速清除，不影响病变部位成像。
- 放射性示踪剂应具有较高的检测率，但半衰期短，微粒排放量低，以尽量减少对医护人员的辐射剂量。

用于核素淋巴显像的放射性药物主要是锝(Tc)，包括^{99m}Tc硫化锑、^{99m}Tc铼硫胶体、^{99m}Tc白蛋白纳米胶体。

在美国，^{99m}Tc硫胶体(大小：50~2000nm)是最常用的示踪剂。通常使用过滤后的混合物。使用0.2μm滤波器可以消除>200nm的粒子，从而使示踪剂能更好地被病灶吸收以及运转(图 10.1)。

但是，识别前哨淋巴结并不必须做核素淋巴显像。活体染剂(异硫蓝、亚甲蓝)也可用来进行示踪染色。但是,该方式为有创操作,需要做一个切口,并肉眼观察淋巴结染色情况。据报道,^{99m}Tc 硫胶体与蓝色染料结合,可获得最佳的前哨淋巴结检测结果[13]。

最近的一项创新是将荧光成像技术应用于前哨淋巴结检测中[14-16]。吲哚菁绿(ICG)是一种分子量为751.4Da 的三碳菁染料，目前常用于这项荧光成像技术。ICG 广泛应用于许多人类研究中,其中最常见的是眼科,它有助于显示视网膜血管。在进行前哨淋巴结活检时,将这种放射性染料从瘤周注入,染料将前哨淋巴结染色后,随后使用特殊的成像设备使染色路径和前哨淋巴结可视化。荧光成像的原理是以激发波长(750~800nm)照射靶组织,同时在更长的发射波长(>800nm)下观察目标组织。荧光成像的另一个优势是绿色染色将病变淋巴结可视化(图 10.2)。而进一步的研究需要确定 ICG 用于 SLNB 的有效性和实用性。

许多其他技术,如量子点、受体结合剂和纳米球,已经被用于基础实验中以检测阳性淋巴结,但还没有在临床领域常规使用。

10.4 核素淋巴显像表现

正如上文所述,硫胶体注入皮内可以模拟原发病变的淋巴引流情况。应用 25G 注射针,将示踪剂注射到病灶周围或切口瘢痕中心两侧(如果原发肿瘤已经切除)的 4~6 个位置。注入后 1~2 小时即可捕捉到动态和静态图像，使所有潜在的病变淋巴结均可视化。每个静态图像采集时间应可持续 5~10 分钟，注意要防止遗漏微弱标记的淋巴结。在标准视图中的静态图像也可以进行精准的解剖定位,标记可用于稳定识别的解剖标志物,如耳道或锁骨。

SPECT/CT(单光子发射计算机断层成像/计算机断层成像)的应用可以使示踪剂成像叠加在 CT 所获得的解剖信息上,该技术可用于头颈部原发性黑色素瘤的诊治[17]。

10.4.1 核素淋巴显像时间

术前核素淋巴显像在何时进行也是需要认真考虑的一个问题。因为它既可以在前哨淋巴结活检前几天进行,也可在手术当天进行。但由于淋巴显像图像采集的时间延迟,很难在手术当天安排检查。而在手术介入前获得影像,可以便于核医学专家进行进一步诊治或者确认诊断。然而,也有人提出不同意见,他们认为这些检查结果绝大多数是直观的,不需要进行详细分析。所以通常的做法是在手术当天给患者注射放射性核苷酸,从而避免由标记转移到次级或者三级淋巴结中导致信号的丢失和其他错误的阳性反应。

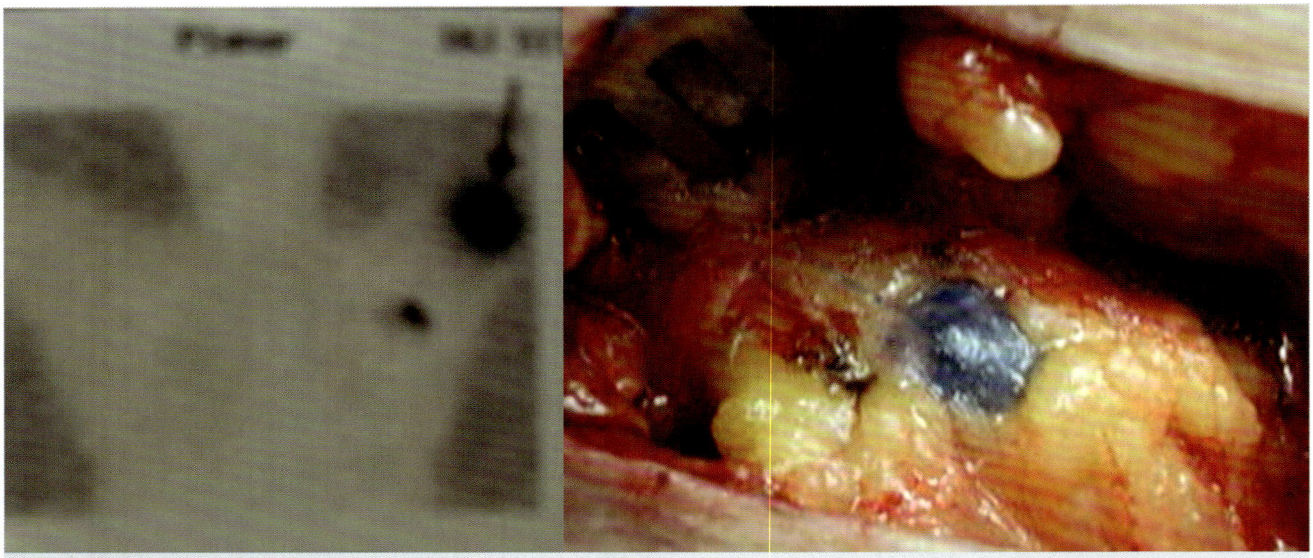

图 10.1 注射部位和腋窝的染料摄取情况。同时使用异硫蓝将前哨淋巴结染色。注意汇入淋巴结的蓝色淋巴管。

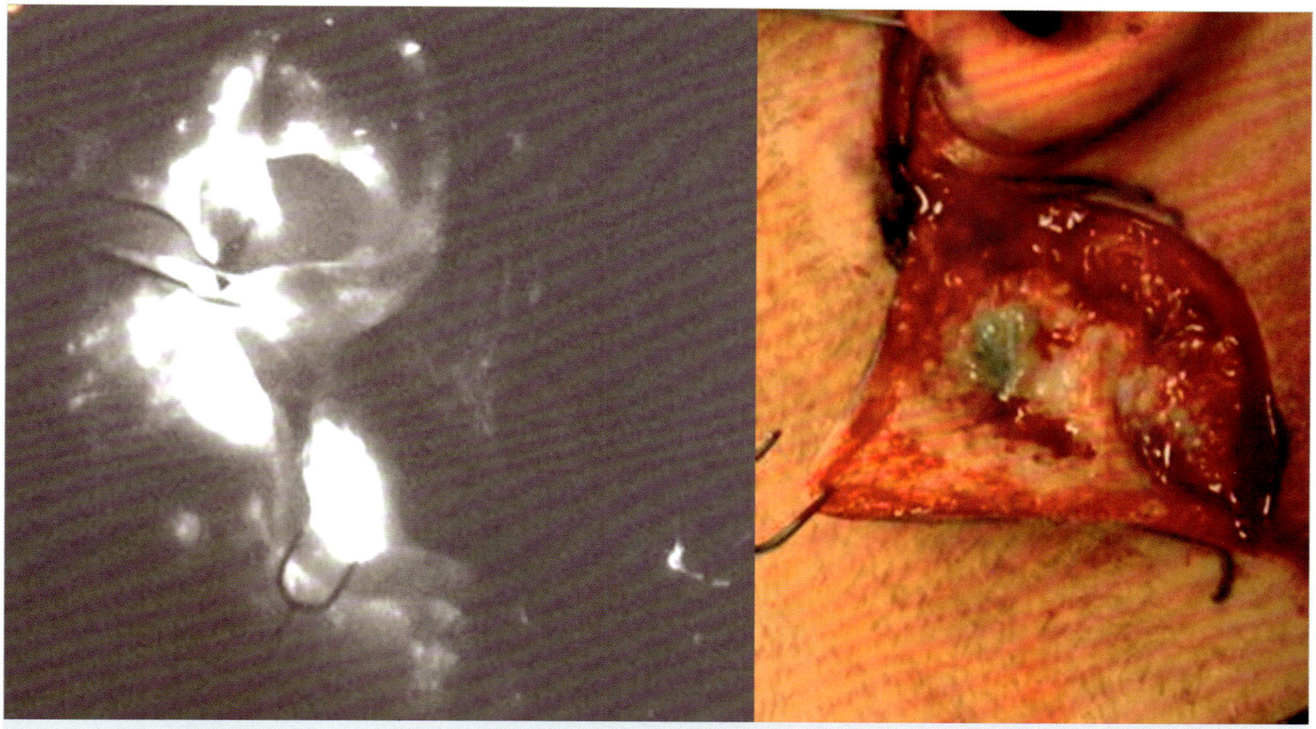

图 10.2 耳前吲哚菁绿的注射部位（钳夹部位）和皮肤钩附近淋巴结的吲哚菁绿摄取情况。肉眼可见，淋巴结被染成绿色。

10.4.2 异常或间断引流模式

异常淋巴引流模式在头颈部和躯干中更常见[18,19]。间隔淋巴结是指肿瘤部位与主要（传统）引流淋巴结之间沿引流路径排列的非传统节点的淋巴结。

在头颈部，一般是从前额到耳后淋巴结引流或从头皮到枕淋巴结引流。躯干的黑色素瘤可能引流到三角肌间隙、胸肌间淋巴结、肋弓下缘间隔淋巴结，甚至腹膜后淋巴结。肱骨内上髁淋巴结以及腘窝淋巴结区域是上下肢常见的引流区域，但是很少受黑色素瘤病变累及，只有<1%的患者存在受累情况（图 10.3）。

10.5 前哨淋巴结活检表现

放射性药物的注射方式与核素淋巴显像一样，在肿瘤周围 4~6 个位置进行皮内注射。注射操作根据不同机构而定，可由核医学组的放射科医生进行，或由外科医生在手术室进行。注射前，用 Geiger 计数器计算所需的药物摄取量。有时，药物摄取时间可能>5 分钟，特别是在患有下肢黑色素瘤的老年患者中。如果使用人体反应较重的染料，可以于麻醉诱导后在手术室注射，以防止患者出现不适症状。

为了患者的舒适性，通常是在麻醉诱导后注射染料和放射性药物。活检的部位也暴露在手术视野中，需做好相应的准备。如果病变淋巴结周围有神经刺激，须告知麻醉师，必要情况下可使用适当的短效肌肉松弛剂。术前要使用抗生素以预防感染。

首先进行原发肿瘤部位的切除。这样做是为了尽量减少可能为前哨淋巴结位置的背景干扰。SLNB 的手术切口直接位于淋巴结中央，或者有利于其他淋巴结取材的最佳位置。SLNB 切口的选择必须要谨慎。一般来说，切口设计原则是：如有必要行淋巴结切除术，可以延伸为更大的切口。出于类似的原因，必须以这样的方式设计 SLNB 切口，以便在随后的淋巴结切除术时不会危害皮瓣的转移。使用手持式伽马探针和小切口，探查手术创面并获取淋巴结活检。使用活性染料及其前哨淋巴结的染色可能有助于手术操作。一些外科医生列出了不受影响的区域和非淋巴结区域的基线计数，并使用 10%的原则（参见下文）去除所有淋巴结。淋巴结的数量也予以准确记录。小心地结扎淋

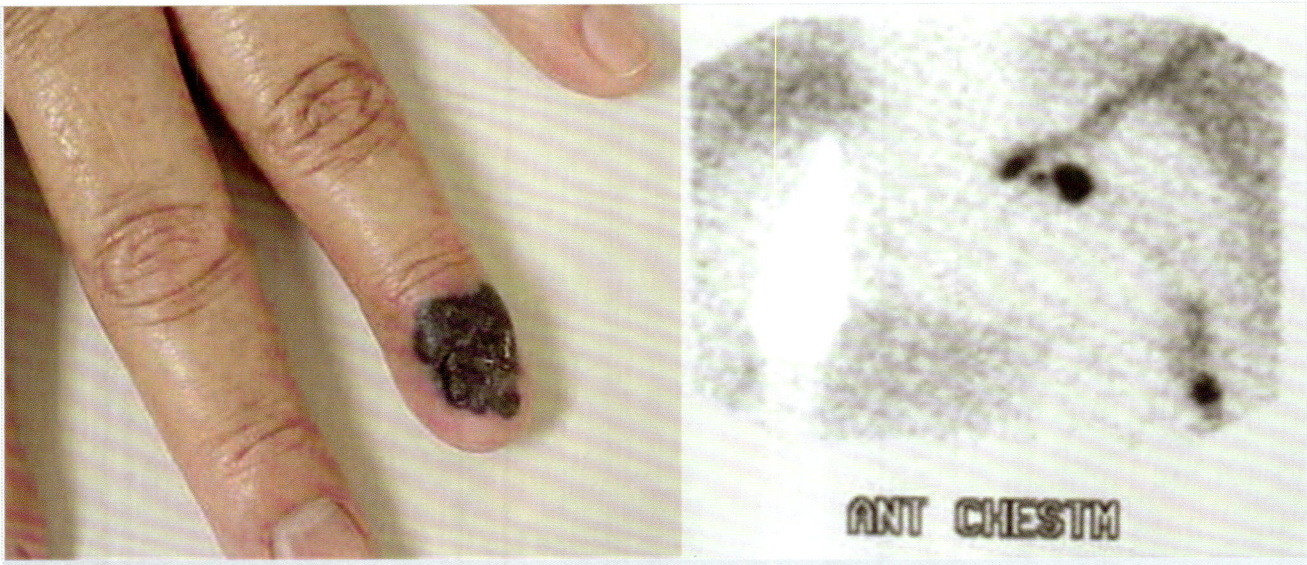

图 10.3 在左锁骨下标记下方观察到指甲下黑色素瘤引流至肱骨内上髁淋巴结(靠近下方较小的暗圆)和高腋窝淋巴结(大的暗圆)。肱骨内上髁淋巴结包含转移性黑色素瘤。

巴管以防术后出现血清肿。手术后根据具体情况来决定是否放置引流管。虽然我们对放置引流管的要求较低,但术后无论是否放置引流管都不使用抗生素。用适当的方法标记前哨淋巴结,并告知病理科医生在淋巴结获取术中使用了放射性物质。

10.5.1 识别真正的前哨淋巴结

过去 20 年的经验表明,“最热”的淋巴结,即放射性最强的淋巴结,并不能保证可以在其中找到恶性组织细胞。换言之,放射性低的淋巴结也可能预示着肿瘤细胞存在。

2008 年,Chung 等人建立了乳腺癌前哨淋巴结的 10%的原则[20]。他们认为,去除所有放射性>10%的“最热”淋巴结可以减少 SLNB 的假阴性率。相同的原则也适用于黑色素瘤的 SLNB。其他的一些使用标准包括 10 倍背景以及 3 倍背景的放射活性[11]。去除 3 个“热”淋巴结的敏感性为 93%~99%,而去除 4 个“热”淋巴结的敏感性达到了 100%[21]。使用组合方法(染料加放射性核苷酸)的假阴性率为 1%~10%[22]。

10.5.2 识别前哨淋巴结的困难

在某些病例中,前哨淋巴结无显影。根据我们的经验,这种情况多发生于老年男性患者的头颈部。

前哨淋巴结的部位接近原发肿瘤可能会影响前哨淋巴结的识别(图 10.4)。在这种情况下,在寻找前面提到的前哨淋巴结之前,切除原发病变(以及模糊放射活性的主要来源)可能会有所帮助。解决此问题的另一种方法是联合应用活性染料和放射性示踪剂,使得前哨淋巴结可以被更直观地识别,而不会被高浓度放射性背景所掩盖。

如果以前曾行皮瓣手术,可能会改变淋巴管引流的流动模式,从而产生假阴性的结果。同样,由于组织活检而产生较大的瘢痕,如果瘢痕全长都包含在放射性药物的注射范围内,也可能产生错误的结果。在这些情况下,注射瘢痕的中心部位及推测原发病灶的部位,可以获得满意的效果(图 10.5)。淋巴结聚集区存在文身染料可能会与前哨淋巴结中的黑色素瘤相混淆(图 10.6)。如果在同一解剖区域并发具有不同预后意义的黑色素瘤,可能需要进行连续的核素淋巴显像评估,以准确描述所涉及的淋巴结引流区(图 10.7)。

有时,解剖或手术的局限性可能会影响前哨淋巴结的发现(图 10.8)。

10.5.3 头颈部的特殊考虑

由于腮腺内和腮腺周围存在丰富淋巴管网,使得头颈部前哨淋巴结获取变得更加复杂[23]。位于外耳道和腮腺沟之间的耳前淋巴结通常较小, 很难被发现。当在腮腺内检测前哨淋巴结时, 这种困难度会增加。

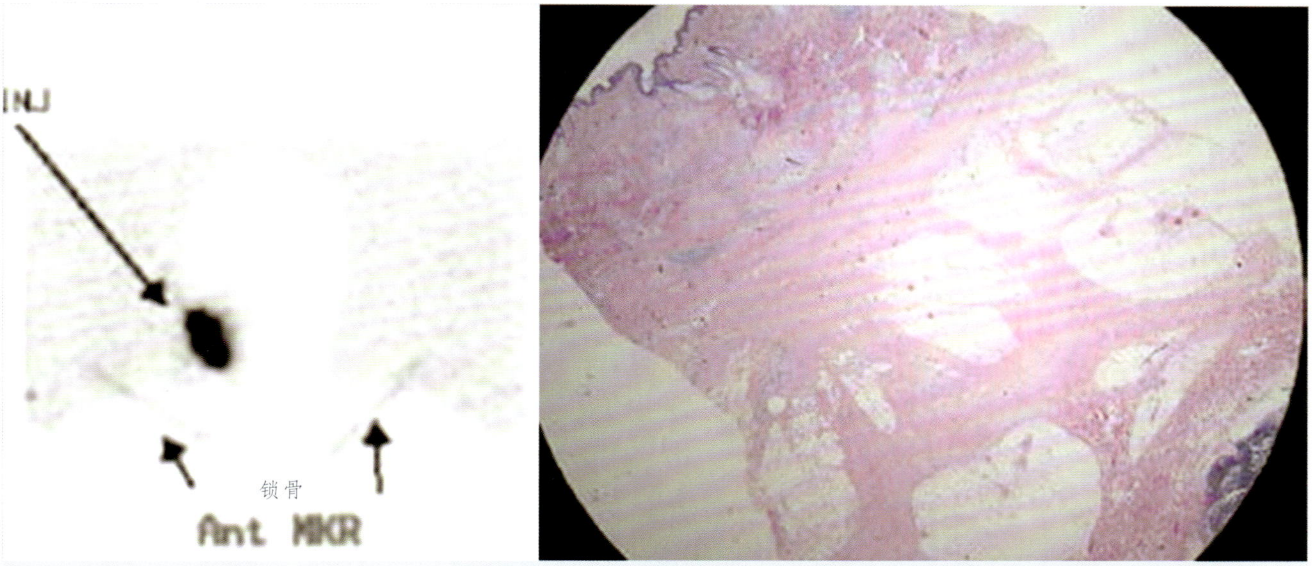

图 10.4 注射强放射剂后右侧下颌骨黑色素瘤的模糊前哨淋巴结(左图)。组织切片显示 11 点钟位置的组织活检和 4 点钟位置的淋巴结边缘(蓝色)。

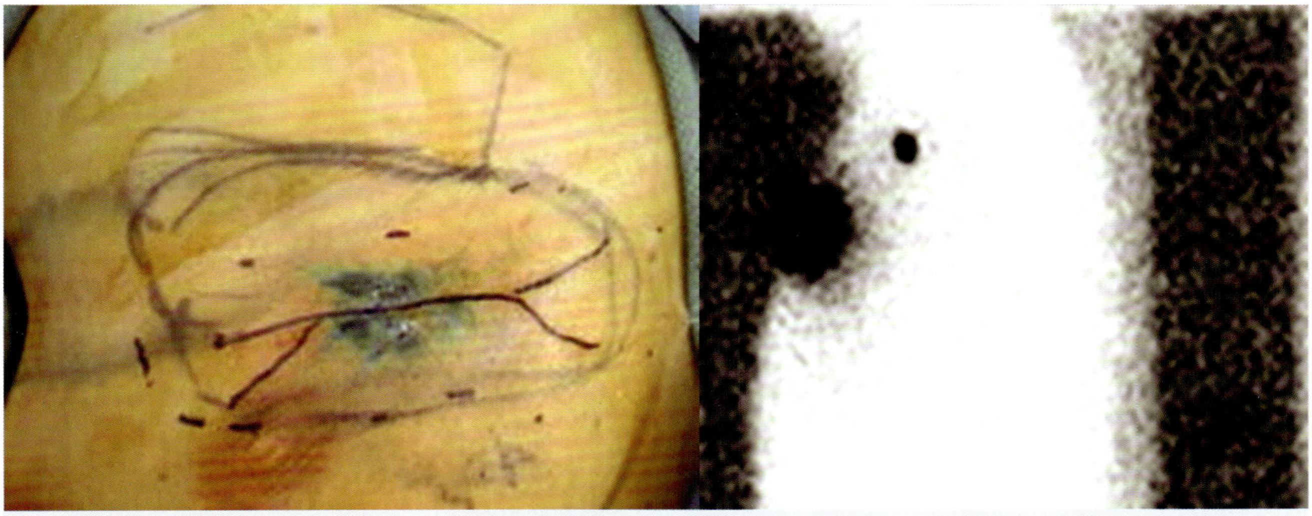

图 10.5 由于组织活检(8mm 深度黑色素瘤)遗留在左侧胸壁的瘢痕用双 Y 标记。以此推测出范围。在瘢痕中心注射蓝色染料和 ^{99m}Tc,确定了单个腋窝前哨淋巴结,为黑色素瘤阳性。

传统教学推荐的淋巴结采集方法是通过浅表腮腺切除术,并识别面神经以减少其损伤概率。另一种选择是使用经典的面部提升切口来获取腮腺内的前哨淋巴结,仔细解剖腺体物质以获得淋巴结,必要时也可以使用神经刺激器来辨别面神经[24]。在我们中心,两种方法都有使用,但目前更倾向于直接采集前哨淋巴结而不进行常规的腮腺切除术。在连续 58 例患者中,我们还没有遇到 1 例面神经麻痹。有趣的是,一项针对头颈部外科医生的调查发现,解决这个问题的方法差异很大,接受调查的外科医生中多达 48%选择了浅表腮腺切除术[25]。

必须强调的是,保留腮腺的前哨淋巴结获取只能由经验丰富的外科医生进行,否则腮腺切除术还是较为安全的选择。

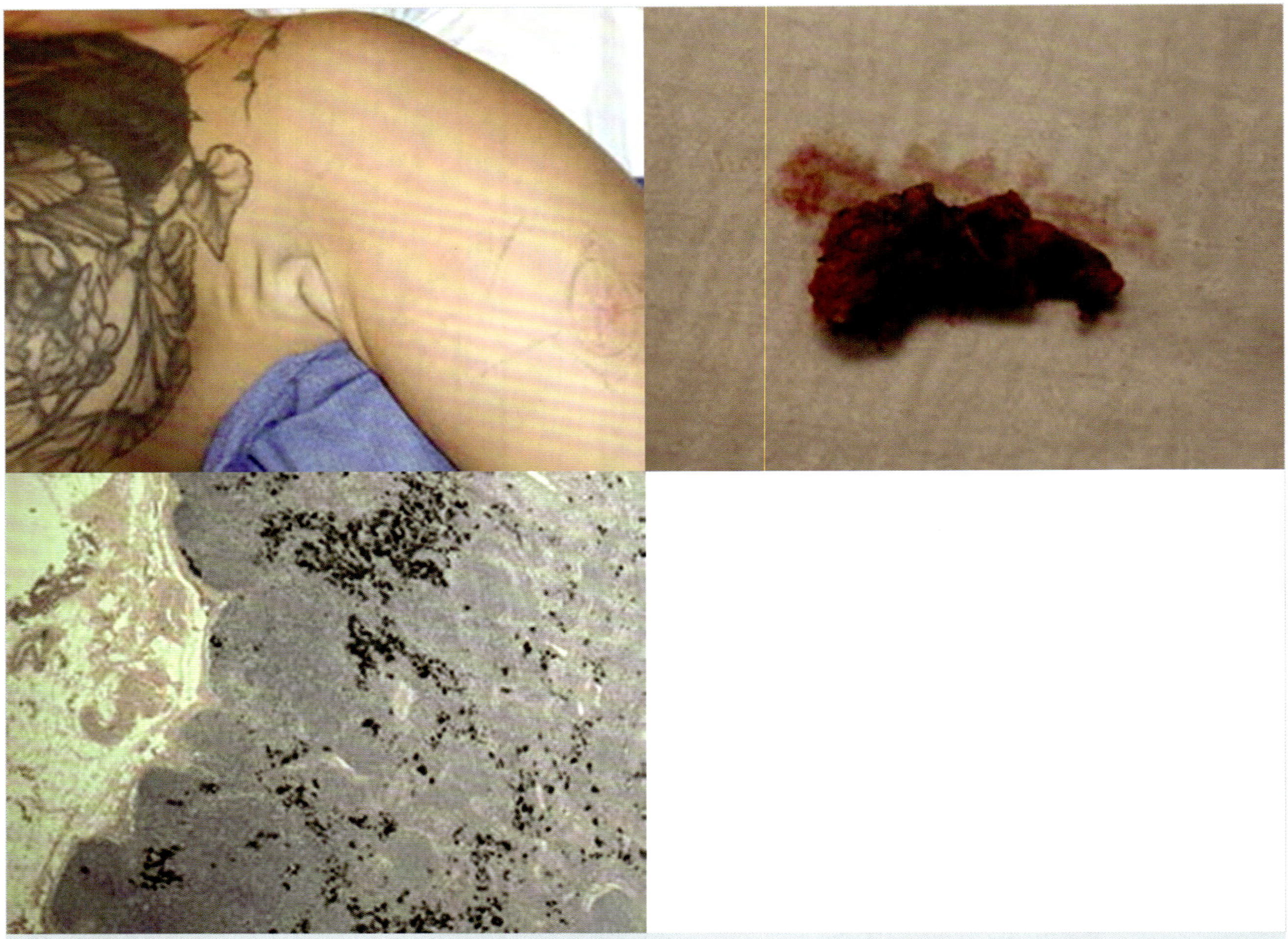

图 10.6 左上图:胸壁上广泛文身和上臂黑色素瘤。右上图:获取的淋巴结有多个暗区,提示恶性黑色素瘤。底图:用普鲁士蓝染色文身中铁色素的组织学证据。

10.5.4 采用冰冻切片识别前哨淋巴结

一般而言,冰冻切片不建议用于分析黑色素瘤中的前哨淋巴结[26]。这些检查需要极少数具备特殊专业知识的病理学专家来完成,而某些机构是不具备这样的条件的。囊下区域良性痣细胞的存在,可能被误认为是转移性黑色素瘤细胞,这进一步增加了诊断的不确定性。

黑色素瘤(和其他恶性肿瘤)是否行核素淋巴显像的最终考量,主要是淋巴引流及放射性示踪剂定位可能受局部转移性疾病的影响。有证据表明,微转移不影响定位技术或 SLNB 鉴定。此外,还有研究表明,尽管有淋巴结转移,淋巴引流模式仍然可以是正常或接近正常的。

10.5.5 前哨淋巴结活检的并发症

一般来说,前哨淋巴结活检是非常安全的手术。血清肿和血肿可能是最常见的并发症。为了预防该类问题的发生,我们在实践中大量使用引流。伤口愈合问题如感染和伤口裂开是比较少见的。有报道称单独前哨淋巴结活检术后会发生淋巴水肿,但这些情况也非常罕见。

10.6 淋巴结清扫术

在首次接诊患者开始病史问诊和全面体格检查时就要设计淋巴结清扫术。颈部、腹股沟或腋窝部位的隆起、肿块或不适,可能就是黑色素瘤患者局部淋巴结发生病变的最初表现,这些症状很少出现在其他

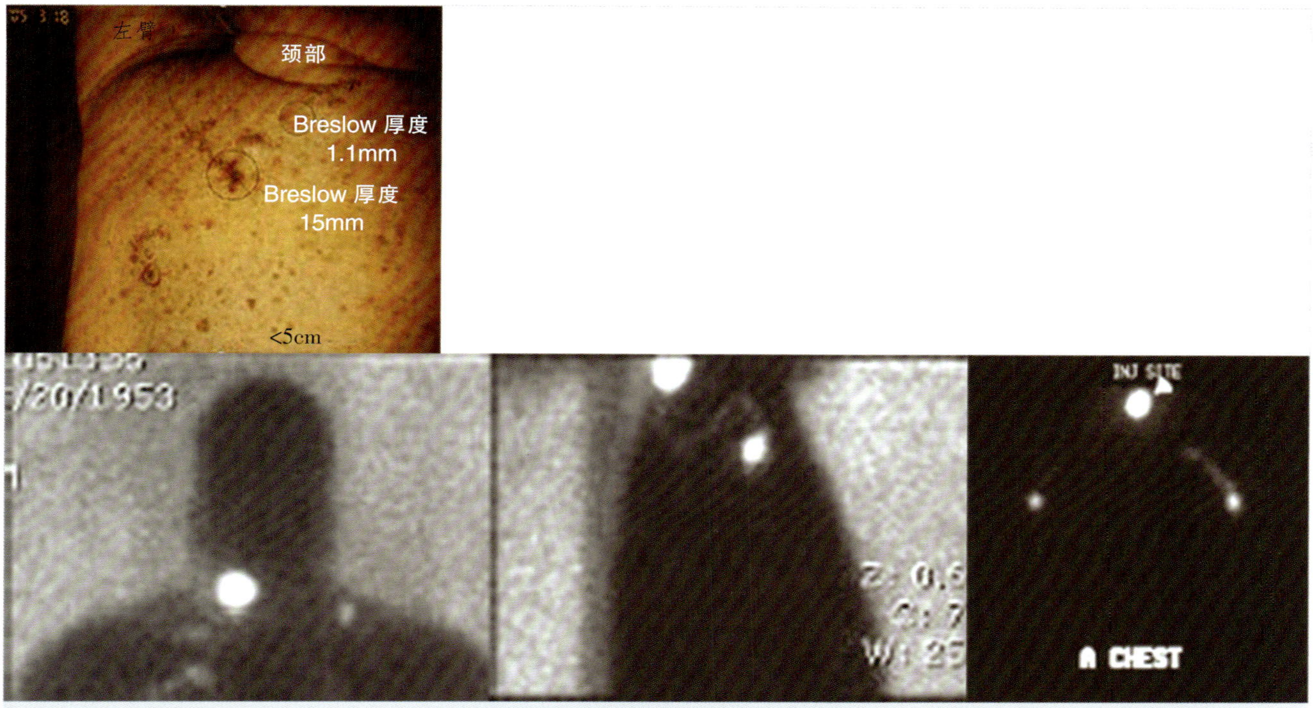

图 10.7　上图：背部两个黑色素瘤的位置——上方的黑色素瘤深度为 1.1mm，下方的黑色素瘤深度为 15mm。下图：两次不同的时间点，核素淋巴显像表明上方病变（位于中线右侧）引流至左锁骨上区域（左侧和中央图），而下方黑色素瘤引流至两侧腋下（右侧图）。

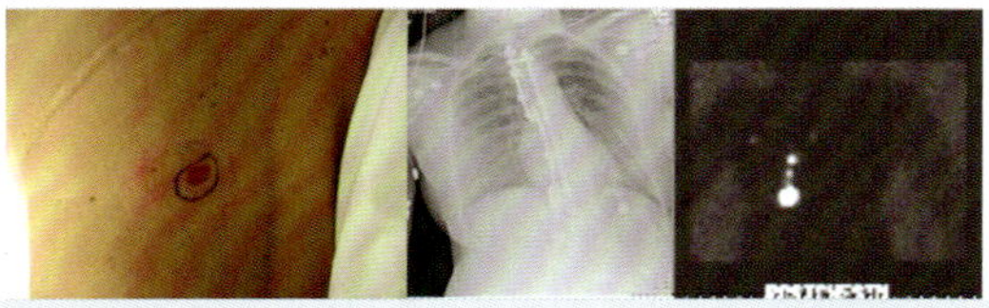

图 10.8　图示病例为有脊柱融合术史的黑色素瘤（圆圈标记）患者，从左胸壁获取肋骨，在棘突上方做中线切口，置入哈氏棒。核素淋巴显像显示椎旁淋巴结有引流。由于哈氏棒的存在，很难行活检。

皮肤肿瘤中。体格检查应包括根据肿瘤位置推断出来的所有可能的淋巴引流区。体格检查的结果对手术操作可能具有重要的意义。例如，先前的手术瘢痕可能会影响切口的位置或血运，颈椎或肩部的疾病可能影响患者手术体位和手术暴露，或者一些未被发现的腹股沟疝也可能会导致手术部位的损伤。

10.6.1 一般注意事项

主要淋巴结引流区的手术分离，即颈部、腋窝、腹股沟和盆腔，需要注意：

- 体位是最重要的，患者的体位不佳会显著增加手术时间。
- 如果要进行神经测试，那么与麻醉团队进行沟通就显得至关重要，那样就不需使用长效麻醉剂。
- 可能导致严重出血的巨大肿瘤切除需要术前交叉配血。
- 同样，如果预计会出现时间长或出血多的手术，术前放置 Foley 导管对于避免损伤膀胱是有帮助的，尤其是对于盆腔手术或腹股沟手术的老年患者而言。
- 下肢手术常规使用顺序压迫装置来预防深静脉血栓形成。
- 手术后，必须警惕淋巴水肿，尤其是下肢、盆腔和腹股沟清扫，上肢的程度较轻。术前讨论的重要性必须反复强调。预防性使用弹力袜可能对高危患者有益，例如肥胖患者。
- 手术过程中切除的淋巴结数量可以判断淋巴结切除术的充分性。因此，悉尼黑色素瘤小组的Spillane及其同事提供了以下标准[27]：腋窝清扫术应该切除至少 10 个淋巴结；腹股沟和髂腹股沟清扫至少切除 7 个淋巴结；颈部淋巴结清扫应包括≥4 个层次，至少切除 20 个淋巴结。

10.7 颈部清扫术

颈部淋巴结是头颈部黑色素瘤区域转移最常见的初始部位。如前所述,通常可根据原发肿瘤的位置预测淋巴扩散的模式。头皮前部、耳部和面部通常首先引流到腮腺内淋巴结。这些部位及颈前区也可以转移到Ⅰ~Ⅴ区的颈部淋巴结(图 10.9)。对于 SLNB 阳性的头颈部黑色素瘤患者或临床体格检查淋巴结阳性的患者而言,完全性(根治性)颈部清扫术已成为标准治疗方案。

头皮后部和颈后区通常会引流至Ⅴ区颈部淋巴结以及耳后和枕下淋巴结。如果不包括唇部和颊部的SCC,对头颈部淋巴结切除的讨论是不全面的。SCC占唇癌的近 95%。原发肿瘤的大小是预后最重要的预测指标之一[28]。例如,T2 病变的 5 年生存率约为 90%,而 T3 病变的 5 年生存率为 40%~60%。

与其他头颈部 SCC 相比,唇部 SCC 区域淋巴结转移的发生率比较低。下唇 SCC 中 70%~90%转移至下颌下淋巴结[28]。唇 SCC 区域淋巴结转移的 75%发生在孤立淋巴结,其中 25%~45%累及颏下部和Ⅰ区淋巴结水平。上唇的 SCC 通常扩散到下颌下腺或下腮腺内淋巴结。

唇部和颊部的 SCC 都有明显的临床表现,有淋巴结转移的患者需要完全切除同侧颈淋巴结。保留外侧颈部结构是可能的,但保留结构不应影响淋巴结的切除。

有些人主张对唇部和颊部无症状的 SCC 进行选择性淋巴结清扫[28],但是,80%的临床阴性患者在他们

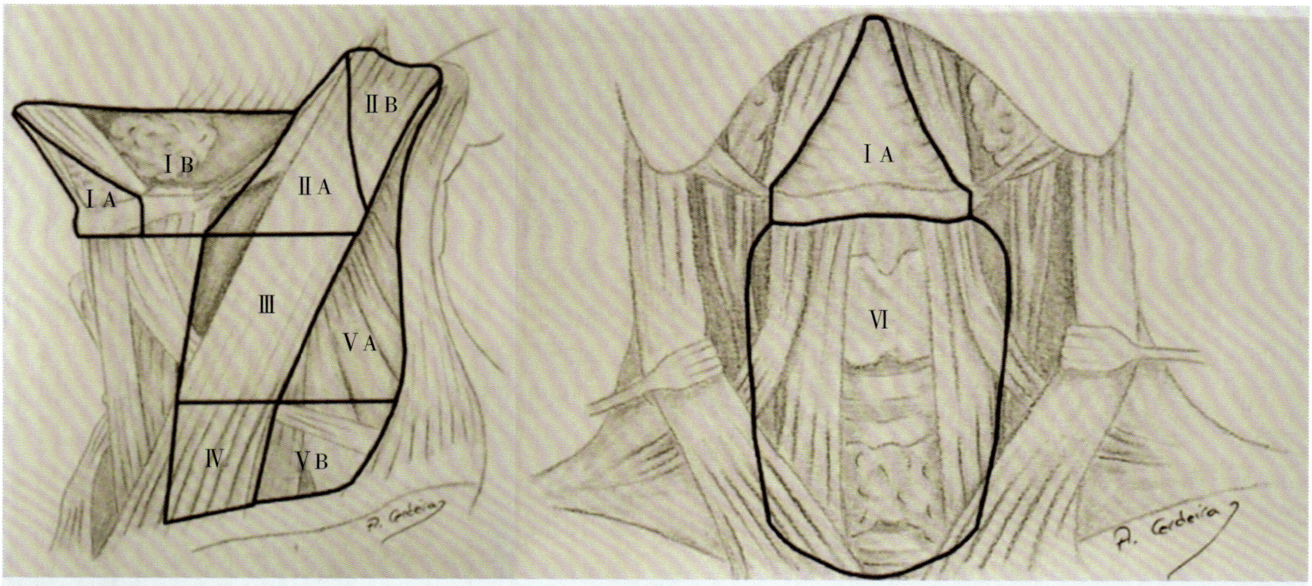

图 10.9 颈部淋巴结分区如侧视图(左图)和前视图(右图)所示。Ⅰ:颏下区和下颌下区淋巴结。该区以二腹肌的前腹部和舌骨为界,包括位于颏下三角内的淋巴结。下颌下区包括位于二腹肌前腹部和后腹部、茎突肌和下颌骨体部的淋巴结。下颌下腺位于颈部间隙内,行颈部淋巴结清扫术时应切除。ⅠA:颏下区淋巴结;ⅠB:下颌下区淋巴结。Ⅱ区:上颈部淋巴结区。该区包括位于颈内静脉上 1/3 周围和脊髓副神经的淋巴结。它从颅底水平向上延伸到舌骨下缘水平和颈总动脉分叉处的下方。以胸锁乳突肌后缘为后界,以胸锁乳突肌和茎突肌的侧缘为前界。ⅡA:副神经前下方的颈内静脉淋巴结区;ⅡB:副神经后上方的颈内静脉淋巴结区。Ⅲ:颈部中段淋巴结。该区包括位于颈内静脉中 1/3 周围的淋巴结。上界为舌骨下缘和颈动脉分叉,下界为环状软骨下缘,舌骨肌与颈内静脉交叉,后界为胸锁乳突肌后缘,前界为胸骨舌骨肌外侧缘。Ⅳ:下颈部淋巴结区。该区包括位于颈内静脉下 1/3 周围的淋巴结。上界为环状软骨下缘和肩胛舌骨肌下缘,下界为锁骨,后界为胸锁乳突肌的后缘,前界为胸骨舌骨肌的外侧缘。Ⅴ:颈后三角区。该区包括沿颈横动脉和脊髓副神经下半部的淋巴结以及锁骨上淋巴结。后界为斜方肌前缘,前界为胸锁乳突肌后缘,下界为锁骨,上界为胸锁乳突肌与斜方肌的汇集。ⅤA:位于环状软骨下缘水平以上的后三角淋巴结;ⅤB:位于环状软骨下缘水平下方的后三角淋巴结。Ⅵ:前区淋巴结。该区包括颈前和颈旁淋巴结、环甲膜淋巴结、甲状腺周围淋巴结和喉返神经旁淋巴结。上界为舌骨下缘,下界为胸骨上缘,两侧边界为颈动脉。

的疾病进程中不会发生颈部淋巴结转移。由于下颌下淋巴结最常受累,这一发现使得肩胛上淋巴结清扫成为一项评估患者颈部淋巴结状况的技术。如果 SCC 位于下唇中线,则需要切除和检查双侧Ⅰ区和Ⅱ区淋巴结。

10.7.1 术语

"颈部清扫术"这一术语在过去的几十年里经历了许多变化。传统的根治性颈部清扫术切除了颈内静脉、胸锁乳突肌和脊髓副神经。Bocca 等人里程碑式的研究结果发现,改良的根治性颈部清扫术或功能性颈部清扫术在肿瘤治疗中与根治性颈部清扫术的效果相当[29]。改良的根治性颈部清扫术可保留前面提到的颈部结构,下文将详细讨论。

10.7.2 改良的根治性颈部清扫术(Ⅰ~Ⅳ区颈前,Ⅴ区颈后)

以下是Ⅰ~Ⅴ区颈前和颈后淋巴结切除的标准方法。

可以通过多种切口暴露颈部淋巴结群(图 10.10)。但我们首选是做由 Ariyan 提出的切口,该切口位置隐蔽,普通服饰即可将其隐藏,并可以避开主要血管[25]。大血管的暴露可能与术后放射治疗 (治疗 SCC 或 Merkel 细胞癌)有关。该术式技巧总结如图 10.11 所示。

将患者带入手术室,在手术台上取仰卧位。头部

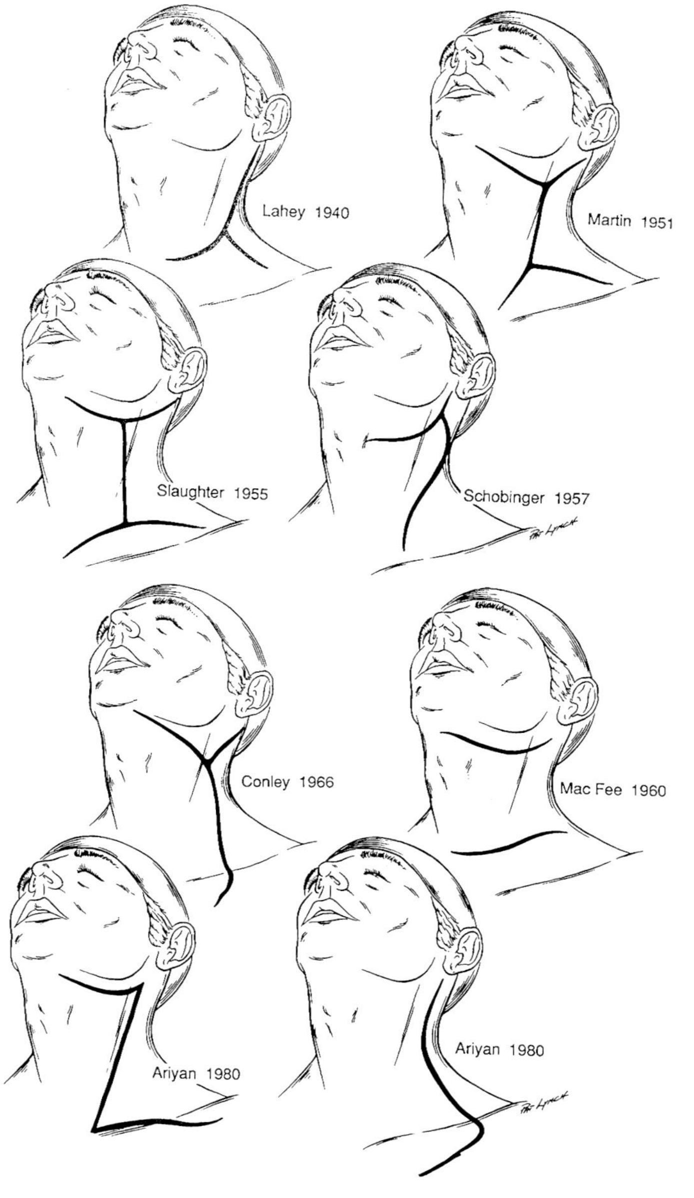

图 10.10 颈部清扫术的解剖切口。(This image is provided courtesy of Stephan Ariyan, MD.)

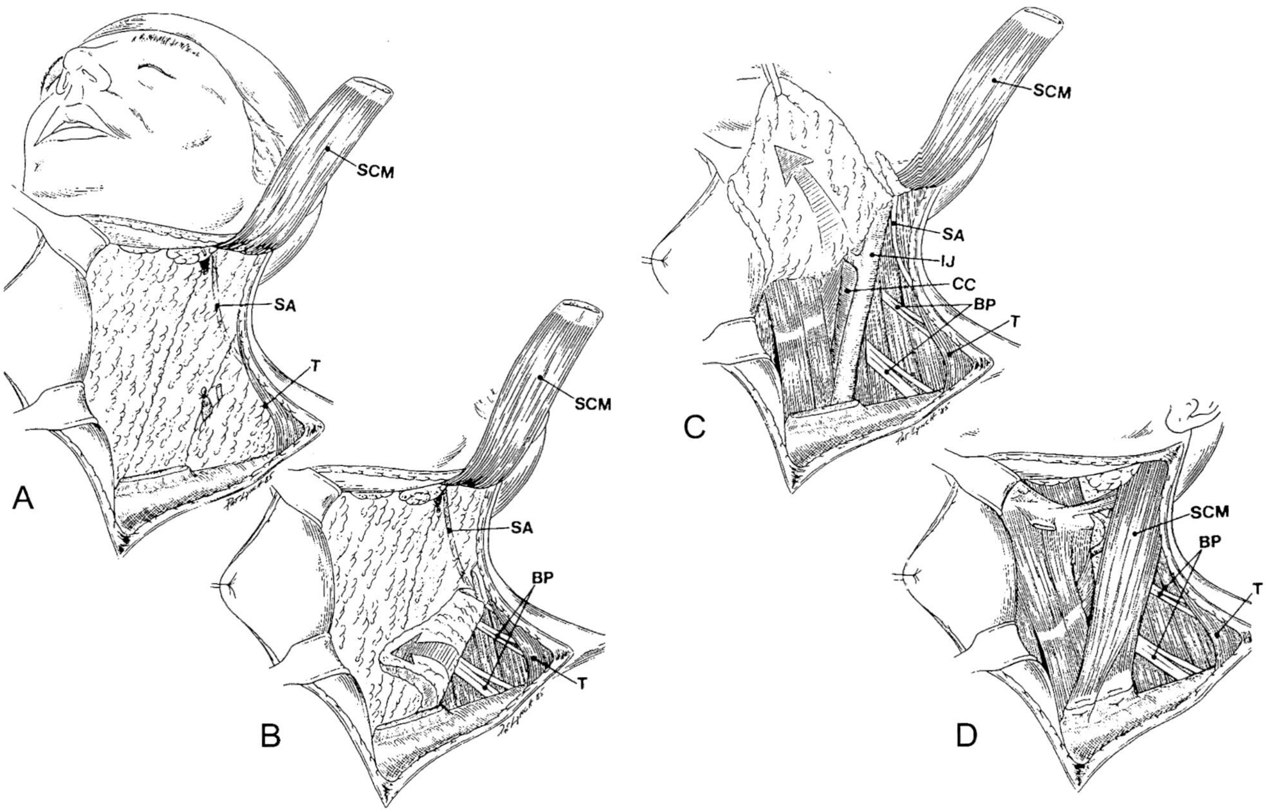

图 10.11 颈部清扫术步骤。详细描述见文内。BP,臂丛;CC,颈总动脉;IJ,颈内静脉;SA,脊髓副神经;SCM,胸锁乳突肌;T,斜方肌。(This image is provided courtesy of Stephan Ariyan, MD.)

偏转,远离病变部位,以便于暴露。放置肩垫增加暴露面积。

抬高头部约至20°,以收缩静脉并防止血液渗出。整个颈部从面部下方到下颌骨及胸部以标准无菌巾覆盖。眼眶边缘和口角覆盖无菌敷料。若术中要做神经刺激检查,可观察到面部神经分支所支配肌肉的所有表现。切口开始于斜方肌的前缘,沿着斜方肌边缘,避免损伤脊髓副神经。标记出弧形曲线的切口,切口的下端逐渐靠近中线(图10.12)。用15号手术刀整齐地切开皮肤。颈阔肌是第一个肌层,用高频电刀切开。颈阔肌瓣向内上掀起。辨别胸锁乳突肌的两个头端,游离后横断,用木质的压舌板来保护底层结构。切开深筋膜层,将横断的胸锁乳突肌向上翻开,则整个淋巴结群被暴露。切除Ⅰ~Ⅴ区所有的淋巴组织,如10.12图所示。操作过程中根据术者的习惯可能有所调整。

如果使用其他切口, 如上述所介绍过的切口,则可借鉴上述原则。经验丰富的头颈外科医生可以选择避开胸锁乳突肌,在肌肉周围进行解剖。

我们更倾向于从下面开始解剖,然后向上、向内侧进行,因为这个平面很容易找到,而且组织结构疏松,层次清晰。脊髓副神经位置浅显易于定位。Erb点定位于胸锁乳突肌后缘中间, 是一个有用的标志,用于定位脊髓副神经和耳大神经。我们使用手持式神经刺激器来识别运动神经。

逐渐向内解剖,辨别并横切肩胛舌骨肌和颈横血管。切开颈动脉鞘,清扫淋巴结直至血管下。浅层解剖结构中常包括颈内静脉二腹肌淋巴结。切除Ⅰ区淋巴结,就会发现下颌神经在边缘上深入到筋膜,在前部进行解剖。如果发现肿瘤累及下颌下腺,建议切除下颌下腺,以获得肿瘤清除。面部动脉和腺体毗邻,须双重结扎,谨防损伤舌神经和舌下神经。颈动脉鞘内有

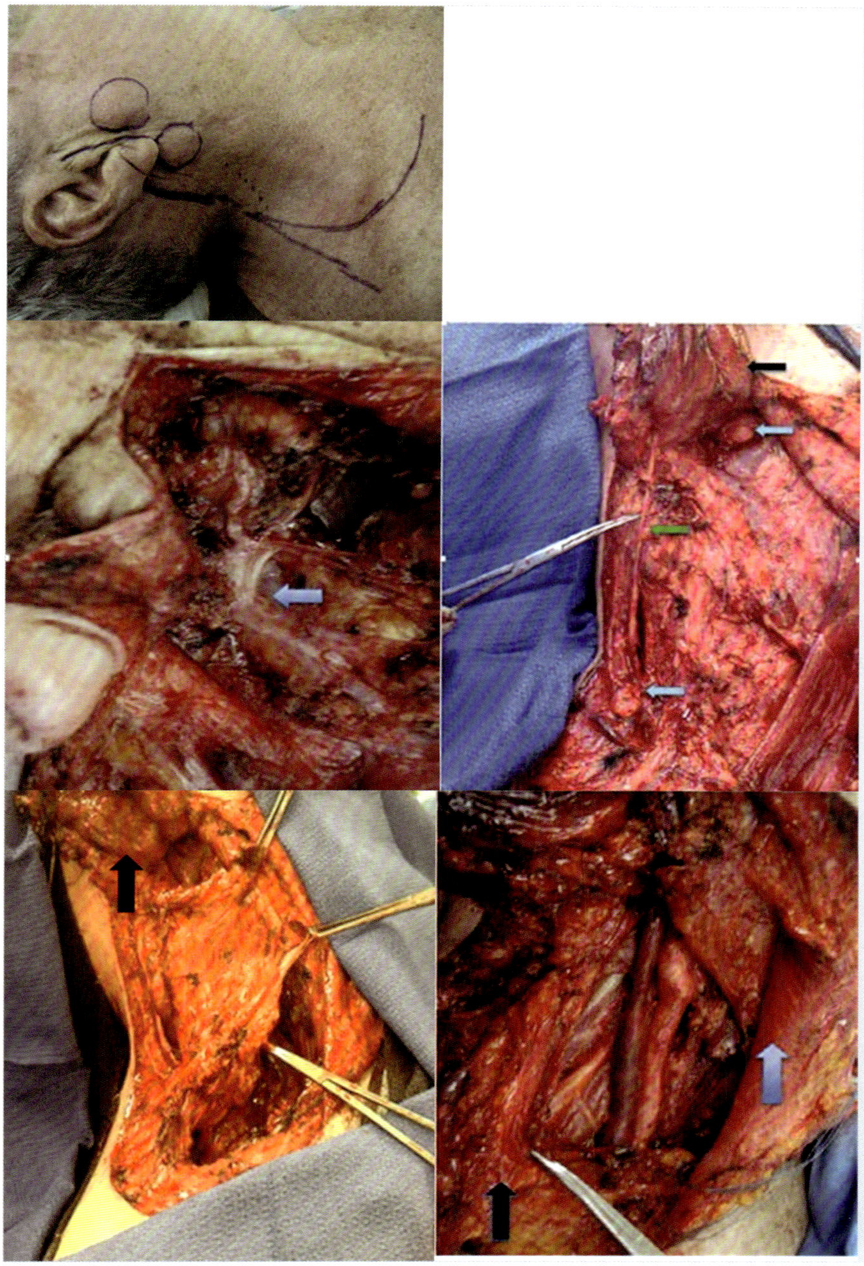

图 10.12 颈部清扫术。顶图：腮腺转移性黑色素瘤患者。注意在颈部后方进行清扫的耳前切口，画一条弧线穿过锁骨上区域。虚线代表的是副神经的表面标记和斜方肌前面的对角连线。中图（左）：蓝色箭头所示为面神经的主干，完成浅表的腮腺切除术。中图（右）：绿色箭头所示为脊髓副神经。蓝色箭头所示为淋巴结，通常是前哨淋巴结，黑色箭头所示为反折的胸锁乳突肌。底图（左）：颈部的淋巴组织被移除。注意在左上角有反折的胸锁乳突肌。底图（右）：颈部清扫术即将完成。注意保留颈内静脉与毗邻的颈总动脉。切口下端的绿色缝合线（1 号 Ethibond 缝合线），将用来缝合胸锁乳突肌。蓝色箭头所示为反折的皮瓣中包含颈阔肌以改善血运。黑色箭头所示为淋巴管群。注意左上角反折的胸锁乳突肌（不同的病例）。

迷走神经和交感神经干，要仔细解剖，保留这些重要结构，尽可能切除所有的淋巴组织。识别和保留斜角肌上的膈神经。最后，继续解剖至颈部的最下端，即胸导管进入颈内静脉处（主要是左侧颈部的解剖）。切除所有的淋巴组织并细致止血，切口放置引流管，另外切开附近一处皮肤穿出引流管，然后用可吸收缝合线缝合切口。

术后，颈部进行小范围的运动锻炼很重要。对住院患者进行查房，对门诊患者进行随访，根据引流液的量和性状决定拔管时机。

10.7.3 腮腺切除术和颈部清扫术

如果在腮腺附近或腺体中发现阳性的前哨淋巴结，就需要通过改良的颈部清扫术将腮腺连续（整体）切除。如果不能切除腮腺，就会导致令人无法接受的高复发率。转移的淋巴结和局部区域组织无法切除者亦是如此。下文我们将描述腮腺切除术的技巧。

适用于颈部清扫术的定位和描述方法都可以适

用于腮腺切除术。大多数情况下,腮腺手术切除的部分是指面神经分支的前部或浅面的腺体。很少有侵袭性肿瘤要求切除腺叶深面,甚至切除面神经主要大分支。

在联合手术时,我们的首选是先开始行腮腺切除术,因为这是手术的主要部分。通过在耳前部区域的面部切口暴露腮腺。如前所述,这个切口很容易延伸到颈部。

用拉钩牵引皮瓣,很容易找到腮腺筋膜解剖平面(以白色标记)。将皮瓣剥离翻起,直至腮腺前缘,切记在此处面神经分支立刻向皮下浅出。然后在腮腺和外耳道之间的间隙进行解剖。切除组织中包含这个区域的小淋巴结。在这一解剖局限区域的分离中使用头灯和显微镜是十分有效的。用双极电凝封闭小的血管。放置自动牵开器撑开固定以最大限度地暴露视野。一定要记住在术中识别面神经的解剖标志（二腹肌后腹、乳突、鼓膜和外耳软骨)。在识别面神经干的过程中,"耳屏软骨尖部”是一个非常有用和可靠的标志,面神经干在软骨的尖端(也称为"软骨尖")稍前大约1cm深的位置。或者,该神经也可以定位为二腹肌后腹内侧附着于乳突骨的二腹肌沟约1cm深的位置。在老年男性、酗酒者和患糖尿病的人群中,腮腺的弥漫性肿大可能会使这个操作过程变得困难。在进行这个解剖时,不能过分使用神经刺激器。如果要进行连续解剖,就应从上到下的方向进行解剖。联合应用钝性分离和锐性分离,以仔细分离神经和腺体。在这个过程中,可以使用低能量的双极电凝止血。

10.7.4 颈后部清扫术

如果术前或术中的定位研究表明只累及后三角淋巴组织,则只需要行颈后部清扫术即可。以下是颈后部清扫术的标准术式。

患者进入手术室,在手术台上取仰卧位。头部偏转,远离病变部,以暴露颈后区域。从面部下方至下颌角和胸部，整个颈部以标准方法消毒并覆盖无菌巾。淋巴结清扫的解剖边界是胸锁乳突肌后缘的最上方部分和斜方肌的前侧面。锁骨为解剖的下界。在斜方肌前缘后2cm做切口。切口以线性方式向下延长,使得解剖的每个边界可在伤口中显露。当前斜角肌与中斜角肌之间暴露出臂丛神经时,需要加以保护。切除所有的淋巴组织后,仔细止血,在创口放置引流管,单独做一皮肤切口穿出。应用可吸收缝合线间断缝合伤口。术后注意事项如前所述。

10.7.5 头颈部淋巴结清扫术的并发症

并发症包括主要运动神经的损伤(面神经的下颌分支、膈神经和脊髓副神经),左侧胸导管损伤导致的乳糜瘘,以及如果循环充盈不足和(或)受过放射治疗的患者要警惕潜在的大血管破裂的风险[30]。

10.8 选择性淋巴结清扫术

一般来说,选择性淋巴结清扫术的概念主要是针对累及面部或颊部的低危SCC。我们注意到,在黑色素瘤中，当核素淋巴显像表明Ⅰ区淋巴结未受侵袭时,选择性地切除Ⅰ区淋巴结是可行的[23]。必须强调的是，这仅仅适用于没有明显淋巴结转移的黑色素瘤,也就是说,对SLNB阳性的黑色素瘤必须行完全淋巴结切除术。类似的研究还没有在Merkel细胞癌和其他罕见的皮肤癌中进行。

10.8.1 腋窝淋巴结清扫术

腋窝淋巴结清扫术最常用于有淋巴结转移的黑色素瘤的手术治疗，而对于Merkel细胞癌或转移性SCC则较少应用[30]。以下是腋窝淋巴结清扫术的标准方法。

患者进入手术室,在手术台上取仰卧位,患侧上肢在托架上外展，同时密切关注骨性隆起的位置,并在下面垫一个保护垫,从而减小神经损伤的风险。腋下垫一个圆垫以便抬高组织向前而使解剖更容易。胸壁、腋窝、手臂和手都进行常规消毒并覆盖无菌巾单。术前常规使用抗生素。

根据医生和患者的意愿,有几种切口选择。一种选择是在腋窝褶处做一个横向切口,并沿着胸大肌边缘的胸壁前侧和臂后侧做垂直切口,以"Z字形"的方式打开腋窝;另一种方法是在腋窝顶部的胸大肌的上外侧边缘做切口,以弧形切口向后延伸到背阔肌的边缘;最后一个选择是在腋窝顶部做切口,并沿着胸大肌的外侧延长。

我们倾向于使用"Z字形"的方式来暴露腋窝,原因如下:

- 用很小的牵拉力量就很容易进入腋窝深部。
- 皮肤淋巴结的切除或受损的瘢痕可以很容易

地在随后的缝合中一并处理(图 10.13)。

• 它通过将张力分布到不同平面从而降低腋窝瘢痕挛缩的可能性。

该切口形成内侧和外侧皮瓣,用丝线缝合线暂时将皮瓣缝合在皮肤上,从而稳定暴露视野。在皮下层掀起皮瓣,保持一定的厚度从而保证血供。皮瓣的基底部必须有一定的厚度,从而防止末端血管缺血。在这一解剖中,使用一种冷光源牵开器(或头灯)和手持式神经刺激器是非常有效的。

我们的做法是确定腋窝的边界后开始解剖。上界是由腋静脉的长度决定的。后界为背阔肌前缘,而前界是胸大肌的外侧缘,下界为背阔肌和前锯肌的交界处,通常与第 5 肋间相对应。

在这种情况下,传统的腋窝淋巴结分层法有一定帮助[31]。

• 1 层淋巴结:位于胸小肌下部。

• 2 层淋巴结:位于胸小肌深面。

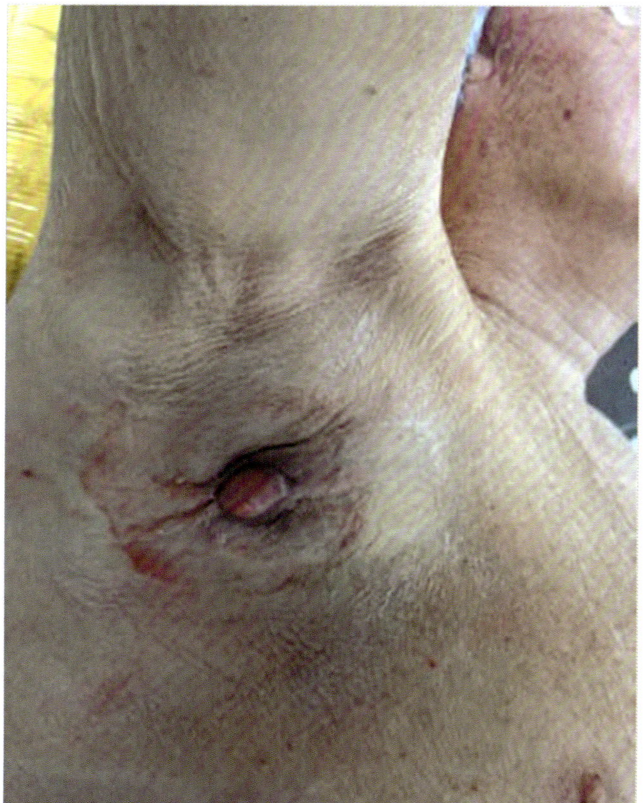

图 10.13 图示病例的鳞状细胞癌转移到淋巴结,侵及腋窝皮肤,需切除皮肤上的组织并重新排列以预防腋窝挛缩。

• 3 层淋巴结:位于胸小肌上面。

与乳腺淋巴结切除术相比,黑色素瘤的淋巴结切除包括所有这 3 个层次。

术者首先应在腋窝触诊确定腋动脉的位置。腋静脉就在这个重要的标志前面。

首先在腋静脉定位上沿着腋静脉切开筋膜,始终保持在腋静脉前表面进行层次解剖。结扎或烧灼小的血管分支。随着解剖的深入,在腋静脉的下表面可以找到肩胛下静脉(胸背静脉)。

有时,腋静脉会有多个分支,令人眼花缭乱(图 10.14)。为了准确识别真正的肩胛下静脉,必须解剖出所有的分支静脉,这有助于识别胸背动脉和神经。

在识别这些结构之后,解剖动脉和神经至它们进入背阔肌的位置。一旦完成后,就开始解剖背阔肌前表面的外侧部分。向内解剖直至胸背血管神经束。然后向下解剖,释放腋窝内容物的底部,直到到达胸壁内侧。

从胸大肌的外侧缘开始切开锁胸筋膜,解剖内侧部分。然后沿外侧和上外侧进行,直至与之前剥离的内侧端相连,即腋窝静脉的内侧部分。随即在胸壁向后解剖。这时,可以看到肋间臂神经,可以保留或离断,主要取决于操作人员的习惯。在胸大肌下,胸内侧神经在胸小肌的内侧。保留胸内侧神经以维持胸大肌的神经支配。将包含着淋巴结的标本从胸小肌外侧缘切除。胸外侧神经位置多变,通常可以在胸小肌外侧

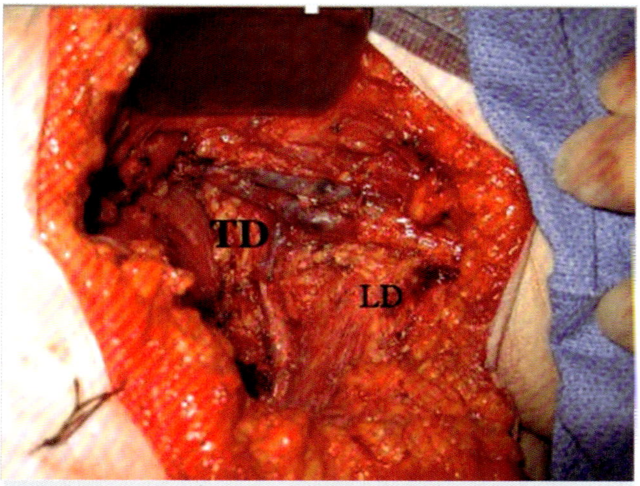

图 10.14 完全腋窝清扫术显示左侧腋静脉的两条分支。这些变异可能对鉴别真正的胸背(TD)脉管系统有困难,胸背脉管系统源于这两条分支,向下进入背阔肌(LD)。

缘发现。如果为较大的淋巴结疾病,要求更好地暴露或完全清除肿瘤,可离断或切除胸小肌。

这时候,必须确定胸长神经。这可以通过两种方式实现。在第一种情况下,首先确定先前解剖出来的胸背血管神经束。通常情况下,可以看到一条静脉分支延伸到胸壁内侧。这条静脉紧贴在胸壁上。胸长神经通常位于该分支的后面紧贴胸壁。第二种方法是沿着胸壁的轮廓后面分离,向下和横向轻柔地牵引纤维脂肪组织。胸长神经可在腋窝的上端触诊为条索状,在胸壁上可触和(或)看到。使用手持式神经刺激器可显著加快定位过程。

一旦确定了该结构,代表已经显露了腋窝内容物的绝大部分。继续向上解剖,至腋窝顶端。分离胸小肌的附着处可以获得更好的解剖通路。遇到较大的淋巴管需要仔细结扎。2 层淋巴结从腋静脉解剖,向下直接钝性分离。必须在脂肪组织中辨认出并结扎静脉,以免造成大量出血。切除 3 层淋巴结包括从外侧胸廓入口到内侧胸小肌的完全解剖。

这种解剖技术可以切除腋窝 1 层到 3 层所有淋巴组织。充分地冲洗伤口并进行止血。在创面留置引流管,间断缝合伤口。

术后抬高肢体并避免使用同侧臂上的外周静脉导管可减少水肿。手臂吊带可以使患者保持舒适,但患者应在可承受的范围内尽早进行上肢功能锻炼。

10.8.2 腹股沟淋巴结清扫术[32]

腹股沟淋巴结清扫术通常指的是去除腹股沟浅淋巴结和股淋巴结。如果有必要或者有适应证,可以与髂淋巴结一起清扫。

患者取仰卧位,腿向外侧旋转,膝盖微微弯曲。放置 Foley 导尿管,刮除手术部位的体毛,包括腹股沟、大腿上部和下腹部的皮肤。脐下的整个腹部至膝盖,包括双侧腹股沟都要消毒并铺盖无菌巾。图 10.15 中显示了腹股沟股淋巴结清扫术的切口选择。如果腹股沟解剖与股骨和髂骨解剖同时进行,可以从两个切口进行解剖,保留 4~5mm 厚度的皮下组织。如果只解剖腹股沟,切口是由上外侧髂前上棘,延续向下向内至腹股沟皱褶下 1~2cm(图 10.16)。解剖的边界包括从腹股沟韧带上 5~6cm 的在 Scarpa 筋膜和外斜筋膜之间的所有脂肪和淋巴组织。留置引流管。然后在 Scarpa 筋膜行间段缝合,在表皮下行连续缝合。

对股骨部分的解剖,需切除股三角的淋巴组织和脂肪组织。三角形的边界由外侧的缝匠肌、内侧的长收肌、底侧的腹股沟韧带构成。股鞘内的股血管和血管外侧的股神经是淋巴结清扫术中需要保留的重要解剖结构(图 10.17)。无论选择何种腹股沟切口,这些淋巴结和脂肪组织都可以整块切除,这在出现鞘外转移时尤为重要(图 10.18)。

触诊股动脉的走行,自腹股沟韧带下二横指到股三角顶点标记一垂直切口,或者选择沿腹股沟皱褶做一斜切口。清扫的边界自腹股沟韧带到股三角的顶点,此顶点由内收肌与缝匠肌内侧相交构成。

沿标记切口锐性分离直至到 Scarpa 筋膜。切开此筋膜并保留在内侧和外侧皮瓣内。向内侧清扫直至股

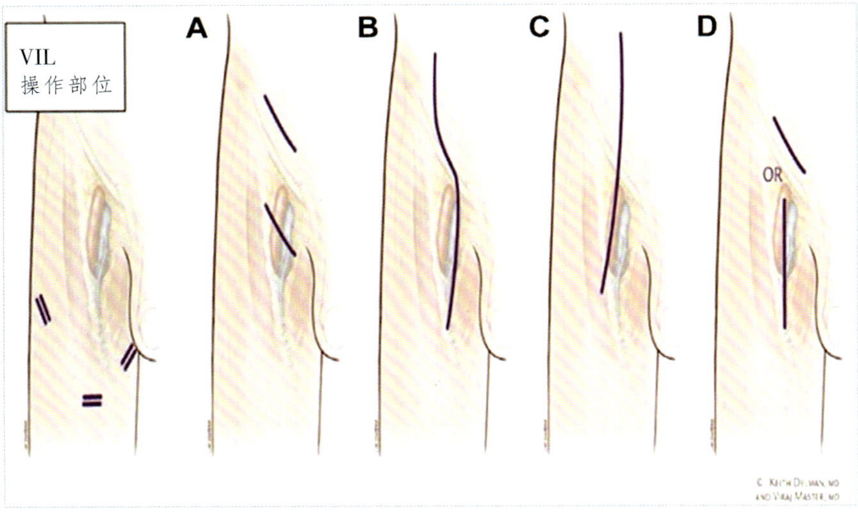

图 10.15 腹股沟淋巴结清扫术的不同切口。VIL:视频下腹股沟淋巴结切除术。(This image is provided courtesy of Viraj Master, MD, PhD, FACS, and Keith Delman, MD, FACS.)

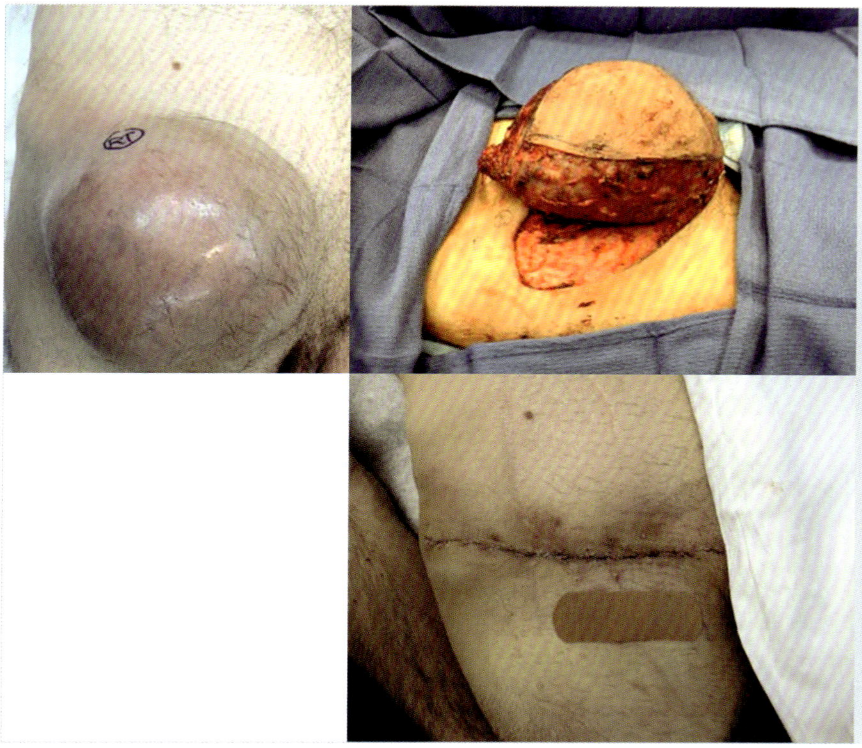

图 10.16　被忽视的转移性黑色素瘤（右侧腹股沟）。腹股沟淋巴结清扫术，切除受累皮肤，并应用推进皮瓣闭合创面以进行重建。敷料覆盖引流部位。

静脉被确认并予以保留。确定内侧边界，即长收肌的边缘。我们的做法是确定清扫的外侧边界，即缝匠肌。清扫就在肌肉表面进行，保留这些肌肉的深筋膜（减少淋巴水肿的发生概率），直到股三角顶点。至此，脂肪垫和淋巴结全部被切除。将大隐静脉切断并结扎牢固。

将大隐静脉和相邻的组织小心地向头侧解剖。沿此静脉走行的大淋巴管必须牢固结扎或凝结。沿大隐静脉清扫所有的淋巴组织和股鞘，直到在股静脉前表面确认股隐静脉交汇点，在这里结扎大隐静脉。在结扎大隐静脉之前确认股静脉是至关重要的，以避免将股静脉误认为大隐静脉。在内侧，清扫从长收肌向股血管进行；在外侧，清扫从缝匠肌向股血管进行。Clo-

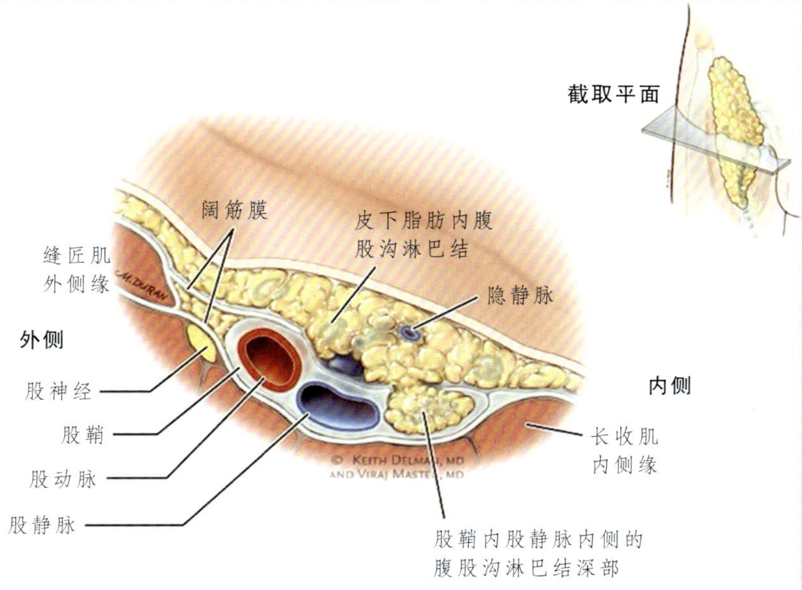

图 10.17　股三角的构成（This image is provided courtesy of Viraj Master, MD, PhD, FACS, and Keith Delman, MD, FACS.）

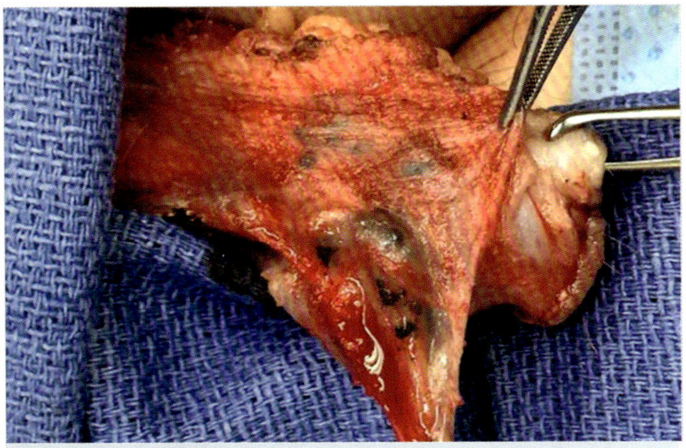

图 10.18 病例显示囊外扩散和转移,在这种情况下,腹股沟淋巴结清扫术需整块切除淋巴结。

quet 淋巴结的去除可与内侧缘向股血管的清扫同时进行。股血管的淋巴组织清扫意味着清扫全部完成。清扫需要识别和保留股血管和股神经。放置一根负压引流管,伤口分层间断缝合。应用可吸收缝合线缝合深部以消除无效腔(图 10.19)。表皮下连续缝合以闭合皮肤。

术后应重视下肢抬高和早期下床活动。术后下肢短时间内需要加压以减轻水肿。

10.8.3 微创腹股沟淋巴结清扫术的技术变化[33–35]

此前描述的腹股沟淋巴结清扫术对于治疗下肢、下腹部和会阴部恶性皮肤肿瘤的局部转移是有效的。然而,这些传统切口有可能导致并发症的发生,如血清肿形成、皮瓣坏死、伤口感染和伤口裂开。事实上,在某些情况下,腹股沟淋巴结清扫术的并发症发病率为 50%~75%。最近,人们一直致力于将腹腔镜技术应用于腹股沟清扫,以减少手术的并发症。实际上,这些技术的确可以降低组织损伤和术后疼痛程度。此外,腹腔镜技术可以减少重要结构如腹壁肌肉组织或腹股沟韧带的分离解剖。

最后,微创技术改善了美容效果。微创技术通常使用 3 个较小的切口,1 个摄像机操作口和两个器械操作口(参见图 10.15)。我们描述了一种微创方法,应用小切口(可用于前哨淋巴结活检)和带光源的牵开器(图 10.20)。包括我们在内的几个团队已经描述了单独或与浅表腹股沟淋巴结清扫术相结合的腹腔镜髂淋巴结切除术。

缝匠肌皮瓣

为了防止股血管暴露,一些外科医生将缝匠肌转移到股血管上以覆盖血管(图 10.21)。重要的是要记住,缝匠肌是分段的血液供应方式(Mathes–Nahai 中的Ⅳ型)。因此,我们建议在转移肌肉时不要离断超过两个分段血管(肌肉不要大范围分离掀起),以维持其血供。

Cloquet 淋巴结切除

在实际操作中,关于股管内 Cloquet 淋巴结的切

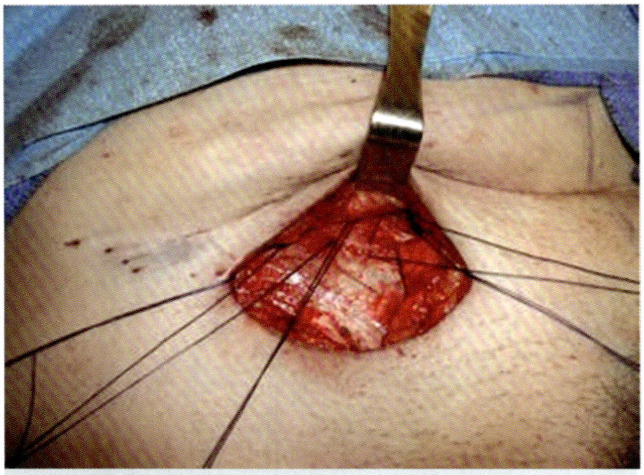

图 10.19 使用可吸收的重型(长效)缝合线以消除腹股沟淋巴结清扫部位的无效腔,防止血清肿形成。

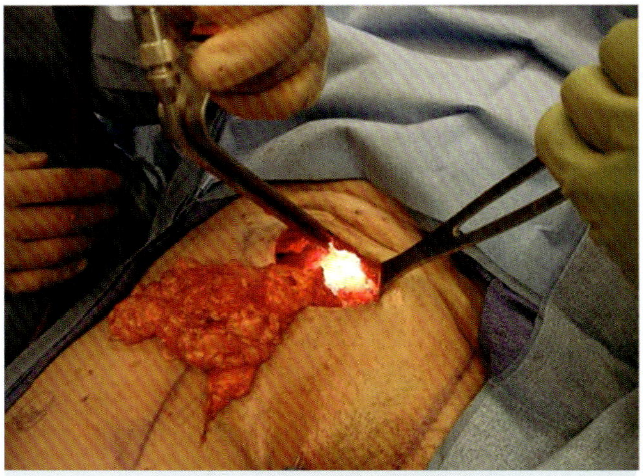

图 10.20 图中病例显示微创腹股沟淋巴结清扫术中应用带光源的牵开器。

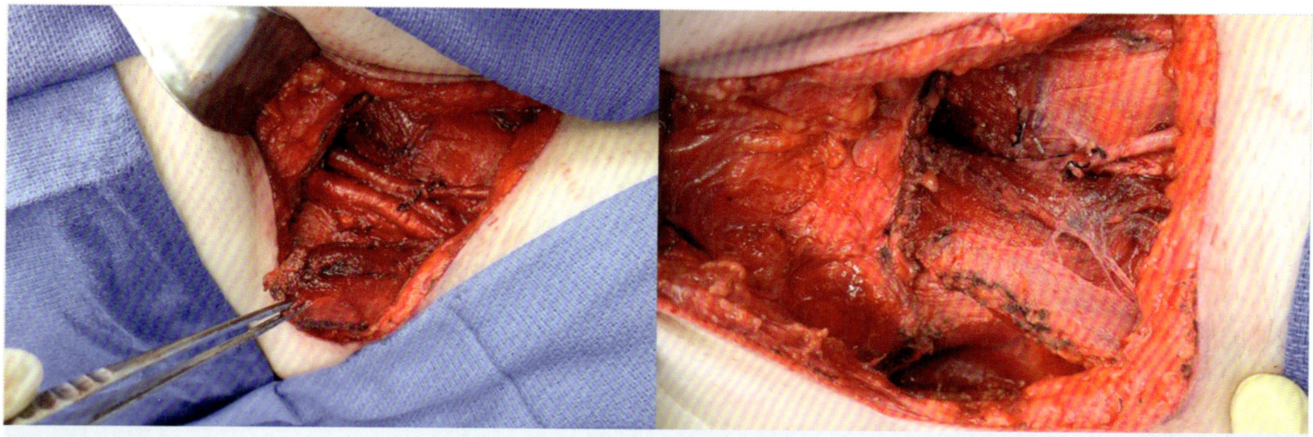

图 10.21　缝匠肌皮瓣。左图显示右侧腹股沟淋巴结清扫后获取的缝匠肌皮瓣。注意，移动相对较短的长度（由镊子夹持）以保留肌肉的分段血管。右图显示缝匠肌转移到股血管上并固定于腹股沟韧带上。

除存在显著差异。一些外科医生常规将其去除并将其作为深部组织操作的标志，如果淋巴结为阳性（黑色素瘤），也用于指导髂部淋巴结清扫。然而，这种做法并不普遍。

10.8.4 髂淋巴结清扫术（包括闭孔淋巴结）[36]

根据术前和术中定位研究，髂（盆腔）淋巴结清扫术可能需要单独或与腹股沟淋巴结清扫术联合应用于下肢或躯干恶性黑色素瘤。如果与股淋巴结清扫术相结合，可以通过单个切口，或通过不连续的切口，切开腹股沟韧带（随后修复）以切除整块淋巴结团块。我们倾向于后者，因为它避免了常见的手术相关并发症，如皮瓣坏死。值得注意的是，在手术过程中对腹内部分使用肌肉松弛剂是有益的，以便于进入更深的结构。以下将描述髂淋巴结清扫术的标准操作。

患者在手术台上取仰卧位，同侧的腿向外旋，膝盖稍微弯曲。放置 Foley 导尿管，去除体毛，包括腹股沟、大腿和下腹部的手术区直到脐部。整个脐以下的腹部到膝盖消毒，包括双边腹股沟区，并铺盖无菌巾。放置一条毛巾备用。这里描述的清扫术最终要切除从髂总动脉的分叉到闭孔上筋膜的所有脂肪组织和淋巴管。在腹股沟韧带上从耻骨结节到髂前上棘做大约 5cm 的弧形切口，从皮下组织钝性分离腹外斜肌腱膜直至腹股沟韧带。这样可以在手术结束时更容易地获得理想的效果，并且在股动脉需要紧急修补时，很容易就暴露股动脉。腹外斜肌腱膜沿切口长度切开。腹内斜肌和腹横肌沿着其纤维分离，暴露并结扎旋髂深动脉。一旦穿过腹横筋膜，即可确认腹膜，向头侧钝性分离，直到可确认髂总血管。注意保护腹膜以防止肠袢进入该区域。识别并保护好输尿管，它从上方跨过髂总血管的分叉处。可以安全地清扫分叉以下的所有淋巴组织。为了便于清扫，可能需要结扎髂外动脉的分支腹壁下动脉，这有助于暴露和保护输精管和睾丸血管（女性的子宫圆韧带）。

放置一个自动牵开器（Bookwalter）。我们倾向于应用锐性分离对血管进行解剖。所有的淋巴管都被夹闭或结扎。结扎装置（Ligasure，Medtronic）的使用可以大大提高手术的速度。淋巴结从其动脉和静脉血管鞘上剥离。这种清扫从血管至闭孔筋膜平面。闭孔筋膜上的淋巴结最好钝性清扫，因为此膜状组织提示该区域有需要保护的绷紧如绳状结构的闭孔神经。至此，髂血管和闭孔淋巴结被整块切除，清扫完成。确保复原后腹膜的完整性并重新检查是否有出血现象及骨盆内有无异物残留。再一次强调下肢抬高和早期下肢功能锻炼非常重要。在术后短时间内可能需要下肢加压以减轻水肿。

10.8.5 罕见位置的淋巴结清扫术[37]

黑色素瘤外科医生还应该熟悉一些其他较少使用部位淋巴结的清扫，即对滑车和腘窝淋巴结的清扫。

手部、甲下或前臂到肘部皮肤的黑色素瘤可能需要行滑车淋巴结清扫（图 10.22），这种情况并不常见，

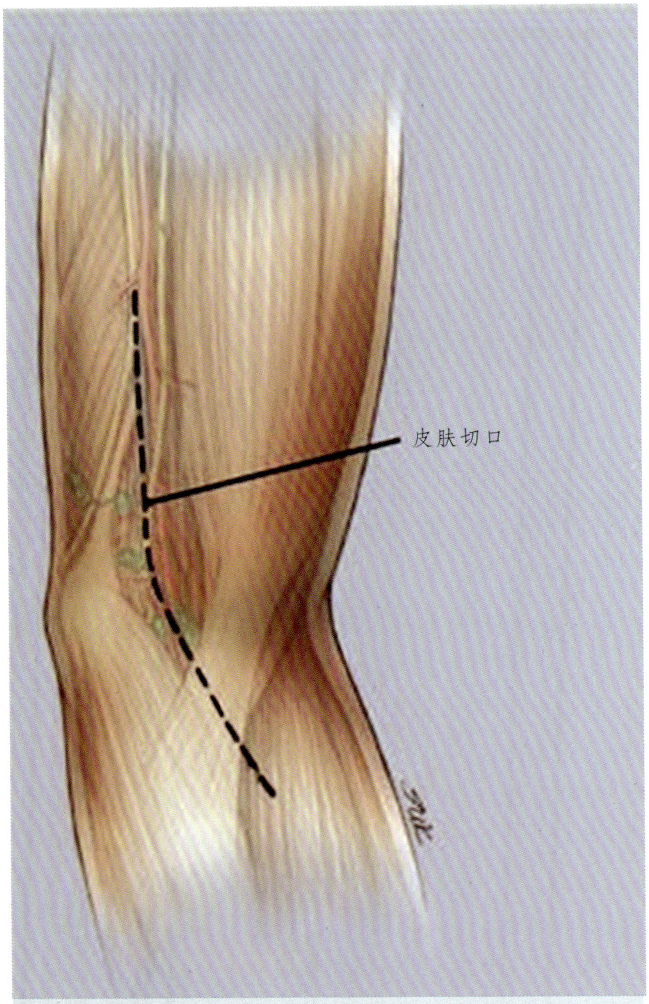

图 10.22 切口入路。滑车淋巴结以蓝色表示。(This image is provided courtesy of Viraj Master, MD, PhD, FACS, and Keith Delman, MD, FACS.)

据报道，该区域明显的临床转移率为 3.7%。以下是对我们滑车淋巴结清扫技术的描述。

患者在手术台上取仰卧位。手臂适当固定。整个手臂和手直至腋窝消毒并铺盖无菌巾。距离肱骨内上髁约 5cm 做一个自外上方至外下方的弧形切口，以使其跨越肘窝至肱桡肌。这种方式对于避免肘部的挛缩至关重要。向两侧掀起皮瓣以确认外侧的肱二头肌和肱桡肌，并且在内侧确认肱三头肌内侧头和肱骨内上髁上的屈肌起点。遇到的浅表静脉都被结扎。清扫的边界是三头肌的内侧头、肱二头肌的短头、覆盖肱骨内上髁(屈肌起源)的肌肉组织和肱肌。掀起皮瓣后，如前所述，清扫从远端向近端进行，包括所有的脂肪组织。肘上淋巴结在肱二头肌腱膜深部的肱动脉分叉处，它也包含在标本中。此外，在二头肌腱深处确认并保留正中神经。

在近端，一旦达到肱动脉与内侧肌间隔的交叉点，清扫即完成。尺侧下副动脉和静脉分别结扎和离断，将清扫的标本移除伤口。创面放置闭式引流管，伤口分层闭合，应用皮下连续缝合关闭皮肤。术后，手臂抬高和活动范围练习是十分重要的。

10.8.6 腘窝淋巴结清扫术[38]

即使患者的原发病变在足部或小腿后侧，腘窝淋巴结转移也很少见。一系列病例显示，临床上腘窝淋巴结受累率为 0.3%。因此，腘窝淋巴结清扫术的适应证仅限于此区域 SLNB 阳性或临床上有明显转移的疾病。标准的腘窝淋巴结清扫技术描述如下。

患者在手术台上取俯卧位。腿部和足部直到臀部褶皱处消毒并铺盖无菌巾。为了最大限度地暴露术野并最大限度地减少以后腘窝的瘢痕挛缩，在腘横纹上行“Z 字形”切口。切口的内角在 75°~100°之间。为防止皮瓣缺血，我们常规使用手术刀锐性分离皮瓣，并保持皮瓣厚度均匀。出于同样的原因，我们也主张使用双极电凝进行止血。一旦掀起皮瓣，医生可以触诊定位腘动脉。

清扫的远端边界为腓肠肌的内侧头端和外侧头端。通常，清扫由来自坐骨神经的腓总神经和胫神经形成的分叉开始。

我们更愿意从远端开始清扫。确定小隐静脉，结扎并离断以逐步暴露。如果可能的话，确认皮神经的小分支并保留。接下来，将后侧筋膜垂直切开。以钝性分离和锐性分离相结合的方式清扫腘窝内的淋巴组织。作为最为浅表的中线结构，要确认胫神经并且被轻柔地拉向一侧。腓神经沿股二头肌和半膜肌走行，然后斜行转向腓骨外侧。轻轻牵拉腓神经并保护腓神经。从坐骨神经分叉处到腓肠肌头部的所有淋巴组织被整块切除(图 10.23)。此后，腘窝血管被确认并暴露，动脉位于内侧且比静脉更深。创面留置负压引流管。伤口分层间断缝合，皮肤应用连续皮下缝合进行闭合。

10.9 结论

尽管近年来对于前哨淋巴结活检和黑色素瘤淋

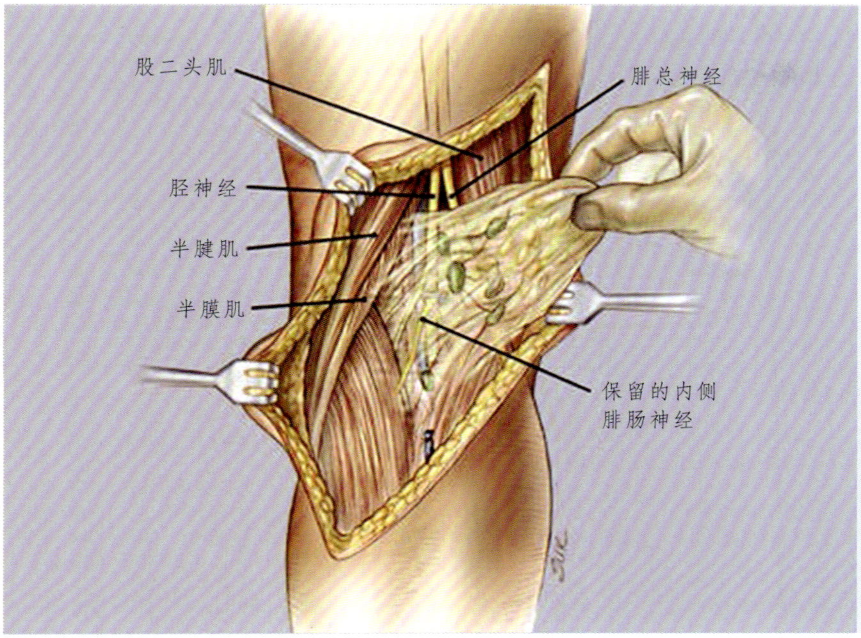

图 10.23 腘窝淋巴结清扫术。(This image is provided courtesy of Viraj Master, MD, PhD, FACS, and Keith Delman, MD, FACS.)

巴结清扫术的作用已被更加清晰地描述和完善，但许多问题仍然还没有得到解决。争议主要集中在以前哨淋巴结状态指导下的选择性与预防性淋巴结清扫术的获益上。

2014 年发布的 MSLT 的 Ⅰ 期试验的最终报告指出：以活检为基础的中等深度黑色素瘤（定义为 1.20~3.50mm）或深黑色素瘤（≥3.50mm）的分期方法可提供重要的预后信息并延长无病生存期[39]。但是，与早期（在前哨淋巴结之前的时代）研究一致，其总体生存率未受影响。目前正在进行的 MSLT 的 Ⅱ 期试验应该可以解决针对此前研究的一些争议[40]。这是一项 Ⅲ 期多中心随机试验，在皮肤黑色素瘤有前哨淋巴结转移的情况下，对比前哨淋巴结清扫术和完全淋巴结清扫术，与单独应用前哨淋巴结清扫术的治疗效果。但至少要到 2022 年，这项研究的结果才会得出结论。在此期间，因完全淋巴结清扫术后得到较少阳性淋巴结数量的统计结果，导致了欧洲现阶段的研究对于应用单独的前哨淋巴结清扫术作为治疗干预措施十分谨慎。这种极简主义方法类似于乳腺癌治疗的进展[41]。外科医生和患者都在迫切地期待这些试验的结果。

参考文献

[1] Ortin-Perez J, van Rijk MC, Valdes-Olmos RA, et al. Lymphatic mapping and sentinel node biopsy in Merkel's cell carcinoma. Eur J Surg Oncol. 2007; 33(1):119–122

[2] Shnayder Y, Weed DT, Arnold DJ, et al. Management of the neck in Merkel cell carcinoma of the head and neck: University of Miami experience. Head Neck. 2008; 30(12):1559–1565

[3] Zwald FO, Brown M. Skin cancer in solid organ transplant recipients: advances in therapy and management: part II. Management of skin cancer in solid organ transplant recipients. J Am Acad Dermatol. 2011; 65(2):263–279, quiz 280

[4] Hollowell KL, Agle SC, Zervos EE, Fitzgerald TL. Cutaneous apocrine adenocarcinoma: defining epidemiology, outcomes, and optimal therapy for a rare neoplasm. J Surg Oncol. 2012; 105(4):415–419

[5] Hsu HC, Ho CY, Chen CH, Yang CH, Hong HS, Chuang YH. Aggressive digital papillary adenocarcinoma: a review. Clin Exp Dermatol. 2010; 35(2):113–119

[6] Cabanas RM. An approach for the treatment of penile carcinoma. Cancer. 1977; 39(2):456–466

[7] Morton DL, Wen DR, Wong JH, et al. Technical details of intraoperative lymphatic mapping for early stage melanoma. Arch Surg. 1992; 127(4):392–399

[8] Elias N, Tanabe KK, Sober AJ, et al. Is completion lymphadenectomy after a positive sentinel lymph node biopsy for cutaneous melanoma always necessary? Arch Surg. 2004; 139(4):400–404, discussion 404–405

[9] Cruickshank W, ed. The Anatomy of the Absorbing Vessels of the Human Body. London: G. Nicol; 1790

[10] Bergqvist L, Strand SE, Hafström L, Jönsson PE. Lymphoscintigraphy in patients with malignant melanoma: a quantitative and qualitative evaluation of its usefulness. Eur J Nucl Med. 1984; 9(3):129–135

[11] Alex JC, Krag DN. Gamma-probe guided localization of lymph nodes. Surg Oncol. 1993; 2(3):137–143

[12] Vera DR, Hoh CK, Hall DJ, Tokin CA, Wallace AM. Technetium-99m tilmano-

cept: a synthetic receptor targeted molecule for SLNM. In: Radiopharmaceuticals for Sentinel Lymph Node Detection: Status and Trends. Vienna: International Atomic Energy Agency; 2015:73–75
[13] Somasundaram SK, Chicken DW, Keshtgar MR. Detection of the sentinel lymph node in breast cancer. Br Med Bull. 2007; 84(1):117–131
[14] Cloyd JM, Wapnir IL, Read BM, Swetter S, Greco RS. Indocyanine green and fluorescence lymphangiography for sentinel lymph node identification in cutaneous melanoma. J Surg Oncol. 2014; 110(7):888–892
[15] Korn JM, Tellez-Diaz A, Bartz-Kurycki M, Gastman B. Indocyanine green SPY elite-assisted sentinel lymph node biopsy in cutaneous melanoma. Plast Reconstr Surg. 2014; 133(4):914–922
[16] Stoffels I, Dissemond J, Pöppel T, Schadendorf D, Klode J. Intraoperative fluorescence imaging for sentinel lymph node detection: prospective clinical trial to compare the usefulness of indocyanine green vs technetium Tc 99m for identification of sentinel lymph nodes. JAMA Surg. 2015; 150(7):617–623
[17] Lerman H, Lievshitz G, Zak O, Metser U, Schneebaum S, Even-Sapir E. Improved sentinel node identification by SPECT/CT in overweight patients with breast cancer. J Nucl Med. 2007; 48(2):201–206
[18] Agnese DM, Maupin R, Tillman B, Pozderac RD, Magro C, Walker MJ. Head and neck melanoma in the sentinel lymph node era. Arch Otolaryngol Head Neck Surg. 2007; 133(11):1121–1124
[19] Lagier A, Pénicaud M, Le Corroller T, et al. Lymphatic drainage of skin areas of head and neck: in vivo approach by the location of the sentinel node [in French]. Morphologie. 2014; 98(320):32–39
[20] Chung A, Yu J, Stempel M, Patil S, Cody H, Montgomery L. Is the "10% rule" equally valid for all subsets of sentinel-node-positive breast cancer patients? Ann Surg Oncol. 2008; 15(10):2728–2733
[21] McCarter MD, Yeung H, Fey J, Borgen PI, Cody HS, III. The breast cancer patient with multiple sentinel nodes: when to stop? J Am Coll Surg. 2001; 192 (6):692–697
[22] Chao C, Wong SL, Edwards MJ, et al. Sunbelt Melanoma Trial Group. Sentinel lymph node biopsy for head and neck melanomas. Ann Surg Oncol. 2003; 10 (1):21–26
[23] Sawh-Martinez R, Salameh B, Colebunders B, et al. Level I sparing radical neck dissections for cutaneous melanoma in the lymphoscintigram era. Ann Plast Surg. 2012; 69(4):422–424
[24] Samra S, Sawh-Martinez R, Tom L, et al. A targeted approach to sentinel lymph node biopsies in the parotid region for head and neck melanomas. Ann Plast Surg. 2012; 69(4):415–417
[25] Sawh-Martinez R, Douglas S, Pavri S, Ariyan S, Narayan D. Management of head and neck melanoma: results of a national survey. Ann Plast Surg. 2014; 73 Suppl 2:S175–S177
[26] Tanis PJ, Boom RP, Koops HS, et al. Frozen section investigation of the sentinel node in malignant melanoma and breast cancer. Ann Surg Oncol. 2001; 8 (3):222–226
[27] Spillane AJ, Cheung BL, Stretch JR, et al. Proposed quality standards for regional lymph node dissections in patients with melanoma. Ann Surg. 2009; 249(3):473–480
[28] Renner GJ, Zitsch RP. Cancer of the lip. In: Myers EN, Suen JY, Myers JN, Hanna E, eds. Cancer of the Head and Neck. Philadelphia, PA: WB Saunders; 2003:294–320
[29] Bocca E, Pignataro O, Sasaki CT. Functional neck dissection. A description of operative technique. Arch Otolaryngol. 1980; 106(9):524–527
[30] Lawton GP, Ariyan S. Regional lymph node dissections in malignant melanoma. Clin Plast Surg. 2000; 27(3):431–440, ix
[31] Bland KI, Copeland EM. Breast. In: Schwartz SI, Shires GT, Spencer FC, eds. Principles of Surgery. 6th ed. New York, NY: McGraw-Hill; 1994:531–594
[32] Spratt J. Groin dissection. J Surg Oncol. 2000; 73(4):243–262
[33] Delman KA, Kooby DA, Ogan K, Hsiao W, Master V. Feasibility of a novel approach to inguinal lymphadenectomy: minimally invasive groin dissection for melanoma. Ann Surg Oncol. 2010; 17(3):731–737
[34] Spock CR, Smith DA, Narayan D. Minimally invasive groin dissection. Conn Med. 2012; 76(5):273–277
[35] Hoang D, Roberts KE, Teng E, Narayan D. Laparoscopic iliac and iliofemoral lymph node resection for melanoma. Surg Endosc. 2012; 26(12):3686–3687
[36] Ichimiya M, Goishi K, Muto M. Endoscopic groin lymph node dissection as a preferable technique for malignant skin neoplasms. J Plast Surg Hand Surg. 2013; 47(4):248–251
[37] McMasters KM, Wong SL, Tyler DS, Balch CM, Thompson JF. Axillary and epitrochlear lymph node dissection for melanoma. In: Balch CM, Houghton AN, Sober AJ, Soong S, Atkin MB, Thompson JF, eds. Cutaneous Melanoma. 5th ed. St. Louis, MO: CRC Press; 2009:397–404
[38] Hatta N, Morita R, Yamada M, Takehara K, Ichiyanagi K, Yokoyama K. Implications of popliteal lymph node detected by sentinel lymph node biopsy. Dermatol Surg. 2005; 31(3):327–330
[39] Morton DL, Thompson JF, Cochran AJ, et al. MSLT Group. Final trial report of sentinel-node biopsy versus nodal observation in melanoma. N Engl J Med. 2014; 370(7):599–609
[40] Morton DL. Overview and update of the phase III Multicenter Selective Lymphadenectomy Trials (MSLT-I and MSLT-II) in melanoma. Clin Exp Metastasis. 2012; 29(7):699–706
[41] Leiter U, Stadler R, Mauch C, et al. Survival of SLNB-positive melanoma patients with and without complete lymph node dissection: A multicenter, randomized DeCOG trial. 2015 ASCO Annual Meeting. Abstract LBA9002. Presented May 30, 2015

第 11 章

皮肤病理学在皮肤癌外科治疗中的作用

Jennifer S. Ko, Eugen C. Minca, Klaus J. Busam

11.1 引言

皮肤病理学在皮肤恶性肿瘤外科治疗中的作用，与大多数癌症诊疗过程中病理诊断的作用相近，主要为明确诊断、提示预后、切缘评估。皮肤病理相对独特，其一是许多肿瘤尚处于相对早期的阶段就能被发现，因此，其预后通常优于内脏肿瘤；其二，同一类皮肤肿瘤，不论良恶性，其组织病理学特征和临床表现可明显不同。例如，黑色素细胞痣，没有其他类型的人类良性肿瘤能像它那样表现出如此丰富的特征。此外，如非典型痣与黑色素瘤的区分，也没有其他类型的良性肿瘤可以像它一样难以与其恶性病变进行区分。本章的目的是为了发现最常见皮肤恶性肿瘤类型的特殊性，因为这与病理报告中包含的重要诊断、预后和预测信息相关。

近日发现通过改进、完善肿瘤病理报告，有利于患者的诊治。为此，病理学组织已经公布了不同类型肿瘤的推荐报告方案。在美国，依据当前最新美国癌症联合委员会（AJCC）癌症分期手册及最新的 WHO 肿瘤分类系统，美国病理学家协会（CAP）提出了癌症报告规范，签发病理报告大多遵循这一规范[1]。遵循 CAP 的癌症规范使得病理学家在提供患者治疗所必要的手术病理诊断报告的同时，进一步达成包括常见生物标志的报告规范（如乳腺癌雌激素受体、孕激素受体和人类表皮生长因子受体-2），使报告的一致性和完整性得以提高。目前，原发性皮肤肿瘤尚无生物标志报告模板，在未来几年内这一状况可能会有所改变。至 2004 年 1 月 1 日，美国外科医师学会癌症委员会（ACS CoC）已认识到此类报告规范的价值，并规定在委员会核准的癌症研究中，为确保报告数据信息科学、有效，病理学家签发的外科手术病理报告应符合规范。

11.2 基底细胞癌

基底细胞癌（BCC）起源于表皮最底层或毛囊皮脂腺单位的外毛根鞘，得名于同角化上皮的基底细胞相近的形态，在免疫表型等方面则与毛基质细胞有诸多相似，是最常见的人类癌症[2]。因基底细胞癌良好的预后，目前 CAP 尚无 BCC 的专病报告规范。BCC 的亚临床侵袭范围往往大于临床上定义的边界，为避免局部组织破坏和组织毁损，同时保持美观和功能，综合活检标本中的病理信息可明确肿瘤边界，有助于合理规划治疗方式。

确定原发性 BCC 风险高低的主要病理因素包括：肿瘤大小、浸润深度、组织学类型、神经周围浸润、血管受累（虽然很罕见，若出现则提示预后不良）。研究表明，肿瘤大小与浸润深度、亚临床侵袭范围、无复发生存率相关，例如，躯干、四肢病变≥2cm，面部、生殖器、手/足病变≥6mm，其他的解剖部位病变≥10mm，则会增加疾病风险[3]。BCC 肿瘤组织学亚型可提示复发和转移的风险，研究进一步发现侵袭性组织学类型及阳性切缘是提示复发的显著不良因素[4]。BCC 有不同分类方法，大多可分为非侵袭性、侵袭性、中间性（表 11.1），在同一病变内各亚型常混合存在。结节型（图 11.1a）和浅表型（图 11.1b）BCC 通常归入非侵袭性，表现为较大皮肤肿块的结节型 BCC 通常与表皮相连。

结节内肿瘤细胞呈梁状排列或形成假腺腔，结节周边肿瘤细胞核呈栅栏状排列，肿瘤收缩，常与周围的黏液样基质间形成裂隙。浅表型 BCC 与表皮相连，以多灶性为特点，局部复发率高于单结节型。毛囊漏斗型 BCC 是 BCC 中最为惰性的类型，有些学者认为

表 11.1 基底细胞癌不同组织学亚型的侵袭性及复发风险

侵袭性及复发风险	低/低	低/高	高/高
基底细胞癌组织学亚型	结节型 腺样型 角化型 多形性 (巨细胞) 透明细胞 印戒细胞 附件分化型 毛囊漏斗型	浅表型(多中心)	微小结节型 侵袭性 硬化型 异型 (基底样鳞状细胞癌)

它并非真正的癌,因此称其为“基底细胞样毛囊错构瘤”。微小结节型(图 11.2a)、侵袭性(图 11.2b,c)、硬化型(图 11.2d)BCC 易出现阳性切缘,进而肿瘤复发[5,6]。因此,BCC 病理报告中的组织学分类相当重要。不同于毛发上皮瘤,微小结节型 BCC 通常边界不清、呈小结节状(<0.15mm)生长、局灶或广泛形成收缩裂隙(图 11.2e)、黏液样间质、有丝分裂象增加、缺乏原始毛乳头结构(图 11.3a~c)。侵袭性 BCC 呈细条索状,侵袭性生长。硬化型 BCC 细胞巢形态更尖锐,间质高度硬化。神经周围浸润是 BCC 另一项预后关键因素,伴有神经周围浸润的病例(图 11.3d)复发率及死亡率较高。对于此类病例的规范化治疗研究非常有限,Mohs 显微外科手术有可能可以获得更好的结果,另外可考虑辅助放射治疗[7]。

绝大多数 BCC 的诊断无须免疫组织化学(IHC)染色。极少数 BCC,例如毛囊漏斗型(参见图 11.2e)或透明细胞型,则需要 IHC 染色协助诊断。BCC 镜下形态与毛囊漏斗部结构相似者,可同时表达高分子量及低分子量角蛋白、BerEP4、Bcl-2(弥漫)、Ki-67(增殖指数 20%~40%),而缺乏 CK20+的 Merkel 细胞[8]。Nedved 等人的新近研究发现,对 BCC 应用高危和低危二分法重新分类,皮肤病理学家的意见能达成高度一致。因此,BCC 通常不需要二次病理评估。

通常认为 BCC 是连续生长,但仍会发现“跳跃”生长的病变,浅表型中尤为常见。为明确界定术中及镜下切缘,BCC 仍被视为连续生长性肿瘤。研究报告发现,直径≤2cm 的病变,切缘距离为 4mm 的椭圆形切除,治愈率可达 98%。以此为基础,NCCN 制定了目前所实践的治疗指南[10]。然而,考虑到外观和功能敏感的部位,该指南并不总是适用。为此,通常选择Mohs 显微外科手术,或进行整体环周切缘评估(CCPDMA)的外科切除,或慢 Mohs 手术[11]。一些研究表明,传统的石蜡包埋横断面切片(“面包片”式)技术,可导致高达 56%的阳性手术切缘发生漏诊[12]。此外,虽然病理报告中包括手术切缘阳性或阴性的判读结果,但可能缺少肿瘤切缘的距离信息。碟形削刮、钻取活检的标本只能获得部分切缘,因此一般不评价切缘。个别不宜行手术治疗的 BCC 病例,可选择系统性治疗。针对 BCC 驱动因素,Hedgehog 信号通路激活突变的维莫德吉(BMS-833923)、Saridegib(IPI-926)、索尼德吉/Erismodegib(LDE225)均可选用[13]。

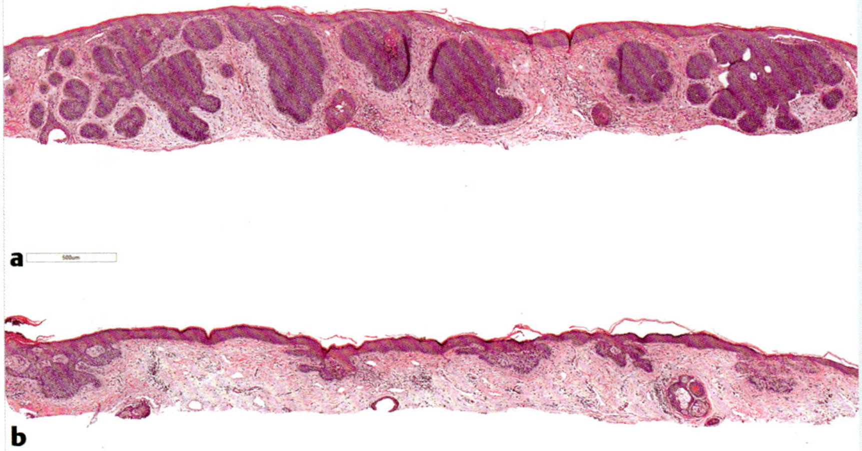

图 11.1 (a)基底细胞癌,结节型。(b)基底细胞癌,浅表型,多灶性。

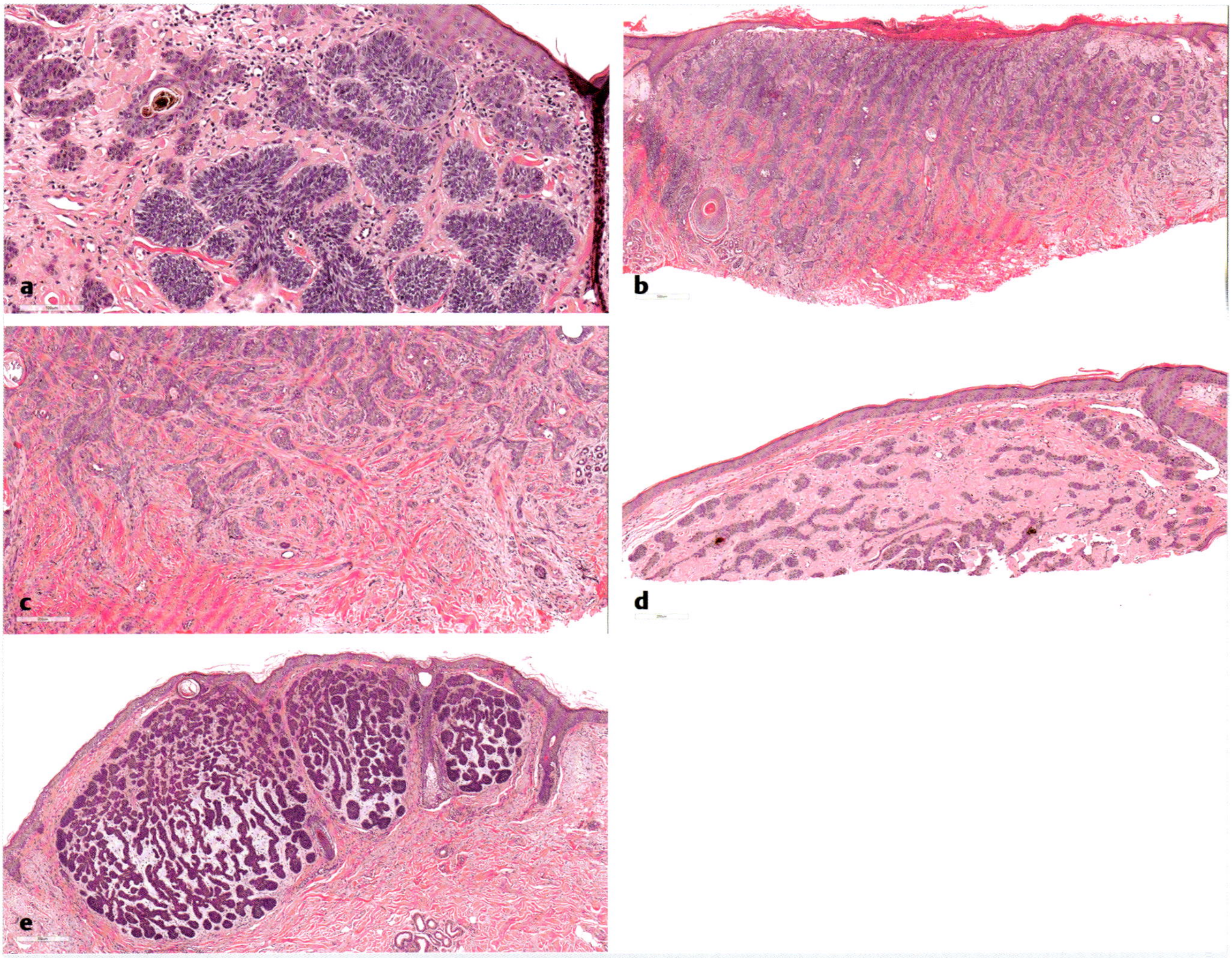

图 11.2　(a)基底细胞癌，微小结节型。(b)基底细胞癌，侵袭性(低倍镜)。(c)基底细胞癌，侵袭性(高倍镜)。(d)基底细胞癌，硬化型。(e)基底细胞癌，毛发上皮瘤样。

11.3 鳞状细胞癌

起源于表皮角化细胞的皮肤鳞状细胞癌(cSCC)是皮肤癌中第二常见类型。根据局部复发或转移的风险，SCC 分为高危或低危，肿瘤大小与解剖位置的危险分级标准与 BCC 相同。按 CAP 规定，病变最大径>2cm 时方可诊断浸润性鳞状细胞癌(即达到 pT2 病理分期的下限)[1]，其局部复发风险增加 2 倍，转移风险增加 3 倍[14]。结构规范化病理报告须依据 AJCC-7 的分期标准所示高危特征、提供不良预后相关的各项病理参数，包括肿瘤的大小和位置(最大径>2cm；耳或无毛发分布的唇部)、组织学分级(差或未分化)、肿瘤最大厚度(>2mm)、组织学解剖深度(Clark Ⅳ或Ⅴ)、是否伴有神经或血管侵袭[14,15]。受累神经的粗细、位置与预后相关，位于皮下或肌肉且直径>0.2mm 者，更易出现局部复发。

SCC 可分为各种不同亚型，包括棘层松解型(图 11.4a)、鲍恩样(图 11.4b)及疣状(图 11.4c)，虽然这些类型经常出现在报告中，实则并非必要。因肿瘤分化程度与复发风险的增加有关，组织学分级为必要信息。高分化 cSCC 与正常上皮高度相似，但通常显示边界不规则、呈岛片状浸润、以结缔组织增生为主的宿主反应、深入真皮层的逆向成熟以及轻度的核异型性(图 11.5a)。角化棘皮瘤(图 11.5b)是独特形式的侵袭性、分化良好的 SCC，或因其凋亡基因表达相对增

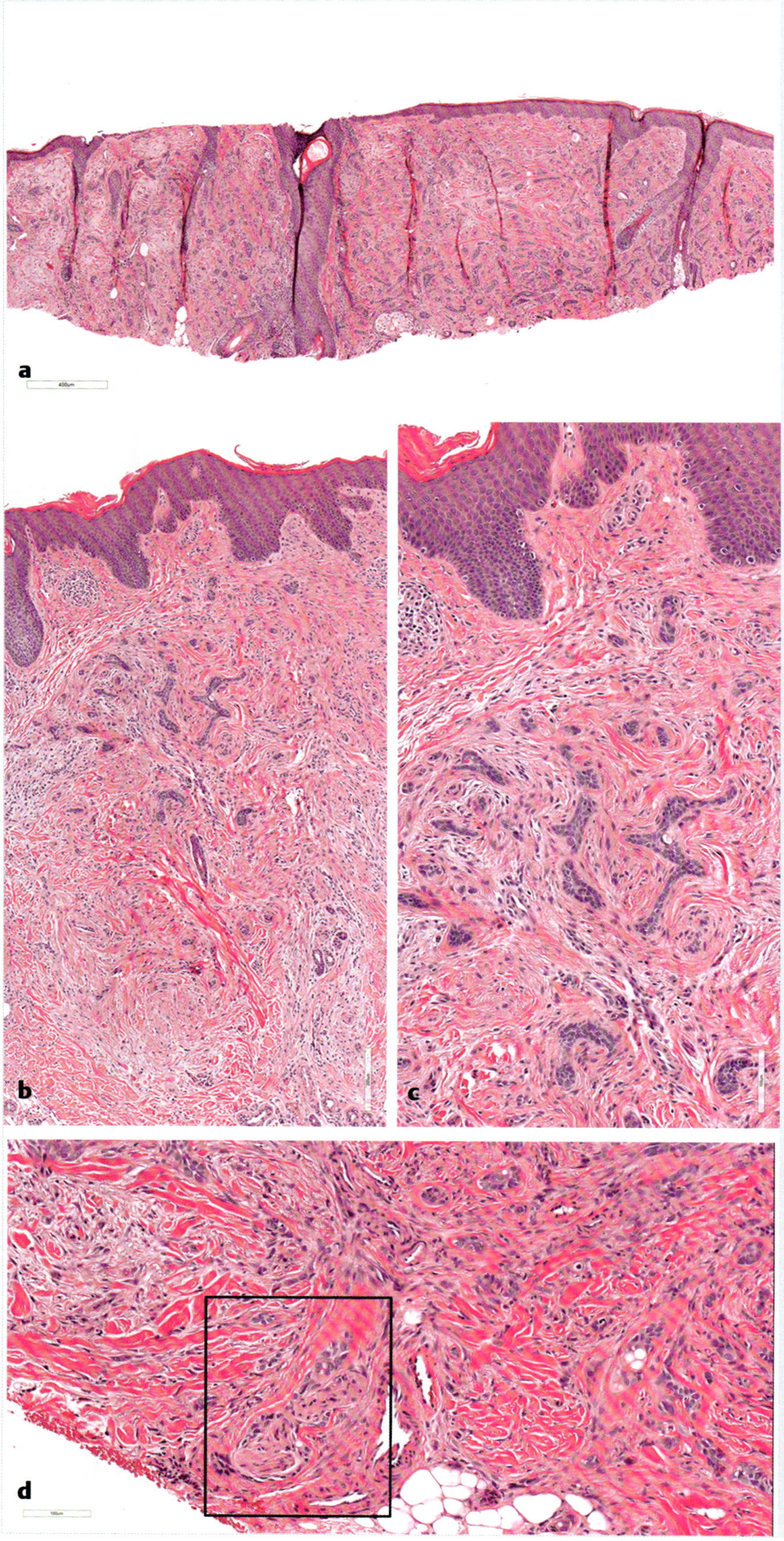

图 11.3 (a) 结缔组织增生性毛发上皮瘤。(b, c) 结缔组织增生性毛发上皮瘤(低倍镜及高倍镜)。(d)基底细胞癌，侵袭性，伴神经周围浸润。

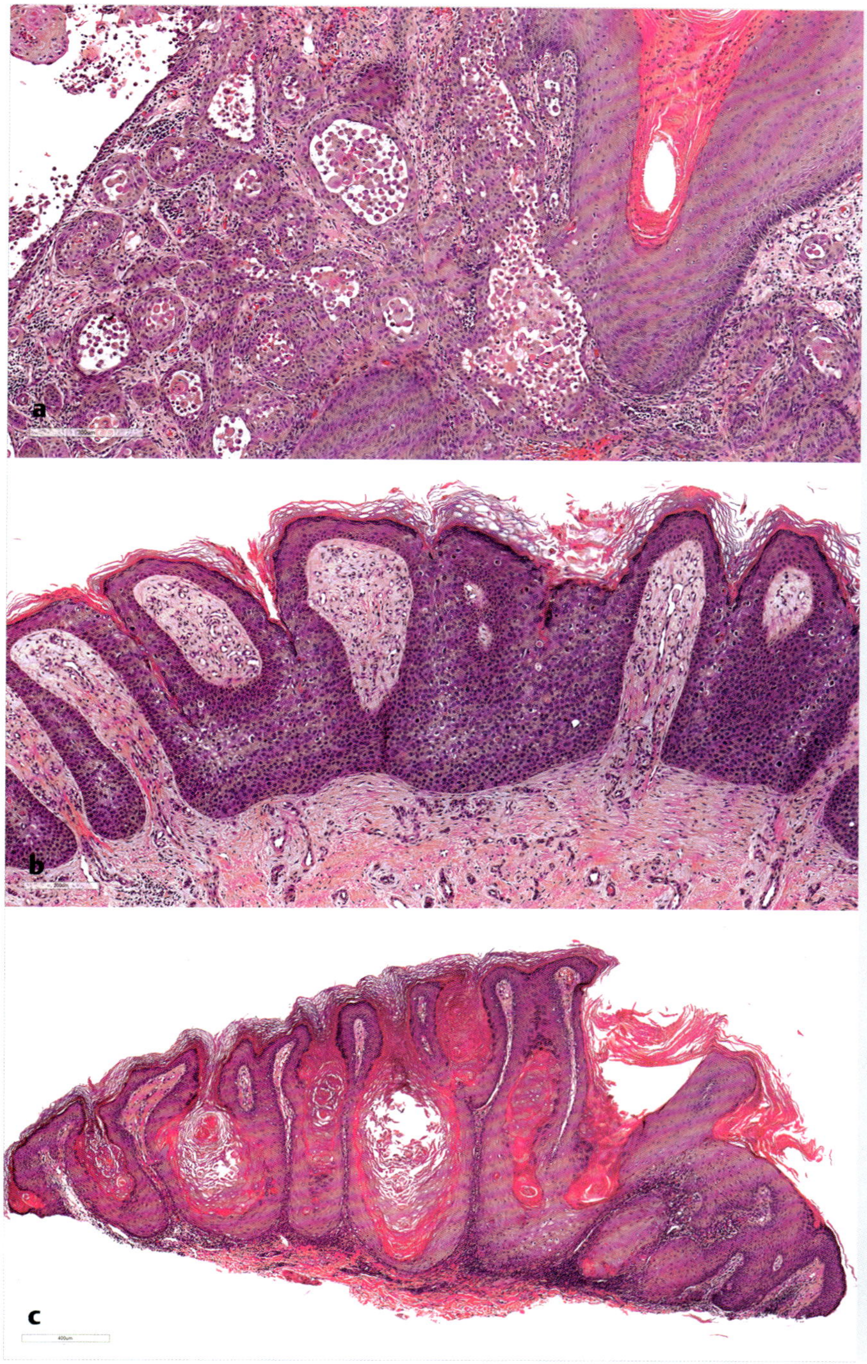

图 11.4　(a)皮肤鳞状细胞癌(cSCC),棘层松解型。(b)cSCC,鲍恩样。(c)cSCC,疣状。

加,多具有自限性[16]。因此,分化良好的 SCC 与角化棘皮瘤临床预后最佳。中等分化肿瘤的鳞状细胞分化特征减少(图 11.5c)。分化差的 SCC 需要 IHC 染色进行确认(图 11.5f);未分化及肉瘤样 SCC(图 11.6)复发风险增加,需要结合临床、既往病变或局部 IHC 阳性染色进行诊断。因此,具有较差分化、去分化组织学特征的肿瘤病理分期从 pT1 提高为 pT2[14]。

目镜测微尺是目镜中的一块玻璃片,玻璃片上有用于测量被放大物体尺寸的标尺,标尺刻度上标记的长度随放大程度变化。校准后,从表皮的颗粒层,或溃疡病变的溃疡底部,至肿瘤的最深部位,测量肿瘤最大厚度(Breslow 厚度)。Breslow 厚度及浸润深度 Clark 分级均与疾病风险升高相关(表 11.2)。神经周围浸润及淋巴管血管侵袭多见于较大的肿瘤病变(图11.7a)。

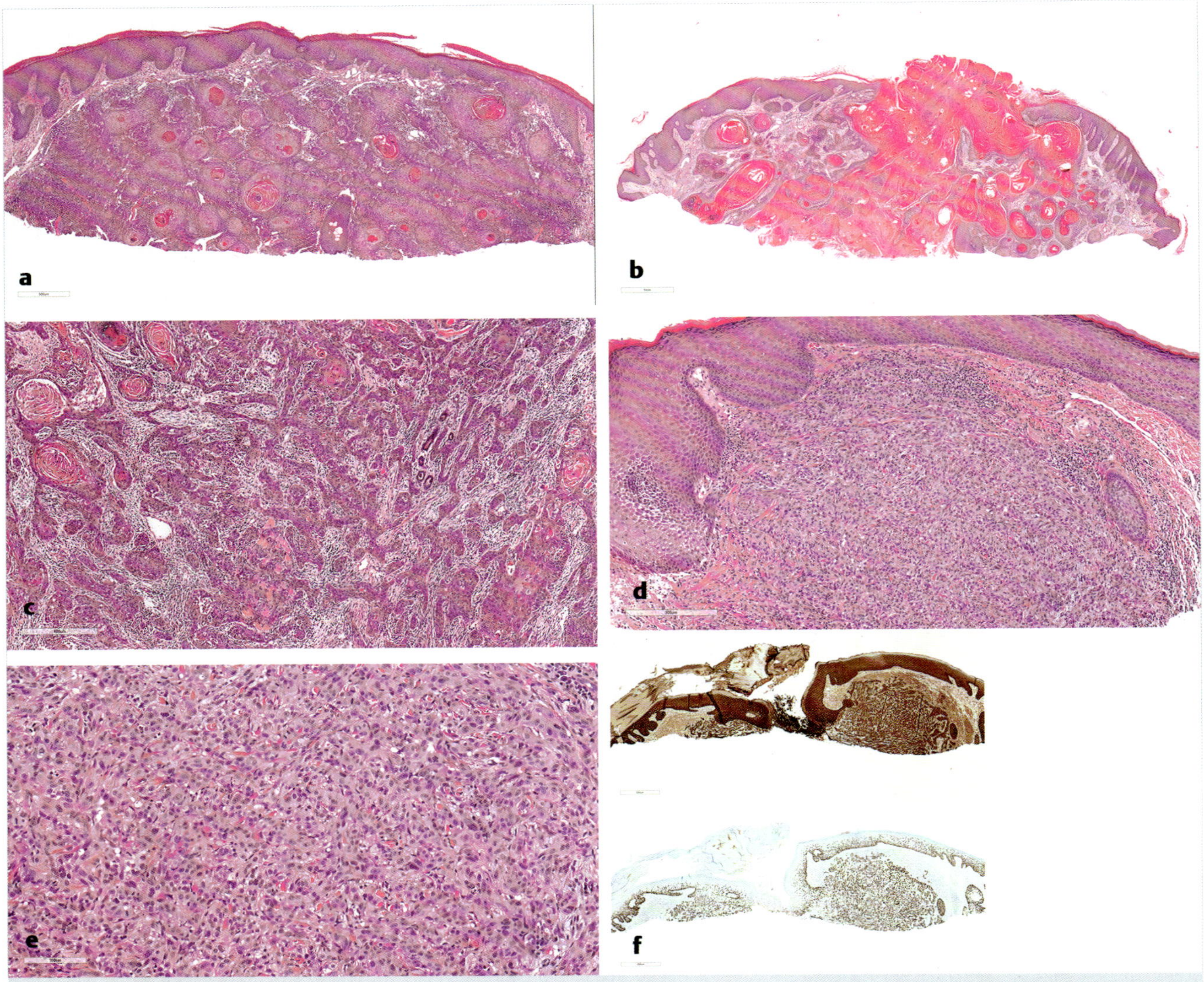

图 11.5 (a)皮肤鳞状细胞癌(cSCC)，高分化。(b)cSCC，角化棘皮瘤。(c)cSCC，中分化。(d)cSCC，低分化(低倍镜)。(e)cSCC，低分化(高倍镜)。(f)cSCC，低分化(CK5/6 及 p63)。

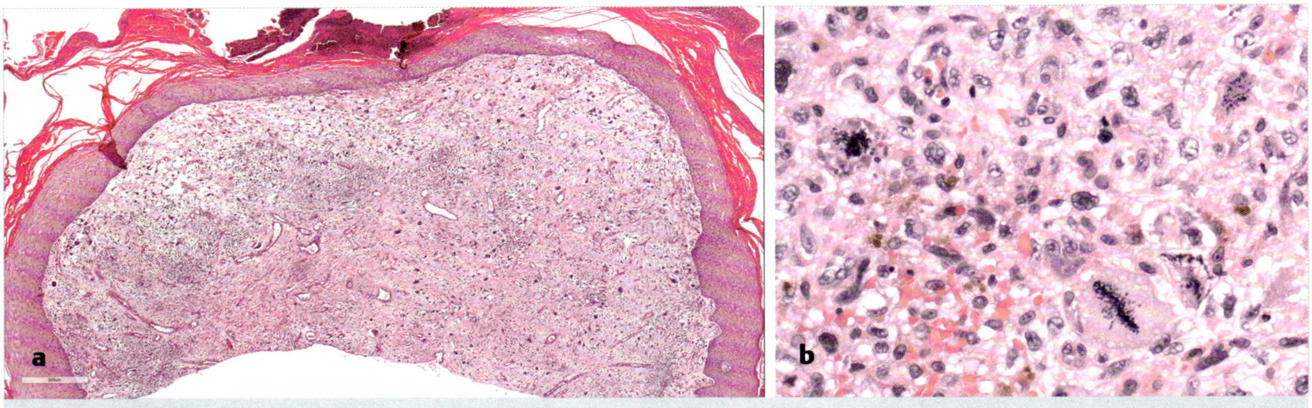

图 11.6 (a)皮肤鳞状细胞癌(cSCC)，肉瘤样，梭形细胞(HE 低倍镜)。(b)cSCC，肉瘤样，上皮样(高倍镜)。

通常具有高危特征的肿瘤需 Mohs 显微外科手术或进行 CCPDMA 手术切除。伴有神经周围浸润的肿瘤患者可从术中切缘控制以及辅助放射治疗中获益。病理报告应提示受累神经的大小，如果直径≥0.1mm，则复发和转移风险会显著提高[16]。

原发 cSCC 的不完全切除使得后续治疗更不可能成功[17]。如果应用椭圆形切除术切除病变，为报告手术标本的切缘情况，标本按解剖位还原后，进行 2~3mm 厚的“面包片”式切片取材。肿瘤组织有烧灼或油墨着色明确提示切缘受累(图 11.7b)。若初次手术的切缘阳性，尤其是需要植皮的患者，需要追加 Mohs 显微外科手术或进行 CCPDMA 的手术切除。虽然报告中经常会提及边距，但其实并无必要。

高危 cSCC 以及临床无淋巴结转移证据的患者需进行前哨淋巴结活检(SLNB)，其中约 12%的患者能够发现淋巴结转移[18,19]。前哨及区域淋巴结的 cSCC 转移灶的形态特殊，完全不同于正常淋巴结结构，通常应用常规苏木精-伊红（HE）染色即可查见（图 11.7c）。病理报告中需提示临床预后相关信息，其中转移灶大小最为重要，其他因素包括受累淋巴结的大小、数量及位置(同侧或双侧)[20,21]。

表 11.2　皮肤鳞状细胞癌的侵袭度 Clark 分级与复发和转移风险

Clark 分级		皮肤鳞状细胞癌复发和转移风险
Ⅰ	肿瘤限于表皮内(原位)	低
Ⅱ	肿瘤侵袭真皮乳头层	
Ⅲ	肿瘤位于真皮乳头层和网状层交界处	
Ⅳ	肿瘤侵袭真皮网状层	高
Ⅴ	肿瘤侵袭皮下脂肪	

11.4 恶性黑色素瘤

恶性黑色素瘤（MM）虽然不及 BCC 及 cSCC 常见，但因与其他良性肿瘤形态上的交叉、细胞变异大于其他恶性肿瘤，使其成为皮肤病理学中诊断最为困难、主观性最显著、在皮肤病理学家间意见分歧最大的疾病[22-26]。例如，浅表播散型(图 11.8a)、痣样(图

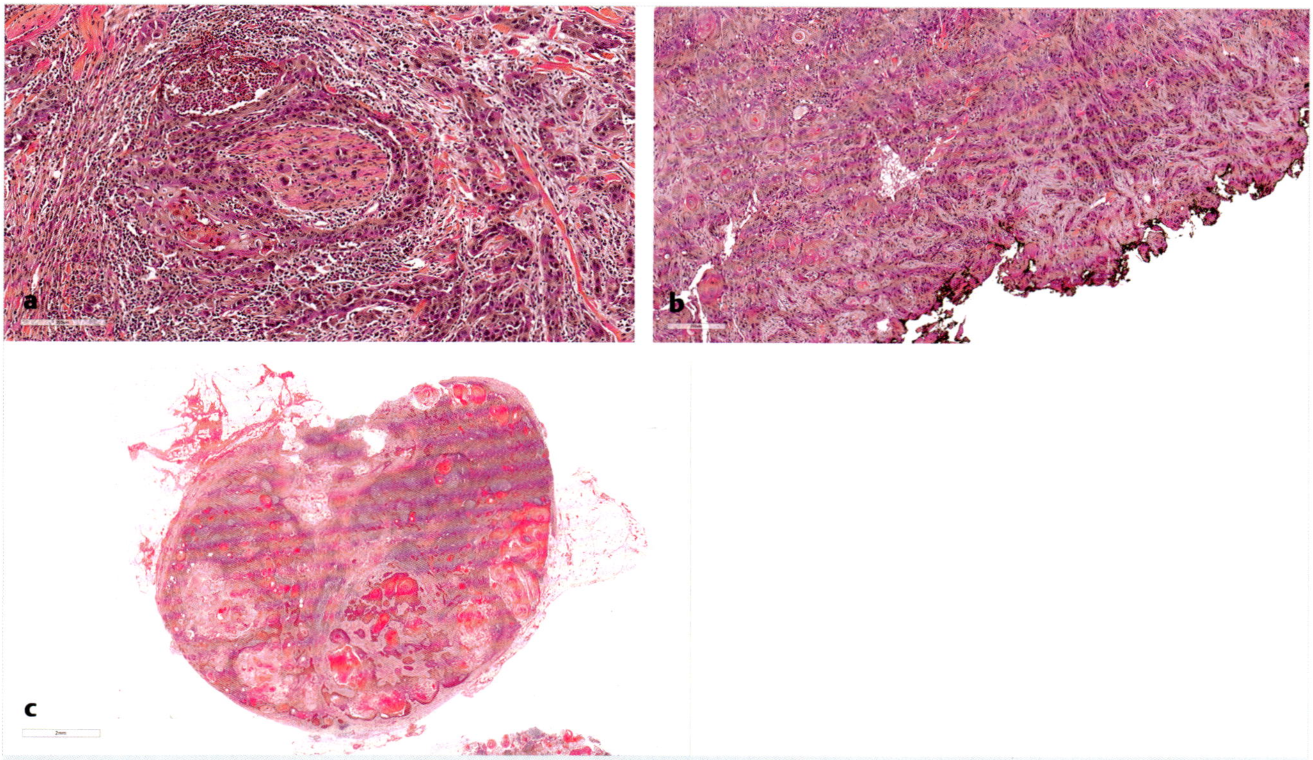

图 11.7　(a)皮肤鳞状细胞癌(cSCC)，神经周围浸润。(b)cSCC，染色切缘阳性。(c)cSCC，淋巴结转移。

11.8b,c)、Spitz 样(图 11.8d,e)黑色素瘤分别与发育不良痣(图 11.9a)或复发性黑色素细胞痣(图 11.9b~d)和 Spitz 痣(图 11.9e)的形态存在交叉[21]。同时,由于恶性黑色素瘤的组织学形态差异缺乏统一认知,所谓的非典型 Spitz 肿瘤/痣的诊断常需要补充其他检测。在 Farmer 等人的研究中,诊断小组由 8 位病理学专家组成,两位或两位以上的小组成员持不同诊断意见的黑色素细胞病变占 38%[25]。由于人们坚信大多数

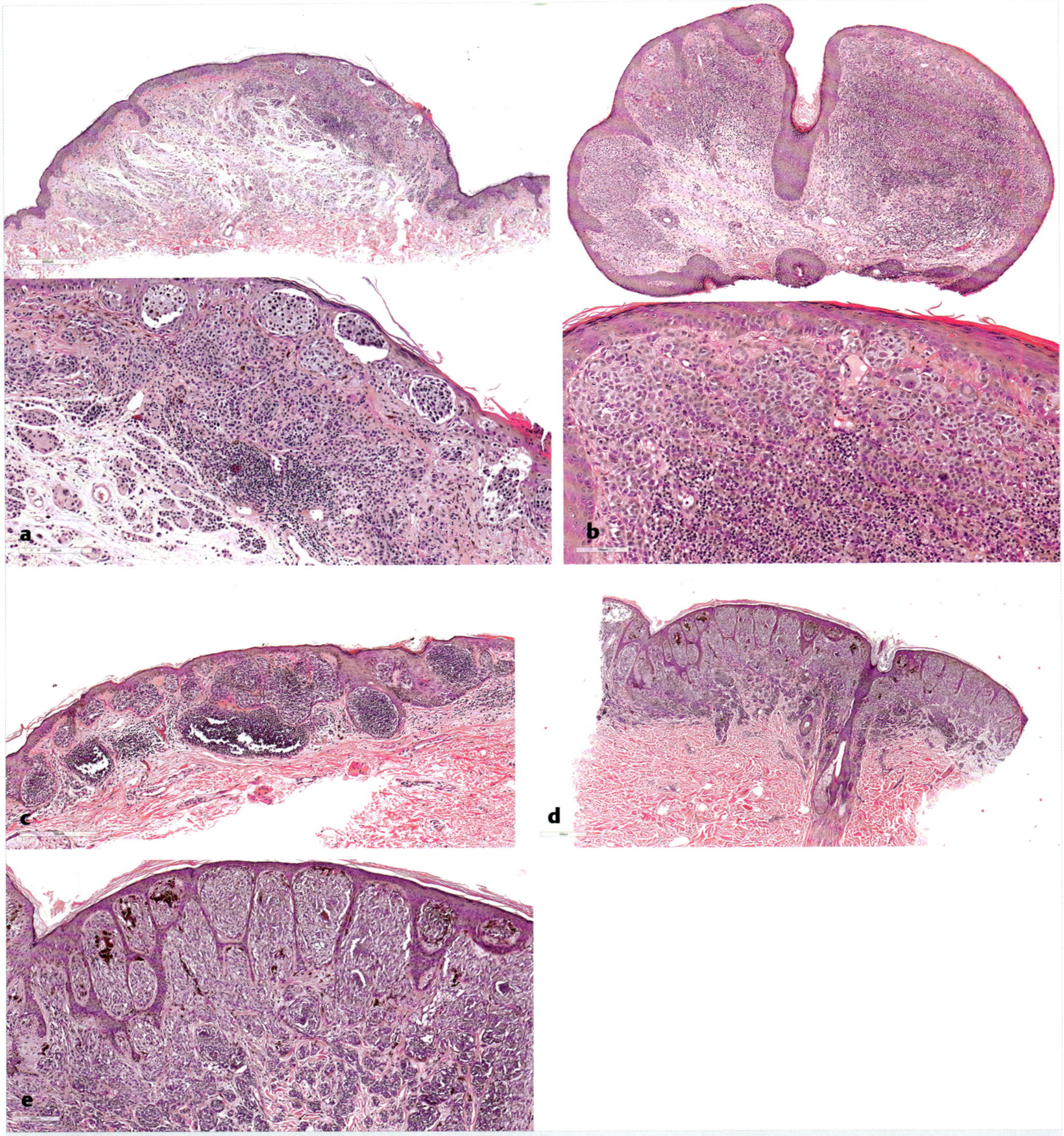

图 11.8 (a)黑色素瘤,浅表播散型,出现于痣中。(b)黑色素瘤,Spitz 样和痣样(低倍镜)。(c)黑色素瘤,痣样(低倍镜)。(d)黑色素瘤,Spitz 样,表皮菲薄(低倍镜)。(e)黑色素瘤,Spitz 样,表皮菲薄(高倍镜)。

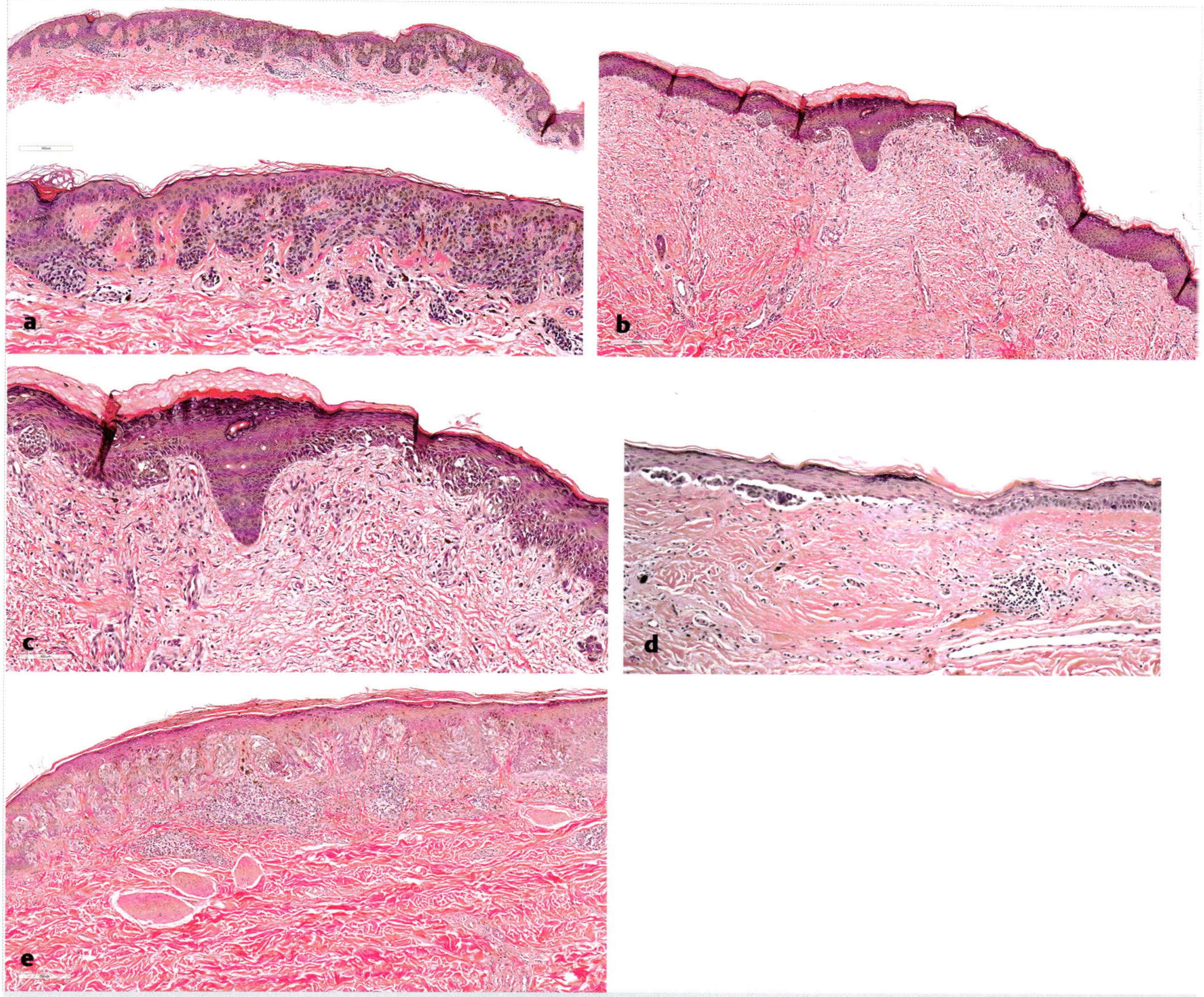

图 11.9 (a)发育不良痣(黑色素细胞轻度异型)。(b)复发痣与黑色素瘤(痣),低倍镜。(c)复发痣与黑色素瘤(痣),高倍镜。(d)复发痣与黑色素瘤(黑色素瘤)。(e)Spitz 痣。

病例可以精确归类,因此该研究的实验设计前提遭到质疑。事实上,允许对恶性潜能不确定的特定病变仅做描述性报告[27]。Niebling 等共同研究发现,由黑色素瘤病理学家对澳大利亚黑色素瘤研究所 (MIA)的 5011 例初始报告病例进行复检, 意见与 MIA 有相同也有不同,其中对各肿瘤分期的意见相对一致,但对于诊断、AJCC-T 分级, 以及治疗意见均有显著差异。因此,为了黑色素瘤病例都能获得病理复检,专病治疗中心得以建立[28,29]。信任皮肤病理专家黑色素细胞病变诊断的重要性无须多言。同样,病理报告不仅需要提示黑色素细胞病变边缘这一基本信息 (微观特征),而且任何不确定区域都需进行描述。

临床信息对黑色素瘤的诊断至关重要。患者年龄较大、日光损伤增加、皮损直径较大(>6mm)的情况需加强注意,复检活检结果。恶性肿瘤的评估需考虑包括数量和严重程度在内的诸多标准。黑色素瘤往往表现为多种形式的不对称, 包括低倍镜下不对称的轮廓、外侧缘细胞分布、细胞学特征、色素沉着、宿主炎症反应、巢状结构。表皮改变(参见图 11.8e)及黑色素细胞 Paget 样播散(图 11.10)是诊断黑色素瘤的重要线索[30]。

由于黑色素瘤诊断困难且疾病相对早期的阶段

即可出现播散,我们的做法是,所有由其他机构病理学家诊断的黑色素瘤,在我们机构进行最终治疗之前,都要经过我们机构病理学家的复检。对于在社区接受外科治疗的患者,每个黑色素瘤都获得机构外病理学家的检查可能难以实现。但是,外科医生可以意识到某些显著的危险信号,这些信号会反射性地提示第二位病理学家进行复检(表 11.3)。当需要寻求另一种意见时,三级医疗中心就有必要设立能日常进行黑色素瘤诊断,并能够为鉴别诊断进行辅助试验的皮肤病理学小组。

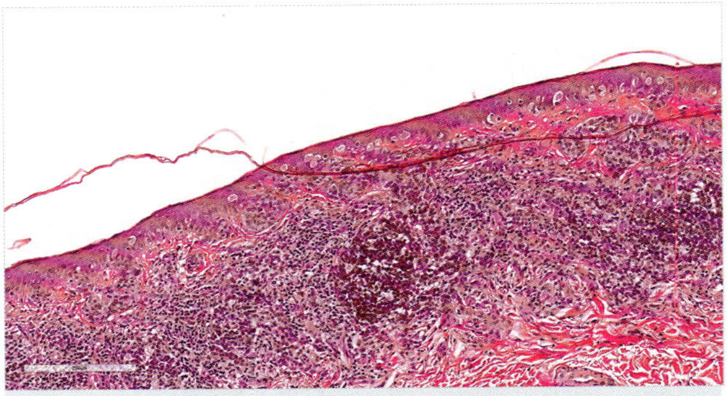

图 11.10 黑色素瘤,Paget 样表面播散。

11.4.1 黑色素瘤的辅助诊断

比较基因组杂交

组织病理特征不典型时,辅助检测能够协助鉴别良性黑色素细胞痣与潜在的致命黑色素瘤。在过去 10 年中出现的最有力的辅助方法是细胞遗传学分析。基于 Bastian 及其同事的开创性工作,发现黑色素瘤通常携带染色体拷贝数的变化,而痣缺乏或鲜有这一改变。为检测所有染色体,比较基因组杂交(CGH)是首选的细胞遗传学方法。CGH 通过将两个不同标记的 DNA 群体(肿瘤 DNA 和正常对照 DNA)杂交到同一个底物(代表基因组)来确定 DNA 拷贝数。以两个标记信号的比值来确定给定坐标肿瘤基因组 DNA 拷贝数的增加或减少。多项研究已表明痣不具有黑色素瘤特征性增加或减少的染色体改变[31,32]。单独的 11p 扩增存在于 Spitz 痣,而黑色素瘤不存在这一特征[32]。高分辨率阵列 CGH 研究能够在不同情况下常规识别复发性遗传异常的独特类型黑色素瘤(表 11.4)[33]。

表 11.3 黑色素细胞病变诊断需要复检的情况

病变组织病理学特征重叠或不明确	发育不良痣
	Spitz 样病变
病变组织病理学特征模糊	炎症
	消退
	由活检引起的黑色素细胞病变
不寻常的临床特征	年轻,不常见的部位

荧光原位杂交

以现有的 CGH 实验数据为基础的多探针荧光原位杂交(FISH)检测已能够鉴别黑色素瘤和痣。6p25(RREB1)、6p23(MYB)、CEP6(着丝粒 6,识别非整倍体和多倍体)和 11q13(CCND1)不同位点探针的联合使用,能够显著提高检测的敏感性和特异性(图 11.11 和表 11.5)[34]。该探针组合显示了诊断及特定研究中发现的敏感性及特异性范围(表 11.6[35])。多项研究发现包

表 11.4 独特类型的黑色素瘤复发性基因组/遗传学异常

黑色素瘤亚型	皮肤无慢性日光损伤	皮肤慢性日光损伤	肢端	黏膜	葡萄膜
染色体增加/扩增	1q, 6p, 7, 8q, 17q, 20q	1q, 6p, 7, 8q, 11q, 17q, 20q	4q, 6p, 7, 8q, 17q, 20q, 5p15, 11q13, 12q14	1q, 6p, 7, 8q, 11q13, 17q, 20q, 1q31, 4q12, 12q14	6p, 8q
染色体丢失	6q, 9p, 10	6q, 9p, 13	6q, 9p, 10, 11q, 15q, 16q, 21q	3q, 4q, 6q, 8p, 9p, 10, 11p, 11q, 21q	1p, 3, 6q, 8p
基因改变	BRAF 突变 NRAS 突变 PTEN 缺失	NRAS 突变 KIT 突变 CCND1 突变	KIT 突变 p16 缺失 CDK4 扩增	KIT 突变 p16 缺失 CDK4 扩增	GNAQ 突变 GNA11 突变 BAP1 缺失

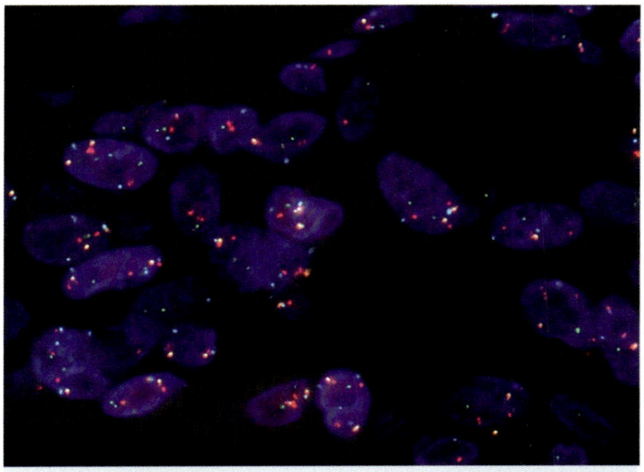

图 11.11　黑色素瘤荧光原位杂交：大部分肿瘤细胞可见 3 个红色信号(6p)，2 个绿色信号(11q)，2 个青色信号(CEP6)，1~2 个金色信号(6q)。

含这 4 个 FISH 探针的组合在鉴别黑色素瘤与痣[36-38]，尤其是在有争议的病例中具有重要作用(参见表 11.6)。值得注意的是，色素性梭形细胞痣样黑色素瘤[39]及促结缔组织增生黑色素瘤[40]的 FISH 检测敏感性下降(分别为 73% 和 47%)。9p21 位点纯合缺失(CDKN2A)和 8q24 扩增(MYC)可作为皮肤黑色素瘤诊断的补充检测数据。诊断明确的病例中，这些探针与先前提到的 4 个探针联合使用，检测的敏感性和特异性分别提高至 94% 和 98%[41-45]。疑难病例中的敏感性和特异性有待进一步研究。由于细胞遗传学检查结果存在假阴性或假阳性，CGH、FISH 数据需要密切结合临床和组织病理学的发现。切不可单独以细胞遗传学结果进行诊断。

Myriad MyPath 评分

除了 FISH，基因表达谱研究也试图区分原发性皮肤黑色素瘤与各种类型的痣。Myriad 遗传学公司开发的一组 23 项特征基因表达检测，包括参与免疫功能、细胞分化和细胞周期的基因。经临床验证，鉴别良性痣与黑色素瘤的敏感性为 89%、特异性为 93%[46]。然而，由于目前该测试仅对诊断达成共识的痣和黑色素瘤进行比较，因此对争议病例的诊断价值尚未得到证实。

表 11.6　FISH 在黑色素细胞病变诊断中的作用

诊断中的困难	FISH 敏感性/特异性
痣与黑色素瘤	80%~95%；90%~98%
组织病理学难以明确的黑色素细胞肿瘤	43%~100%；50%~80%
淋巴结被膜下痣与转移性黑色素瘤	
继发于痣的原发性黑色素瘤的微分级	
原发性痣与痣样转移性黑色素瘤	
黑色素瘤预后	

缩写：FISH，荧光原位杂交。

黑色素瘤的免疫组织化学染色

尽管不同的研究者已经多次声称免疫组织化学有助于鉴别痣与黑色素瘤，但仍然缺乏有效的数据支持。所以，我们认为以 HMB-45 和 p16 染色进行诊断必须谨慎[47]。免疫组织化学，如 p16，是否具有独立提示预后的意义还存在疑问[48]。免疫组织化学的主要价值在于鉴别肿瘤是否为黑色素细胞来源(如区分黑色素瘤与肉瘤)，以及在炎症背景中可见黑色素细胞(如伴有苔藓样炎症反应的恶性雀斑样痣)，或在前哨淋巴结中发现小的黑色素细胞巢。目前，免疫组织化学也用于快速评估突变状态，如使用抗体 VE1 检测 BRAF 基因最常见的突变形式——BRAFV600E[49]。

11.4.2 黑色素瘤的组织学亚型

常见的黑色素瘤组织学亚型，如浅表播散性黑色素瘤、结节性黑色素瘤、结缔组织增生性黑色素瘤以及恶性雀斑样黑色素瘤，显示较好的临床病理表现及

表 11.5　四点探针荧光原位杂交检测黑色素瘤基因异常临界值判读标准

FISH 标准	6p25(RREB1)绝对扩增(>2 个信号/细胞)	6p25(RREB1)相对扩增(6p25/CEP6 >1)	6q23(MYB)相对缺失(6q23/CEP6<1)	11q13(CCND1)绝对扩增(>2 个信号/细胞)
临界值	>29% 肿瘤细胞	>55% 肿瘤细胞	>40% 肿瘤细胞	>38% 肿瘤细胞

分子一致性，但除了 Breslow 厚度外，没有其他预后意义。然而，其截然不同的临床表现和分子特征是值得关注的，因为当其他靶向疗法可用时，这些临床表现和分子特征可能决定不同的治疗方案。这一组织学亚型分类同样提示了相关疾病具有相似的临床和组织学特征，下文将予详述。

浅表播散性黑色素瘤

恶性黑色素细胞的增殖是恶性黑色素瘤的典型特征，起先沿真皮-表皮交界处和表皮内水平生长，作为水平生长阶段的一部分，其特征是皮肤逐渐增厚，然后进入垂直生长阶段。这种关系说明表皮病变比真皮病变范围更广。作为最常见的黑色素瘤亚型，这些病变往往表现为黑色素细胞在真皮-表皮交界处以上呈 Paget 样播散；形状、大小不规则，存在黑色素细胞巢；表皮结构改变或突破基底层。浅表播散性黑色素瘤常发生于阳光间断照射的部位和原先痣的部位。主要的鉴别在于：发育不良痣；特殊部位的痣，如头皮、乳房或生殖器；外伤性痣；或持久性/复发性痣。BRAF 基因突变是浅表播散性黑色素瘤最常见的遗传驱动，可能与肿瘤细胞呈上皮样改变或 Paget 样播散相关[50-52]。

浅表播散性黑色素瘤通常表现为上皮样细胞形态。在良性色素痣中，患者年龄越小，黑色素细胞越接近上皮样。事实上，经常发生于儿童和年轻人的 Spitz 痣最具有上皮样特征。先天性痣是典型的上皮样表面，表皮中常有片状的单个细胞。然而，整体结构非常有序，向下至真皮可见明显成熟。存在日光损伤的老年患者出现上皮样细胞形态时，应仔细检查，警惕痣样黑色素瘤。

结节性黑色素瘤

根据定义，相较于表皮内黑色素瘤，结节性黑色素瘤的细胞更大、病变更广泛且累及真皮。这提示在肿瘤形成过程的早期增殖活跃、缺乏凋亡。主要鉴别诊断包括皮内痣、原发性皮内 Spitz 痣及转移性黑色素瘤。诊断皮内 Spitz 痣应谨慎，需完全契合组织学诊断标准：年轻患者(<40 岁)、组织学显示无明显日光损伤。与转移性黑色素瘤的鉴别通常需要根据病史进行临床诊断。应注意的是，皮肤转移灶与原发性黑色素瘤相似，具有显著亲表皮性。

有报道显示，结节性黑色素瘤更易发生于皮肤苍白、痣较少患者的间歇日光暴露区域[53]。报道还提示结节性亚型预后较差，但与肿瘤厚度、溃疡、Clark 分级及有丝分裂计数无关[54]。不同于普通黑色素瘤，这些病变的主要遗传因素是 NRAS 或 BRAF 突变[55]。

恶性雀斑样黑色素瘤

恶性雀斑样黑色素瘤通常发生于老年患者面部或其他日光暴露的部位，并且与长期日光暴露史相关。因此，活检标本通常显示日光相关的弹性组织变性和角质细胞变化。黑色素细胞沿真皮-表皮交界处形成雀斑或呈“列兵样排列”(图 11.12)，通常见于毛囊并向上累及表皮。镜下，肿瘤细胞核浆比升高，周围角质形成细胞的回缩伪影增多，核深染，核形不规则，可见到泡状核及核仁增大的上皮样形态。主要的鉴别诊断包括光线性黑色素细胞增生、色素性光线性角化病、发育不良痣，甚至苔藓样角化病。恶性雀斑样黑色素瘤的遗传因素通常包括 NRAS 突变及较为少见的

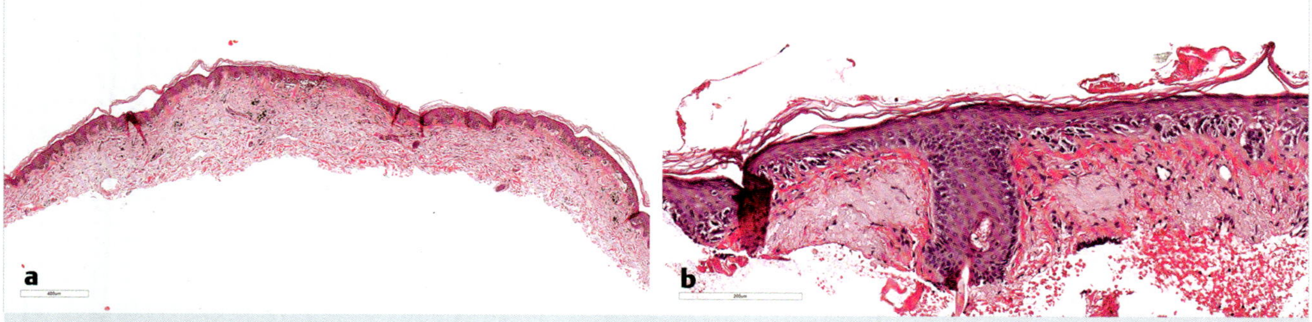

图 11.12 (a)恶性雀斑样黑色素瘤(低倍镜)。(b)恶性雀斑样黑色素瘤(高倍镜)。

c-kit 突变[53,55]。

由于大部分的黑色素痣随着年龄增长逐步消退，在老年患者日光损伤皮肤上很少诊断出非典型或“发育不良”交界性雀斑样痣(尤其是临床上直径≥6mm的病变)。由于病变细胞常伴有轻度不典型、“肩带现象”、真皮–表皮交界处广泛跳跃分布，加之既往临床病理经验，皮肤病理学家在这种情况下诊断恶性雀斑样痣的标准较为宽松。

肢端雀斑样痣黑色素瘤

肢端雀斑样痣黑色素瘤(ALM)以生长部位及组织学特点命名，发生于手掌、足底及甲床，是深肤色患者最常见黑色素瘤亚型，与日光暴露无关。因此，活检标本与恶性雀斑样痣相似，即在真皮–表皮交界处雀斑样生长的非典型黑色素细胞，细胞巢大小不一、生长位置不同，常向上播撒，在肢端表皮内以巢状和单细胞的形式存在。镜下，细胞通常与恶性雀斑样痣类似，核浆比增高，回缩伪影增加，核深染，核形不规则，可见到泡状核及核仁增大的上皮样形态（图 11.13）。主要的鉴别诊断包括以形态结构与恶性黑色素瘤相似而著称的肢端色素痣（其可能与外伤相关）。ALM的遗传因素包括 BRAF、NRAS 及 KIT。Zebary 等研究 88 例 ALM 发现：17%的原发性 ALM 具有 BRAF 突变，NRAS 与 KIT 两者突变率相似，均约为 15%[56]。这一研究结果与 Hong 等人的一项日本队列研究发现的 BRAF 突变率相似，该研究同样发现 BRAF 阳性的病例预后较好[57]。

由于肢端黑色素瘤与肢端痣的相似性，特别是结构、特征的高度相似，同时再加上病变部位的功能性、活检标本的局限性，均可能导致过度诊断，进而增加误诊风险。为此，应常规进行二次评估，特别是成年人的新发病灶。

结缔组织增生性黑色素瘤

结缔组织增生性黑色素瘤是最少见的亚型，具有窄梭形黑色素细胞与轻度核异型的特点，伴间质纤维化(图 11.14)。肿瘤细胞常沿纤维间隔深入皮下组织，组织学形态与瘢痕、其他神经纤维增生相似，需要 I-HC 染色协助分辨。一些报道表明，这些病变易发生局部复发，较少转移扩散，在临床上优于类似分期的其他患者[58]。

结缔组织增生性黑色素瘤通常没有表皮成分，但当存在表皮成分时，多为恶性雀斑样痣，通常以结缔组织增生性方式浸润。主要鉴别诊断包括非典型神经纤维瘤、恶性周围神经鞘膜瘤和非特异性皮肤成纤维细胞增生。结缔组织增生性恶性黑色素瘤 TP53 与 NF1 突变常见，个别病例可携带 NARS 突变[60]，但通常缺乏 BRAF 突变[59]。

11.4.3 黑色素瘤诊疗的病理参数

除常见的肿瘤部位、方位、标本类型等临床基本信息外，表 11.7 列举并强调了皮肤黑色素瘤结构化病理报告规范格式的必要信息并提出了建议包含的信息。此外，由于结缔组织增生性黑色素瘤较好的生存预后及较低的淋巴结转移率，有学者认为对该类型的存在及量化应列为黑色素瘤报告的核心要求[58]。

11.4.4 Breslow 厚度

报道的皮肤恶性黑色素瘤各项参数中，Breslow 厚度对局部黑色素瘤预后最有价值，在 TNM 分期系

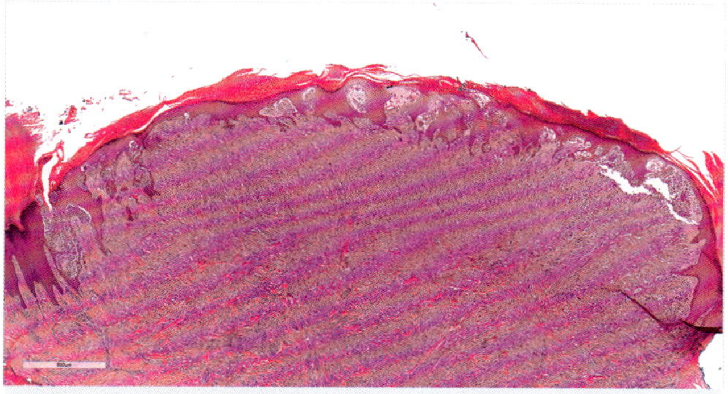

图 11.13 肢端黑色素瘤。

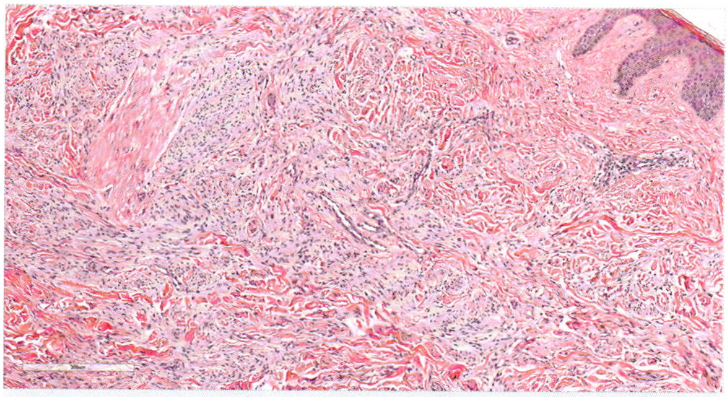

图 11.14 结缔组织增生性黑色素瘤。

表 11.7 皮肤黑色素瘤结构化报告规范中的病理信息

必要的病理信息	建议的病理信息
• 处理方式(如活检、切除)	• 肉眼可见的色素沉着(如无、弥漫性、斑片状)
• 标本的方位	• 解剖学深度(Clark 分级)
• 肿瘤部位	• 神经周围浸润
• 肿瘤大小(当肿瘤完整时)	• 肿瘤浸润淋巴细胞
• 存在肉眼可见的卫星结节(仅针对切除标本)	• 肿瘤消退
• 组织学类型(如浅表播散性、结节性、恶性雀斑样痣)	• 增长阶段(如横向、纵向)
• 最大肿瘤厚度(Breslow 厚度)	• 其他病理发现(如痣残留)
• 溃疡	
• 切缘(包括侵袭性或原位肿瘤至未受累切缘的距离)	
• 有丝分裂象计数(每平方毫米)	
• 微卫星灶	
• 淋巴血管侵袭	
• 淋巴结(仅针对有淋巴结的标本)	
• 病理分期(pTNM)	

缩写:pTNM,病理、肿瘤、淋巴结、转移。
Source: Adapted from www. cap.org

统中对肿瘤分期占主导作用。Breslow 厚度是从被覆表皮的颗粒层下方至肿瘤细胞穿过基底且浸润至最深处的距离，仅垂直于表皮的切片可进行精确测量。在一些切线位切片样本中,Breslow 厚度可用切线位测量值，因为通常可以推断 Breslow 的实际厚度不大于切线位测量值,这在报告中需予以备注。对于局部表皮溃疡的病例,则测量溃疡基底至肿瘤最深处。垂直于肿瘤基底部的肿瘤深部垂直向附件旁扩展,但并不包括在 Breslow 厚度内,除非为唯一侵袭灶时。在特殊情况下,可从毛囊外根鞘内层或汗腺管腺腔表面测量 Breslow 厚度。Breslow 厚度不包括肿瘤不可见的微卫星及消退区域[61,62]。黑色素瘤的肿瘤消退是否独立地正向或负向影响黑色素瘤相关的无病生存率或总生存率,还未获得证实,尚存争议[62]。

Breslow 厚度通过毫米目镜测微尺测量。传统上认为<1mm 厚度的肿瘤是“薄型黑色素瘤”,按定义划归为 1 级(1A 或 1B 则取决于附加因素)。为保证能够评估肿瘤最深部位并达到精确分期,皮肤病理学家依据送检肿瘤状况,可能需要对石蜡组织块进行深切片。

由于 Breslow 厚度的重要性，建议对可疑恶性黑色素瘤行钻取活检,但是皮肤病理学家认为,这种方法仅适用于小于活检穿刺孔直径的病变。为鉴别黑色素瘤与发育不良痣或 Spitz 痣,需评估病变的对称性、瘤巢位置及其他特征,送检完整病变显得尤为重要。如果临床上病变过大,可采用“刮取”或楔形切取活检,或切除活检。刮取活检通常允许位于水平面的病变完全可视化,可获得肿瘤的不同切面,便于评估深度、溃疡、有丝分裂象等。另一方面,刮取活检的风险在于会切断肿瘤病变基底部，不利于准确测量 Breslow 厚度,会影响肿瘤分期。小范围的切除活检不会切断基底部肿瘤,可完整观察肿瘤宽度及深度,可能是临床高度怀疑恶性黑色素瘤时最好的活检方式。应进行前哨淋巴结活检，避免大范围原发病变切除术,因其会导致淋巴管闭合回流受阻。此外,提交更大组织样本时,对活检标本逐层切片可便于镜下发现病变中心。

大多数研究表明,钻取活检、刮取活检及切除活检均可用于黑色素瘤活检,已发表的文献表明,各活检方式的患者预后不存在差异[63]。选择不同活检方式,即使活检边缘或深部存在肿瘤,扩大切除标本中通常无肿瘤残余。目前尚无研究明确,其是由创伤愈合过程中巨噬细胞破坏残余肿瘤导致,还是较大的切除标本逐层切片导致残留肿瘤在组织蜡块中,而未在镜下观察到。

11.4.5 溃疡

原发性黑色素瘤溃疡，定义为表皮内肿瘤生长引起上皮剥蚀/侵蚀，致肿瘤细胞暴露于外部环境，是仅次于 Breslow 厚度的原发性黑色素瘤的预后因素。在既定病理分期中，溃疡使病变从 A 提高到 B，进而提高临床分期，也预示着预后变差，其背后的实际预后不良因素与肿瘤增殖指数增加相关[64]。此外，由于表皮颗粒层的侵蚀，从溃疡基底进行肿瘤测量，人为减少了 Breslow 厚度。最后，溃疡引起以肉芽组织形成为特征的宿主反应，损伤愈合过程同样被认为会促进转移发生[65]。与非溃疡病变相比，溃疡病变的确更容易发生血行播散[66]。

虽然皮肤病理学家们似乎对 Breslow 厚度已达成共识，但评估溃疡、判断溃疡是否由肿瘤外伤所致，则存在较大的主观性。真正影响预后的肿瘤溃疡表现为表皮缺损旁表皮变薄，或称为“表皮菲薄”导致“破溃”。如此类病损属外伤所致，不可视作肿瘤性溃疡。

11.4.6 有丝分裂象计数

AJCC 分期系统中最新的肿瘤预后因素是每平方毫米皮肤肿瘤中的有丝分裂象。肿瘤有丝分裂象计数应从有丝分裂最活跃的区域或“热点”开始，并计数周围 $1mm^2$ 区域内的有丝分裂象。依显微镜的不同型号，$1mm^2$ 等于 4~6 个 400×的高倍视野，即 10×目镜、40×物镜。若无法找到热点，则随机选取若干区域进行计数后累加。当肿瘤不足 $1mm^2$ 时，有丝分裂象计数则表示为“≥1 个/mm^2”[67]。

研究发现，有丝分裂率与黑色素瘤预后独立相关，有丝分裂象计数增加者对预后影响的差异最显著[68]。AJCC 分期系统 2009 版将真皮层有丝分裂象活跃(>0 Mit/mm^2)的 T1a 期黑色素瘤划分为 T1b 期[65]。因此，既往认为无须进行前哨淋巴结活检的患者，现在许多中心都要求进行这项检查[69,70]。有学者认为，有丝分裂的评估过于主观，且会受到组织处理、切片平面、阅片时间等各因素影响[71]。为此，应对流程进行规范，包括对两个组织平面进行连续切片寻找有丝分裂象，不再计数其他切片[67]。这一改变最终对黑色素瘤原发肿瘤分期、治疗和预后造成的影响，或将成为未来的研究方向。

11.4.7 淋巴结活检

报告必须提示收到的前哨和非前哨淋巴结数量。淋巴结状态是判断皮肤黑色素瘤患者预后最强的病理预后因素。遗憾的是，不同的医疗中心处理前哨和非前哨淋巴结的方法不同，使前哨淋巴结活检成为最不标准化的流程之一[72]。Dekker 与 Duncan 提出规范的处理方法包括：如果在 HE 染色的切片内未发现肿瘤组织，应检测全部淋巴结石蜡组织块，而不是提交具有代表性的切片[1]，且应进行 IHC 染色[2]。他们发现淋巴结的巨检取材及组织学实验室切片方式均有显著差异(如淋巴结巨检取材厚度，以及检查的石蜡组织块连续切片数量)。大多数实验室对淋巴结沿长径等分(94%)或对更深层组织剖面取材(67%)，但这些均未达成统一。S-100(78%)是最常用的 IHC 染色，其次为 Melan-A(56%)、MART-1(50%)、HMB-45(44%)、酪氨酸酶(33%)、MiTF(11%)和 pan-melanoma(6%)[73]。

有趣的是，至少有两项大型研究发现，常规进行前哨淋巴结活检标本(通常是 2 个平面 HE 染色，每个淋巴结 2~4 个平面 IHC 染色)的肿瘤负荷往往低于深切后前哨淋巴结的肿瘤负荷[74-76]。这可能有助于解释为何无论肿瘤大小，前哨淋巴结中发现孤立黑色素瘤细胞都具有重要预后意义。更有趣的是，切片增加至 20 张及以上(250μm 以上)进行增强病理分析(EPA)的患者，无论是否发现淋巴结转移，疾病相关无复发生存时间均优于常规病理检查(RPA)发现前哨淋巴结转移的患者[74]。这可能是由于大部分结果和治疗研究均使用了 RPA。此外，当 Li 等人重新回顾前哨淋巴结活检病理阴性并发生区域淋巴结复发的病例(中位随访 35.7 个月，占总病例数 2.7%)，通过对每个组织块多次深切，进行 HE、S-100、HMB-45 和 Melan-A 染色，在大约 25%病例中可查见隐藏的肿瘤[76]。这项研究不仅描述了前哨淋巴结活检由于无法对整个淋巴结进行组织学评估所致的不准确性，并指出了与这种不准确性相关的罕见临床后果，同时阐明了此类患者出现淋巴结复发的机制。

11.4.8 其他预后因素

刮取活检、钻取活检或切除活检为诊断原发性黑色素瘤所使用的不同活检方式，与扩大切除标本中肿瘤残留率相关,但与前哨淋巴结活检的准确性、阳性率、肿瘤复发或疾病相关生存期无关[76]。同样,原发病灶活检与根治术的间隔,不影响总生存率、无病生存率和无复发生存率的安全期为56天[77,78]。扩大切除标本中发现残留肿瘤并不独立于其他预后不良因素而影响生存率。神经周围浸润与肿瘤溃疡、结缔组织增生、肢端雀斑样痣的病理亚型以及头部、颈部、手部或足部肿瘤发生部位相关,经IHC染色更易发现,但似乎并不影响无病生存期或总生存期。神经周围浸润肿瘤常规切片(HE染色),而非进行IHC检测,发现其与肿瘤局部复发风险增加相关[79]。Rose等人发现,在IHC协助下发现的淋巴血管浸润(LVSI;D2-10与CD34抗体)不同于神经周围浸润,其对无病生存期及总生存期均有明显的不利影响[80]。然而,Storr等人使用相同的IHC标志物,发现即使LVST与Breslow厚度、溃疡、有丝分裂象计数等已知的疾病侵袭性特点呈正相关,但无法独立且显著地影响临床结果[81]。

为确保手术达到根治,病理报告中须标注病变至手术切缘的距离。手术切缘受累是导致肿瘤再次生长和影响患者预后的原因。多项来自多个国家的随机对照试验发现,原发性皮肤黑色素瘤的厚度决定了广泛切除切缘的宽度[82–85]。

黑色素瘤是免疫原性最强的肿瘤之一,常可发现宿主免疫反应的组织学证据。肿瘤浸润淋巴细胞(TIL)可通过肿瘤浸润和破坏的程度进行划分。组织学认为,淋巴细胞浸润肿瘤基底、带状浸润缺损<0.3mm的围绕或浸润为"活跃"浸润;浸润缺损>0.3mm称为"存在但不活跃的浸润"。约50%的肿瘤缺乏TIL。引起这一宿主识别反应有两个基本因素。首先,大量的研究表明,TIL活跃的患者具有良好的临床预后和较少的前哨淋巴结转移,且独立于其他原发肿瘤因素[86–89]。其次,程序性死亡1受体及其配体(PD-1和PD-L1)在肿瘤微环境中的表达与肿瘤免疫浸润相关,为此新近核准了PD-1抑制剂(纳武单抗及派姆单抗)用于治疗[90,91]。TIL的评估和分级目前仍具有主观性。因此,只有对肿瘤免疫浸润进行病理学定性、定量,才能有效开展黑色素瘤免疫治疗。

虽然黑色素瘤的淋巴管扩散完全可以通过前哨淋巴结活检发现,但目前无法在诊断时发现有无血行播散。随着分子生物学技术的发展,有望通过检测循环细胞游离DNA,在出现临床表现之前,发现并干预血行播散的肿瘤细胞。该项研究正在进行中[92,93]。

Castle生物科学公司(Friendswood, TX)已开发了黑色素瘤预后判断检测,也被称为DecisionDx-Melanoma,该检测为基因表达谱(GEP)测试,关注并识别与肿瘤扩散风险相关的28个信使RNA表达谱。数据以Ⅰ类(低危)或Ⅱ类(高危)的形式报道。该论文已通过多变量分析,证实存在独立的皮肤黑色素瘤预后标志[94],并有可能成为明确Ⅰ~Ⅱ期患者广泛切除术后能否从全身辅助治疗获益的首选检测方法。

11.5 Merkel细胞癌

Merkel细胞癌(MCC)是一种原发性皮肤神经内分泌肿瘤,源于Merkel细胞,分布于表皮的基底角质形成细胞间,参与识别轻微触觉。虽然MCC的发病仍相对少见,但似乎有上升趋势。发病率上升的原因在于数量众多的老年患者和免疫抑制患者,美国80%的病例是由Merkel多瘤病毒(MPV)启动致癌机制所致[95]。该病毒是已知的13种能自然感染人类的多瘤病毒中的一种[96],是迄今为止与人类恶性肿瘤密切相关的6种病毒之一。虽然大约60%的患者皮肤存在MPV,但大多数患者并不发展为MCC[97]。

组织学上,MCC是一种典型的皮肤小型至中等大小的细胞增生,细胞质少,核浆比增高,小簇状生长,染色质呈胡椒盐样,无核仁(图11.15a,b)。主要鉴别诊断包括转移性小细胞肺癌、BCC及淋巴瘤。因此,通常需要IHC染色证实。MCC通常以广谱细胞角蛋白(CAM5.2和AE1/3)核旁点状的阳性着色为特征,不表达BCC特异性毛囊上皮标志(BerEP4)及淋巴标志CD45。为排除皮肤转移性小细胞肺癌,需要常规进行TTF-1及CK20染色。MCC不表达TTF-1、CK7,虽然个别MCC病例CK20表达缺失,但超过95%的MCC病例表达CK20。而80%的小细胞肺癌表达TTF-1及CK7,CK20阴性。CK20核旁点状阳性是MCC的特征,MCC同时表达神经突触素等神经内分泌标志(图11.15c,d)。NCCN指南要求MCC的诊断需免疫标记CK20和TTF-1以进行验证[98]。

11.6 已知的预后因素

Merkel细胞癌报告除诊断之外,另需包括肿瘤大小、是否存在淋巴细胞浸润及切缘状态[99–103]。病毒状况和 CD8 阳性 TIL 信息可能与临床相关，因此在未来应予以报告。病毒阳性肿瘤较少发生突变。病毒阴性的肿瘤通常发生于老年人群，更常见于高紫外线暴露地区，如澳大利亚，并且具有典型的紫外线特征突变。病毒阴性肿瘤可能是单发的，或者与鳞状细胞癌或其他癌症并发。虽然尚未达成共识，但研究大多表明 MCPyV DNA 阳性肿瘤患者与阴性患者相比，其临床结果相对较好[103–105]。病毒阳性肿瘤的结果较好，与头颈部 SCC 相似，例如，人类乳头瘤病毒相关的肿瘤预后较好。据推测，此类患者生存改善与宿主免疫细胞识别肿瘤有关，肿瘤控制提高，并增强了放射治疗与化学治疗的协同作用[106]。进一步研究报道显示，肿瘤浸润 CD8+T 淋巴细胞密度增加与 MCC 患者生存改善相关[107–109]。为此，病毒感染状态和 TIL 定量或将成为肿瘤报告的一部分。另外，需报告肿瘤生长方式（结节性或浸润性）、有无继发性恶性肿瘤（通常是SCC）的相关信息，有研究发现生长方式为结节性的肿瘤（参见图 11.15a），其生存优于生长方式为浸润性的肿瘤（图 11.15e）[99]。

11.6.1 前哨淋巴结活检评估

与大部分其他肿瘤相似，前哨淋巴结活检广泛应用于 MCC。关于这一处理方式、所获信息、直接治疗对

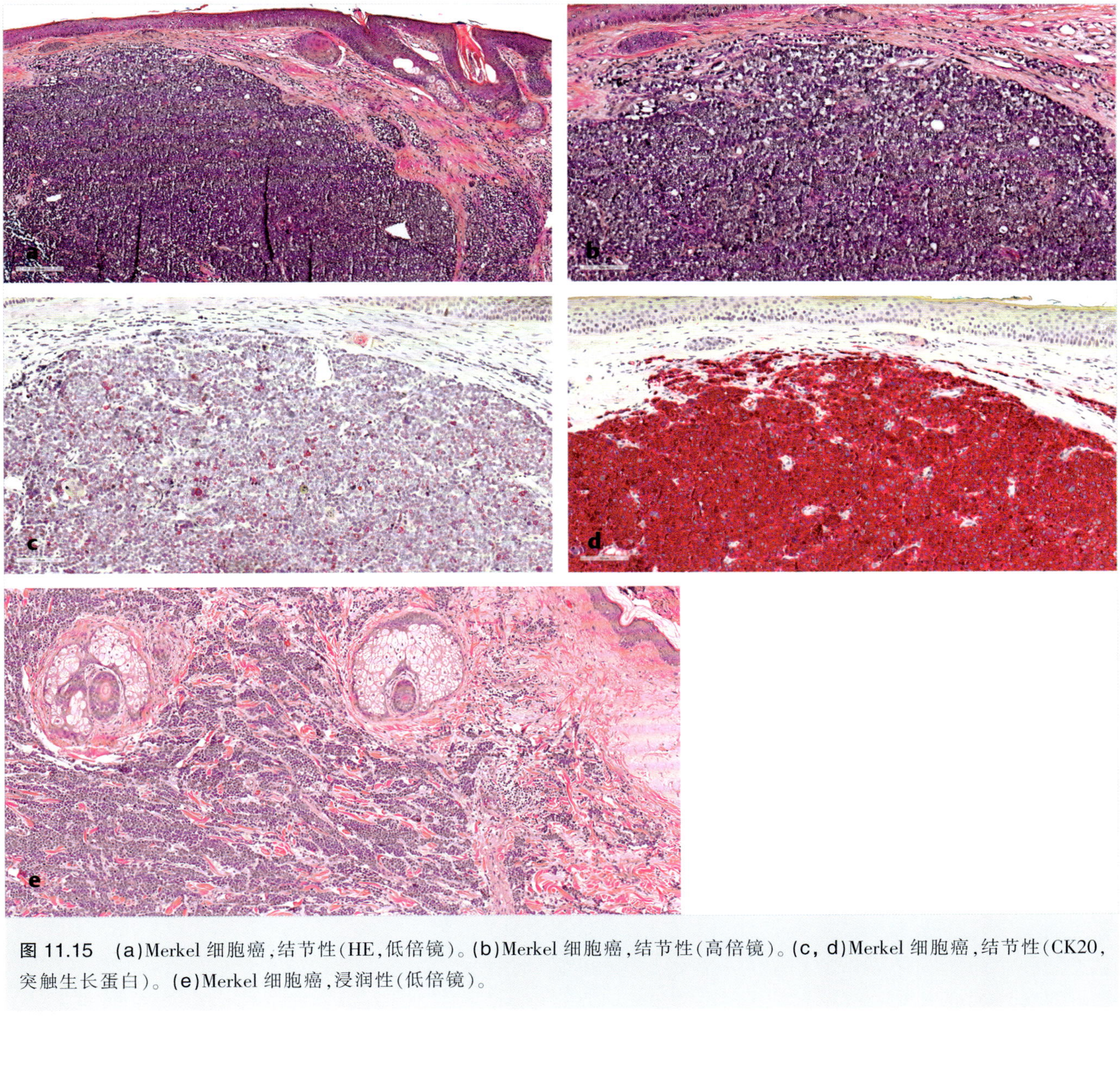

图 11.15 (a)Merkel 细胞癌，结节性（HE，低倍镜）。(b)Merkel 细胞癌，结节性（高倍镜）。(c，d)Merkel 细胞癌，结节性（CK20，突触生长蛋白）。(e)Merkel 细胞癌，浸润性（低倍镜）。

策及协助预后的研究报道，其结论均存在争议[110-115]。前哨淋巴结活检对评估 MCC 患者预后价值的依据还存在争议[114,115]。治疗获益也尚未得到证实。病理学家通常使用 CK20 作为识别肿瘤细胞的最佳标记以评价前哨淋巴结状态[116]。笔者最新研究发现，在各项因素中，对于镜下分期Ⅲ期的患者可依据实体型与非实体型前哨淋巴结 MCC 转移进行预后分类[117]，但仍需要较大队列研究进一步验证。

11.7 皮肤肉瘤

皮肤肉瘤比较罕见，在组织学形态表现及临床预后有相当大的差异。因此，通常需要病理学家会诊讨论。由于组织学形态与各种良性及恶性病变、各肿瘤的不同形态学亚型存在交叉，为明确诊断，几乎所有的皮肤肉瘤都需要 IHC 染色（表 11.8）。与位于深部软组织的肉瘤相比，皮肤肉瘤可表现出明显的核异型，但生长仍然相对局限[118]。

11.7.1 血管肉瘤

血管肉瘤是血管内皮来源的恶性肉瘤。皮肤血管肉瘤约占血管肉瘤的 50%，有两种基本发病形式。原发性血管肉瘤通常发生于皮肤日光暴露区域，主要是老年人群头颈部。由于原发性血管肉瘤好发于白种老年人群日光暴露的皮肤，因此通常认为其发病与日光照射相关，但实际并无直接证据支持。继发性血管肉瘤通常发生于术后、慢性淋巴水肿所致的 Stewart-Treves 综合征，以及与放射相关的放射治疗后血管肉瘤[119]。近 100%的继发性血管肉瘤可发现 MYC 基因扩增[120,121]。血管肉瘤，通常认为是高度恶性的肿瘤，可表现为不同程度的血管分化，对既定病例的鉴别诊断依据其分化程度不同，需要的其他条件也不同。高分化血管肉瘤形成明显的血管腔，管腔内衬轻度不典型的内皮细胞，与常见的良性血管瘤鉴别困难，但通常呈浸润性生长（图 11.16a）。血管肉瘤大多呈中等分化，血管腔大小、形状不规则，围绕或分割胶原纤维束。这些管腔常以不规则的筛状方式吻合，可充满红细胞或透明液体（图 11.6b）。低分化血管肉瘤与低分化癌、黑色素瘤或其他肉瘤鉴别困难，高度异型的上皮样细胞片状生长，细胞核具有显著多形性（图 11.16c）。此类病例需要寻找能提示诊断且分化较好的区域，血管内皮细胞 CD31、CD34 及 ERG 的 IHC 染色可帮助诊断（图 11.16 d~g）。红细胞外渗可作为补充依据。

血管肉瘤预后与包括患者年龄、肿瘤大小及手术切缘评估在内的多项因素相关。由于常见的肿瘤分级系统不适用于血管肉瘤，因此相比组织学因素，血管肉瘤的预后通常与临床因素关系更密切。血管肉瘤的不同亚型，包括软组织血管肉瘤，由于发病罕见，为便于研究常归为同一类，但是可能不利于进行精确的预后分类。诸多研究发现，老年患者预后较年轻患者差，疾病预后与肿瘤大小密切相关，临床疾病进程、肿瘤能否切除以及肿瘤切缘评估则是疾病预后的决定因素[122-125]。肿瘤<5cm、完整切除、切缘阴性的患者预后较好。因此，血管肉瘤组织切缘评估是病理报告中最重要的部分（临床能够明确肿瘤大小）。血管肉瘤侵袭性强且不易识别，肿瘤分化程度越高，边缘评估越困难。因此，Mohs 手术在技术上差强人意，CCPDMA 更具可行性。血管肉瘤作为血管源性肿瘤，通常不通过淋巴管播散，因此不进行淋巴结活检。

表 11.8 诊断皮肤梭形细胞病变及肉瘤的免疫组织化学染色

肿瘤	免疫组织化学染色					
	细胞角蛋白	S-100	黑色素细胞相关标记（Melan-A、HMB-45）	SMA	结蛋白	内皮标记（CD31、CD34）
肉瘤样鳞状细胞癌	+	−	−	−	−	−
梭形细胞黑色素瘤	−	+	−/+	−	−	−
非典型纤维黄色瘤	−	−	−	−/+	−	−
平滑肌肉瘤	−/+	−	−	+	+	−
血管肉瘤	−/+	−	−	−	−	+

缩写：SMA，平滑肌肌动蛋白。

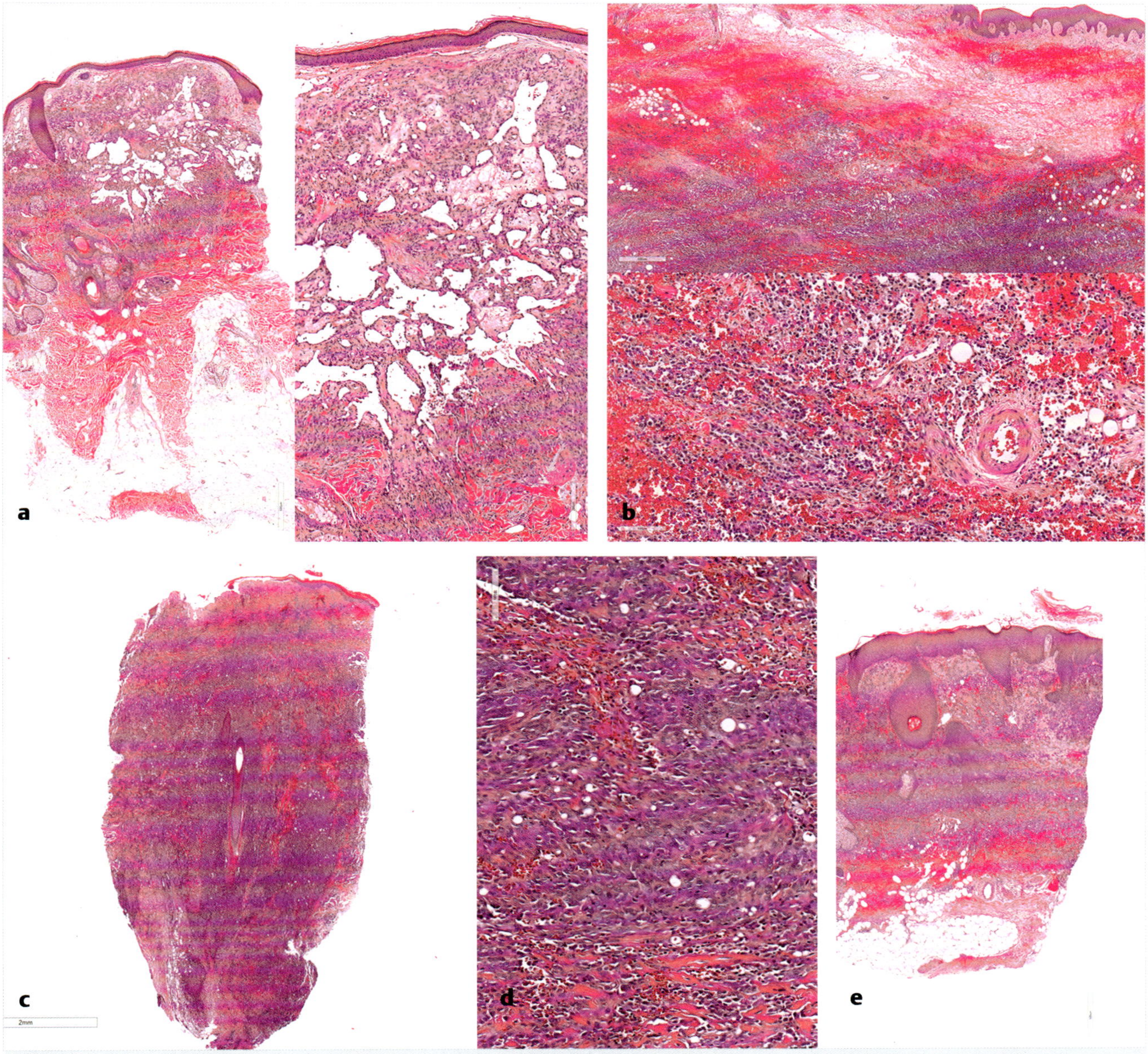

图 11.16　(a)血管肉瘤,高分化(低倍镜及高倍镜)。(b)血管肉瘤,中等分化。(c, d)血管肉瘤,上皮样。(e, f, g)血管肉瘤,上皮样,ERG 细胞核染色阳性。(待续)

非典型纤维黄色瘤

非典型纤维黄色瘤(AFX)通常发生于日光损伤皮肤,是常具有部分纤维组织细胞/肌成纤维细胞特征的未分化肿瘤。从定义可以发现,肿瘤并不累及皮下或深部结构。由于存在异型、基因错配的恶性间充质细胞,AFX 在本质上是肉瘤。"AFX"作为诊断名称是为了避免过度治疗,因为严格定义的这种肿瘤(不超出真皮)完整切除后往往呈惰性表现。形态与 AFX 相似,累及皮下或更深部组织的病变诊断为"多形性真皮肉瘤"更恰当,需要更积极的临床/外科治疗。镜下,AFX 细胞呈束状或片状排列, 极少数病例可见席纹状排列。细胞呈梭形至圆形,伴多核、多形性以及大量典型或非典型有丝分裂象(图 11.17)。免疫组织化学方面,AFX 通常经 S-100 蛋白染色及细胞角蛋白染色均呈阴性,可鉴别黑色素瘤及 SCC。此外,结蛋白与 ERG 阴性可鉴别多形性平滑肌肉瘤及血管肉瘤。虽为非特异性,大部分 AFX 病例 CD10 呈强阳性。与

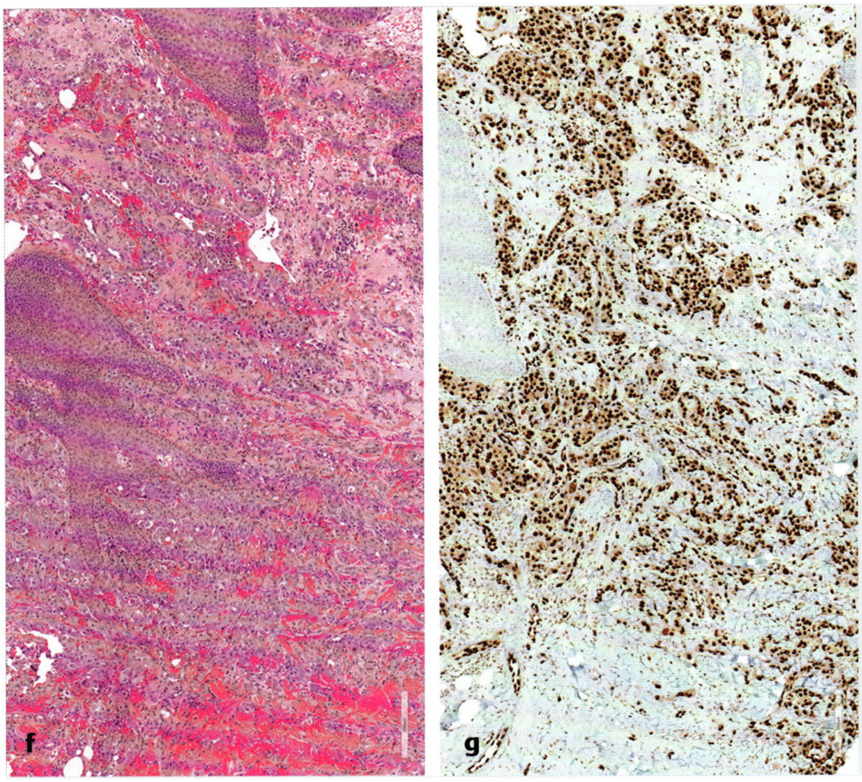

图 11.16(续)

肌成纤维细胞一致，病变结蛋白通常呈阴性，仍有部分病变表达平滑肌肌动蛋白。AFX 预后良好，而浅表或皮肤的未分化多形性肉瘤存在复发转移风险，为此通过免疫组织化学对两者进行鉴别非常重要[126]。除准确诊断和分类 AFX 外，切缘评估是病理报告中应包括的重要预后因素。

隆凸性皮肤纤维肉瘤

隆凸性皮肤纤维肉瘤(DFSP)是一种皮肤中间型恶性潜能的纤维组织细胞肿瘤，可局部复发，鲜有转移。通常发生于青年或中年，亦可见于儿童。在镜下，皮肤梭形细胞均匀增生，排列成席纹状(图 11.18a,b)。肿瘤通常呈浸润性生长，延伸至皮下脂肪，形成花边或筛状外观。最常需要鉴别诊断的包括良性纤维组织细胞瘤(即皮肤纤维瘤)，尤其是富于细胞性的纤维组织细胞瘤。重要的是，DFSP 的 CD34 染色呈弥漫性阳性(图 11.18c)，伴有 17 号染色体胶原 COL1A1 基因和 22 号染色体血小板衍生生长因子 β(PDGFβ)基因融合[t(17;22)]，FISH 可以检测该异位基因，从而可以进行伊马替尼靶向治疗[118,127–129]。

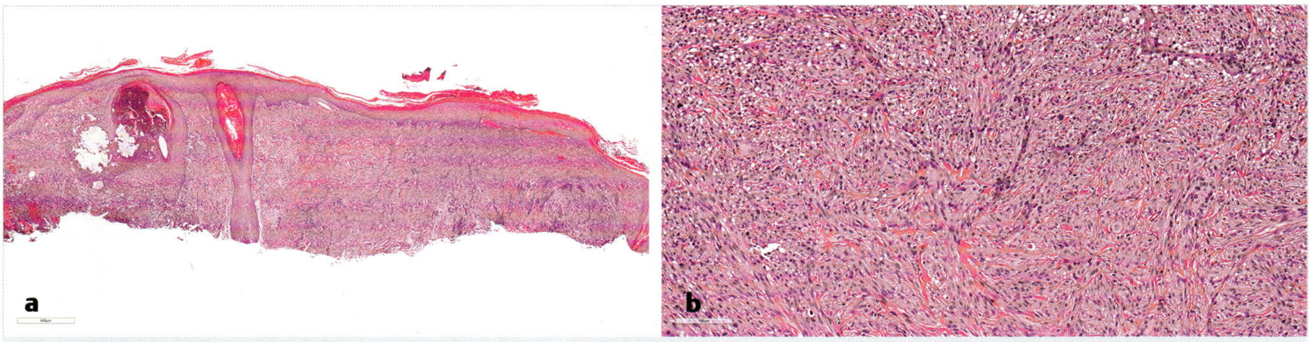

图 11.17 (a)非典型纤维黄色瘤(低倍镜)。(b)非典型纤维黄色瘤(高倍镜)。

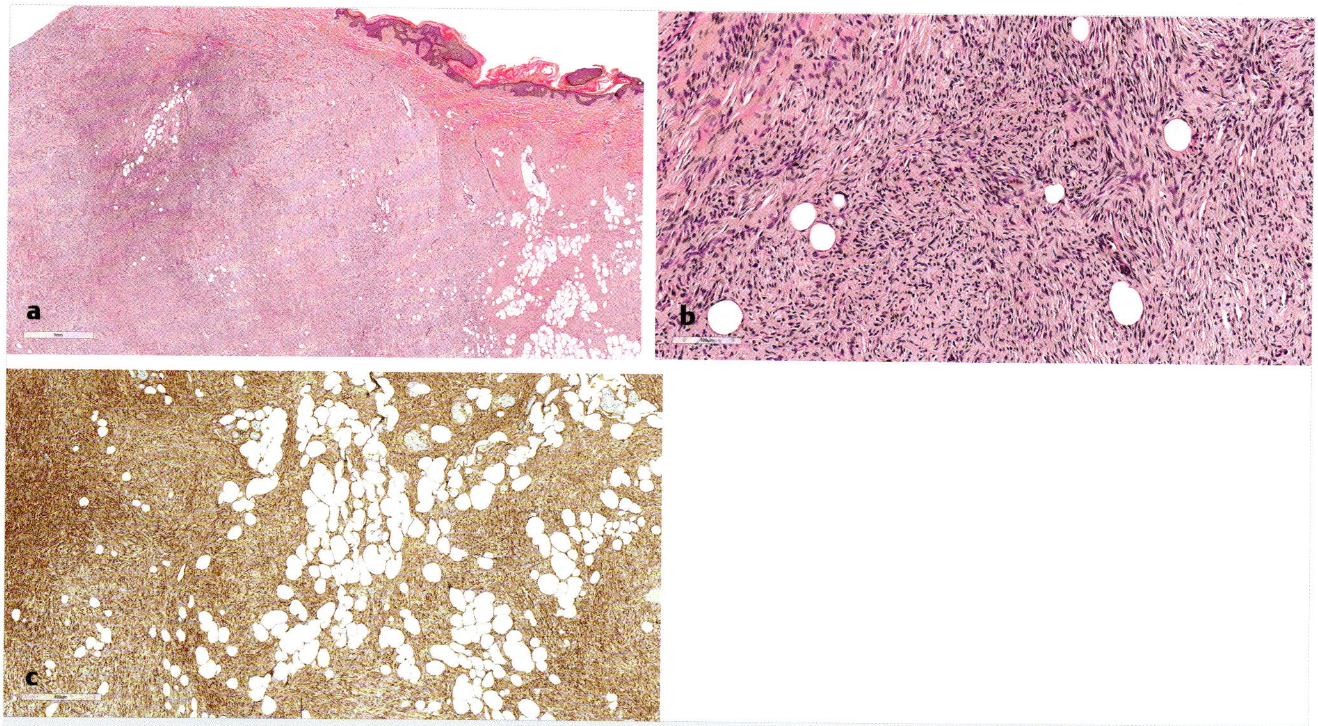

图 11.18　(a)皮肤纤维肉瘤(低倍镜)。(b)皮肤纤维肉瘤(高倍镜)。(c)皮肤纤维肉瘤(CD34 染色)。

手术切缘评估以及有无纤维肉瘤转化是 DFSP 最重要的预后评估因素[127]。由于肿瘤不同方向、无规则的延伸浸润，阴性切缘在技术上较难实现。CD34 染色可用于评估切缘，尤其是病变位于美容区等不宜大面积切除部位的病例。此外，CCPDMA 已用于复杂病例的评估，特别是美容区病变。

参考文献

[1] CAP Cancer Protocol Templates. http://www.cap.org/apps/docs/committees/cancer/cancer_protocols. Accessed December 29, 2014

[2] Randle HW. Basal cell carcinoma. Identification and treatment of the high-risk patient. Dermatol Surg. 1996; 22(3):255–261

[3] Weinstein MC, Brodell RT, Bordeaux J, Honda K. The art and science of surgical margins for the dermatopathologist. Am J Dermatopathol. 2012; 34(7):737–745

[4] Kyrgidis A, Vahtsevanos K, Tzellos TG, et al. Clinical, histological and demographic predictors for recurrence and second primary tumours of head and neck basal cell carcinoma. A 1062 patient-cohort study from a tertiary cancer referral hospital. Eur J Dermatol. 2010; 20(3):276–282

[5] Preston DS, Stern RS. Nonmelanoma cancers of the skin. N Engl J Med. 1992; 327(23):1649–1662

[6] Sexton M, Jones DB, Maloney ME. Histologic pattern analysis of basal cell carcinoma. Study of a series of 1039 consecutive neoplasms. J Am Acad Dermatol. 1990; 23(6, Pt 1):1118–1126

[7] Geist DE, Garcia-Moliner M, Fitzek MM, Cho H, Rogers GS. Perineural invasion of cutaneous squamous cell carcinoma and basal cell carcinoma: raising awareness and optimizing management. Dermatol Surg. 2008; 34(12):1642–1651

[8] Alsaad KO, Obaidat NA, Ghazarian D. Skin adnexal neoplasms–part 1: an approach to tumours of the pilosebaceous unit. J Clin Pathol. 2007; 60(2):129–144

[9] Nedved D, Tonkovic-Capin V, Hunt E, et al. Diagnostic concordance rates in the subtyping of basal cell carcinoma by different dermatopathologists. J Cutan Pathol. 2014; 41(1):9–13

[10] Wolf DJ, Zitelli JA. Surgical margins for basal cell carcinoma. Arch Dermatol. 1987; 123(3):340–344

[11] Flohil SC, van Dorst AM, Nijsten T, Martino Neumann HA, Munte K. Mohs micrographic surgery for basal cell carcinomas: appropriateness of 'Rotterdam' criteria and predictive factors for three or more stages. J Eur Acad Dermatol Venereol. 2013; 27(10):1228–1235

[12] Kimyai-Asadi A, Goldberg LH, Jih MH. Accuracy of serial transverse cross-sections in detecting residual basal cell carcinoma at the surgical margins of an elliptical excision specimen. J Am Acad Dermatol. 2005; 53(3):469–474

[13] Justilien V, Fields AP. Molecular pathways: novel approaches for improved therapeutic targeting of Hedgehog signaling in cancer stem cells. Clin Cancer Res. 2015; 21(3):505–513

[14] National Comprehensive Cancer Network (NCCN). Clinical practice guidelines in oncology, basal and squamous cell skin cancers. V. 1. 2015. Available at: www.nccn.org. Accessed December 29, 2014

[15] NCCN Clinical Practice Guidelines in Oncology (NCCN Guidelines) Squamous Cell Skin Cancer Version 1.2017-October 3, 2016. http://www.nccn.org/professionals/physician_gls/pdf/squamous.pdf. Accessed December 29, 2014

[16] Jacobs MS, Persons DL, Fraga GR. EGFR and MYC gene copy number aberrations are more common in squamous cell carcinoma than keratoacanthoma: a FISH study. J Cutan Pathol. 2013; 40(5):447–454

[17] Jambusaria-Pahlajani A, Miller CJ, Quon H, Smith N, Klein RQ, Schmults CD. Surgical monotherapy versus surgery plus adjuvant radiotherapy in high-risk cutaneous squamous cell carcinoma: a systematic review of outcomes. Dermatol Surg. 2009; 35(4):574–585

[18] Brodland DG, Zitelli JA. Surgical margins for excision of primary cutaneous squamous cell carcinoma. J Am Acad Dermatol. 1992; 27(2, Pt 1):241–248

[19] Schmitt AR, Brewer JD, Bordeaux JS, Baum CL. Staging for cutaneous squamous cell carcinoma as a predictor of sentinel lymph node biopsy results: meta-analysis of American Joint Committee on Cancer criteria and a proposed alternative system. JAMA Dermatol. 2014; 150(1):19–24

[20] Andruchow JL, Veness MJ, Morgan GJ, et al. Implications for clinical staging of metastatic cutaneous squamous carcinoma of the head and neck based on a multicenter study of treatment outcomes. Cancer. 2006; 106 (5):1078–1083
[21] Buethe D, Warner C, Miedler J, Cockerell CJ. Focus issue on squamous cell carcinoma: practical concerns regarding the 7th edition AJCC staging guidelines. J Skin Cancer 2011:1–9
[22] van Dijk MC, Aben KK, van Hees F, et al. Expert review remains important in the histopathological diagnosis of cutaneous melanocytic lesions. Histopathology. 2008; 52(2):139–146
[23] Shoo BA, Sagebiel RW, Kashani-Sabet M. Discordance in the histopathologic diagnosis of melanoma at a melanoma referral center. J Am Acad Dermatol. 2010; 62(5):751–756
[24] Hawryluk EB, Sober AJ, Piris A, et al. Histologically challenging melanocytic tumors referred to a tertiary care pigmented lesion clinic. J Am Acad Dermatol. 2012; 67(4):727–735
[25] Farmer ER, Gonin R, Hanna MP. Discordance in the histopathologic diagnosis of melanoma and melanocytic nevi between expert pathologists. Hum Pathol. 1996; 27(6):528–531
[26] Ackerman AB. Discordance among expert pathologists in diagnosis of melanocytic neoplasms. Hum Pathol. 1996; 27(11):1115–1116
[27] Okun MR. There are standards for the proper evaluation and reporting of moles and melanoma. Hum Pathol. 1998; 29(1):100–102
[28] Niebling MG, Haydu LE, Karim RZ, Thompson JF, Scolyer RA. Pathology review significantly affects diagnosis and treatment of melanoma patients: an analysis of 5011 patients treated at a melanoma treatment center. Ann Surg Oncol. 2014; 21(7):2245–2251
[29] Niebling MG, Haydu LE, Karim RZ, Thompson JF, Scolyer RA. Reproducibility of AJCC staging parameters in primary cutaneous melanoma: an analysis of 4,924 cases. Ann Surg Oncol. 2013; 20(12):3969–3975
[30] Massi G, LeBoit PE. Histological Diagnosis of Nevi and Melanoma, 2nd ed. New York, NY: Springer; 2014
[31] Bastian BC, LeBoit PE, Hamm H, Bröcker E-B, Pinkel D. Chromosomal gains and losses in primary cutaneous melanomas detected by comparative genomic hybridization. Cancer Res. 1998; 58(10):2170–2175
[32] Bastian BC, Olshen AB, LeBoit PE, Pinkel D. Classifying melanocytic tumors based on DNA copy number changes. Am J Pathol. 2003; 163(5):1765–1770
[33] North JP, Vemula SS, Bastian BC. Chromosomal Copy Number Analysis in Melanoma Diagnostics. In: Thurin M, Marincola FM, eds. Molecular Diagnostics for Melanoma: Methods and Protocols, Methods in Molecular Biology, Vol. 1102. New York, NY: Springer; 2014
[34] Gerami P, Jewell SS, Morrison LE, et al. Fluorescence in situ hybridization (FISH) as an ancillary diagnostic tool in the diagnosis of melanoma. Am J Surg Pathol. 2009; 33(8):1146–1156
[35] Gerami P, Busam K, et al. Utility of FISH in the diagnosis of melanocytic lesions. Dermatol Clin. 2012; 30:555–566
[36] Clemente C, Bettio D, Venci A, et al. A fluorescence in situ hybridization (FISH) procedure to assist in differentiating benign from malignant melanocytic lesions. Pathologica. 2009; 101(5):169–174
[37] Morey AL, Murali R, McCarthy SW, Mann GJ, Scolyer RA. Diagnosis of cutaneous melanocytic tumours by four-colour fluorescence in situ hybridisation. Pathology. 2009; 41(4):383–387
[38] Newman MD, Lertsburapa T, Mirzabeigi M, Mafee M, Guitart J, Gerami P. Fluorescence in situ hybridization as a tool for microstaging in malignant melanoma. Mod Pathol. 2009; 22(8):989–995
[39] Diaz A, Valera A, Carrera C, et al. Pigmented spindle cell nevus: clues for differentiating it from spindle cell malignant melanoma. A comprehensive survey including clinicopathologic, immunohistochemical, and FISH studies. Am J Surg Pathol. 2010; 34:816–821
[40] Gerami P, Beilfuss B, Haghighat Z, Fang Y, Jhanwar S, Busam KJ. Fluorescence in situ hybridization as an ancillary method for the distinction of desmoplastic melanomas from sclerosing melanocytic nevi. J Cutan Pathol. 2011; 38(4):329–334
[41] Gammon B, Beilfuss B, Guitart J, Gerami P. Enhanced detection of spitzoid melanomas using fluorescence in situ hybridization with 9p21 as an adjunctive probe. Am J Surg Pathol. 2012; 36(1):81–88
[42] Gerami P, Li G, Pouryazdanparast P, et al. A highly specific and discriminatory FISH assay for distinguishing between benign and malignant melanocytic neoplasms. Am J Surg Pathol. 2012; 36(6):808–817
[43] Vergier B, Prochazkova-Carlotti M, de la Fouchardière A, et al. Fluorescence in situ hybridization, a diagnostic aid in ambiguous melanocytic tumors: European study of 113 cases. Mod Pathol. 2011; 24(5):613–623
[44] Moore MW, Gasparini R. FISH as an effective diagnostic tool for the management of challenging melanocytic lesions. Diagn Pathol. 2011; 6:76
[45] Gaiser T, Kutzner H, Palmedo G, et al. Classifying ambiguous melanocytic lesions with FISH and correlation with clinical long-term follow up. Mod Pathol. 2010; 23(3):413–419
[46] Cassarino DS, Lewine N, Cole D, Wade B, Gustavsen G. Budget impact analysis of a novel gene expression assay for the diagnosis of malignant melanoma. J Med Econ. 2014; 17(11):782–791
[47] Tuthill RJ, Reed RJ. Failure of senescence in the dysplasia-melanoma sequence: demonstration using a tissue microarray and a revised paradigm for melanoma. Semin Oncol. 2007; 34(6):467–475
[48] Lade-Keller J, Riber-Hansen R, Guldberg P, Schmidt H, Hamilton-Dutoit SJ, Steiniche T. Immunohistochemical analysis of molecular drivers in melanoma identifies p16 as an independent prognostic biomarker. J Clin Pathol. 2014; 67(6):520–528
[49] Ponti G, Tomasi A, Maiorana A, et al. BRAFp.V600E, p.V600K, and p.V600R mutations in malignant melanoma: do they also differ in immunohistochemical assessment and clinical features? Appl Immunohistochem Mol Morphol. 2016; 24(1):30–34
[50] Lee JH, Choi JW, Kim YS. Frequencies of BRAF and NRAS mutations are different in histological types and sites of origin of cutaneous melanoma: a meta-analysis. Br J Dermatol. 2011; 164(4):776–784
[51] Broekaert SM, Roy R, Okamoto I, et al. Genetic and morphologic features for melanoma classification. Pigment Cell Melanoma Res. 2010; 23(6):763–770
[52] Viros A, Fridlyand J, Bauer J, et al. Improving melanoma classification by integrating genetic and morphologic features. PLoS Med. 2008; 5(6):e120
[53] Scolyer RA, Long GV, Thompson JF. Evolving concepts in melanoma classification and their relevance to multidisciplinary melanoma patient care. Mol Oncol. 2011; 5(2):124–136
[54] Mar V, Roberts H, Wolfe R, English DR, Kelly JW. Nodular melanoma: a distinct clinical entity and the largest contributor to melanoma deaths in Victoria, Australia. J Am Acad Dermatol. 2013; 68(4):568–575
[55] Bastian BC. The molecular pathology of melanoma: an integrated taxonomy of melanocytic neoplasia. Annu Rev Pathol. 2014; 9:239–271
[56] Zebary A, Omholt K, Vassilaki I, et al. KIT, NRAS, BRAF and PTEN mutations in a sample of Swedish patients with acral lentiginous melanoma. J Dermatol Sci. 2013; 72(3):284–289
[57] Hong JW, Lee S, Kim DC, Kim KH, Song KH. Prognostic and clinicopathologic associations of BRAF mutation in primary acral lentiginous melanoma in Korean patients: a preliminary study. Ann Dermatol. 2014; 26(2):195–202
[58] Miller DD, Emley A, Yang S, et al. Mixed versus pure variants of desmoplastic melanoma: a genetic and immunohistochemical appraisal. Mod Pathol. 2012; 25(4):505–515
[59] Coupelon S, Franck F, Jarrousse AS, Déchelotte P, Souteyrand P, D'Incan M. Desmoplastic malignant melanoma: a study of ten cases and status of BRAF mutation. Dermatology. 2012; 225(2):168–171
[60] Wiesner T, Kiuru M, Scott SN, et al. NF1 mutations are common in desmoplastic melanoma. Am J Surg Pathol. 2015; 39(10):1357–1362
[61] Scolyer RA, Judge MJ, Evans A, et al. International Collaboration on Cancer Reporting. Data set for pathology reporting of cutaneous invasive melanoma: recommendations from the international collaboration on cancer reporting (ICCR). Am J Surg Pathol. 2013; 37(12):1797–1814
[62] Burton AL, Gilbert J, Farmer RW, et al. Regression does not predict nodal metastasis or survival in patients with cutaneous melanoma. Am Surg. 2011; 77(8):1009–1013
[63] Mills JK, White I, Diggs B, Fortino J, Vetto JT. Effect of biopsy type on outcomes in the treatment of primary cutaneous melanoma. Am J Surg. 2013; 205(5):585–590, discussion 590
[64] Azzola MF, Shaw HM, Thompson JF, et al. Tumor mitotic rate is a more powerful prognostic indicator than ulceration in patients with primary cutaneous melanoma: an analysis of 3661 patients from a single center. Cancer. 2003; 97(6):1488–1498
[65] Meng X, Zhong J, Liu S, Murray M, Gonzalez-Angulo AM. A new hypothesis for the cancer mechanism. Cancer Metastasis Rev. 2012; 31(1–2):247–268
[66] Ria R, Reale A, Castrovilli A, et al. Angiogenesis and progression in human melanoma. Dermatol Res Pract. 2010; 2010:185687
[67] Balch CM, Gershenwald JE, Soong SJ, et al. Final version of 2009 AJCC melanoma staging and classification. J Clin Oncol. 2009; 27(36):6199–6206
[68] Thompson JF, Soong S-J, Balch CM, et al. Prognostic significance of mitotic rate in localized primary cutaneous melanoma: an analysis of patients in the multi-institutional American Joint Committee on Cancer melanoma staging database. J Clin Oncol. 2011; 29(16):2199–2205
[69] de Waal AC, van Harten-Gerritsen AS, Aben KK, Kiemeney LA, van Rossum MM, Blokx WA. Impact of mitotic activity on the pathological substaging of pT1 cutaneous melanoma. Br J Dermatol. 2014; 170(4):874–877
[70] Chu VH, Tetzlaff MT, Torres-Cabala CA, et al. Impact of the 2009 (7th edition)

AJCC melanoma staging system in the classification of thin cutaneous melanomas. BioMed Res Int. 2013; 2013:898719
[71] Weyers W. The magic of numbers: malignant melanoma between science and pseudoscience. Am J Dermatopathol. 2011; 33(4):371–378
[72] Cole CM, Ferringer T. Histopathologic evaluation of the sentinel lymph node for malignant melanoma: the unstandardized process. Am J Dermatopathol. 2014; 36(1):80–87
[73] Dekker J, Duncan LM. Lack of standards for the detection of melanoma in sentinel lymph nodes: a survey and recommendations. Arch Pathol Lab Med. 2013; 137(11):1603–1609
[74] Spanknebel K, Coit DG, Bieligk SC, Gonen M, Rosai J, Klimstra DS. Characterization of micrometastatic disease in melanoma sentinel lymph nodes by enhanced pathology: recommendations for standardizing pathologic analysis. Am J Surg Pathol. 2005; 29(3):305–317
[75] Murali R, DeSilva C, McCarthy SW, Thompson JF, Scolyer RA. Sentinel lymph nodes containing very small (<0.1 mm) deposits of metastatic melanoma cannot be safely regarded as tumor-negative. Ann Surg Oncol. 2012; 19 (4):1089–1099
[76] Li LX, Scolyer RA, Ka VS, et al. Pathologic review of negative sentinel lymph nodes in melanoma patients with regional recurrence: a clinicopathologic study of 1152 patients undergoing sentinel lymph node biopsy. Am J Surg Pathol. 2003; 27(9):1197–1202
[77] McKenna DB, Lee RJ, Prescott RJ, Doherty VR. The time from diagnostic excision biopsy to wide local excision for primary cutaneous malignant melanoma may not affect patient survival. Br J Dermatol. 2002; 147(1):48–54
[78] Carpenter S, Pockaj B, Dueck A, et al. Factors influencing time between biopsy and definitive surgery for malignant melanoma: do they impact clinical outcome? Am J Surg. 2008; 196(6):834–842, discussion 842–843
[79] Scanlon P, Tian J, Zhong J, et al. Enhanced immunohistochemical detection of neural infiltration in primary melanoma: is there a clinical value? Hum Pathol. 2014; 45(8):1656–1663
[80] Rose AE, Christos PJ, Lackaye D, et al. Clinical relevance of detection of lymphovascular invasion in primary melanoma using endothelial markers D2-40 and CD34. Am J Surg Pathol. 2011; 35(10):1441–1449
[81] Storr SJ, Safuan S, Mitra A, et al. Objective assessment of blood and lymphatic vessel invasion and association with macrophage infiltration in cutaneous melanoma. Mod Pathol. 2012; 25(4):493–504
[82] Pasquali S, Haydu LE, Scolyer RA, et al. The importance of adequate primary tumor excision margins and sentinel node biopsy in achieving optimal locoregional control for patients with thick primary melanomas. Ann Surg. 2013; 258(1):152–157
[83] McKinnon JG, Starritt EC, Scolyer RA, McCarthy WH, Thompson JF. Histopathologic excision margin affects local recurrence rate: analysis of 2681 patients with melanomas < or =2 mm thick. Ann Surg. 2005; 241 (2):326–333
[84] Thompson JF, Ollila DW. Optimum excision margins for melanoma. Lancet. 2011; 378(9803):1608–1610
[85] Sladden MJ, Balch C, Barzilai DA, et al. Surgical excision margins for primary cutaneous melanoma. Cochrane Database Syst Rev. 2009(4):CD004835
[86] Tuthill RJ, Unger JM, Liu PY, Flaherty LE, Sondak VK, Southwest Oncology Group. Risk assessment in localized primary cutaneous melanoma: a Southwest Oncology Group study evaluating nine factors and a test of the Clark logistic regression prediction model. Am J Clin Pathol. 2002; 118(4):504–511
[87] Taylor RC, Patel A, Panageas KS, Busam KJ, Brady MS. Tumor-infiltrating lymphocytes predict sentinel lymph node positivity in patients with cutaneous melanoma. J Clin Oncol. 2007; 25(7):869–875
[88] Azimi F, Scolyer RA, Rumcheva P, et al. Tumor-infiltrating lymphocyte grade is an independent predictor of sentinel lymph node status and survival in patients with cutaneous melanoma. J Clin Oncol. 2012; 30(21):2678–2683
[89] Thomas NE, Busam KJ, From L, et al. Tumor-infiltrating lymphocyte grade in primary melanomas is independently associated with melanoma-specific survival in the population-based genes, environment and melanoma study. J Clin Oncol. 2013; 31(33):4252–4259
[90] Taube JM, Klein A, Brahmer JR, et al. Association of PD-1, PD-1 ligands, and other features of the tumor immune microenvironment with response to anti-PD-1 therapy. Clin Cancer Res. 2014; 20(19):5064–5074
[91] Topalian SL, Hodi FS, Brahmer JR, et al. Safety, activity, and immune correlates of anti-PD-1 antibody in cancer. N Engl J Med. 2012; 366 (26):2443–2454
[92] Lipson EJ, Velculescu VE, Pritchard TS, et al. Circulating tumor DNA analysis as a real-time method for monitoring tumor burden in melanoma patients undergoing treatment with immune checkpoint blockade. J Immunother Cancer. 2014; 2(1):42
[93] Sanmamed MF, Fernández-Landázuri S, Rodríguez C, et al. Quantitative cell-free circulating BRAFV600E mutation analysis by use of droplet digital PCR in the follow-up of patients with melanoma being treated with BRAF inhibitors. Clin Chem. 2015; 61(1):297–304
[94] Gerami P, Cook RW, Wilkinson J, et al. Development of a prognostic genetic signature to predict the metastatic risk associated with cutaneous melanoma. Clin Cancer Res. 2015; 21(1):175–183
[95] Feng H, Shuda M, Chang Y, Moore PS. Clonal integration of a polyomavirus in human Merkel cell carcinoma. Science. 2008; 319(5866):1096–1100
[96] Erstad DJ, Jr JC. Mutational analysis of Merkel cell carcinoma. Cancers (Basel). 2014; 6(4):2116–2136
[97] Foulongne V, Sauvage V, Hebert C, et al. Human skin microbiota: high diversity of DNA viruses identified on the human skin by high throughput sequencing. PLoS One. 2012; 7(6):e38499
[98] Bichakjian CK, Olencki T, Alam M et al. NCCN Clinical Practice Guidelines in Oncology: Merkel Cell Carcinoma. Version 2. 2015. Available at: NCCN.org. Accessed January 2, 2015
[99] Andea AA, Coit DG, Amin B, Busam KJ. Merkel cell carcinoma: histologic features and prognosis. Cancer. 2008; 113(9):2549–2558
[100] Skelton HG, Smith KJ, Hitchcock CL, McCarthy WF, Lupton GP, Graham JH. Merkel cell carcinoma: analysis of clinical, histologic, and immunohistologic features of 132 cases with relation to survival. J Am Acad Dermatol. 1997; 37 (5, Pt 1):734–739
[101] Llombart B, Monteagudo C, López-Guerrero JA, et al. Clinicopathological and immunohistochemical analysis of 20 cases of Merkel cell carcinoma in search of prognostic markers. Histopathology. 2005; 46(6):622–634
[102] Schwartz JL, Griffith KA, Lowe L, et al. Features predicting sentinel lymph node positivity in Merkel cell carcinoma. J Clin Oncol. 2011; 29 (8):1036–1041
[103] Fields RC, Busam KJ, Chou JF, et al. Five hundred patients with Merkel cell carcinoma evaluated at a single institution. Ann Surg. 2011; 254(3):465–473, discussion 473–475
[104] Sihto H, Kukko H, Koljonen V, Sankila R, Böhling T, Joensuu H. Merkel cell polyomavirus infection, large T antigen, retinoblastoma protein and outcome in Merkel cell carcinoma. Clin Cancer Res. 2011; 17(14):4806–4813
[105] Marcoval J, Ferreres JR, Penín RM, Pérez D, Viñals JM. Merkel cell carcinoma: differences between sun-exposed and non-sun-exposed variants–a clinical analysis of 36 cases. Dermatology. 2014; 229(3):205–209
[106] Higaki-Mori H, Kuwamoto S, Iwasaki T, et al. Association of Merkel cell polyomavirus infection with clinicopathological differences in Merkel cell carcinoma. Hum Pathol. 2012; 43(12):2282–2291
[107] Paulson KG, Iyer JG, Tegeder AR, et al. Transcriptome-wide studies of Merkel cell carcinoma and validation of intratumoral CD8+lymphocyte invasion as an independent predictor of survival. J Clin Oncol. 2011; 29(12):1539–1546
[108] Sihto H, Böhling T, Kavola H, et al. Tumor infiltrating immune cells and outcome of Merkel cell carcinoma: a population-based study. Clin Cancer Res. 2012; 18(10):2872–2881
[109] Sihto H, Joensuu H. Tumor-infiltrating lymphocytes and outcome in Merkel cell carcinoma, a virus-associated cancer. OncoImmunology. 2012; 1 (8):1420–1421
[110] Mott RT, Smoller BR, Morgan MB. Merkel cell carcinoma: a clinicopathologic study with prognostic implications. J Cutan Pathol. 2004; 31(3):217–223
[111] Fritsch VA, Camp ER, Lentsch EJ. Sentinel lymph node status in Merkel cell carcinoma of the head and neck: not a predictor of survival. Head Neck. 2014; 36(4):571–579
[112] Fields RC, Busam KJ, Chou JF, et al. Recurrence and survival in patients undergoing sentinel lymph node biopsy for Merkel cell carcinoma: analysis of 153 patients from a single institution. Ann Surg Oncol. 2011; 18 (9):2529–2537
[113] Sattler E, Geimer T, Sick I, et al. Sentinel lymph node in Merkel cell carcinoma: to biopsy or not to biopsy? J Dermatol. 2013; 40(5):374–379
[114] Sadeghi R, Adinehpoor Z, Maleki M, Fallahi B, Giovanella L, Treglia G. Prognostic significance of sentinel lymph node mapping in Merkel cell carcinoma: systematic review and meta-analysis of prognostic studies. BioMed Res Int. 2014; 2014:489536
[115] Tseng J, Dhungel B, Mills JK, et al. Merkel cell carcinoma: what makes a difference? Am J Surg. 2015; 209(2):342–346
[116] NCCN Clinical Practice Guidelines in Oncology (NCCN Guidelines) Merkel Cell Carcinoma Version 1.2017-October 3, 2016. http://www.nccn.org/professionals/physician_gls/pdf/mcc.pdf Accessed January 21, 2015
[117] Ko JS, Prieto VG, Elson PJ, et al. Histological pattern of Merkel cell carcinoma sentinel lymph node metastasis improves stratification of Stage III patients. Mod Pathol. 2016; 29(2):122–130
[118] Brenn T. Pleomorphic dermal neoplasms: a review. Adv Anat Pathol. 2014;

21(2):108-130
[119] Weiss SW, Goldblum JR. Malignant vascular tumors. In: Enzinger and Weiss's Soft Tissue Tumors. 5th ed. Philadelphia, PA: Mosby; 2008: 703-32
[120] Ko JS, Billings SD, Lanigan CP, Buehler D, Fernandez AP, Tubbs RR. Fully automated dual-color dual-hapten silver in situ hybridization staining for MYC amplification: a diagnostic tool for discriminating secondary angiosarcoma. J Cutan Pathol. 2014; 41(3):286-292
[121] Antonescu C. Malignant vascular tumors-an update. Mod Pathol. 2014; 27 Suppl 1:S30-S38
[122] Deyrup AT, McKenney JK, Tighiouart M, Folpe AL, Weiss SW. Sporadic cutaneous angiosarcomas: a proposal for risk stratification based on 69 cases. Am J Surg Pathol. 2008; 32(1):72-77
[123] Perez MC, Padhya TA, Messina JL, et al. Cutaneous angiosarcoma: a single-institution experience. Ann Surg Oncol. 2013; 20(11):3391-3397
[124] Seinen JM, Styring E, Verstappen V, et al. Radiation-associated angiosarcoma after breast cancer: high recurrence rate and poor survival despite surgical treatment with R0 resection. Ann Surg Oncol. 2012; 19(8):2700-2706
[125] Albores-Saavedra J, Schwartz AM, Henson DE, et al. Cutaneous angiosarcoma. Analysis of 434 cases from the Surveillance, Epidemiology, and End Results Program, 1973-2007. Ann Diagn Pathol. 2011; 15(2):93-97
[126] Miller K, Goodlad JR, Brenn T. Pleomorphic dermal sarcoma: adverse histologic features predict aggressive behavior and allow distinction from atypical fibroxanthoma. Am J Surg Pathol. 2012; 36(9):1317-1326
[127] Liang CA, Jambusaria-Pahlajani A, Karia PS, Elenitsas R, Zhang PD, Schmults CD. A systematic review of outcome data for dermatofibrosarcoma protuberans with and without fibrosarcomatous change. J Am Acad Dermatol. 2014; 71(4):781-786
[128] Ugurel S, Mentzel T, Utikal J, et al. Neoadjuvant imatinib in advanced primary or locally recurrent dermatofibrosarcoma protuberans: a multicenter phase II DeCOG trial with long-term follow-up. Clin Cancer Res. 2014; 20 (2):499-510
[129] Fields RC, Hameed M, Qin LX, et al. Dermatofibrosarcoma protuberans (DFSP): predictors of recurrence and the use of systemic therapy. Ann Surg Oncol. 2011; 18(2):328-336
[130] Farma JM, Ammori JB, Zager JS, et al. Dermatofibrosarcoma protuberans: how wide should we resect? Ann Surg Oncol. 2010; 17(8):2112-2118
[131] DuBay D, Cimmino V, Lowe L, Johnson TM, Sondak VK. Low recurrence rate after surgery for dermatofibrosarcoma protuberans: a multidisciplinary approach from a single institution. Cancer. 2004; 100(5):1008-1016

第 12 章 高危皮肤恶性肿瘤

Sashank K. Reddy, Anthony P. Tufaro

12.1 引言

皮肤恶性肿瘤的发病率在普通人群中呈上升趋势,在某些特定人群中更为显著,我们称为高危患者。大体上,这些患者可以分为两类:①与遗传综合征相关的易感性皮肤癌患者;②免疫抑制治疗的患者。在一般人群和高危患者中,所患恶性肿瘤的类型和数量、肿瘤的侵袭力、发病年龄、肿瘤治疗,都会导致最终不同的结果。在这里,我们对高危患者皮肤恶性肿瘤的病因和治疗方法进行回顾。

12.2 遗传综合征

几种遗传综合征会增加皮肤恶性肿瘤的发生风险,包括着色性干皮病 (XP)、Gorlin 综合征、范可尼贫血、Bazex 综合征、Bloom 综合征等[1]。我们将重点放在以下两种较为罕见的情况,即 XP 和 Gorlin 综合征,它们好发非黑色素瘤皮肤癌,并且有黑色素瘤的遗传易感性。

12.2.1 着色性干皮病

XP 属于常染色体隐性遗传,美国发病率约为二十五万分之一。它的特征是脱氧核糖核酸(DNA)修复中的核苷酸切除修复(NER)通路中的基因有缺陷。这条通路对于清除紫外线暴露导致的 DNA 突变复合物至关重要。由于该通路在 XP 患者中存在缺陷,其角质细胞积累了大量突变产物,会加速肿瘤的发生。

临床上,XP 患者出生时皮肤正常,但最极端的光敏性皮肤甚至在婴儿期就会发生晒伤[2]。儿童会出现很多的雀斑,并发生色素减退、色素沉着等皮损现象。这些患者的非黑色素瘤性皮肤癌发病率增加了 10 000 倍,恶性黑色素瘤的发病率增加了 2000 倍[2]。非黑色素瘤性皮肤癌主要发生在日光暴露部位,80%在面部、头部和颈部[3]。相比之下,黑色素瘤患者大约有 45%是发生在四肢。皮肤恶性肿瘤在 XP 患者中不仅发病率高,而且发病年龄更早。非黑色素瘤性皮肤癌和黑色素瘤的中位发病年龄分别为 9 岁和 22 岁[2],比一般人群早几十年。

XP 患者管理中最重要的一步是应积极防晒,包括避免阳光的直射、穿防晒衣和戴太阳眼镜、将玻璃窗着色,并且应该补充维生素 D。如果患者患皮肤恶性肿瘤,需要根据疾病和分期对他们采取适当的手术和药物治疗。有了这些措施,一些 XP 患者可以平稳地进入成年期[4]。

12.2.2 Gorlin 综合征

Gorlin 综合征或痣样基底细胞癌综合征是一种罕见的常染色体显性遗传疾病,患者表现为多种BCC、牙源性角化囊肿、手掌或足底小坑,也可以表现各种骨发育缺陷。一些 Gorlin 综合征患者在其一生中可出现多处 BCC(某些病例中多达上千处)[5]。如果 Gorlin 综合征患者皮肤白皙,则会面临更高的风险[5-7]。

Hedgehog(Hh)通路的改变涉及参与细胞的生长和分化的级联反应,是许多 Gorlin 综合征患者的病因。具体来说,PTCH1 抑制通路的胚系突变是最常见的 Gorlin 综合征患者的分子病变[8]。在 PTCH1 基因活性缺失的情况下,平滑蛋白(SMO)组成性激活,导致 Hh 通路的转录效应。这将导致细胞生长和肿瘤发生的失调。近年来,对 Hh 通路抑制剂的临床进展包括数种小分子的 SMO 抑制剂,为实现 Gorlin 综合征患者更有效的治疗提供了希望。事实上,这些药物不仅降低了 BCC 的肿瘤负荷,还能治疗牙源性角化囊肿和特征性的掌跖坑[8]。基于早期的临床疗效,Vismodegib 在 2012 年成为第一个获得 FDA 批准的用于治疗 Gorlin 综合征的 SMO 抑制剂。然而,在这些新型药物获得完全效用之前,需要更好地处理与治疗相关的药物不良事件和耐药性问题。

12.2.3 黑色素瘤

家族性非典型多痣黑色素瘤(FAMMM)综合征大大增加了黑色素瘤和胰腺癌的发生风险。该病的定义是:①一个或多个一级或二级亲属患有黑色素瘤;②全身痣计数量多,包括非典型痣;③特殊组织学特征的痣。FAMMM 综合征的外显率可变,并以常染色体显性方式遗传。在高达 40%的患者中,可以发现编码肿瘤抑制基因 p16INK4A 和 p14ARF 的 CDKN2A 基因的突变[9]。这些基因对受损伤细胞的细胞周期阻滞或衰老很重要。在 CDKN2A 基因产物活性缺失的情况下,早期的肿瘤细胞可以进化为黑色素瘤。

FAMMM 综合征患者出现大量色素痣增加了恶性变的风险。这类患者至少每 6 个月应进行一次筛查,以记录痣的演变。全身摄影和自我检查是确定痣是否需要进一步诊治的重要辅助手段。痣的外观变化应根据不对称、边缘不规则、颜色不均匀、直径、高度或进展的标准及时进行早期活检。患者和他们的直系亲属也应进行遗传咨询。随着针对黑色素瘤靶向治疗方法的增加,基因测序也可能成为此类患者护理标准的一部分。FAMMM 综合征患者发生病变时,自发产生的黑色素瘤以手术切除为主。用于治疗侵袭性黑色素瘤的新型免疫调节剂将在后面章节讨论。

12.3 免疫抑制

由于自然和医源性因素,慢性免疫抑制的患者数量在近几十年有明显增加。自 20 世纪 80 年代以来,人类免疫缺陷病毒(HIV)的出现和迅速蔓延已使全世界数百万人出现严重免疫抑制。在过去的几十年里,特别是在发达国家,自身免疫性疾病的患病率也在增加[10]。基于这种现状,再加上免疫抑制药物的使用,许多人在这些疾病的慢性过程中处于相对免疫抑制状态。自从 20 世纪 60 年代的开创性手术以来,有效免疫抑制剂的发展也预示着器官移植的大量增加。同种异体移植挽救和改善了成千上万的生命,但是终身免疫抑制的要求也带来了有害的结果。值得注意的是,长期自然或治疗性免疫抑制的患者,皮肤恶性肿瘤和其他癌症的发病率也会增加。事实上,HIV/获得性免疫缺陷综合征(AIDS)患者的恶性肿瘤谱与慢性免疫抑制患者的相似。与普通人群相比,在移植和 HIV/AIDS 患者中,28 种癌症中有 20 种的发病率增加[11],这表明免疫抑制本身可能会导致癌症的发生。下面,我们首先介绍免疫抑制可能促进皮肤恶性肿瘤发生的机制。然后,我们将回顾自然因素和医源性免疫抑制的特殊情况,以及其对皮肤恶性肿瘤的发生和治疗的影响。

12.4 基础科学

12.4.1 免疫监视

50 多年前,Thomas 和 Burnet 正式提出了免疫系统可以控制或消除恶性肿瘤的概念[12,13]。Burnet 坚持认为,由于长寿动物的细胞自然积累突变,其中一些致瘤性细胞被清除,这是免疫系统在进化上的优势[13]。从严格意义上来说,这种肿瘤监视的概念尚存在争议,部分原因是在临床上难以发现免疫系统所消灭的阴性的和早期的肿瘤。然而,至少存在一些证据间接地支持了免疫系统抑制癌症发展的概念。

如果免疫系统自然抑制癌症增长或扩散,可以预测免疫力低下的患者患恶性肿瘤的风险更高。这在遗传性和获得性免疫缺陷患者中都是如此。常见变异型免疫缺陷(CVID)的患者罹患抗体介导的淋巴瘤和各种肿瘤的风险均增加[14,15]。X 连锁免疫缺陷伴高 IgM 的患者(免疫球蛋白 M)与选择性 IgA(免疫球蛋白 A)缺乏的患者患多种胃肠道恶性肿瘤的风险更高[15,16]。这些示例表明,严重的遗传性免疫缺陷易使患者罹患癌症,但这些遗传综合征比较罕见,难以发现普遍性。仅仅因为一些遗传性免疫缺陷患者更容易患癌症,这并不意味着更多的健康个体的免疫系统自然地阻止了肿瘤的发生。

在这方面更具说服力的证据来自对自身免疫性疾病或移植后的治疗性免疫抑制的患者。据估计,在美国有超过 50 万的患者接受了器官移植,并且这些患者中各种恶性肿瘤的发病率已经得到了充分记录。最近对美国 175 000 个实体器官移植受者的研究显示,在接受肺脏、肝脏、心脏和肾移植的患者中,有 32 种癌症的发生风险均增加[17]。值得注意的是,对于由致癌病毒引起的肿瘤患者（意味着抗病毒免疫的减少可能导致此肿瘤）和那些没有病毒原因的肿瘤患者（这表明受损的免疫监视可能起了作用），两者的风险都增加了[17]。引人注目的是，在肾移植患者应用环孢素的前瞻性试验中，恶性肿瘤的发病率呈剂量依赖性增加，其中大多数为皮肤恶性肿瘤[18]。

在这一组中，肿瘤发生风险增加并不能仅仅由肿瘤监测的减少来解释。在免疫抑制方案中使用的几种药物本身就具有致癌性。在实验研究中，即使在已经免疫受损的小鼠中，环孢素的应用也显示增加了腺癌的侵袭性和肿瘤生长速度[19]。同样，在用环孢素治疗的 SCC 患者样本中，激活转录因子 3（ATF3）的水平显著提高，转录因子可损害 p53 依赖的细胞衰老并由此促进肿瘤发生[20]。与环孢素一样，在该 SCC 标本中使用免疫抑制药物硫唑嘌呤，可以增加恶性肿瘤的发生风险[21]。一些研究证实，硫唑嘌呤可增强光敏性，直接导致角质细胞 DNA 中的诱变复合物增加[22]。总之，移植受者肿瘤发病率高是两种原因的相互作用，即长期使用致癌药物导致免疫监视受损，以及对环境致癌物（如紫外线和致癌病毒）的高度敏感性。

感染 HIV 患者的研究中可以得出肿瘤监视假说的进一步证据。如果未经治疗，这些患者循环 CD4+T 细胞的数量减少，随之适应性免疫发生缺陷。无论与肿瘤病毒相关或无关，HIV 患者的恶性肿瘤发生倾向均增加。卡波西肉瘤（KS）、淋巴瘤、宫颈癌、肛门癌和肝细胞癌的发生风险在 HIV 患者中均增加[23–25]。肺癌和多发性骨髓瘤的发生风险也有所提高[23–25]。KS、非霍奇金淋巴瘤和宫颈癌由于 CD4+计数下降而变得更加普遍，因此是 AIDS 定义的疾病之一[26]。有趣的是，尽管缺乏已知的病毒病因学，肺癌发病率与 CD4+计数成反比[25,27]。这个最新的事实支持了免疫系统自然抑制癌症发展的观点。

也许，肿瘤监视最引人注目的证据是：许多肿瘤中存在免疫细胞浸润，并且在充分激活时这些细胞具有清除晚期疾病的能力。越来越多的浸润性 T 细胞已被证明与一些癌症预后的改善有关，包括肺癌、乳腺癌和结肠癌等[26,28–30]。同样，长期以来在临床上，可以观察到一些黑色素瘤自发消退，在这些肿瘤的病理取样中，可以发现致密的浸润 T 细胞攻击黑色素瘤细胞[31]。

这些观察结果以及下调 T 细胞功能的细胞表面蛋白的研究促进了一类新型的癌症疗法的研发，其目的在于激活免疫系统。这些免疫刺激药物主要针对两种细胞表面蛋白之一，即细胞毒性 T 淋巴细胞相关蛋白 4（CTLA4）或程序性死亡 1 蛋白（PD1）的单克隆抗体。伊匹单抗是第一个上市的抗 CTLA4 单克隆抗体，FDA 批准了其在转移性黑色素瘤患者中的Ⅲ期临床试验。在Ⅲ期或Ⅳ期以前治疗失败的黑色素瘤患者，应用伊匹单抗治疗可改善总生存期，中位总生存期为 10 个月[32]。另一项包括先前未治疗患者的Ⅲ期临床试验显示，应用伊匹单抗联合达卡巴嗪比单独应用达卡巴嗪的总生存率有所提高[33]。最近的长期分析表明，在该试验中，应用伊匹单抗联合达卡巴嗪治疗的患者 5 年生存率为 18.2%，而单独应用达卡巴嗪治疗的患者仅为 8.8%[34]。两种抗 PD1 单克隆抗体最近已被批准用于晚期黑色素瘤患者。派姆单抗于 2014 年被批准用于不能切除或转移性黑色素瘤患者的加速期。来自 2014 年黑色素瘤研究会的Ⅲ期临床试验的初步结果显示，用派姆单抗治疗的患者改善了无进展生存期，总体缓解率至少为 21%~24%。另一种人源化 PD1 单克隆抗体纳武单抗被批准用于伊匹单抗治疗期间进展的黑色素瘤患者。Checkmate 066 的Ⅲ期临床试验显示其具有很强的疗效，其中 1 年生存率为 73%，而单独使用达卡巴嗪治疗的患者 1 年生存率仅为 42%[35]。无进展生存率也有所提高。

紫外辐射促进了皮肤恶性肿瘤的发生。大量集中的 UVB 照射促进了 BCC 和黑色素瘤的发生，慢性 UVB 照射可以促进 SCC 的发生[36,37]。UVB 辐射可以诱导 DNA 形成光产物，以及生成活性氧物质攻击 DNA 而直接产生致癌作用。毫不奇怪，皮肤恶性肿瘤和周围癌前病变患者的肿瘤中发现了癌基因和抑癌基因的 UV 相关突变。可见，紫外辐射在促进肿瘤发生中的作用较少，主要是抑制了免疫反应。20 世纪 70 年代的动物研究表明，当移植到免疫活性受体上时，小鼠皮肤恶性肿瘤可能被排斥，而首次暴露于紫外线照射的同基因动物没有此反应[38,39]。随后的研究表明，照射诱导的调节性 T 细胞（Treg）可以损害免疫系统，破坏肿瘤细胞。这些发现延伸到人类皮肤恶性肿瘤的发生是可信的，但仍有待正式被论证。紫外线照射可能具有减少过敏反应的作用，如迟发型超敏反应或接触性皮炎，事实上紫外线照射已被用作治疗特应性皮炎。虽然这些研究表明紫外线照射可以削弱人类过敏性免疫反应，但普遍认为这些反应不参与调控恶性肿瘤。然而,在紫外线介导的过敏反应抑制和皮肤恶性肿瘤的发展之间存在间接联系。与没有患皮肤癌的患者相比,有皮肤癌病史的患者在紫外线照射后出现化学刺激物超敏反应的可能性更低[40]。因此,受损的过敏反应与皮肤恶性肿瘤的病史相关,但具体联系仍有待证实。有学者提出紫外线有助于诱导免疫抑制的机制,包括诱导抗炎细胞因子白细胞介素 10 以及皮肤中抗原递呈细胞的耗竭[41,42]。

总的来说,上述发现表明,可能通过受损的肿瘤监视,再加上一些免疫抑制药物、紫外线和致癌病毒的直接致癌效应,免疫力受损的患者发生各种恶性肿瘤的风险更高。另外,还显示了免疫系统在适当激活时清除皮肤恶性肿瘤的潜力。

12.4.2 致癌病毒

目前有一些已知的癌症是由致癌病毒引起。在免疫抑制状态下,潜伏性病毒感染可以被重新激活,并且损害对持续性感染的反应能力。因此,一些病毒介导的癌症在免疫抑制患者中更易发生。病毒感染相关的癌症包括 KS(人类疱疹病毒 8)、淋巴瘤(EB 病毒)、宫颈癌和肛门癌[人乳头瘤病毒(HPV)]和肝细胞癌(乙型肝炎病毒和丙型肝炎病毒)。非黑色素瘤性皮肤癌患者中已经检测到 HPV 的 DNA,特别是一些研究表明,SCC 的样本中检测率高达 80%[44]。有趣的是,与受保护的皮肤相比,在日光暴露的皮肤中更容易检测出 HPV DNA,提示紫外线照射和感染之间有潜在的协同作用。然而,HPV 的高危血清型的并不总是出现在 SCC 病变中。这些 HPV 血清型分泌灭活肿瘤抑制基因 p53 和 Rb 的蛋白,但 SCC 在 p53 和 Rb 通路中经常有直接突变,抑制病毒表达蛋白[45]。肿瘤监视的减少、未经检查的病毒型肿瘤,或两者共同发生,是否导致非黑色素瘤性皮肤癌在免疫低下患者中的发病率增加仍有待确定。

Merkel 细胞癌(MCC)的发现是免疫抑制患者中病毒导致皮肤癌发生的进一步证明。这种罕见的、侵袭性强的皮肤神经内分泌肿瘤与 Merkel 细胞多瘤病毒(MCV)有关。免疫功能低下的患者比对照组出现 MCC 的可能性高 15 倍,诊断为恶性肿瘤的平均时间也早 10 年[46]。与非黑色素瘤性皮肤癌一样,MCC 在免疫缺陷患者中更具侵袭性,一项研究表明,56%的患者死于该疾病,平均诊断时间仅为 13 个月[47]。

12.5 免疫抑制与皮肤恶性肿瘤相关性的机制

12.5.1 人类免疫缺陷病毒

HIV 是获得性免疫缺陷的主要原因,据世界卫生组织估计,2013 年全球 HIV 感染者为 3500 万人。HIV 攻击 CD4+ T 细胞,该辅助 T 细胞对病原体进行免疫反应或进行肿瘤监视。如果未经治疗,HIV 将耗尽这一重要细胞群体。当 CD4+ T 细胞计数下降时,会发生大量的伴随疾病和机会性感染,这就是 AIDS。

HIV 感染与皮肤恶性肿瘤之间的联系由来已久。20 世纪 80 年代初,KS 在免疫抑制同性恋人群中的出现,使 KS 成为 AIDS 定义的最初疾病之一。KS 与人类疱疹病毒 8(HHV8)相关,几乎所有患者在肿瘤样本中都可查出病毒 DNA[48-51]。KS 和 CD4+细胞计数之间的反向关系强烈表明免疫系统可以抑制这种恶性肿瘤的发生。与此一致,自从联合抗反转录病毒疗法(cART)问世以来,KS 的发病率急剧下降,保留了功能性 CD4+水平[52]。此外,开始 cART 后,KS 皮损的大小和数量下降,成了治疗的关键组成部分[53,54]。

非黑色素瘤性皮肤癌是 HIV 阳性患者中最常见的非 AIDS 定义的癌症[55]。在一项大型的回顾性研究中,从 1988 年至 2003 年,超过 4000 例 HIV 感染患者的所有恶性肿瘤中,32%为 BCC,16%为 SCC。进展为 AIDS 的患者患非黑色素瘤性皮肤癌的风险较常人高出 3~5 倍[56,57]。非黑色素瘤性皮肤癌在 HIV 阳性患者中的高发病率并不令人吃惊,因为这也是一般人群中最常见的癌症。然而,这些肿瘤的其他特征可能在 HIV 阳性患者中有所不同。旧金山加利福尼亚大学的一项研究发现,HIV 感染者的发病年龄越早,局部复发和转移的风险越高,SCC 的致死率也越高。有趣的是,HIV 阳性患者人群中 BCC 多发的发生比 SCC 更常见,反映了这些肿瘤在一般人群中的分布。如下面所讨论的,这与移植患者表现出相对的 SCC 倾向不同。这是否反映了病毒性与化学性或其他因素的免疫抑制差异尚待观察。

在 HIV 阳性患者中,SCC 的侵袭性需要警惕和积极的管理。Wilkins 及其同事们建议对可疑皮肤病变进行早期活检,并对可能的复发或转移进行频繁监测[58]。对这些患者，应考虑为具有侵袭性临床表现的肿瘤做前哨淋巴结定位。这些临床表现包括复发病灶、肿瘤浸润深度>2mm、神经周围浸润或淋巴/血管浸润和低分化肿瘤。躯干肿瘤直径>2cm，以及面部、生殖器、手和足部的肿瘤>0.6cm 更可能表现出侵袭性。辅助治疗（如化学治疗或放射治疗）也可以考虑进行。BCC 患者应以标准的方式进行扩大的局部切除治疗[58]。

黑色素瘤是常见的皮肤恶性肿瘤中侵袭性最强的，在 HIV 患者中更为致命。在 HIV 阳性和 HIV 阴性患者的病例对照研究中，相同亚型和厚度的黑色素瘤患者，HIV 阳性患者的预后明显更差[59]，无病生存率和总生存率均降低。此外，在接受治疗的患者中，黑色素瘤复发的时间与 CD4+计数呈负相关。这一事实与最近的免疫刺激药物治疗晚期黑色素瘤的成功相结合，表明免疫系统可能在控制恶性肿瘤中发挥重要作用，即使在有免疫能力的人中也是如此。HIV 患者黑色素瘤的治疗应遵循标准的治疗方案，强调通过 cART 恢复或保留免疫功能。未来，在 HIV 阳性患者中使用新的免疫刺激药物治疗黑色素瘤是一个很有前景的领域。

12.6 器官移植

20 世纪 80 年代，有效免疫抑制药物的发展使得器官移植的数量得到了巨大增长。器官置换的需求远远超过美国等待名单上 123 000 例患者的供应（器官获取与移植网络，OPTN），并且缺口在持续扩大。美国 2013 年进行了近 30 000 例器官移植（organdonor.gov）。免疫抑制方案、手术技术和移植后护理的进一步发展已经提高了移植受体的预期寿命。肾移植患者 5 年存活率接近 85%，肺移植为 48%，肝脏和心脏移植达到 70%[60]。这些发展使大量进行器官移植的患者获得了长期生存。目前估计有 140 000 例移植受者居住在美国[60]。

为了防止移植排斥反应，许多患者需要终身进行免疫抑制，并处于慢性免疫缺陷状态。移植相关免疫抑制的有害后果包括心血管疾病、对感染的高度易感性和恶性肿瘤发病率的增加。与对照组相比，移植登记队列研究显示移植患者患癌症的风险增加了 2~4 倍[17]。基于移植和癌症登记的数据，最近的一项对美国超过 175 000 例移植受者为期 11 年的研究表明[17]，这些患者罹患恶性肿瘤的风险是一般人群的两倍。移植患者发生皮肤恶性肿瘤的风险特别高，其累积风险预计高达 70%[61~63]。这使得皮肤恶性肿瘤在移植受者中是最常发生的癌症类型。这些癌症包括 SCC、BCC、KS、MCC 和皮肤淋巴瘤[64]。

12.6.1 生物学

皮肤恶性肿瘤在器官移植受者中不仅发病率更高，而且更具侵袭性（图 12.1）。美国辛辛那提移植登记处的数据表明，5%的移植患者最终死于皮肤恶性肿瘤，而没有移植的患者这一比例只有 1%~2%[65]。在肾移植患者中，13%的 SCC 患者在切除后 6 个月出现复发[61]。转移性皮肤恶性肿瘤患者在 3 年内的总生存

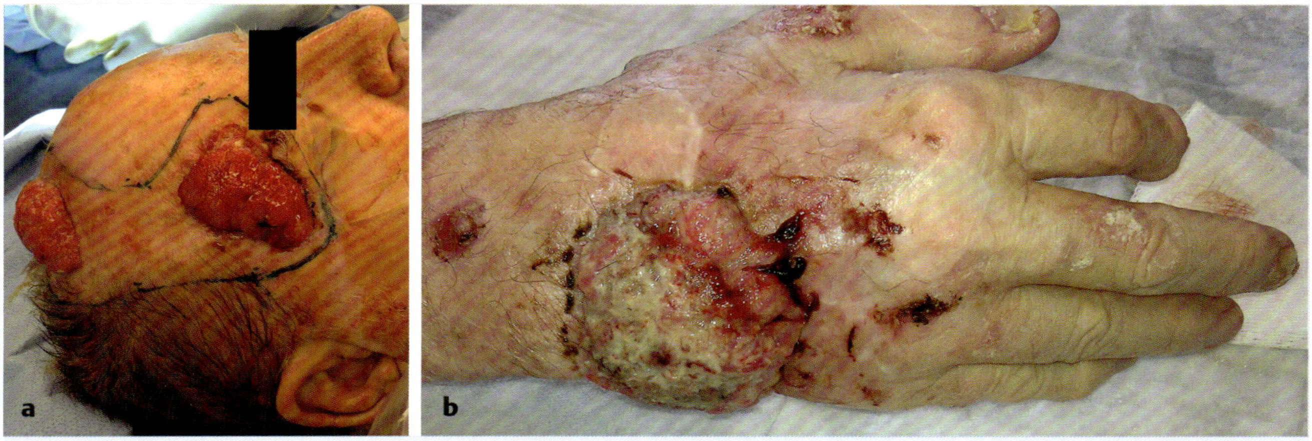

图 12.1　移植患者的多灶性皮肤恶性肿瘤。该患者在长期免疫抑制后，面部和手部出现多发性侵袭性鳞状细胞癌。(a)面部鳞状细胞癌。(b)手部鳞状细胞癌。

率和无病生存率分别为 48%和 56%[66]。

器官移植患者皮肤恶性肿瘤侵袭性增加的原因可能是,肿瘤生物学改变、抗肿瘤应答受损,或两者的共同作用。前者的证据来自观察到移植受者的 SCC 中基质金属蛋白酶的表达升高[67,68]。这些蛋白质降解细胞外基质,从而可提供局部浸润和最终转移的途径。有趣的是,基质金属蛋白酶(MMP)的变化也出现在移植受者周围的非恶性皮肤上。这一发现可能在"区域癌变"中起作用,导致这些患者较高的最终病变负荷。也有可能是受损的肿瘤监视和抗肿瘤免疫反应允许初期皮肤恶性肿瘤生长相对不受抑制。当与一些免疫抑制药物的直接致癌作用相结合时,这种抗肿瘤应答的减少和 MMP 活性的增加导致了促进癌变的恶性循环。

12.6.2 流行病学

非黑色素瘤性皮肤癌包括 SCC 和 BCC,是移植患者中最常见的皮肤恶性肿瘤,占观察到的肿瘤的 95%[60,69]。与一般人群不同,移植受者 SCC 与 BCC 的比例为 4:1。有趣的是,这与通常结果是相反的[70-73],相对于普通人群,移植受者发展为 SCC 的风险增加了 65 倍,发展为 BCC 的风险增加了 10 倍[74]。在一般人群中,这些癌症往往发生在日光暴露的区域,如头颈部和上肢[74]。紫外线相关皮肤损伤的标志物,如光线性角化病,与移植受者非黑色素瘤性皮肤癌的发生风险增加有关[75]。有趣的是,心、肺移植受者比肾移植受者发生 SCC 的总体风险更高,这可能表明心、肺器官保存需要更有效的免疫抑制方案[60]。

器官移植受者患黑色素瘤的风险也升高。与一般人群相比,移植受者患黑色素瘤的风险增加了 3~5 倍。这些病变的平均发生时间为移植后 5 年[60]。在一项超过 10 年包括近 90 000 例移植受者的研究中,Hollenbeak 及其同事们发现,年龄因素调整后黑色素瘤的发病率为每 100 000 个人有 55.9 例患病,此风险相当于一般人群的 3.6 倍[76]。引人注目的是,在非裔美国肾移植受者中,该风险比相同人种的健康对照者高 17.2 倍。免疫刺激药物在治疗转移性黑色素瘤方面的显著成功说明了免疫系统和恶性黑色素细胞之间的重要相互作用,这改变了以往束手无策的局面。有趣的是,致癌性 BRAF 突变在移植受者黑色素瘤中较少见[77]。这表明免疫抑制药物可以激活替代途径来促进黑色素瘤发生,或者受损的免疫监视解除了这种致癌途径的必要性[77]。

移植受者更容易患皮肤恶性肿瘤。在这些患者中,KS 的发病率是普通人群的 84~500 倍,这表明这种肿瘤在免疫能力正常的人群中极为罕见[61,62,78]。这种病变在男性中更常见,可在高 HHV-8 血清阳性的地区中发现,包括非洲中东部、中部和南部[79]。尽管 MCC 的罕见性使可靠的数据难以获得,但这种恶性肿瘤在器官移植受者中的发生提高了 5~10 倍[80,81]。在免疫功能不全的患者中,MCC 在移植受者中极具侵袭性。在 41 例获得性 MCC 的实体器官移植受者中,移植受者发生 MCC 的平均时间为 7~8 年[47]。在一项平均随访期仅 18 个月的研究中,肿瘤最终会导致 56%的患者死亡。

移植患者皮肤恶性肿瘤的疾病谱与 HIV 感染患者的疾病谱非常相似[11]。一个显著的例外是 SCC 比 BCC 比例更高,在 HIV 患者或一般人群中没有发现这个现象。这是否反映了免疫抑制药物对这些非黑色素瘤性皮肤癌病因学上的变化,这将是今后重要的一个研究领域。

12.6.3 人口特征

皮肤恶性肿瘤的发病率与移植后的时间呈正相关。在荷兰的一项移植患者研究中,皮肤恶性肿瘤的累积发病率从移植后 10 年的 10%增加到 20 年后的 40%[73]。在美国和欧洲,SCC 的发生风险从 10 年后的 10%~27%增加到 20 年后的 40%~60%[60]。澳大利亚患者在 20 年内发病率可达到 80%[60]。随着时间的推移,皮肤癌的发生风险增加可能反映了免疫抑制的持续时间,也反映了较多地暴露于环境致癌物,如紫外线。

其他与移植患者皮肤恶性肿瘤发生风险增加相关的特征包括男性和高龄。然而,与一般人群相比,皮肤癌易发生于较年轻的移植受者。皮肤恶性肿瘤是继移植后淋巴增生性疾病(PTLD)后第二常见的儿童移植相关癌症。这些肿瘤通常在青年期出现,平均发病年龄为 27 岁[84]。与成人相比,黑色素瘤在儿童移植受者中所占比例更高[85]。

12.6.4 风险因素

移植受者皮肤恶性肿瘤的风险因素与一般人群类似。既往有皮肤恶性肿瘤病史的患者在接受器官移植后再次发生皮肤恶性肿瘤的风险较高[75,82]。同样,光线光性角化病、白血病和淋巴瘤的病史也增加了移植后皮肤恶性肿瘤的发生风险。长时间暴露于特别强烈的、间歇性的紫外辐射与皮肤恶性肿瘤的发生风险相关，并且这种风险在移植患者中会进一步增加。眼睛、头发或皮肤颜色较浅的患者发生风险更高，如 Fitzpatrick Ⅰ型至Ⅲ型的患者，因为他们对紫外线的诱变屏蔽作用较小[59]。如上所述，致瘤性病毒的感染增加了免疫抑制移植患者皮肤恶性肿瘤发生的风险[43]。这些病毒相关的癌症包括 KS(HIV)和 SCC(HPV)。最后，遗传性癌症综合征如 Gorlin 综合征和着色性干皮病增加了自身和移植后皮肤恶性肿瘤的发病率。

12.6.5 免疫抑制药物

为了防止实体器官移植后的排斥反应，患者通常需要接受强烈的诱导免疫抑制，随后是长期的药物维持治疗。诱导剂的目的是耗尽或损害 T 细胞的反应，这是下调排斥反应的关键。生物制剂，如抗胸腺细胞球蛋白(ATG)、抗淋巴细胞球蛋白(ADG)、莫罗单抗(OKT3)，或阿仑单抗(Campath)用于耗尽 T 细胞。其他生物制品包括抗 CD25 单克隆抗体巴利昔单抗和达利珠单抗，可阻止白细胞介素-2(IL-2)介导的 T 细胞活化。具体的诱导方案在不同的移植中心之间有所不同，但它们都有助于预防急性排斥反应，并为维持治疗调节好免疫系统。包括 ATG、OKT3 和抗 CD25 抗体的这些药物已被证明能增加心脏移植受者皮肤恶性肿瘤的发生风险[86]。

对于大多数实体器官移植，传统的维持性免疫抑制需要三种药物：钙调磷酸酶抑制剂(环孢素或他克莫司)、抗增殖剂(硫唑嘌呤、霉酚酸酯、西罗莫司或依维莫司)和皮质类固醇。这些药物通常是终身服用的。急性排斥反应需要增加免疫抑制剂量或使用额外的药物。如果相反，移植耐受性良好，则可以减少维持剂量，或者可以去除单个药物。许多移植中心正在尝试最小的免疫抑制策略，旨在避免长期、高剂量的免疫抑制带来的有害后果。对于皮肤恶性肿瘤，接受传统的三种药物方案的患者与仅用两种药物治疗的患者相比，患癌的风险增加[71]。肾移植患者接受三联疗法患 SCC 的可能性是接受硫唑嘌呤和泼尼松龙治疗患者的 2.8 倍(排除年龄因素后)[71]。当患者接受钙调磷酸酶抑制剂单药治疗时，该风险进一步降低。在对 40 岁以上的肾移植患者的回顾性研究中，单用钙调磷酸酶抑制剂与双联疗法、三联疗法相比，前者患 SCC 的风险显著降低[87]。我们注意到，所有年龄段的患者均有 SCC 发生风险降低的趋势，但这没有统计学意义。单药治疗的患者移植物存活率也有所提高。引人注目的是，在 12 年观察期结束时，单药治疗的 SCC 与 BCC 的比率为 1:2，接近一般人群中观察到的 1:4 的比率。这与双联、三联疗法的患者相比，显示了这些移植患者的 SCC 特征优势。综上所述，这些数据表明，在高危皮肤恶性肿瘤患者中，单用钙调磷酸酶抑制剂优于双联和三联药物维持方案。尽管如此，仅用钙调磷酸酶抑制剂也有发生皮肤恶性肿瘤的重大风险，尤其是用环孢素抑制时。环孢素除了抑制肿瘤监视外，还具有直接的促肿瘤作用。因此，仍然需要有效而更安全的维护策略。

一种方法是使用免疫抑制剂策略结合哺乳类雷帕霉素靶分子抑制剂(mTOR)。这些药物(西罗莫司和依维莫司)通过预防抗原激发后的 T 细胞增殖来实现免疫抑制。与环孢素不同，它们是非肾毒性的，这使它们在肾移植的药物应用中特别有价值。与环孢素相比，西罗莫司的使用与皮肤恶性肿瘤的发生风险降低有关。在肾移植受者中，西罗莫司免疫抑制患者发生 SCC 和 BCC 的相对危险度降低，皮肤癌出现的平均时间延长[88]。此外，在已知皮肤癌患者中，将钙调磷酸酶抑制剂改为西罗莫司可以改善预后[89,90]。在一项对 53 例非黑色素瘤性皮肤癌的肾移植患者研究中，37 例显示肿瘤消退[90]。有趣的是，mTOR 抑制剂已被证明在其他癌症类型中具有直接的抗肿瘤作用。许多正在进行的临床试验旨在研究西罗莫司和相关抑制剂治疗癌症的疗效。这些试验的早期数据对转移性肾细胞癌、胰腺神经内分泌肿瘤和某些类型的乳腺癌患者来说是令人鼓舞的[91]。西罗莫司治疗移植患者皮肤恶性肿瘤疗效的前瞻性临床试验正在进行中。

其他最小的免疫抑制或免疫调节策略也有尝试，如使用 CTLA4-Ig 分子贝拉西普作为单一维持药剂。这些方法在增强移植手术后的生活质量，如手或面部的血管化复合同种异体移植中特别有价值[92]。然而，这些方案在减少皮肤恶性肿瘤发病率方面的获益还有待证实。

12.6.6 患者教育与预防

移植患者皮肤恶性肿瘤的治疗方法应从预防开

始。鉴于这些患者具有发生皮肤癌的高倾向,必须做出各种尝试来识别早期病变和解决可改变的危险因素。不幸的是,许多移植受者不记得曾被告知他们患皮肤癌的风险增加[93,94]。这些患者受益于移植前和移植后在专门皮肤病学诊所的评估。在这些诊所随访的患者对预防措施的依从性更高,并且更清楚皮肤恶性肿瘤的发生风险[95,96]。移植前应该强调避免强烈的日光暴露或晒黑床的使用,以及穿戴防晒服和使用防晒霜。为了将来的随访,应记录现有的皮肤病变,并对可疑病灶进行活检,尤其是有证据显示长期暴露于紫外线的患者。这些患者可能有大面积角化性皮肤病变,包括光线性角化病、乳头状瘤和汗孔角化病,这些表皮发育不良的证据可能是上皮恶性肿瘤的先兆。因此,在这些患者中,大面积的皮肤易发生恶性转化,这一概念被称为"区域癌变"。这些患者的角化病皮损应采用冷冻手术、电干燥法和刮除术或局部5-氟尿嘧啶(5-FU)进行积极治疗[97]。可疑病灶应早期活检,因为很难区分癌前病变与广泛损伤区域的SCC[98,99]。

如果没有证据表明先前存在疾病,移植患者每年至少应在移植皮肤科诊所定期评估一次,而侵袭性SCC或黑色素瘤患者则需要每3个月评估一次[93]。有证据表明,应用预防措施可降低皮肤恶性肿瘤的发病率。一项对心脏、肾脏或肺移植患者进行前瞻性病例对照的研究,比较了单纯接受日光防护教育的患者和接受日光防护教育还获得了不受限制的免费防晒霜的患者。在超过2年的随访期间,后一组显示侵袭性SCC明显减少(具有统计学意义),以及BCC减少的趋势(没有统计学意义)[100]。

12.6.7 移植患者皮肤恶性肿瘤的处理

一旦皮肤恶性肿瘤出现,患者会根据恶性肿瘤的类型和侵袭性接受管理。下面我们将讨论皮肤恶性肿瘤的破坏性和切除方式、前哨淋巴结活检(SLNB)、放射治疗、光动力疗法、预防性和治疗性化学治疗的作用。

12.6.8 鳞状细胞癌

国际移植皮肤癌协作指导委员会的一项主要荟萃分析将移植患者中的SCC分为低侵袭性和高侵袭性的病变,并建立了相应的管理策略。在表12.1中定义了低侵袭性病变[97]。活检证实低侵袭性的病变应通过破坏性或切除方式治疗。破坏性技术包括电干燥法

表12.1 移植患者低侵袭性鳞状细胞癌特征

特征	
大小	<0.6cm:面部、生殖器、手足 <1cm:面颊部、前额、颈部、头皮 <2cm:躯干和四肢
生长方式	静止或缓慢生长
溃疡	无
边界	清晰明确
卫星灶	无
组织学	原位、角化棘皮瘤型、分化良好、浸润局限于真皮乳头层、无嗜神经性、无血管周围/血管内侵袭

Source: Adapted from Stasko T, Brown MD, Carucci JA, et al. Guidelines for the management of squamous cell carcinoma in organ transplant recipients. Dermatol Surg 2004;30 (4, Pt 2): 642–650.

和刮除术或冷冻手术。这些方法可以单独应用或联合应用,对多个病变的患者尤其有价值。切除技术包括Mohs显微外科手术和传统切除术的切缘病理评估。Mohs显微外科手术是美容敏感性较高区域(如面部)的首选方法,它具有高治愈率,同时,可尽量减少邻近正常组织的切除[97]。常规手术切除可用于不太重要的解剖区域,或如果患者不适合行Mohs手术,可选择常规手术切除。器官移植患者的最小切缘为4~6mm[101]。

表12.2定义了高侵袭性的SCC。其在移植患者中比在一般人群中更常见。这些病变最好由多学科团队进行治疗,包括外科肿瘤学家和整形重建外科医生。在接手时,首先应该对侵袭性SCC患者是否转移进行评估。最终,Mohs显微外科手术或常规手术方法是治疗的主要方式。许多研究已经证实,Mohs显微外科手术具有较高的治愈率[102-104]。当患者不耐受Mohs手术或Mohs手术不可行时,建议切除并做术中冰冻切片行切缘控制。切除术后仅进行术后切缘评估是不理想的,需要评估超过周围红斑或皮下侵袭的4~6mm的切缘。侵袭性SCC患者的淋巴结状况也应被评估。CT或MRI在高危区域高厚度SCC(>6mm)患者中是有用的[93,105]。对于临床触诊淋巴结阳性的患者,建议采用综合性区域淋巴结清扫术。前哨淋巴结活检在侵袭性SCC患者中的作用尚待确定。一项病例系列研究显示前哨淋巴结活检有助于早期淋巴结转移的

表 12.2 移植患者高侵袭性鳞状细胞癌特征

特征	
皮损数量	多发性 SCC
大小	>0.6cm：面部、生殖器、手、足 >1cm：面颊部、前额、颈部、头皮 >2cm：躯干和四肢
生长方式	快速
溃疡	有
边界	临床边界不清晰
卫星灶	有
部位	面中部、眼睑、眉毛、眶周、鼻、唇、颏、下颌、耳前区或耳后区、颞部、耳、生殖器、指(趾)
皮肤损伤	瘢痕、慢性炎症或先前放射治疗
复发	既往治疗后肿瘤复发
组织学	延伸到皮下脂肪、神经周围浸润/炎症、血管周围/血管内浸润、低分化

Source: Adapted from Stasko T, Brown MD, Carucci JA, et al. Guidelines for the management of squamous cell carcinoma in organ transplant recipients. Dermatol Surg 2004;30 (4, Pt 2): 642–650.

诊断，敏感性为 88%，阴性预测值为 0.94[106]。这些操作可由经验丰富的医生实施，可使发病率达到最低，因此在大多数情况下是推荐的。然而，需要进一步的前瞻性研究，以确定哪些侵袭性 SCC 患者最受益于前哨淋巴结评估。

SCC 患者存在多种辅助治疗方式。对于多发病变的区域癌变患者，手术切除后可以增加预防性治疗。这些包括局部 5-FU、咪喹莫特和光动力疗法[93]。局部 5-FU 在某些情况下可导致癌前病变的退行或消除。咪喹莫特是一种免疫调节剂，已被批准用于治疗 SCC 和 BCC。一些研究已经证明其在移植患者中的安全性和有效性。例如，一项多部位光线性角化病的研究发现，应用咪喹莫特治疗的患者皮损清除率为 62%，对照组为 0[107]。另一项研究发现，咪喹莫特治疗肾移植患者 SCC 的发病率降低[108]。

光动力疗法(PDT)是 SCC 的另一种辅助治疗方式。它需要在受累的皮肤区域局部应用光敏剂，然后进行光照治疗。光激活光敏剂诱导破坏肿瘤细胞活性氧的产生。Perrett 及其同事比较了使用局部光敏剂甲基氨基乙酰丙酸(MAL)的 PDT 和 5-FU 两种方法治疗部分器官移植受者的表皮发育不良[109]。用 PDT 治疗的病变有将近 90%被清除，而用 5-FU 治疗只有 11%的清除率。此外，PDT 是患者自选治疗的首选，患者和临床医生都注意到 PDT 可改善美容效果。这种方式也被证明是移植受者光线性角化病有效的治疗方式[110]。虽然 PDT 在癌前病变的治疗中是有效的，但它是否最终阻止 SCC 的形成尚不清楚。一项随机对照试验没有显示出 PDT 在 2 年随访中预防 SCC 的益处，而另一项较小的试验似乎显示了 PDT 使 SCC 发病率的显著降低[111,112]。PDT 在预防移植患者 SCC 中的确切作用结论需要规模更大的研究加以说明。尽管如此，在治疗皮肤恶性肿瘤的高危患者中，这种方式在治疗癌前皮肤方面具有一定作用。综上所述，对于侵袭性较小的 SCC 患者，5-FU、咪喹莫特和 PDT 可以作为手术切除的补充，并可治疗区域癌变的癌前表皮发育不良。

患有侵袭性 SCC 的移植患者可能受益于其他辅助治疗方式。全身性维 A 酸给药可作为预防 SCC 的措施。由于此疗法具有显著的毒性，应将其用于具有极高的 SCC 形成倾向的患者，即每年 5~10 个皮损，或那些具有特别侵袭性 SCC 的患者[93]。视黄醇类，如阿克汀或异维 A 酸具有强致畸性，因此绝对禁止应用于妊娠期或即将进入妊娠期的女性。阿克汀可导致高脂血症和肝功能不全。必须仔细监测这些不良反应并对剂量进行相应调整。多项研究证实了维 A 酸预防移植受者 SCC 发生的有效性[113-117]。然而，这些药物必须无限期地持续应用，因为治疗中断会导致更迅速和更具侵袭性的 SCC 形成。

卡培他滨是 5-FU 的前药，在侵袭性 SCC 患者中也有很好的疗效。在包括 4 例侵袭性疾病患者的一项小型研究中，2 例患者的皮损完全消退[118]。另一项仅包括 3 例患者的研究显示，6 个月内新发 SCC 的发病率降低[119]。与全身性应用视黄醇类一样，毒性限制了卡培他滨应用于最具侵袭性 SCC 的患者。肾毒性、中性粒细胞减少症和胃肠道毒性需要对剂量调整或减少。

放射治疗也可以应用于侵袭性 SCC 患者，或不能进行完全手术切除的患者。侵袭性 SCC，如复发病变、浸润深度>2mm 的肿瘤、直径>2cm 的肿瘤、存在神经周围浸润或淋巴/血管浸润、低分化的肿瘤，预后均较差，并可能受益于放射治疗。对接受手术和放射治疗或单纯手术治疗超过 20 年的 167 例患者进行回顾性研究，结果显示多模式治疗具有明显的益处,这类患者具有较低的复发率,长期生存率也得以改善[120]。由于这项研究是在免疫功能正常的患者中进行的,因此在器官移植后 SCC 患者是否可以获得类似的改善尚待观察。

在患有 SCC 的移植患者中，改变免疫抑制方案可能是必要的。免疫抑制应始终降低到与移植物存活相适应的最低水平。一些研究已经证明,在降低皮肤恶性肿瘤发生风险方面,单一或双药方案优于传统的三重免疫抑制疗法[71,87]。除了减少药物的数量,用mTOR抑制剂替代钙调磷酸酶抑制剂可以进一步改善结果。多项研究表明,在应用 mTOR 抑制剂西罗莫司治疗的患者中,恶性肿瘤的发生风险降低,以及预后得到改善[89,91]。在一项随机、多中心试验中,将钙调磷酸酶改为西罗莫司治疗的 SCC 患者具有更长的无癌生存期,总体上降低了新 SCC 的发病率[121]。此外,一项进行中的临床试验正在测试西罗莫司是否能有效地直接治疗肾移植受者的 SCC[122]。为了降低新 SCC 的发生风险和对现有的 SCC 进行治疗,只要可行,推荐使用 mTOR 抑制剂代替钙调磷酸酶抑制剂。

发生转移性 SCC 的移植受者比免疫功能正常的患者预后更差[66]。3 年无病生存率约为 50%。移植或其他恶性肿瘤导致的免疫功能低下的患者在 SCC 治疗后有较高的局部复发率 [123]。辅助放射治疗对转移性 SCC 患者的治疗效果有限。与 BCC 患者不同,在一项研究中,晚期 SCC 患者的复发时间仅为 5 个月,大多数患者死于该疾病[124]。传统的化学治疗药物如铂类化合物的疗效也十分有限。

然而,新的靶向治疗确实显示出一些对晚期 SCC 的效果。该靶向药物为表皮生长因子受体(EGFR)家族的成员，包括单克隆抗体西妥昔单抗和帕尼单抗,以及小分子吉非替尼和厄洛替尼。西妥昔单抗作为单一药物已被批准用于治疗头颈部晚期 SCC,并可联合放射治疗和化学治疗，其在皮肤 SCC 治疗中的作用正在探索中。在不可切除的皮肤 SCC 患者中,西妥昔单抗的前瞻性Ⅱ期研究显示,在 6 周内疾病控制率为 70%,这个结果令人鼓舞[125],在更长的和更大的Ⅲ期研究中观察这些结果是否能被重复将会非常有意义。吉非替尼的Ⅱ期研究显示,整体缓解率为 18%,耐受性可接受,提示这可能是一个单独或结合切除和(或)放射治疗而有效的药物[126]。进一步研究确定预测吉非替尼反应的生物标志物也很有必要[122]。晚期 SCC 的其他分子靶点也正在探索中，如 NOTCH 和 PI3K-AKT 通路,并可能在未来提供更多的治疗选择[122]。

12.6.9 基底细胞癌

虽然相比免疫功能正常的人群,移植受者更易发生 BCC,但它并未表现出更强的侵袭性。这与 SCC 不同,SCC 在移植受者中更具侵袭性。患 BCC 的移植患者很少因此死亡,也不会有较高的转移率[127]。因此，BCC 在这些患者中的治疗与不受免疫抑制的患者一致。另一个关注点是预防,最重要的是咨询避免日光照射的方法,并接受频繁的监测。当发生局部日光性 BCC 时,破坏性的治疗方式如电离干燥法和刮除术或冷冻消融就足够了。局部 5-FU 也可用于较小的皮损。Mohs 显微外科手术和传统的手术切除提供了极好的治愈机会。

在发展为晚期疾病的患者中,伴或不伴放射治疗的手术切除是传统的治疗选择。最近,靶向治疗抑制 Hh 通路为晚期 BCC 患者提供了一种医学替代方案。科学家们发现家族性基底细胞癌和许多自发疾病的 Hh 通路发生了突变,此后这些药物被开发出来[128-132]。然而,移植受者被排除在最初的试验中,证明了这些药物的功效。最近,一份病例报告记录了 Hh 通路抑制剂维莫德吉在具有多次复发性 BCC 病史的心脏移植受者中的应用[133]。经过 24 周的治疗,该患者病情稳定,药物肿瘤反应的组织学也显示平稳。患 BCC 的移植受者使用靶向治疗有必要进行进一步研究。

12.6.10 黑色素瘤

黑色素瘤是最具侵袭性的皮肤恶性肿瘤之一,免疫系统在控制黑色素瘤中的明确作用使免疫抑制后的前景令人担忧。国际移植皮肤癌协作组织的黑色素瘤工作组确定了 3 个特别需要关注的情况:①患者有黑色素瘤病史且正在考虑器官移植;②有黑色素瘤史的潜在供者;③移植受者出现新发的黑色素瘤[134]。对于有黑色素瘤病史的患者,是否决定进行移植,部分基于 Breslow 厚度。根据复发风险,工作组建议原位黑色素瘤患者可无延迟地进行;黑色素瘤<2mm 和前哨淋巴结活检阴性的患者等待至少 2 年;病变>2mm 的患者等待 5 年。淋巴结受累或患转移性疾病的患者不应进行移植。当然,这些建议必须通过疾病的严重程度来调整。每一种情况都应该由移植外科医生、免疫学家和皮肤科医生组成的多学科小组来评估。

虽然罕见，但从移植供者转移到受者的黑色素瘤病例报告已有发表[93]。在一项研究中，167 个从供者转移到受者的恶性肿瘤中有 12 个是黑色素瘤[135]。显然，预防应该是最重要的，在器官捐献之前需进行全身皮肤检查。当黑色素瘤从供者转移至受者时，一致认为应该去除移植器官和任何可切除的转移灶，同时停止免疫抑制[134]。

一旦确诊，移植受者黑色素瘤的治疗主要是手术切除和切缘控制，与免疫功能正常的患者治疗相同。切除边缘应遵循基于 Breslow 厚度的指南。鉴于淋巴结状态对黑色素瘤预后和治疗的重要性，中等厚度和厚型黑色素瘤患者应在肿瘤切除时接受 SLNB。考虑到移植患者的黑色素瘤更具侵袭性，而且 SLNB 的发病率相对较高，较薄的黑色素瘤也可以考虑进行前哨淋巴结取样。淋巴结清扫术应在可行的情况下进行[134]。

移植受者黑色素瘤的医学治疗始于最小化免疫抑制。基于免疫监测点阻断的新型免疫刺激分子也应考虑使用。如前所述，这些药物在晚期疾病患者中显示出积极的结果。免疫刺激药物治疗移植受者黑色素瘤的首次报道令人鼓舞。2 例肾移植患者出现转移性黑色素瘤，利用伊匹单抗治疗后达到了部分缓解[136]。有趣的是，这些患者没有发生急性排斥反应，这可能反映了移植物的长期特性和身体对移植物的可耐受性。这些药物与分子靶向疗法联合应用，例如 BRAF 抑制剂，其目的是抑制对肿瘤进展至关重要的蛋白质[137]。如果可以克服这种治疗组合相关的毒性，那么晚期黑色素瘤患者可以获得更持久的治疗效果。

12.7 结论

皮肤恶性肿瘤在发达国家越来越普遍。由遗传易感性或免疫抑制导致的高危皮肤恶性肿瘤因其侵袭性的病程和易复发的倾向而特别具有破坏性。预防应该是医生们管理这些患者最首要的问题。防晒和皮肤监测在专门的皮肤科诊所也是至关重要的。当皮肤恶性肿瘤发生时，建议及时进行手术和医疗管理，并在可能的情况下改变免疫抑制条件。分子靶向治疗和免疫调节剂的发展为这些具有挑战性状况的患者提供了新的希望。

参考文献

[1] Nikolaou V, Stratigos AJ, Tsao H. Hereditary nonmelanoma skin cancer. Semin Cutan Med Surg. 2012; 31(4):204-210

[2] DiGiovanna JJ, Kraemer KH. Shining a light on xeroderma pigmentosum. J Invest Dermatol. 2012; 132(3, Pt 2):785-796

[3] Kraemer KH, Lee MM, Andrews AD, Lambert WC. The role of sunlight and DNA repair in melanoma and nonmelanoma skin cancer. The xeroderma pigmentosum paradigm. Arch Dermatol. 1994; 130(8):1018-1021

[4] Oh KS, Emmert S, Tamura D, DiGiovanna JJ, Kraemer KH. Multiple skin cancers in adults with mutations in the XP-E (DDB2) DNA repair gene. J Invest Dermatol. 2011; 131(3):785-788

[5] Athar M, Li C, Kim AL, Spiegelman VS, Bickers DR. Sonic hedgehog signaling in Basal cell nevus syndrome. Cancer Res. 2014; 74(18):4967-4975

[6] Epstein EH. Basal cell carcinomas: attack of the hedgehog. Nat Rev Cancer. 2008; 8(10):743-754

[7] Kimonis VE, Mehta SG, Digiovanna JJ, Bale SJ, Pastakia B. Radiological features in 82 patients with nevoid basal cell carcinoma (NBCC or Gorlin) syndrome. Genet Med. 2004; 6(6):495-502

[8] Basset-Seguin N, Sharpe HJ, de Sauvage FJ. Efficacy of Hedgehog pathway inhibitors in Basal cell carcinoma. Mol Cancer Ther. 2015; 14(3):633-641

[9] Czajkowski R, Placek W, Drewa G, Czajkowska A, Uchańska G. FAMMM syndrome: pathogenesis and management. Dermatol Surg. 2004; 30(2, Pt 2):291-296

[10] Jacobson DL, Gange SJ, Rose NR, Graham NM. Epidemiology and estimated population burden of selected autoimmune diseases in the United States. Clin Immunol Immunopathol. 1997; 84(3):223-243

[11] Grulich AE, van Leeuwen MT, Falster MO, Vajdic CM. Incidence of cancers in people with HIV/AIDS compared with immunosuppressed transplant recipients: a meta-analysis. Lancet. 2007; 370(9581):59-67

[12] Burnet M. Cancer: a biological approach. III. Viruses associated with neoplastic conditions. IV. Practical applications. BMJ. 1957; 1(5023):841-847

[13] Burnet FM. The concept of immunological surveillance. Prog Exp Tumor Res. 1970; 13:1-27

[14] Kinlen LJ, Webster AD, Bird AG, et al. Prospective study of cancer in patients with hypogammaglobulinaemia. Lancet. 1985; 1(8423):263-266

[15] Mueller BU, Pizzo PA. Cancer in children with primary or secondary immunodeficiencies. J Pediatr. 1995; 126(1):1-10

[16] Hayward AR, Levy J, Facchetti F, et al. Cholangiopathy and tumors of the pancreas, liver, and biliary tree in boys with X-linked immunodeficiency with hyper-IgM. J Immunol. 1997; 158(2):977-983

[17] Engels EA, Pfeiffer RM, Fraumeni JF, Jr, et al. Spectrum of cancer risk among US solid organ transplant recipients. JAMA. 2011; 306(17):1891-1901

[18] Dantal J, Hourmant M, Cantarovich D, et al. Effect of long-term immunosuppression in kidney-graft recipients on cancer incidence: randomised comparison of two cyclosporin regimens. Lancet. 1998; 351 (9103):623-628

[19] Hojo M, Morimoto T, Maluccio M, et al. Cyclosporine induces cancer progression by a cell-autonomous mechanism. Nature. 1999; 397(6719):530-534

[20] Wu X, Nguyen BC, Dziunycz P, et al. Opposing roles for calcineurin and ATF3 in squamous skin cancer. Nature. 2010; 465(7296):368-372

[21] Bottomley WW, Ford G, Cunliffe WJ, Cotterill JA. Aggressive squamous cell carcinomas developing in patients receiving long-term azathioprine. Br J Dermatol. 1995; 133(3):460-462

[22] O'Donovan P, Perrett CM, Zhang X, et al. Azathioprine and UVA light generate mutagenic oxidative DNA damage. Science. 2005; 309(5742):1871-1874

[23] Clifford GM, Polesel J, Rickenbach M, et al. Swiss HIV Cohort. Cancer risk in the Swiss HIV Cohort Study: associations with immunodeficiency, smoking, and highly active antiretroviral therapy. J Natl Cancer Inst. 2005; 97(6):425-432

[24] Shiels MS, Cole SR, Kirk GD, Poole C. A meta-analysis of the incidence of non-AIDS cancers in HIV-infected individuals. J Acquir Immune Defic Syndr. 2009; 52(5):611-622

[25] Sigel K, Wisnivesky J, Gordon K, et al. HIV as an independent risk factor for incident lung cancer. AIDS. 2012; 26(8):1017-1025

[26] Corthay A. Does the immune system naturally protect against cancer? Front Immunol. 2014; 5:197

[27] Guiguet M, Boué F, Cadranel J, Lang JM, Rosenthal E, Costagliola D, Clinical Epidemiology Group of the FHDH-ANRS CO4 cohort. Effect of immunodeficiency, HIV viral load, and antiretroviral therapy on the risk of individual malignancies (FHDH-ANRS CO4): a prospective cohort study. Lancet Oncol. 2009; 10(12):1152-1159

[28] Al-Shibli KI, Donnem T, Al-Saad S, Persson M, Bremnes RM, Busund LT. Prognostic effect of epithelial and stromal lymphocyte infiltration in non-small cell lung cancer. Clin Cancer Res. 2008; 14(16):5220–5227
[29] Kawai O, Ishii G, Kubota K, et al. Predominant infiltration of macrophages and CD8(+) T Cells in cancer nests is a significant predictor of survival in stage IV nonsmall cell lung cancer. Cancer. 2008; 113(6):1387–1395
[30] Mahmoud SM, Paish EC, Powe DG, et al. Tumor-infiltrating CD8+lymphocytes predict clinical outcome in breast cancer. J Clin Oncol. 2011; 29(15):1949–1955
[31] Kluger HM, Zito CR, Barr ML, et al. Characterization of PD-L1 Expression and Associated T-cell Infiltrates in Metastatic Melanoma Samples from Variable Anatomic Sites. Clin Cancer Res. 2015; 21(13):3052–3060
[32] Hodi FS, O'Day SJ, McDermott DF, et al. Improved survival with ipilimumab in patients with metastatic melanoma. N Engl J Med. 2010; 363(8):711–723
[33] Robert C, Thomas L, Bondarenko I, et al. Ipilimumab plus dacarbazine for previously untreated metastatic melanoma. N Engl J Med. 2011; 364(26):2517–2526
[34] Maio M, Grob JJ, Aamdal S, et al. Five-year survival rates for treatment-naive patients with advanced melanoma who received ipilimumab plus dacarbazine in a phase III trial. J Clin Oncol. 2015; 33(10):1191–1196
[35] Robert C, Long GV, Brady B, et al. Nivolumab in previously untreated melanoma without BRAF mutation. N Engl J Med. 2015; 372(4):320–330
[36] Rangwala S, Tsai KY. Roles of the immune system in skin cancer. Br J Dermatol. 2011; 165(5):953–965
[37] Kütting B, Drexler H. UV-induced skin cancer at workplace and evidence-based prevention. Int Arch Occup Environ Health. 2010; 83(8):843–854
[38] Kripke ML. Antigenicity of murine skin tumors induced by ultraviolet light. J Natl Cancer Inst. 1974; 53(5):1333–1336
[39] Kripke ML. Latency, histology, and antigenicity of tumors induced by ultraviolet light in three inbred mouse strains. Cancer Res. 1977; 37(5):1395–1400
[40] Yoshikawa T, Rae V, Bruins-Slot W, Van den Berg JW, Taylor JR, Streilein JW. Susceptibility to effects of UVB radiation on induction of contact hypersensitivity as a risk factor for skin cancer in humans. J Invest Dermatol. 1990; 95(5):530–536
[41] Cooper KD, Oberhelman L, Hamilton TA, et al. UV exposure reduces immunization rates and promotes tolerance to epicutaneous antigens in humans: relationship to dose, CD1a-DR+epidermal macrophage induction, and Langerhans cell depletion. Proc Natl Acad Sci U S A. 1992; 89(18):8497–8501
[42] Damian DL, Halliday GM, Barnetson RS. Broad-spectrum sunscreens provide greater protection against ultraviolet-radiation-induced suppression of contact hypersensitivity to a recall antigen in humans. J Invest Dermatol. 1997; 109(2):146–151
[43] Nindl I, Rösl F. Molecular concepts of virus infections causing skin cancer in organ transplant recipients. Am J Transplant. 2008; 8(11):2199–2204
[44] Dubina M, Goldenberg G. Viral-associated nonmelanoma skin cancers: a review. Am J Dermatopathol. 2009; 31(6):561–573
[45] Boukamp P. Non-melanoma skin cancer: what drives tumor development and progression? Carcinogenesis. 2005; 26(10):1657–1667
[46] Kassem A, Schöpflin A, Diaz C, et al. Frequent detection of Merkel cell polyomavirus in human Merkel cell carcinomas and identification of a unique deletion in the VP1 gene. Cancer Res. 2008; 68(13):5009–5013
[47] Penn I, First MR. Merkel's cell carcinoma in organ recipients: report of 41 cases. Transplantation. 1999; 68(11):1717–1721
[48] Antman K, Chang Y. Kaposi's sarcoma. N Engl J Med. 2000; 342(14):1027–1038
[49] Moore PS, Chang Y. Detection of herpesvirus-like DNA sequences in Kaposi's sarcoma in patients with and without HIV infection. N Engl J Med. 1995; 332(18):1181–1185
[50] Dictor M, Rambech E, Way D, Witte M, Bendsöe N. Human herpesvirus 8 (Kaposi's sarcoma-associated herpesvirus) DNA in Kaposi's sarcoma lesions, AIDS Kaposi's sarcoma cell lines, endothelial Kaposi's sarcoma simulators, and the skin of immunosuppressed patients. Am J Pathol. 1996; 148(6):2009–2016
[51] Ensoli B, Sgadari C, Barillari G, Sirianni MC, Stürzl M, Monini P. Biology of Kaposi's sarcoma. Eur J Cancer. 2001; 37(10):1251–1269
[52] Grabar S, Abraham B, Mahamat A, Del Giudice P, Rosenthal E, Costagliola D. Differential impact of combination antiretroviral therapy in preventing Kaposi's sarcoma with and without visceral involvement. J Clin Oncol. 2006; 24(21):3408–3414
[53] Cheung MC, Pantanowitz L, Dezube BJ. AIDS-related malignancies: emerging challenges in the era of highly active antiretroviral therapy. Oncologist. 2005; 10(6):412–426
[54] Di Lorenzo G, Konstantinopoulos PA, Pantanowitz L, Di Trolio R, De Placido S, Dezube BJ. Management of AIDS-related Kaposi's sarcoma. Lancet Oncol. 2007; 8(2):167–176
[55] Burgi A, Brodine S, Wegner S, et al. Incidence and risk factors for the occurrence of non-AIDS-defining cancers among human immunodeficiency virus-infected individuals. Cancer. 2005; 104(7):1505–1511
[56] Franceschi S, Dal Maso L, Arniani S, et al. Risk of cancer other than Kaposi's sarcoma and non-Hodgkin's lymphoma in persons with AIDS in Italy. Cancer and AIDS Registry Linkage Study. Br J Cancer. 1998; 78(7):966–970
[57] Goedert JJ, Coté TR, Virgo P, et al. Spectrum of AIDS-associated malignant disorders. Lancet. 1998; 351(9119):1833–1839
[58] Wilkins K, Turner R, Dolev JC, LeBoit PE, Berger TG, Maurer TA. Cutaneous malignancy and human immunodeficiency virus disease. J Am Acad Dermatol. 2006; 54(2):189–206, quiz 207–210
[59] Rodrigues LK, Klencke BJ, Vin-Christian K, et al. Altered clinical course of malignant melanoma in HIV-positive patients. Arch Dermatol. 2002; 138(6):765–770
[60] Zwald FO, Brown M. Skin cancer in solid organ transplant recipients: advances in therapy and management: part I. Epidemiology of skin cancer in solid organ transplant recipients. J Am Acad Dermatol. 2011; 65(2):253–261, quiz 262
[61] Euvrard S, Kanitakis J, Claudy A. Skin cancers after organ transplantation. N Engl J Med. 2003; 348(17):1681–1691
[62] Berg D, Otley CC. Skin cancer in organ transplant recipients: epidemiology, pathogenesis, and management. J Am Acad Dermatol. 2002; 47(1):1–17, quiz 18–20
[63] Parada MT, Sepúlveda C, Alba A, Salas A. Malignancy development in lung transplant patients. Transplant Proc. 2011; 43(6):2316–2317
[64] Otley CC, Pittelkow MR. Skin cancer in liver transplant recipients. Liver Transpl. 2000; 6(3):253–262
[65] Penn I. Neoplastic complications of transplantation. Semin Respir Infect. 1993; 8(3):233–239
[66] Martinez JC, Otley CC, Stasko T, et al. Transplant-Skin Cancer Collaborative. Defining the clinical course of metastatic skin cancer in organ transplant recipients: a multicenter collaborative study. Arch Dermatol. 2003; 139(3):301–306
[67] Tufaro AP, Chuang JC, Prasad N, Chuang A, Chuang TC, Fischer AC. Molecular markers in cutaneous squamous cell carcinoma. Int J Surg Oncol. 2011; 2011:231475
[68] Prasad NB, Fischer AC, Chuang AY, et al. Differential expression of degradome components in cutaneous squamous cell carcinomas. Mod Pathol. 2014; 27(7):945–957
[69] Kasiske BL, Vazquez MA, Harmon WE, et al. American Society of Transplantation. Recommendations for the outpatient surveillance of renal transplant recipients. J Am Soc Nephrol. 2000; 11 Suppl 15:S1–S86
[70] Zavos G, Karidis NP, Tsourouflis G, et al. Nonmelanoma skin cancer after renal transplantation: a single-center experience in 1736 transplantations. Int J Dermatol. 2011; 50(12):1496–1500
[71] Jensen P, Hansen S, Møller B, et al. Skin cancer in kidney and heart transplant recipients and different long-term immunosuppressive therapy regimens. J Am Acad Dermatol. 1999; 40(2, Pt 1):177–186
[72] Lindelöf B, Sigurgeirsson B, Gäbel H, Stern RS. Incidence of skin cancer in 5356 patients following organ transplantation. Br J Dermatol. 2000; 143(3):513–519
[73] Hartevelt MM, Bavinck JN, Kootte AM, Vermeer BJ, Vandenbroucke JP. Incidence of skin cancer after renal transplantation in The Netherlands. Transplantation. 1990; 49(3):506–509
[74] Yu SH, Bordeaux JS, Baron ED. The immune system and skin cancer. Adv Exp Med Biol. 2014; 810:182–191
[75] Bouwes Bavinck JN, Euvrard S, Naldi L, et al. EPI-HPV-UV-CA group. Keratotic skin lesions and other risk factors are associated with skin cancer in organ-transplant recipients: a case-control study in The Netherlands, United Kingdom, Germany, France, and Italy. J Invest Dermatol. 2007; 127(7):1647–1656
[76] Hollenbeak CS, Todd MM, Billingsley EM, Harper G, Dyer AM, Lengerich EJ. Increased incidence of melanoma in renal transplantation recipients. Cancer. 2005; 104(9):1962–1967
[77] Kanitakis J, Baldassini S, Lora V, Euvrard S. BRAF mutations in melanocytic tumors (nevi and melanomas) from organ transplant recipients. Eur J Dermatol. 2010; 20(2):167–171
[78] Woodle ES, Hanaway M, Buell J, et al. Israel Penn International Transplant Tumor Registry. Kaposi sarcoma: an analysis of the US and international experiences from the Israel Penn International Transplant Tumor Registry. Transplant Proc. 2001; 33(7-8):3660–3661
[79] Allen UD. Human herpesvirus type 8 infections among solid organ trans-

plant recipients. Pediatr Transplant. 2002; 6(3):187-192
[80] Rockville Merkel Cell Carcinoma G, Rockville Merkel Cell Carcinoma Group. Merkel cell carcinoma: recent progress and current priorities on etiology, pathogenesis, and clinical management. J Clin Oncol. 2009; 27 (24):4021-4026
[81] Feng H, Shuda M, Chang Y, Moore PS. Clonal integration of a polyomavirus in human Merkel cell carcinoma. Science. 2008; 319(5866):1096-1100
[82] Ramsay HM, Fryer AA, Reece S, Smith AG, Harden PN. Clinical risk factors associated with nonmelanoma skin cancer in renal transplant recipients. Am J Kidney Dis. 2000; 36(1):167-176
[83] Dyall-Smith D, Ross JB. Cutaneous malignancies in renal transplant recipients from Nova Scotia, Canada. Australas J Dermatol. 1995; 36(2):79-82
[84] Euvrard S, Kanitakis J, Cochat P, Claudy A. Skin cancers following pediatric organ transplantation. Dermatol Surg. 2004; 30(4, Pt 2):616-621
[85] Penn I. De novo malignances in pediatric organ transplant recipients. Pediatr Transplant. 1998; 2(1):56-63
[86] Geusau A, Dunkler D, Messeritsch E, et al. Non-melanoma skin cancer and its risk factors in an Austrian population of heart transplant recipients receiving induction therapy. Int J Dermatol. 2008; 47(9):918-925
[87] Abou Ayache R, Thierry A, Bridoux F, et al. Long-term maintenance of calcineurin inhibitor monotherapy reduces the risk for squamous cell carcinomas after kidney transplantation compared with bi- or tritherapy. Transplant Proc. 2007; 39(8):2592-2594
[88] Campistol JM, Eris J, Oberbauer R, et al. Sirolimus therapy after early cyclosporine withdrawal reduces the risk for cancer in adult renal transplantation. J Am Soc Nephrol. 2006; 17(2):581-589
[89] Fernández A, Marcén R, Pascual J, et al. Conversion from calcineurin inhibitors to everolimus in kidney transplant recipients with malignant neoplasia. Transplant Proc. 2006; 38(8):2453-2455
[90] de Fijter JW. Use of proliferation signal inhibitors in non-melanoma skin cancer following renal transplantation. Nephrol Dial Transplant. 2007; 22 Suppl 1:i23-i26
[91] Sun SY. mTOR kinase inhibitors as potential cancer therapeutic drugs. Cancer Lett. 2013; 340(1):1-8
[92] Schneeberger S, Khalifian S, Brandacher G. Immunosuppression and monitoring of rejection in hand transplantation. Tech Hand Up Extrem Surg. 2013; 17(4):208-214
[93] Zwald FO, Brown M. Skin cancer in solid organ transplant recipients: advances in therapy and management: part II. Management of skin cancer in solid organ transplant recipients. J Am Acad Dermatol. 2011; 65 (2):263-279, quiz 280
[94] Seukeran DC, Newstead CG, Cunliffe WJ. The compliance of renal transplant recipients with advice about sun protection measures. Br J Dermatol. 1998; 138(2):301-303
[95] Ismail F, Mitchell L, Casabonne D, et al. Specialist dermatology clinics for organ transplant recipients significantly improve compliance with photoprotection and levels of skin cancer awareness. Br J Dermatol. 2006; 155 (5):916-925
[96] Clowers-Webb HE, Christenson LJ, Phillips PK, et al. Educational outcomes regarding skin cancer in organ transplant recipients: randomized intervention of intensive vs standard education. Arch Dermatol. 2006; 142(6):712-718
[97] Stasko T, Brown MD, Carucci JA, et al. International Transplant-Skin Cancer Collaborative, European Skin Care in Organ Transplant Patients Network. Guidelines for the management of squamous cell carcinoma in organ transplant recipients. Dermatol Surg. 2004; 30(4, Pt 2):642-650
[98] Blessing K, McLaren KM, Benton EC, et al. Histopathology of skin lesions in renal allograft recipients-an assessment of viral features and dysplasia. Histopathology. 1989; 14(2):129-139
[99] King GN, Healy CM, Glover MT, et al. Increased prevalence of dysplastic and malignant lip lesions in renal-transplant recipients. N Engl J Med. 1995; 332 (16):1052-1057
[100] Ulrich C, Jürgensen JS, Degen A, et al. Prevention of non-melanoma skin cancer in organ transplant patients by regular use of a sunscreen: a 24 months, prospective, case-control study. Br J Dermatol. 2009; 161 Suppl 3:78-84
[101] Brodland DG, Zitelli JA. Surgical margins for excision of primary cutaneous squamous cell carcinoma. J Am Acad Dermatol. 1992; 27(2, Pt 1):241-248
[102] Nguyen TH, Ho DQ. Nonmelanoma skin cancer. Curr Treat Options Oncol. 2002; 3(3):193-203
[103] Rowe DE, Carroll RJ, Day CL, Jr. Prognostic factors for local recurrence, metastasis, and survival rates in squamous cell carcinoma of the skin, ear, and lip. Implications for treatment modality selection. J Am Acad Dermatol. 1992; 26(6):976-990
[104] Sinclair RD, Dawber RP. Cryosurgery of malignant and premalignant diseases of the skin: a simple approach. Australas J Dermatol. 1995; 36(3):133-142
[105] Brantsch KD, Meisner C, Schönfisch B, et al. Analysis of risk factors determining prognosis of cutaneous squamous-cell carcinoma: a prospective study. Lancet Oncol. 2008; 9(8):713-720
[106] Wagner JD, Evdokimow DZ, Weisberger E, et al. Sentinel node biopsy for high-risk nonmelanoma cutaneous malignancy. Arch Dermatol. 2004; 140 (1):75-79
[107] Ulrich C, Busch JO, Meyer T, et al. Successful treatment of multiple actinic keratoses in organ transplant patients with topical 5% imiquimod: a report of six cases. Br J Dermatol. 2006; 155(2):451-454
[108] Brown VL, Atkins CL, Ghali L, Cerio R, Harwood CA, Proby CM. Safety and efficacy of 5% imiquimod cream for the treatment of skin dysplasia in high-risk renal transplant recipients: randomized, double-blind, placebo-controlled trial. Arch Dermatol. 2005; 141(8):985-993
[109] Perrett CM, McGregor JM, Warwick J, et al. Treatment of post-transplant premalignant skin disease: a randomized intrapatient comparative study of 5-fluorouracil cream and topical photodynamic therapy. Br J Dermatol. 2007; 156(2):320-328
[110] Piaserico S, Belloni Fortina A, Rigotti P, et al. Topical photodynamic therapy of actinic keratosis in renal transplant recipients. Transplant Proc. 2007; 39 (6):1847-1850
[111] de Graaf YG, Kennedy C, Wolterbeek R, Collen AF, Willemze R, Bouwes Bavinck JN. Photodynamic therapy does not prevent cutaneous squamous-cell carcinoma in organ-transplant recipients: results of a randomized-controlled trial. J Invest Dermatol. 2006; 126(3):569-574
[112] Willey A, Mehta S, Lee PK. Reduction in the incidence of squamous cell carcinoma in solid organ transplant recipients treated with cyclic photodynamic therapy. Dermatol Surg. 2010; 36(5):652-658
[113] Bavinck JN, Tieben LM, Van der Woude FJ, et al. Prevention of skin cancer and reduction of keratotic skin lesions during acitretin therapy in renal transplant recipients: a double-blind, placebo-controlled study. J Clin Oncol 1995; 13(8):1933-1938
[114] Harwood CA, Leedham-Green M, Leigh IM, Proby CM. Low-dose retinoids in the prevention of cutaneous squamous cell carcinomas in organ transplant recipients: a 16-year retrospective study. Arch Dermatol. 2005; 141(4):456-464
[115] DiGiovanna JJ. Retinoid chemoprevention in the high-risk patient. J Am Acad Dermatol. 1998; 39(2, Pt 3):S82-S85
[116] McKenna DB, Murphy GM. Skin cancer chemoprophylaxis in renal transplant recipients: 5 years of experience using low-dose acitretin. Br J Dermatol. 1999; 140(4):656-660
[117] George R, Weightman W, Russ GR, Bannister KM, Mathew TH. Acitretin for chemoprevention of non-melanoma skin cancers in renal transplant recipients. Australas J Dermatol. 2002; 43(4):269-273
[118] Dooley M, Goa KL. Capecitabine. Drugs. 1999; 58(1):69-76, discussion 77-78
[119] Endrizzi BT, Lee PK. Management of carcinoma of the skin in solid organ transplant recipients with oral capecitabine. Dermatol Surg. 2009; 35 (10):1567-1572
[120] Veness MJ, Morgan GJ, Palme CE, Gebski V. Surgery and adjuvant radiotherapy in patients with cutaneous head and neck squamous cell carcinoma metastatic to lymph nodes: combined treatment should be considered best practice. Laryngoscope. 2005; 115(5):870-875
[121] Euvrard S, Morelon E, Rostaing L, et al. TUMORAPA Study Group. Sirolimus and secondary skin-cancer prevention in kidney transplantation. N Engl J Med. 2012; 367(4):329-339
[122] Bejar C, Maubec E. Therapy of advanced squamous cell carcinoma of the skin. Curr Treat Options Oncol. 2014; 15(2):302-320
[123] Southwell KE, Chaplin JM, Eisenberg RL, McIvor NP, Morton RP. Effect of immunocompromise on metastatic cutaneous squamous cell carcinoma in the parotid and neck. Head Neck. 2006; 28(3):244-248
[124] Kwan W, Wilson D, Moravan V. Radiotherapy for locally advanced basal cell and squamous cell carcinomas of the skin. Int J Radiat Oncol Biol Phys. 2004; 60(2):406-411
[125] Maubec E, Petrow P, Scheer-Senyarich I, et al. Phase II study of cetuximab as first-line single-drug therapy in patients with unresectable squamous cell carcinoma of the skin. J Clin Oncol. 2011; 29(25):3419-3426
[126] Lewis CM, Glisson BS, Feng L, et al. A phase II study of gefitinib for aggressive cutaneous squamous cell carcinoma of the head and neck. Clin Cancer Res. 2012; 18(5):1435-1446
[127] Brin L, Zubair AS, Brewer JD. Optimal management of skin cancer in immunosuppressed patients. Am J Clin Dermatol. 2014; 15(4):339-356
[128] Hahn H, Wicking C, Zaphiropoulous PG, et al. Mutations of the human homolog of Drosophila patched in the nevoid basal cell carcinoma syndro-

me. Cell. 1996; 85(6):841–851
[129] Xie J, Murone M, Luoh SM, et al. Activating Smoothened mutations in sporadic basal-cell carcinoma. Nature. 1998; 391(6662):90–92
[130] Johnson RL, Rothman AL, Xie J, et al. Human homolog of patched, a candidate gene for the basal cell nevus syndrome. Science. 1996; 272(5268):1668–1671
[131] Gailani MR, Ståhle-Bäckdahl M, Leffell DJ, et al. The role of the human homologue of Drosophila patched in sporadic basal cell carcinomas. Nat Genet. 1996; 14(1):78–81
[132] Aszterbaum M, Rothman A, Johnson RL, et al. Identification of mutations in the human PATCHED gene in sporadic basal cell carcinomas and in patients with the basal cell nevus syndrome. J Invest Dermatol. 1998; 110(6):885–888
[133] Cusack CA, Nijhawan R, Miller B, et al. Vismodegib for locally advanced basal cell carcinoma in a heart transplant patient. JAMA Dermatol. 2015; 151(1):70–72
[134] Zwald FO, Christenson LJ, Billingsley EM, et al. Melanoma Working Group of The International Transplant Skin Cancer Collaborative and Skin Care in Organ Transplant Patients, Europe. Melanoma in solid organ transplant recipients. Am J Transplant. 2010; 10(5):1297–1304
[135] Penn I. Transmission of cancer from organ donors. Ann Transplant. 1997; 2(4):7–12
[136] Lipson EJ, Bodell MA, Kraus ES, Sharfman WH. Successful administration of ipilimumab to two kidney transplantation patients with metastatic melanoma. J Clin Oncol. 2014; 32(19):e69–e71
[137] Azijli K, Stelloo E, Peters GJ, VAN DEN Eertwegh AJ. New developments in the treatment of metastatic melanoma: immune checkpoint inhibitors and targeted therapies. Anticancer Res. 2014; 34(4):1493–1505

索 引

M

N

P

Q

R

S

T

W

X

Y

Z

其他